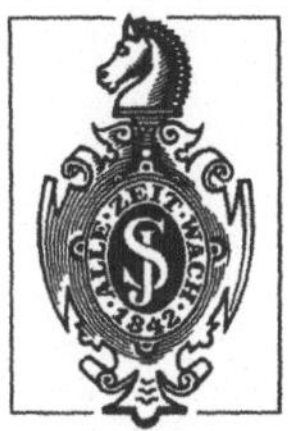

Christian von Ferber

Soziologie für Mediziner

Eine Einführung

Mit 15 Abbildungen und 44 Tabellen

Springer-Verlag
Berlin Heidelberg New York 1975

Prof. Dr. Christian von Ferber
Fakultät für Soziologie der Universität Bielefeld
48 Bielefeld, Postfach 8640

ISBN-13:978-3-540-07275-1   e-ISBN-13:978-3-642-66145-7
DOI: 10.1007/978-3-642-66145-7

Library of Congress Cataloging in Publication Data. Ferber, Christian von. Soziologie für Mediziner.
Bibliography: p. Includes index. 1. Social medicine. I. Title. RA418.F47 362.1 75-8960

Inhaltsverzeichnis

A. *Gesellschaftliche Grenzen der Medizin* 1

0. Leitfaden der Darstellung und methodischer Ansatz: Die
soziogenetische Methode 1

1. Medizin und Laienmedizin 2

2. Medizin und zivilisationsbedingte Gesundheitsrisiken . . . 4

3. Medizin und berufliche Arbeitsteilung 6

4. Entstehungsbedingungen der „modernen", „sozialstaatlichen"
Medizin 7

B. *Von der „aristokratischen" zur „sozialstaatlichen" modernen*
Medizin 9

1. Die Professionalisierung der Ärzte 9
1.1 Ansätze sozialstaatlicher Gesundheitsplanung 9
1.2 Bedingungen der Professionalisierung 13
1.3 Der Weg aus dem „therapeutischen Chaos" 14
1.4 Die Sozialgeschichte der Professionalisierung 15
1.5 Zur Soziogenese der Professionalisierung 19

2. Die Institutionalisierung der Medizin im Zeichen der
„Mechanisierung des Weltbildes" 20
2.1 Institutionalisierung und „erwartungsgesteuertes Handeln" . 20
2.2 Die „Mechanisierung des Weltbildes" 21
2.3 „Naturhistorisches und personales Krankheitsverständnis" . 24
2.4 Die Konzentration der medizinischen Forschung 25
2.5 Die Industrialisierung der medizinischen Forschung 26
2.6 Ungeplante Wirkungen 30

C. *Medizinischer und gesellschaftlicher Fortschritt — Verwissen-*
schaftlichung der Lebensführung und „Soziales Lernen" . . . 33

1. Methodische Vorbemerkung 33

2. Die ökonomische Basis 33

3. Das Bedürfnis nach medizinischer Therapie 36

3.1 Die Aufhebung der Selbstbehandlung 37
3.2 Die sozialpolitische Ausbreitung der medizinischen Therapie 41

4. Der Konflikt zwischen Sozialversicherung und Professionalisierung 42

5.   Der Rollenkonflikt in der sozialpolitischen Ordnung der
      Arzt-Patientenbeziehung   43
6.   „Verordnetes" soziales Lernen   44

D.   *Die Sozialstruktur als Begründung und Grenze medizinischen
      Handelns*   49
I.   Das „Gesundheitssystem" ein Teilsystem der Gesellschaft? .   49
1.   Gesundheitspolitik und Sozialforschung   49
2.   Ein systemtheoretischer Zugriff   51
II.   Medizin und Sozialstruktur   55
1.   Ergebnisse der Kulturanthropologie
      (Medicine and Ethnology)   55
1.1   Magischer und geschichtlicher Gesellschaftsbegriff   58
1.2   Wertrationale und zweckrationale Erfolgskriterien   59
1.3   Gesellschaftliche und bedürfnisorientierte Kontrolle
      sozialen Handelns   60
1.4   Offene Fragen   63

2.   Konkurrierende theoretische Konzepte zur Medizin-
      soziologie   64
2.1   Gesundheitsökonomie   64
2.2   Systemplanung im Gesundheitswesen   70
2.3   Politische Ökonomie des Gesundheitswesens   75
2.4   Marxistische Soziologie: Das sozialistische Gesundheits-
      wesen   81
2.5   Prinzipien der Medizinsoziologie: Medizin und Sozial-
      struktur   84
2.5.1 Medizinsoziologie und medizinische Sozialforschung   84
2.5.2 Das Programm der Medizinsoziologie   86
2.5.3 Das „Prinzip der divergierenden Bezugssysteme"   88
2.5.4 Der gesellschaftliche Standort der Medizinsoziologie   89

3.   Medizin, Laienmedizin und Sozialstruktur   92
3.1   Das Gesundheitsverhalten – methodische Vorfragen   93
3.2   Gesellschaftliche Ungleichheit: Soziale Schichten und
      Klassen 100
3.2.1 Gesundheitspolitik und soziale Frage – ein sozial-
      geschichtlicher Rückblick 100
3.2.2 Krankheit und Soziale Lage – Versuch einer Systematisierung 104
3.2.3 Klassenlage und Klassentheorie 107
3.2.4 Soziale Schichtung 116
3.2.5 Sozialstaat und Klassen- bzw. Schichtungstheorie 121
3.2.6 Medizinsoziologische Auswertung 123
3.3   Gesellschaftliche Ungleichheit: Die Anomie-Theorie 127
3.3.1 Die Anomie-Theorie 127
3.3.2 Der Arzt als Kontrolleur der Arbeitsfreude 131
3.3.3 Das moralische Vorurteil in der Gesundheitserziehung . . . 133

4. Familie und Haushalt 142
4.1 Kleinfamilie und Privathaushalt als Ergebnis sozialen
    Wandels 144
4.1.1 Der Wandel der Bevölkerungsweise 146
4.1.2 Der Wandel der Subsistenzbasis 150
4.2 Funktionale Spezialisierung der Familie in der Gesamt-
    gesellschaft? – Theoretische Deutungen des sozialen Wandels 158
4.2.1 Die Verlängerung der Handlungsketten (G. Simmel) 158
4.2.2 Der strukturelle Wandel der Familie in systemtheoretischer
    Perspektive (Smelser) 161
4.2.3 Ungelöste Probleme 168
4.3 Haushalt und Familie der Gegenwart in der Sozialstatistik . 171
4.4 Familie und „Sozialisationsdefizit" 176
4.5 Der Komplementärbegriff zum „Sozialisationsdefizit":
    das „Verwirklichungsdefizit" sozialer Normen 179
4.6 Offene Fragen an die Familienforschung 182

E. Exkurs in soziologische Grundbegriffe 187
1. Soziale Rolle und Interaktion 187
2. Kleingruppen und Bezugsgruppen 192

F. Literatur 197
1. Verzeichnis der zitierten Arbeiten 197
2. Ergänzende und weiterführende Literatur 203
3. Fachzeitschriften 205

G. Nachwort 207

H. Sachverzeichnis 215

Tabellenverzeichnis

Tabelle 1
Psychiatrische Behandlungsbedürftigkeit und Inanspruchnahme
professioneller Beratung (Midtown-Manhattan-Studie)   4

Tabelle 2
Unterschiede zwischen Stadt- und Landkreisen in der primär-
ärztlichen Versorgung (1. Januar 1972 Baden-Württemberg) . . . 10

Tabelle 3
Berufstätige Personen im Gesundheitswesen am 31. 12. 1971 . . . 11

Tabelle 4
Krankenhäuser und planmäßige Betten 12

Tabelle 5
Aufgabenvergleich für Klinik und Praxis 13

Tabelle 6
Ausgaben der Gesetzlichen Krankenversicherung für Arzneimittel,
Krankenhauspflege und ambulante ärztliche Behandlung (in v. H.). 29

Tabelle 7
Die Kosten der Gesundheit nach Funktionen und Kostenträgern
im Bundesgebiet 1968   34

Tabelle 8
Kosten der Gesundheit nach Aufbringung der Mittel im Bundesgebiet 1968 35

Tabelle 9
Die Erwerbspersonen nach der Stellung im Beruf (in v. H.) 1882–
1971 38

Tabelle 10
Wissenschaftliche Ausbildung und soziale Herkunft 39

Tabelle 11
Bevölkerungsentwicklung und Haushaltsstruktur 1871–1970 . . . 45

Tabelle 12
Sozialversicherungsbeiträge eines Arbeiters (relativ höchster
Beitragssatz) 1950–1977 65

Tabelle 13
Sozialversicherungsbeiträge eines Angestellten (relativ höchster
Beitragssatz) 1950–1977 66

Tabelle 14
Sozialbudget: Funktionsgruppe Gesundheit 1967–1977 67

Tabelle 15
Entfernung in km zum nächsten Arzt (Landkreis Saulgau) 69

Tabelle 16
Gliederung des Systems Gesundheitswesen 74

Tabelle 17
Gestorbene an Krankheiten des Kreislaufsystems je 100000 der
Bevölkerung gleicher Altersgruppe und gleichen Geschlechts nach
ausgewählten Ländern 78

Tabelle 18
Akut- und Chronisch-Kranke 1970 nach Altersgruppen (Mikrozensus) 96

Tabelle 19
Krankheit und soziale Lage 105

Tabelle 20
Erwerbspersonen im April 1971 nach Altersgruppen sowie
Erwerbsquoten 108

Tabelle 21
Erwerbstätige Frauen im Alter von 15 und mehr Jahren nach
Altersgruppen in der Bundesrepublik 109

Tabelle 22
Klassenlage und soziale Schichtung nach Theodor Geiger 111

Tabelle 23
Anteil der oberen Vermögensgruppen am Vermögen der privaten
Haushalte am 1. 1. 1960 und zum 1. 1. 1966. 115

Tabelle 24
Private Vermögensbildung von 1950 bis 1969 – soziologische
Schichtung 116

Tabelle 25
Struktur der Einkommensverteilung in der Bundesrepublik 1950–
1970 117

Tabelle 26
Durchschnittliches Netto-Einkommen männlicher Haushaltsvorstände in Abhängigkeit von der erreichten Schulbildung (1969) 118

Tabelle 27
Der Zusammenhang von volkswirtschaftlicher Verteilung und
Lebenslage 121

Tabelle 28
Pro-Kopf-Ausgaben für ausgewählte Sozialgüter (1970) 122

Tabelle 29
Elternberufe von Medizinbewerbern nach der Zahl ihrer
Bewerbungen 124

Tabelle 30
Psychisch Kranke nach eigenem sozioökonomischen Status und
Behandlungsvorgeschichte (Midtown-Manhattan-Studie) 125

Tabelle 31
Typen individueller Anpassung an anomische Situationen (R. K.
Merton) 130

Tabelle 32
Wohnungen und Wohngebäude nach Baualter und Ausstattungsmerkmalen (Bundesrepublik/DDR) 138

Tabelle 33
Anteil der Eigentümerwohnungen nach Wohnungsgröße in der
Bundesrepublik 138

Tabelle 34
Lohnempfänger nach Alter und Wohnstatus 139

Tabelle 35
Lohnempfänger (nur Mieter) nach Wohnkomfort und Miethöhe . 139

Tabelle 36
Sterblichkeit auf 100000 der Bevölkerung 1900–1959 und Todesfälle 1959 nach ausgewählten Todesursachen (USA) 148

Tabelle 37
Wohnbevölkerung nach Familienstand und Altersklassen
(31. 12. 1970) 149

Tabelle 38
Entwicklung der Beschäftigtenzahl in den einzelnen Wirtschaftssektoren in v. H. aller Beschäftigten 1780–1970 151

Tabelle 39
Die Entwicklung des Netto-Sozialprodukts in Preisen von 1913
(1780–1914) 152

Tabelle 40
Die Verwendung von Zeit für verschiedene Tätigkeiten in verschiedenen Ländern (1966) 163

Tabelle 41
Aufteilung des Zeitpotentials der Familie 164

Tabelle 42
Einpersonenhaushalte Bundesrepublik 1971 nach Geschlecht und
Altersklassen 172

Tabelle 43
Mehrpersonenhaushalte Bundesrepublik 1971 nach Anzahl der
Kinder unter 18 Jahren 173

Tabelle 44
Dimensionen für einen adäquaten taxonomisch-konzeptionellen
Bezugsrahmen der Familie 184

Abbildungsverzeichnis

Abbildung 1
Krankheitshäufigkeit und Inanspruchnahme medizinischer
Dienste. 3

Abbildung 2
Arzneimittelverbrauch nach Therapiegebieten 29

Abbildung 3
Beziehungen zwischen Ausbildung, Berufsordnung und Tätigkeitsfeldern 50

Abbildung 4
Das Gesundheitswesen als offenes dynamisches System 72

Abbildung 5
Die Inanspruchnahme von Medizin und Laienmedizin (Ergebnisse
eines Bevölkerungsumfrage) 100

Abbildung 6
Akut- und Chronisch-Kranke im Oktober 1970 (Mikrozensus) . . 100

Abbildung 7
Klassenbegriff und Mittelschichten (Ossowski) 110

Abbildung 8
Die Verteilung des Sozialprestige in der Bundesrepublik (Bolte
u.a.) 119

Abbildung 9
Geisteskrankheit und soziale Schichtung (Midtown-Manhattan-
Studie) 126

Abbildung 10
Von der Agrarzivilisation zur Dienstleistungszivilisation 151

Abbildung 11
Zahl der Selbständigen und der Beschäftigten insgesamt im 19.
Jahrhundert in Deutschland 152

Abbildung 12
Die Verteilung des Volkseinkommens auf Arbeits- und Nicht-
arbeitseinkommen im 19. Jahrhundert in v.H. des gesamten
Volkseinkommens 152

Abbildung 13
Entwicklung des Kapitalstockes insgesamt und pro Kopf der
Bevölkerung in Deutschland von 1780–1914 152

Abbildung 14
Öffentliche Haushalte und Brutto-Sozialprodukt 154

Abbildung 15
Schematische Darstellung des Familienzyklus in den Vereinigten
Staaten (R. König) 174

Synopsis: Gegenstandskatalog medizinischer Soziologie – Einführung in die Soziologie für Mediziner

Kursive Überschriften beziehen sich auf den Gegenstandskatalog

1. Überblick über die Bevölkerungsentwicklung
D II 4.1.1 Der Wandel der Bevölkerungsweise (S. 146f.)

2. Grundbegriffe und Methoden der Soziologie
Rolle:
E 1 Soziale Rolle und Interaktion (S. 187f.)

Berufsrolle des Arztes:
B 1 Die Professionalisierung der Ärzte (S. 9f.)
C 5 Der Rollenkonflikt in der sozialpolitischen Ordnung der
Arzt-Patientenbeziehung (S. 43f.)
D II 3.3.2 Der Arzt als Kontrolleur der Arbeitsfreude (S. 131f.)

Gruppe, Bezugsgruppe:
E 2 Kleingruppen und Bezugsgruppen (S. 192f.)

Gesellschaft:
D II 1.1 Magischer und geschichtlicher Gesellschaftsbegriff (S. 58f.)
D I Das „Gesundheitssystem" ein Teilsystem der Gesellschaft?
(S. 49f.)
D II 4.2 Funktionale Spezialisierung der Familie in der Gesamt-
gesellschaft? – Theoretische Deutungen des sozialen Wandels
(S. 158f.)

Bedürfnis „Gesundheitsbedürfnis":
C Medizinischer und gesellschaftlicher Fortschritt – Verwissen-
schaftlichung der Lebensführung und „Soziales Lernen" (S. 33f.)
C 3 Das „Bedürfnis" nach medizinischer Therapie (S. 36f.)
D II 2.5.2 Das Programm der Medizinsoziologie (S. 86f.)
D II 3.1 Das Gesundheitsverhalten – methodische Vorfragen
(S. 93f.)

Produktion, Schicht – Klasse (Arbeit, Besitz, Einkommen,
Sozialprestige):
D II 4.1.2 Der Wandel der Subsistenzbasis (S. 150f.)
D II 3.2 Gesellschaftliche Ungleichheit: Soziale Klassen und
Schichten (S. 100f.)
D II 3.2.3 Klassenlage und Klassentheorie (S. 107f.)
D II 3.2.4 Soziale Schichtung (S. 116f.)

Herrschaft, Norm, Sanktion:
D II 4.5 Exkurs: Der Komplementärbegriff zum „Sozialisationsdefizit": Das „Verwirklichungsdefizit" sozialer Normen (S. 179f.)

Institution:
B 2 Die Institutionalisierung der Medizin im Zeichen der
„Mechanisierung des Weltbildes" (S. 20f.)

3. *Struktur und Wandel der Gesellschaft*

Sozialer Differenzierungsprozeß:
D II 4.1 Kleinfamilie und Privathaushalt als Ergebnis sozialen
    Wandels (S. 144f.)
D II 3.2 Gesellschaftliche Ungleichheit: Soziale Klassen und
    Schichten (S. 100f.)

Die Familienstruktur in der Industriegesellschaft:
D II 4 Familie und Haushalt (S. 142f.)

Formelle und informelle Gruppen:
E 2 Kleingruppen und Bezugsgruppen (S. 192f.)

Bedeutung und Entwicklung des Sozialstaates:
B Von der „aristokratischen" zur „sozialstaatlichen" modernen
    Medizin (S. 9f.)
D II 3.2.5 Sozialstaat und Klassen- bzw. Schichtungstheorie (S. 121f.)
D II 2.1 Gesundheitsökonomie (S. 64f.)
D II 2.2 Systemplanung (S. 70f.)
D II 3.2.1 Gesundheitspolitik und soziale Frage – ein sozial-
    geschichtlicher Rückblick (S. 100f.)

Sozialer Wandel, wirtschaftliche und technische Entwicklung:
D II 4.1 Kleinfamilie und Privathaushalt als Ergebnis sozialen
    Wandels (S. 144f.)
D II 4.2 Funktionale Spezialisierung der Familie in der Gesamt-
    gesellschaft? – Theoretische Deutungen des Sozialen Wandels
    (S. 158f.)
B Von der „aristokratischen" zur „sozialstaatlichen" modernen
    Medizin (S. 9f.)
C Medizinischer und gesellschaftlicher Fortschritt – Verwissen-
    schaftlichung der Lebensführung und „Soziales Lernen" (S. 33f.)

Strukturwandel der Erwerbsbevölkerung:
D II 4.1.2 Der Wandel der Subsistenzbasis (S. 150f.)
C 3 Das „Bedürfnis" nach medizinischer Therapie (S. 36f.)

Arbeits- und Lebensbedingungen:
D II 3 Medizin, Laienmedizin und Sozialstruktur (S. 92f.)

4. *Individuum und Gesellschaft. Gesellschaftliche Risiken.*
   Faktoren der sozialen Umwelt als Emotionsauslöser.

D II 3.2.2 Krankheit und soziale Lage – Versuch einer Systemati-
    sierung (S. 104f.)
D II 3.1 Das Gesundheitsverhalten – methodische Vorfragen (S. 93f.)

5. *Soziologie medizinischer Berufe*

B 1 Die Professionalisierung der Ärzte (S. 9 f.)
C Medizinischer und gesellschaftlicher Fortschritt – Verwissen-
    schaftlichung der Lebensführung und „Soziales Lernen" (S. 33f.)

A. Gesellschaftliche Grenzen der Medizin

0. Leitfaden der Darstellung und methodischer Ansatz: Die soziogenetische Methode

Die Grenzen, vor denen die ärztliche Kunst in der Gegenwart angelangt ist, schärfen den Blick für die gesellschaftlichen Grundlagen medizinisch-ärztlichen Handelns. Die Mangelerscheinungen in der ärztlichen Versorgung der Bevölkerung haben die offene Grenze zur Selbstmedikation, zum Laiensystem von Hilfeleistung und Beratung, herausgehoben. Die geringen therapeutischen Zugriffschancen auf die chronisch-deletär verlaufenden Krankheiten, die das Krankheitspanorama gegenwärtig bestimmen, richten die Hoffnungen auf Gesundheitsvorsorge, Früherkennung von Krankheiten und auf eine gesundheitsbewußtere Umweltgestaltung und Lebensweise. Mit dieser Zielsetzung aber gerät die Medizin an eine Grenze, vor der sie bisher Halt gemacht hatte. Es treten jetzt auch *Gesunde* in das Blickfeld ärztlicher Aufgaben, und es bilden nicht länger nur einzelne Patienten, sondern auch Teile der Bevölkerung, sogenannte *Risikogruppen,* die Zielpersonen diagnostisch-therapeutischer Anstrengungen. Und schließlich wirken gesellschaftliche Verhältnisse, wir sprechen zusammenfassend auch von der Sozialstruktur, bestimmend auf die medizinisch-wissenschaftliche und auf die ärztliche Tätigkeit ein.

Daher reichen die Kenntnisse über die biologisch-naturwissenschaftlichen Grundlagen des menschlichen Lebens allein nicht aus, um dem Arzt ein wissenschaftlich begründetes Handeln zu ermöglichen. Wachsende Aufmerksamkeit verdienen die gesellschaftlichen Bedingungen, von denen das Verhalten der Patienten und der Ärzte bestimmt wird. Wir können in dieser Hinsicht drei Bedingungskomplexe unterscheiden.

1. Beim Auftreten von Krankheiten handeln nicht alle Patienten in gleichartiger Weise, sondern ihr Verhalten unterscheidet sich typisch nach gesellschaftlichen Voraussetzungen, z.B. ihre Inanspruchnahme oder Nichtinanspruchnahme des Arztes, oder das Befolgen oder Nichtbefolgen ärztlicher Ratschläge etc.

2. Hinter den zivilisatorischen Gewohnheiten, die nach dem Ergebnis epidemiologischer Untersuchungen am Krankheitsgeschehen beteiligt sind, wie Rauchen, Fehl-, insbesondere Überernährung, Bewegungsmangel, Alkohol- und Drogenabusus, stehen gesellschaftliche Bedingungen. Ihre Beeinflussung trägt ganz entscheidend zum Erfolg medizinisch-ärztlicher Tätigkeit bei, die Lebenserwartung der Bevölkerung zu erhöhen, die Morbidität zu senken, den Verlauf von Krankheiten von vermeidbaren Risiken zu befreien.

3. Und schließlich stehen der medizinisch-wissenschaftliche Fortschritt und das medizinisch-therapeutische Handeln unter den Bedingungen gesellschaftlicher Organisation. Die Finanzierung des Gesundheitsbudgets, Aus- und Fortbildung der Ärzte, Krankenhäuser und Forschungsinstitute, aber auch die ärztliche Versorgung in der ersten Linie hängen in ihrer Wirksamkeit von den *Organisationsformen* ab, die die berufliche Tätigkeit in der Praxis steuern. Angesichts der gesellschaftlichen Bedingungen ärztlichen Handelns zeigt sich die Grenze einer vorwiegend naturwissenschaftlich bestimmten Ausbildung. Hier gilt es Grenzen zu anderen Wissenschaften zu überschreiten, die einen Beitrag für die wissenschaftliche Begründung der Medizin geben können.

Zusammenfassend können wir von *drei Grenzen* sprechen, vor denen die Medizin im Blick auf ihre eigene Zukunft steht und die ihr eine Entscheidung für ihr Selbstverständnis abnötigen:

1. In der kurativen Medizin: die offene Grenze zur Selbsthilfe der Laien,
2. in der Prävention: die Grenze des medizinisch-ärztlichen Zugriffs im Vorfeld manifester Krankheiten,
3. in der beruflichen Arbeitsteilung: die Grenze der wissenschaftlichen Grundlagen des ärztlichen Berufes.

Die gesellschaftlichen Grenzen der Medizin werden wir zum Leitfaden unserer Einführung in die Soziologie machen. Damit verbindet sich ein bestimmtes Vorgehen, das wir mit Norbert Elias als soziogenetisches Prinzip bezeichnen können. Hinreichend deutlich umschriebene Fragen an die Zukunft eines Berufsstandes und der ihn tragenden und umgebenden Einrichtungen ergeben sich nur auf dem Hintergrund einer ebenso deutlich konturierten Geschichte. Im historischen Aspekt läßt sich zeigen, daß die Medizin der Gegenwart nicht zufällig an die genannten Grenzen ihres therapeutischen Handelns und ihres Selbstverständnisses gerät. In der historischen Entwicklung gesehen handelt es sich um selbstgeschaffene Probleme. Soziologisch erfordert diese Situation eine soziogenetische Analyse, d.h. eine Untersuchung der allgemeinen gesellschaftlichen Bedingungen, die historisch wirksam geworden sind, und die die gegenwärtige Struktur der Medizin ausgeprägt haben. Oder anders gewendet: in einer dynamischen Gesellschaftsentwicklung, wie sie unsere Kultur im Industrialisierungsprozeß eingeschlagen hat, erhalten spezifische Bedingungen dadurch, daß sie kontinuier-

lich wirksam sind und ihre Wirkungen sich daher im Zeitablauf steigern können, strukturprägende Bedeutung. Eine Untersuchung, die sich auf die Entstehung (Genese) einer gegenwärtigen Struktur aus ihren historisch wirksamen gesellschaftlichen Bedingungen richtet, nennen wir eine *soziogenetische.* Doch bevor wir der *Soziogenese der Medizin von heute* nachgehen, ist es zweckmäßig, die Darstellung über die selbst gesetzten Grenzen der Medizin ein wenig zu erweitern.

1. Medizin und Laienmedizin

Es gibt leider nur sehr wenige Untersuchungen über die Beziehungen zwischen professioneller und Laienmedizin aus der Perspektive der Bevölkerung bzw. der Patienten[1]. Wann und unter welchen Erwartungen wendet sich ein Patient an den Arzt, d.h. an den Vertreter eines wissenschaftlichen Berufes (Profession), der in der gesellschaftlichen Arbeitsteilung für die Behandlung von Krankheiten „zuständig" (kompetent) ist, wann behandelt der Patient sich selbst bzw. greift er auf den Rat und die Hilfe seiner nächsten Umgebung zurück oder konsultiert den Vertreter eines nichtärztlichen Berufes, den Heilpraktiker, den Pfarrer, den Sanitäter/Pfleger?[2] Über das typische Verhalten der Bevölkerung bei solchen Entscheidungen wissen wir sehr wenig, obwohl die Beantwortung dieser Fragen uns sehr viel über die Inanspruchnahme der Ärzte, besonders über den ausbildungsspezifischen Charakter ihrer Berufstätigkeit aussagen könnte. Einer englischen Untersuchung entnehmen wir die folgenden Angaben.

Zahlenmäßig belegt sind diese Krankenziffern (Abb. 1) durch Untersuchungen

---

[1] Schenda, R.: Volksmedizin a.a.O.; ders. Das Verhalten der Patienten, a.a.O.
[2] Bundesfachverband der Heilmittelindustrie (Hg.), Die Selbstmedikation, a.a.O.; Emnid-Institut Bielefeld, Arzt, Arzneimittel und Krankenversicherung, a.a.O.

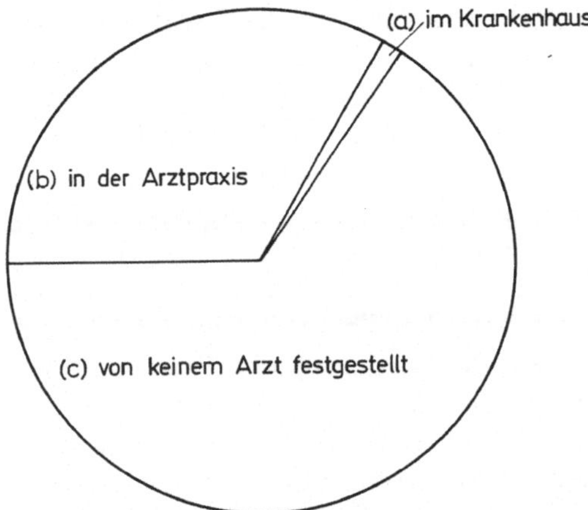

Abb. 1 a — c. Krankheitshäufigkeit und Inanspruchnahme medizinischer Dienste. Darstellung der Krankheitshäufigkeit: a im Krankenhaus festgestellt, b in der Arztpraxis festgestellt, c von keinem Arzt festgestellt

von White, Williams und Greenberg, und zwar sowohl für die Vereinigten Staaten als auch für Großbritannien, mit folgenden Schätzwerten.

Von 1 000 erwachsenen Personen klagen 750 im Monat über ein oder mehrere Krankheitssymptome, 250 konsultieren ihren Arzt und 9 Patienten gehen ins Krankenhaus.

Sehr treffend kommentiert die englische Untersuchung ihr Ergebnis: „Die Tatsache, daß von drei überstandenen Krankheiten zwei dem Arzt überhaupt nicht zur Kenntnis gelangten, mag auf den ersten Blick alarmierend erscheinen. Es ist eben völlig unmöglich, den genannten Bereich der Selbstbehandlung unter ärztlichen Einfluß zu bringen." Dies gilt umso mehr, als schon unter den gegenwärtigen Bedingungen „nach Meinung der Ärzte noch zu viele geringfügige Beschwerden an sie herangetragen werden, und daß daher die Bevölkerung u.a. darüber aufgeklärt werden müßte, wann erst ein Arzt hinzugezogen werden sollte." [3]

Das hervorstechende Problem in der Selbstmedikation bildet also die Begrenztheit ärztlicher Dienstleistungen angesichts einer steigerungsfähigen Nachfrage. Aus der Erkenntnis, daß in einer für die Planung von Gesundheitsdiensten überschaubaren Zeit ärztliche Dienstleistungen knapp bleiben werden, ja, die latente Gefahr einer Überbeanspruchung besteht, leitet sich die zwingende Forderung ab, für die Inanspruchnahme von Ärzten Prioritäten zu setzen, die Arbeit der Ärzte zu rationalisieren, also nach Wegen der technischen Entlastung zu suchen, und schließlich Aufgaben auf andere Berufe z.B. Psychologen, Sozialarbeiter im Gesundheitswesen zu delegieren [4]. In einem anderen ärztlichen Tätigkeitsfeld der Psychiatrie werden solche Konsequenzen bereits gezogen. Hier haben epidemiologische Untersuchungen bereits vor mehr als einem Jahrzehnt den überzeugenden Nachweis geführt, daß die professionelle psychiatrische Tätigkeit nur einen geringen Teil der in einer Bevölkerung gegebenen Behandlungsbedürftigkeit abdeckt [5]. Der Weg zum Arzt stellt wegen der anderen Gegebenheitsweise psychischer Erkrankungen keineswegs den *Normalfall* dar. In unserer Kultur ist die Verknüpfung von psychischen Erkrankungen und Inanspruchnahme spezifischer ärztlicher Leistungen keineswegs so selbstverständlich wie für somatische Erkrankungen, für die seit dem Ausgang des vorigen Jahrhunderts die ärztliche Zuständigkeit auch dem schlichten Bürger auf vielerlei Weise nahegebracht worden ist. Somatischen Erkrankungen haftet auch im Allgemeinverständnis eine leichtere Objektivierbarkeit und damit eine überzeugendere Verfügbarkeit an. Mechanistische Vorstellungen über den Krankheitsverlauf können sich unmit-

[3] Office of Health: Economics, Ohne Rezept – without prescription, a.a.O., S. 26.

[4] Salzmann, B.: Fortbildung und Diffusion von Wissen, a.a.O. Karl-Michael Kuntz, Soziologie der Akademiker, a.a.O.

[5] Srole, L. u.a., Mental Health, a.a.O. Kisker, K.P.: Psychiatrie ohne Bett, a.a.O.; ders., Klinische und gemeinschaftsnahe psyhiatrische Behandlungszentren, a.a.O. Häfner, H.: Modellvorstellungen der Sozialpsychiatrie, a.a.O.

telbar mit der Erfahrung arbeitsteiliger Spezialisierung, der Arzt als Fachmann, verbinden. Eine sozialpsychiatrisch epidemiologische Studie, die in einem der — gemessen am Verhältnis Psychiater/Bevölkerung — bestversorgten Stadtteile von New York durchgeführt wurde, erbrachte, daß von 100 im klinisch-psychiatrischen Sinne behandlungsbedürftigen Patienten 73 nie in Behandlung gestanden hatten. Eine Ausnahme bildeten die Oberschichten, hier waren es nur 49 gegen 79 in den unteren Sozialschichten. Auf die in der Untersuchung gestellte Frage, wie die Untersuchungspersonen sich bei psychischen Erkrankungen verhalten würden, die bei Familienangehörigen aufgetreten wären, war es nur etwa die Hälfte, die sich für die Inanspruchnahme eines Psychiaters und/oder eines Arztes entschied (Tabelle 1).

Tabelle 1. Psychiatrische Behandlungsbedürftigkeit und Inanspruchnahme professioneller Beratung (Midtown-Manhattan-Studie). Für die Inanspruchnahme professioneller Beratung entschieden sich von den behandlungsbedürftigen Untersuchungspersonen (N = 389)

In Behandlung stehende Patienten	5,4%
Es standen zu einem früheren Zeitpunkt in Behandlung	21,3%
Bisher nicht in Behandlung (73,3%)	
„Suche einen Psychotherapeuten auf"	13,4%
„Suche einen Arzt auf"	8,5%
„Suche den Angehörigen eines anderen Berufes auf"	7,2%
Nehme keine professionelle Beratung in Anspruch	44,2%

Quelle: Srole, Leo, *et al.*, a.a.O. S. 148.

Die Psychiater haben aus dieser Situation für sich die Konsequenz gezogen, ihr Tätigkeitsfeld zu erweitern, es vor allem offener für die sehr differenzierten Bedürfnisse ihrer Klienten zu gestalten. Da diese Erweiterung der Aufgaben aber nicht auf eine synchrone Zunahme der medizinisch ausgebildeten Psychiater zählen kann, wird planmäßig die Beteiligung anderer Berufe, z.B. von Sozialarbeitern, aber auch die durch Beratung unterstützte Selbsthilfe der Patienten gefördert. Auf diese Weise

entsteht ein Netz von therapeutischen Beziehungen, in der der Psychiater eine wichtige Rolle, die der Initiierung, der Beratung, der Kritik einnimmt, die aber nicht auf ihn beschränkt bleibt. An die Stelle der individuellen Arzt-Patientenbeziehung tritt die auf die individuellen Bedürfnisse von Patienten gerichtete Organisierung psychiatrischer Therapie. Sie stellt sich damit auf die Forderung ein, Prioritäten für die Berufstätigkeit der Psychiater zu setzen, die Therapie zu rationalisieren (z.B. durch den Einsatz von Psychopharmaca) und andere Berufe, ja, die Patienten selbst zu beteiligen. Allerdings - und das rechtfertigt es, von einer „Grenze" zur Selbstmedikation, zur Laienmedizin zu sprechen — fordert diese Entwicklung ihren Preis. Das Selbstverständnis der Psychiater und der Psychiatrie unterliegt einem tiefgreifenden Wandel, der sich nicht ohne methodische Auseinandersetzungen und ideologische Verzerrungen vollzieht [6]. Ein angemessenes sozialwissenschaftliches Verständnis dieser Entwicklung macht es notwendig, die Wurzeln, aus denen sich das gegenwärtige Selbstverständnis des Arztes speist, soziogenetisch aufzudecken.

2. Medizin und zivilisationsbedingte Gesundheitsrisiken

Wenden wir uns nun der zweiten Grenze ärztlicher Tätigkeit zu, die mit der Erweiterung medizinisch-ärztlicher Kompetenz in das Vorfeld der manifesten Krankheiten überschritten wird. Als ein erster Schritt in ein sich weit öffnendes Betätigungsfeld präventiven ärztlichen Handelns werden die Früherkennungsuntersuchungen angesehen, die 1971 in die Soziale Krankenversicherung als Pflichtleistungen eingeführt wurden [7]. Sie bilden ausdrücklich die Kon-

---

[6] Kisker, K.P.: Medizin in der Kritik, a.a.O. v. Ferber, C., u. Kisker, K.P.: Interdisziplinarität ein Kernproblem der Sozialmedizin, a.a.O.
[7] Vgl. Bericht der *Bundesregierung* über die Erfahrungen mit der Einführung von Maßnahmen zur Früherkennung, a.a.O.

kretisierung eines allgemeinen Programms der *Krankheitsfrüherkennung*. In dieses Programm fallen alle Krankheiten, die

1. wirksam behandelt werden können,
2. deren Vor- oder Frühstadium durch diagnostische Maßnahmen erfaßbar ist,
3. die medizinisch-technisch genügend eindeutig zu erfassen sind,
4. für deren Durchführung genügend Ärzte und Einrichtungen vorhanden sind, um die aufgetretenen Verdachtsfälle eingehend zu diagnostizieren und zu behandeln.

Die Einbeziehung weiterer Krankheiten hängt also von drei Bedingungen ab: dem *medizinisch-wissenschaftlichen Fortschritt* (Diagnose und Therapie), dem *medizinisch-technischen Fortschritt* (einwandfreie Befundsicherung) und der *Kapazität der medizinischen Versorgung* („genügend Ärzte und Einrichtungen"). Das Neuartige und die bisherige Denkweise Umwälzende an diesem Programm bildet weniger der Gedanke der Vorbeugung; mit ihm sind wir seit den Erkenntnissen der Immunitätslehre und der darauf sich gründenden Schutzimpfungen vertraut; auch besitzt die Krankheitsfrüherkennung in den Reihenuntersuchungen zur Bekämpfung der Lungentuberkulose ihre überzeugenden Vorläufer. Den Durchbruch in eine wahrscheinlich neue Epoche ärztlicher Tätigkeit führen drei Zielsetzungen herbei, die sich mit der Krankheitsfrüherkennung verbinden:

Die Krankheitsfrüherkennung soll von den Ärzten in der ersten Linie durch die kassenärztliche Versorgung übernommen werden, es ist nicht mehr an Sondereinrichtungen dabei gedacht (staatliche Untersuchungsstellen, Gesundheitsämter etc.).

Die Krankheitsfrüherkennung wird als allgemeine Strategie in der Auseinandersetzung mit den gegenwärtig vorherrschenden Krankheiten verstanden, sie stellt also nicht ein therapeutisches Verfahren neben vielen anderen dar, sondern sie beherrscht als eine allgemeine Vorstellung das mögliche wirksame Vorgehen gegen die am meisten verbreiteten Krankheiten.

Und schließlich wird die Krankheitsfrüherkennung als die wichtigste zur Zeit mögliche, wenn auch noch unzulängliche medizinische Antwort auf die Gefährdung der Gesundheit durch zivilisatorische Gewohnheiten beurteilt.

Alle drei Zielsetzungen, die Einbeziehung der Prävention in die alltägliche Arzt-Patientenbeziehung, ihre Rolle als erkenntnis- und therapieleitendes Prinzip und schließlich die ihr innewohnende Stellungnahme zu den Auswirkungen der Zivilisation, stehen in einem sich gegenseitig verstärkenden Zusammenhang. Ihre Verknüpfung gibt der Prävention eine radikale Wendung. Sehr nachdrücklich hat dies Manfred Pflanz zum Ausdruck gebracht. Zum Thema „Epidemiologie und Präventivmedizin" hat er schon 1968 auf einem Seminar der Kassenärztlichen Bundesvereinigung ausgeführt: „Man kann ohne Übertreibung sagen, daß die Einschränkung des Rauchens und die Rückkehr zu normaler Ernährung und normaler körperlicher Aktivität die beiden Maßnahmen der primären Prävention sind, die bei Menschen im mittleren und höheren Lebensalter die höchste gesundheitliche Dividende bringen könnten. Im Vergleich hierzu spielen alle anderen präventiven Maßnahmen und alle Vorsorgeuntersuchungen vermutlich eine untergeordnete Rolle." Das Recht zu dieser radikalen Forderung, die die wirksame Prävention auf den Wandel zivilisatorischer Gewohnheiten richtet, leitet er aus einer Kosten/Nutzenanalyse einer möglichen Beeinflussung der Lebenserwartung ab. Wie „neuere nordamerikanische Untersuchungen zeigen", hat „bezüglich der Verlängerung der Lebenserwartung das Rauchen alle mit immensen Kosten erzielten Fortschritte der Medizin und Hygiene der letzten 40 Jahre zunichte gemacht ... Allein durch Nichtrauchen läßt sich ein gesundheitlicher Vorteil erzielen, der so groß ist wie die positive Wirkung der medizinischen Errungenschaften der letzten Jahrzehnte" (S. 470).

Aus dem konsequenten Anspruch der Medizin heraus, auf der Grundlage wissenschaftlicher Erkenntnis Krankheiten zu heilen, sie zu behandeln, ihren Eintritt zu vermeiden, ihren Verlauf risikoärmer zu gestalten, geraten die Ärzte an die Mauer zivilisatorischer Gewohnheiten und die diesen zugrundeliegender gesellschaftlicher Verhältnisse. Sie werden an eine Grenze geführt, jenseits derer sie aus dem gewohnten Schutzraum eines abgegrenzten Bezirks therapeutischer Beziehungen heraustreten und in die Auseinandersetzung mit gesellschaftlichen Kräften eintreten müssen. Diese Auseinandersetzung hat an einigen günstigen Stellen bereits begonnen. Die Campagne der Ärzte gegen das Zigarettenrauchen, gegen die Werbung der Zigarettenindustrie, ja, gegen die Herstellung selbst bildet ein Symptom für eine in der Stoßrichtung viel breiter ansetzende Bewegung, nämlich neben die vielen Kriterien, unter denen wir gesellschaftliche Verhältnisse gestalten und steuern: Profit, Vollbeschäftigung, Förderung des Individualverkehrs, Freizeit, Freizügigkeit die Gesundheit als ein weiteres Zielkriterium in die Gesellschaft einzubringen. Der Erfolg dieser Bewegung aber wird auch davon abhängen, ob die Ärzte ihr Selbstverständnis in der Richtung erweitern werden, den Bedingungen von Krankheiten auch dort entgegenzutreten, wo diese außerhalb eines naturwissenschaftlich-technischen Zugriffs liegen. Dieses Selbstverständnis aber erfordert eine andere und breitere Erkenntnisgrundlage ärztlichen Handelns. Eine wissenschaftlich begründete, also professionelle Einwirkung auf gesellschaftliche Verhältnisse bedarf entsprechender wissenschaftlicher Grundlagen des Berufes. Soll das ärztliche Handeln sich in vergleichbarer Weise, wie das für den Zugriff auf die naturwissenschaftlich faßbaren Lebensbedingungen gilt, auch gegenüber den gesellschaftlichen Bedingungen auf wissenschaftliche Erkenntnisse stützen, dann muß das Selbstverständnis der Medizin auch die Sozialwissenschaften einbeziehen. Die Mediziner haben, unterstützt durch eine breit angelegte naturwissenschaftliche Populäraufklärung, die Kurpfuscher und Heilpraktiker aus dem Felde gedrängt, es bedeutete daher einen Rückfall in ein magisches Verhältnis zur Krankheit, gegenüber den gesellschaftlichen Bedingungen zu resignieren oder auf die Gesundbeterei von Sozialpropheten zu setzen.

3. Medizin und berufliche Arbeitsteilung

Mit solchen Überlegungen berühren wir bereits die dritte von uns genannte Grenze, die der wissenschaftlichen Grundlagen des Berufes. Die Forderung, den handlungsrelevanten Wissenshintergrund des Arztes um die Sozialwissenschaften zu erweitern, könnte dahin mißverstanden werden, wir wollten die medizinische Ausbildung zu der von Universalgenies hochstilisieren. In die ohnehin bereits unter Auswahldruck stehenden Stoffpläne der Mediziner noch weitere Wissensgebiete einzuschleusen, verbieten die Bedingungen, unter denen jede Berufsausbildung steht. Denn keine Berufsausbildung kann die Ausbildungszeit beliebig ausdehnen, auch kann sie nicht die Aufnahmefähigkeit und Verständnisbereitschaft der Studenten drastisch steigern, und schließlich kann sie die wesentlichen methodischen und theoretischen Gegenstände einer Wissenschaft nur begrenzt reduzieren, soll der wissenschaftliche Charakter der Ausbildung, also die *problemoffene* und *forschungsbezogene Darstellungsweise* erhalten bleiben.[8] Der Anteil der Sozialwissenschaften an einer medizinischen Ausbildung wird daher auf absehbare Zeit hinaus auf propädeutische Aufgaben beschränkt bleiben. Der Beitrag der Sozialwissenschaften wird selbst unter optimalen Bedingungen, die gegenwärtig

---

[8] Hesse, H.A.: Curriculare Bildungsplanung und Beruf, a.a.O.

erst an wenigen Fakultäten in der Bundesrepublik gegeben sind, das wachsende Mißverhältnis nicht verringern können, das zwischen medizinisch-ärztlicher Kompetenz, wie sie durch die Ausbildung vermittelt wird, und den Aufgaben besteht, die sich der Medizin stellen. Auch für die Zukunft ist zu erwarten, daß die Ärzte sehr viel stärker gesellschaftspolitisch gefordert werden, als sie von ihrer Kompetenz her abdecken können. Die Lösung dieses für die Weiterentwicklung der Medizin entscheidenden Problems wird daher in der *Aufhebung der traditionellen Gleichsetzung von Medizin und Arzt* zu suchen sein. Bisher waren wir es gewohnt, alle Aufgaben, die sich aus den Erkenntnissen der Medizin für einen wirksamen Schutz gegen Krankheiten ergeben, als Aufgabe des ärztlichen Berufsstandes anzusehen. Für die unbeschränkte Gültigkeit dieser Gleichsetzung gibt es keine prinzipiellen Gründe. Vielmehr werden wir bei ständiger Zunahme und Differenzierung der Aufgaben und einer nicht in gleicher Weise steigerungsfähigen Ausbildungskapazität (Zeit, personale Verarbeitungsfähigkeit, didaktische Reduktionsmöglichkeit des Wissens) die Aufgaben auf mehrere Berufe verteilen müssen. Dies ist ein Grundgedanke, der die Ausbildungsforschung leitet, aus der Erkenntnis von Tätigkeitsfeldern, (sprich: Aufgabenstellung) Berufsbilder und Ausbildungswege abzuleiten. Das hochschulorganisatorische Instrument für die Verwirklichung dieses Prinzips bietet die integrierte Gesamthochschule. Die angemessene Antwort, dem Mißverhältnis von medizinisch-ärztlicher Kompetenz und gesellschaftlicher Aufgabenzuweisung zu begegnen, ist in der Konstruktion eines Ausbildungsverbundes aller der wissenschaftlichen Berufe zu suchen, die auf die Aufgabe der Medizin vorbereiten,

Krankheiten zu behandeln,
sie zu heilen,
ihren Eintritt zu vermeiden,
ihren Verlauf risikoärmer zu gestalten.

Das Eingeständnis, daß die Krankheitssituation der Gegenwart aus einem komplexen Bedingungszusammenhang hervorgeht, zu dem auch eine hochdifferenzierte Zivilisationsform beiträgt, zwingt zu der Konsequenz, dem komplexen Bedingungsgefüge eine adäquate Sozialorganisation wissenschaftlich begründeter Berufsausbildung entgegenzusetzen. An der Bereitschaft, auch die Folgerungen für die *Berufsplanung im medizinischen Tätigkeitsfeld* zu ziehen, entscheidet sich möglicherweise das Schicksal der sozialmedizinischen, medizinsoziologischen und sozialpsychiatrischen Forschung. Denn diese Forschung ist, wie alle bisher in der Medizin entstandene oder von ihr genutzte Forschung, auf Umsetzung durch Berufe angewiesen. Die Zielfindung und die Kreativität dieser Forschung wird zweifellos von den Chancen in der praktischen Verwertung ihrer Ergebnisse bestimmt. Die Öffnung der traditionellen Fächerkombination medizinischer Fakultäten gegenüber den Sozialwissenschaften: Medizinsoziologie, Gesundheitspolitik und -planung, Ökonomie des Gesundheitswesens, Sozialpsychologie wird nur dann auch zu einer Weiterentwicklung der Medizin führen, wenn den interdisziplinären Forschungsansätzen auch eine entsprechende Berufspraxis folgen kann. Die Berufe, denen die Wissenschaften durch ihre Forschungsarbeit ein begründetes und kontrolliertes Handeln ermöglichen, stellen noch immer den sichersten und breitesten Weg einer Vermittlung zwischen Forschung und Praxis dar.

4. Entstehungsbedingungen der „modernen", „sozialstaatlichen" Medizin

Die hier aufgewiesenen Grenzen zur Laienmedizin, zur gesellschaftspolitischen Gestaltung (dem Kriterium der Gesundheit, den Rang eines gesellschaftlichen Steuerungskriteriums zu sichern) und zu den sozialwissenschaftlichen Grundlagen ärztlichen Handelns, stellen selbstgemachte Grenzen dar. Sie ergeben sich aus der Kontinuität einer gesellschaftlichen Struktur angesichts gewandelter und sich weiter verändernder Verhältnisse. Eine Prognose, ob die Medizin ihre Struktur weiterentwickeln, die ihr sich stellenden Grenzen überschreiten wird, können wir jedoch nur stellen, wenn wir das Wandlungspotential kennen, wenn wir in die Soziogenese der bestehenden Struktur eintreten. Zu diesem Vorhaben müssen wir einige theoretische Begriffe erläutern, die wir für die soziogenetische Analyse benötigen. Hierzu bedarf es der theoretischen Begründung einiger Voraussetzungen, die unsere Darstellung bisher stillschweigend getragen haben. Es sind dies

– die Annahme, daß die Tätigkeit der Ärzte auf die gesamte Bevölkerung zu beziehen ist, für jeden Bürger die Inanspruchnahme ärztlicher Leistungen im Prinzip an den Standards medizinischer Behandlungsbedürftigkeit gemessen werden sollte. Nur diese Annahme rechtfertigt es, das Potential an ärztlichen oder medizinischen Leistungen in der Form eines Organisationsmodells (einer Gesundheitsplanung) dem Bedarf einer Bevölkerung gegenüberzustellen. Die soziogenetische Analyse zeigt, daß die Ärzte über einen sozialgeschichtlichen Prozeß in diesen Prozeß eingerückt sind. Wir werden diese Entwicklung unter dem Gesichtspunkt darstellen: von der „aristokratischen Medizin" (Ackerknecht) zum Faktor sozialen Wandels.

–Die Annahme, daß der Arzt eine arbeitsteilig ihm zugewiesene Tätigkeit ausübt. Seine arbeitsteilige Kompetenz wird durch wissenschaftliche Erkenntnisse begründet und inhaltlich bestimmt. Sie bildet die Grundlage seiner ökonomischen Existenz

und seines gesellschaftlichen Selbstverständnisses (soziokulturelle Identität). Sozialgeschichtlich wird diese Position durch einen Entwicklungsprozeß erreicht. Die ursprünglich ständische Begründung ärztlicher Berufstätigkeit wandelt sich unter dem Zwang marktwirtschaftlicher Arbeitsteilung, industrieller Produktionsweise und eines wissenschaftlichen Fortschritts, der die Lebensbedingungen des Alltags verändert, in die eines „Berufes". Wir werden diesen Wandel als einen Prozeß der „Professionalisierung des Arztes" begreifen.

– Die Annahme, daß die Rede von „der" Medizin nicht nur einem laienhaften Begriffsrealismus verfällt, sondern einem begrifflich eindeutigen Sprachgebrauch entspricht. Wir werden eine Begründung unter zwei Gesichtspunkten geben: dem der Institutionalisierung von Zielen und Organisationsformen sowie dem der paradigmatischen Orientierung, die die Subkultur der Medizin beherrscht.

– Die Annahme, daß die Einbindung der Medizin in den Gesellschaftsprozeß und die dadurch eintretende Steigerung ihrer Wirkungen auf vorbereitete Erwartungen der Bevölkerung trifft, vereinfachend gesagt, daß medizinischer Fortschritt undiskutiert als segensreich gilt, medizinischer und gesellschaftlicher Fortschritt gleichgesetzt werden können. Wir werden zeigen, daß auch für die Medizin als einem „Produktionsinstrument" zur Bereitstellung von Dienstleistungen und Heilmitteln das allgemeine Prinzip marktwirtschaftlich-industrieller Produktionsweise gilt: das Angebot formt und weckt die Bedürfnisse. Wir werden entsprechend der sozialstaatlichen Verbürgung medizinischer Tätigkeit dieses Prinzip unter dem Gesichtspunkt des „verordneten sozialen Lernens" darstellen.

B. Von der „aristokratischen" zur „sozialstaatlichen" modernen Medizin

1. Die Professionalisierung der Ärzte

1.1 Ansätze sozialstaatlicher Gesundheitsplanung

Für die Diskussion um die ärztliche Versorgung der Bevölkerung, die gegenwärtig in allen entwickelten Industrieländern geführt wird, gilt es als selbstverständlich, daß für alle als behandlungsbedürftig geltenden Zustände ärztliche Hilfe in erreichbarer Nähe gewährleistet sein soll. Neben der Versorgung durch den Arzt gilt die Selbstbehandlung oder die Beratung durch Nicht-Ärzte als zweitrangig, risikoreicher, ja, zum Teil als illegitim. Die Diskussion stellt die umfassende Kompetenz des Arztes für alle individuellen Leidenszustände nicht mehr in Frage. Behandlungsbedürftigkeit, die nicht in die Hände des Arztes gehört, sondern Berufen anderer Vorbildung anvertraut werden sollte, bedarf gegenüber diesem Grundsatz einer besonderen Rechtfertigung. Schwierigkeiten bereitet die Ermittlung und allgemeine Anerkennung der Kriterien, nach denen eine umfassende ärztliche Versorgung als sichergestellt gelten kann. Die rohen Zahlen über die Arztdichte im Verhältnis zur Bevölkerung, mit denen man sich noch in der Vergangenheit begnügte, reichen nicht aus. Die Ermittlung der spezifischen Bedürfnisse nach medizinischen Leistungen, die ihrerseits ja auch arbeitsteilig spezialistisch erbracht werden, steht noch vor vielen ungelösten Fragen.

Im Kern geht es dabei um die Vermittlung, die zwischen individuellen, räumlich verteilt auftretenden Patientenbedürfnissen und den arbeitsteilig spezialisierten, erst von einer bestimmten Größenordnung ab auch „rentablen" ärztlichen Diensten zu leisten ist. Der praktische Arzt oder der Arzt für Allgemeinmedizin zum Beispiel findet eine andere räumliche Verteilung seiner potentiellen Patienten vor, als der Facharzt für Augenheilkunde oder eine Spezialeinrichtung für Unfallverletzte oder für Querschnittsgelähmte. Die Konstruktion eines Modells, in dem die verschiedenen Variablen von auftretenden Patientenbedürfnissen mit dem Potential an ärztlichen Dienstleistungen aufeinander abgestimmt werden könnten, muß gegenwärtig noch so viele unbekannte und unzureichend bestimmte Größen berücksichtigen, daß die Diskussion um eine ausreichende Sicherstellung der kassenärztlichen Versorgung noch lange ergebnislos geführt werden kann. Dabei dürfen wir nicht vergessen, daß Patientenbedürfnisse und das Potential ärztlicher Dienstleistungen dynamische Faktoren sind, die dem sozialen, ökonomischen, technischen und wissenschaftlichen Wandel unterliegen. Wir werden im Prinzip von einem sich gegenseitig bedingenden Anpassungsprozeß sprechen müssen, denn die Behandlungsmöglichkeiten, die die medizinische Wissenschaft oder die ärztliche Spezialisierung eröffnen, bestimmen die Behandlungsfähigkeit und die Behandlungsbedürftigkeit. Die Schwellen für die Inanspruchnahme ärztlicher Dienstleistungen werden daher durch die Organisation und durch das Verhalten der Ärzteschaft entscheidend beeinflußt.

Tabelle 2. Unterschiede zwischen Stadt- und Landkreisen in der primärärztlichen Versorgung am 1. Januar 1972 in Baden-Württemberg[a]

Stadt/Landkreis	Auf … Einwohner kommt ein[b]			
	Arzt	Praktischer Arzt[c]	Facharzt	Primärarzt[d]
Stuttgart Stadt	836	2408	1281	1324
Heilbronn Stadt	800	2441	1192	1297
Heilbronn Land	1958	2866	6180	2382
Ulm Stadt	859	2579	1289	1451
Ulm Land	2381	2789	16272	2638
Öhringen Landkr.	1699	2346	6160	2053
Künzelsau Landkr.	1992	3080	5646	2606
Karlsruhe Stadt	846	2786	1216	1400
Karlsruhe Land	1772	2603	5558	2098
Freiburg Stadt	753	2079	1181	1156
Freiburg Land	1903	2257	12133	2022

[a] Einbezogen sind die als Kassenärzte zugelassenen und an der kassenärztlichen Versorgung beteiligten Ärzte.
[b] Einwohnerzahlen nach dem Stand vom 30. VI. 1971.
[c] Praktische Ärzte und Ärzte für Allgmeinmedizin.
[d] Allgemeinpraktiker und Kinderärzte (nur zugelassene Ärzte).
Quelle: S. Häussler, Die ärztliche Versorgung in der ersten Linie, Handbuch der Sozialmedizin, a.a.O. Bd. III

Für eine soziogenetische Analyse stellt sich die Frage nach dem Zustandekommen des gegenwärtigen Zustandes. Welche Ereignisse und gesellschaftlichen Faktoren haben zusammengewirkt, um das sozialstaatliche Postulat einer Sicherstellung der ärztlichen Versorgung für die gesamte Bevölkerung zum Angelpunkt der Gesundheitspolitik zu machen? Bevor wir jedoch eine Antwort auf diese Frage suchen werden, ist es nützlich, zuvor einen orientierenden Blick auf die Verteilung der Patientenbedürfnisse und des Potentials an ärztlichen Dienstleistungen zu werfen, wie sie die Amtliche Statistik – zwar noch undifferenziert und global – ausweist.
Eine Mikrozensuserhebung aus dem Jahre 1966 zeigt für die Verteilung der Patienten in der Wohnbevölkerung das folgende Bild.
Als krank bezeichneten sich im Monat April 1966 von 1.000 Männern 97, von 1.000 Frauen 117. Sie waren an mindestens einem Tage des Monats krank. Je 12 Männer und Frauen auf 1.000 der Bevölkerung waren in stationärer Krankenhausbehandlung.
Die Mikrozensuserhebung hat nun den Versuch unternommen, die akut Kranken von den chronisch Kranken zu trennen. Als akut krank wurden die folgenden drei statistischen Gruppen gezählt:

Personen, die am 1. 4. 1966 krank waren, aber bis zum 30. 4. wieder gesund wurden;
Personen, die im Laufe des April erkrankten und am 30. 4. noch krank waren;
Personen, die im Laufe des April erkrankten und wieder gesund wurden.

Akut krank in dem definierten statistischen Sinne waren auf 1000 Männer 65, auf 1000 Frauen 67. Von diesen akut Kranken wiederum stand nur ein Teil in regelmäßiger ärztlicher Behandlung: auf 1000 Männer 22, auf 1000 Frauen 29.
Schon diese globalen Angaben, die in der Erhebung noch differenziert worden sind, offenbaren zweierlei.
Die ärztliche Tätigkeit ist in unterschiedlicher Intensität auf einen Ausschnitt aus der Wohnbevölkerung bezogen: Patienten in stationärer Krankenhausbehandlung – Patienten in ambulanter Behandlung – akut Kranke und chronisch Kranke.
Nicht alle behandlungsfähigen, *von der Bevölkerung als Krankheit bezeichneten Zustände führen zur Inanspruchnahme ärztlicher Dienstleistungen.*
Über die Verteilung der berufstätigen Personen im Gesundheitswesen gibt die Amtliche Statistik in etwa zur gleichen Zeit die in der folgenden Tabelle 3 wiedergegebenen Angaben heraus.
Stellen wir aus dieser Tabelle alle die Berufstätigen zusammen, die im Krankenhaus arbeiten oder hauptsächlich dort arbeiten, und vergleichen sie mit den Ärzten in freier Praxis, so wird sofort die Konzentration der Berufe im Gesundheitswesen auf die Krankenanstalten deutlich. Eine Entwicklung, die sich seitdem fortgesetzt hat. Für die 12 Personen auf 1000 der

Tabelle 3. Berufstätige Personen im Gesundheitswesen am 31. 12. 1971

Beruf	Insgesamt	Weiblich	Beruf	Insgesamt	Weiblich
Ärzte	103910	20192	Kinderkrankenschwestern	9214	9214
Medizinalassistenten	5445	1281	Krankenpflegehelfer	6821	5625
Zahnärzte	31405	5010	Hebammen	6708	6708
Apotheker (in Apotheken)	22551	11121	darunter freiberuflich tätig	3699	3699
Kandidaten der Pharmazie[a, b]	1012	541	Hebammen in Ausbildung	726	726
Vorgeprüfte Apothekeranwärter	4604	3041	Wochenpflegerinnen[d]	1040	1040
Apothekerpraktikanten	6192	3414	Krankengymnasten[d]	6471	6180
Tierärzte[c]	8661	472	Beschäftigungstherapeuten[d]	873	693
Heilpraktiker	2802	758	Masseure	7688	4520
Staatlich anerkannte Dentisten[b]	79	11	Masseure und med. Bademeister	5816	2465
Krankenpflegepersonen[d]	212396	184430	Med. Bademeister, soweit nicht vorherige Position[e]	815	431
Krankenschwestern bzw. -pfleger[d]	129342	113347	Med.-techn. Assistenten[d]	18998	18511
darunter tätig:			Diätassistenten[d, f]	2467	2271
als Gemeindeschwestern bzw. -brüder	9803	9778	Gesundheitsaufseher	825	14
			Desinfektoren	2131	163
in der Geisteskrankenpflege[d]	12189	6108	Sozialarbeiter, Fürsorger, Wohlfahrts- und Gesundheits-pfleger	8288	7124
Kinderkrankenschwestern[d]	17560	17560			
Krankenpflegehelfer[d]	25038	20739	Apothekenhelfer, Laboranten	26377	26051
Sonstige Pflegekräfte ohne staatliche Prüfung[d]	40456	32784	Sonstige im Gesundheitswesen Tätige[d, g]	21459	18254
darunter in der Geisteskrankenpflege tätig[d]	7172	4723	darunter im med.-techn. Dienst Tätige einschl. der med.-techn. Gehilfen[h]	8713	8054
Krankenpflegepersonen in Ausbildung	51444	45562	Pharmazeutisch-technische Assistenten	3369	3011
Krankenschwestern bzw. -pfleger	35409	30723			

a Apotheker zwischen Staatsexamen und Approbation.
b Ohne Baden-Württemberg.
c Am 1. 7. 1971.
d In Bremen nur in Krankenhäusern Tätige.

e Ohne Bayern.
f Einschl. Diätküchenleiter und Ernährungsberater.
g Z.B. Logopäden, Orthoptisten, Audiometristen.
h Ohne Bremen.
Quelle: Statistisches Jahrbuch 1973, S. 77.

Wohnbevölkerung, die in stationärer Krankenhausbehandlung stehen, wird daher ein vergleichsweise wesentlich größerer Anteil an Ärzten und Pflegepersonen benötigt als für die übrigen Patienten, schätzungsweise 42 auf 1000 der Männer, 67 auf 1000 der Frauen. Dabei dürfen wir nicht vergessen, daß die betriebliche Organisation der Versorgungsleistungen eine Rationalisierung des Arbeitseinsatzes ermöglicht und daher unter dem Gesichtspunkt der Arbeitsökonomie der Einzelpraxis überlegen ist. Die in Krankenanstalten tätigen Ärzte und Pflegeberufe konzentrieren sich auf 3 545 Anstalten, die insgesamt über 690 200 Betten verfügen. Rechnen wir einen durchschnittlichen Neuinvestitions-preis für ein Krankenhausbett von DM 120000, — [1], so ergibt sich ein Anlagewert für alle Krankenhausbetten von 73 Milliarden D-Mark (s. Tabelle 4).

---

[1] Lt. „Informationen aus dem Ministerium für Wissenschaft und Forschung des Landes Nordrhein-Westfalen“, Nr. 11 v. Juli 1974, lagen die „Investitionskosten pro Bett eines mit einer Universitätsklinik vergleichbaren Krankenhauses ... in den letzten Jahren zwischen 100000 und 120000 DM. Für vergleichbare Krankenhäuser, deren Bau 1973 begonnen worden ist oder in diesem Jahr begonnen wird, liegt der Bettpreis nach den Kostenvoranschlägen bzw. Ausschreibungsergebnissen zwischen 140000 und 150000 DM.“ Hinzu kommen für Universitätskliniken die Kosten für Forschung und Lehre, sie „betragen, soweit sie getrennt erfaßt werden können ..., je Bett rund 176000 DM.“

Tabelle 4. Krankenhäuser und planmäßige Betten

Stichtag 31. 12. Bettenzahl Land	Insgesamt		Öffentliche Krankenhäuser		Freie gemeinnützige Krankenhäuser		Private Krankenhäuser	
	Kran- ken- häuser	Plan- mäßige Betten	Kran- ken- häuser	Plan- mäßige Betten	Kran- ken- häuser	Plan- mäßige Betten	Kran- ken- häuser	Plan- mäßige Betten
1969	3601[a]	677695[b]	1345	370541	1281	248779	975	58375
1970	3587[a]	683254[b]	1337	373137	1270	249357	980	60760
1971	3545[a]	690236[b]	1340	377477	1248	251780	957	60979
1971 nach Größenklassen								
Krankenhäuser mit … bis unter … Betten								
unter 25	338	4990	50	846	38	614	250	3530
25– 50	527	19295	123	4598	134	5040	270	9657
50– 100	714	50128	229	16602	221	15608	264	17918
100– 150	501	60608	205	25091	198	23923	98	11594
150– 200	370	63337	169	28920	160	27365	41	7052
200– 300	463	109609	218	51627	221	52326	24	5656
300– 400	247	83903	110	37210	132	45047	5	1646
400– 500	130	56732	57	24893	73	31839	–	–
500– 600	68	36444	34	18440	33	17464	1	540
600– 800	71	47953	41	27792	28	18826	2	1335
800–1000	30	26616	26	23231	3	2580	1	805
1000 und mehr	86	130621	78	118227	7	11148	1	1246
1971 nach Ländern								
Schleswig-Holstein	119	25858	56	18582	26	6003	37	1273
Hamburg	58	20492	17	13606	24	6103	17	783
Niedersachsen	396	71122	144	41354	135	22234	117	7534
Bremen	22	8270	10	5686	5	2021	7	563
Nordrhein-Westfalen	728	190184	159	70474	497	116141	72	3569
Hessen	350	63443	130	35982	105	18389	115	9072
Rheinland-Pfalz	230	43293	63	18806	108	20239	59	4248
Baden-Württemberg	679	100012	314	61801	132	23117	233	15094
Bayern	773	120042	392	83068	129	21654	252	15320
Saarland	50	12818	23	8543	18	3781	9	494
Berlin (West)	140	34702	32	19575	69	12098	39	3029

[a] In Bayern 1969: 14, 1970: 12 und 1971: 11 Krankenhäuser ohne planmäßige Betten.
[b] 1969: 111, 1970: 112 und 1971: 112 Betten auf 10000 Einwohner.
Quelle: Statistisches Jahrbuch 1973, S. 78.

Die umfassende Kompetenz der Ärzte in der Therapie sowie die arbeitsteilige Spezialisierung und großbetriebliche Organisation des Berufes, wie sie die gegenwärtige Situation bezeichnet, haben sich erst während der letzten hundert Jahre entwickelt und durchgesetzt. Diese Situation ist unter soziologischer Perspektive erklärungsbedürftig. Denn die Entwicklung ist weitgehend unabhängig von der gewählten Form der Finanzierung des Gesundheitsbudgets verlaufen, wenn wir unter Gesundheitsbudget die Finanzierung der Ausgaben „für alle medizinischen Maßnahmen zur Erhaltung oder Wiederherstellung der Gesundheit" verstehen. Ob diese Ausgaben vorwiegend privatwirtschaftlich oder über gesetzlichen Versicherungszwang oder gar über Staatseinnahmen finanziert werden, war für die geschilderte Herausbildung einer umfassenden therapeutischen Kompetenz der Ärzte von untergeordneter Be-

Tabelle 5. Aufgabenvergleich für Klinik und Praxis
Die Unterschiedlichkeit der Aufgabenstellung läßt sich am anschaulichsten in Zahlen ausdrücken:

	Klinik	Praxis
Ärzte	52 687	51 159
Mitarbeiter	446 813	200 000
Fälle	9–10 Mill.	200 Mill.
Verweildauer	24,3 Tage	
Ärztliche Leistung pro Fall		6,7
Behandlungskosten in DM	7 652 734 085,–	6 768 677 846,–

Quelle: S. Häussler, Die ärztliche Versorgung in der ersten Linie, Handbuch der Sozialmedizin, a.a.O. Bd. III.

deutung. Auch die arbeitsteilige Spezialisierung des Berufes innerhalb und außerhalb zentraler Versorgungseinrichtungen entfaltete sich unabhängig von den Formen, über die die Finanzierung aus dem Volkseinkommen sichergestellt wurde. Soziologisch bezeichnen wir den Gesellschaftsprozeß, der dieses Ergebnis herbeigeführt hat, als Professionalisierung. Bei dieser Begriffsbildung hat insbesondere die Sozialgeschichte des ärztlichen Berufes die Anschauung geliefert.

1.2 Bedingungen der Professionalisierung

Eliot Freidson, dem wir eine hervorragende Soziologie des ärztlichen Berufes verdanken, nennt drei Bedingungen, die dem ärztlichen Beruf zu seiner heutigen gesellschaftlichen Stellung verholfen haben.
1. Der ärztliche Beruf hat die ausschließliche Verfügung über die Kompetenz erlangt, den Gegenstand und die Vorgehensweise seiner Berufstätigkeit zu bestimmen. Was ärztliche Berufsaufgabe sein kann und was gegenüber solchen Aufgaben als ärztliche Tätigkeit gilt, wird von der Ärzteschaft selbst festgelegt und überwacht. Den Ärzten ist also eine Form der Selbstbestimmung eigen, wie sie nur wenigen Berufspositionen in der Gesellschaft zuerkannt wird. Die meisten Berufstätigen unterliegen einer weitgehenden Fremdbestimmung hinsichtlich des Inhaltes und der Art ihrer Berufsausübung.
2. Die Ärzte legen die Standards ihrer Berufstätigkeit selber fest. Was als lege artis im ärztlichen Beruf angesehen wird, geht aus der als wissenschaftlich anerkannten Begründung ärztlicher Tätigkeit hervor. Die Qualifikation, die ein Arzt besitzen muß, wird von den Ärzten mit Hilfe der von ihnen als medizinisch einschlägig anerkannten Wissenschaften festgelegt. Wir treffen auf eine enge Verflechtung verschiedener Faktoren, die durch die Einheit des ärztlichen Berufes zustandekommt. Die wissenschaftliche Entwicklung, insbesondere die der neuzeitlichen Naturwissenschaften, ist ein Faktor in diesem Prozeß; allerdings wirkt er nur über eine Auslese bei der Strukturierung des ärztlichen Berufes mit. Nur die medizinisch-therapeutisch bedeutsamen Methoden und Ergebnisse der Naturwissenschaften werden zur Grundlage ärztlicher Berufstätigkeit genommen. Weitere Faktoren sind die Organisation der Berufsausbildung und die der Berufsausübung. Sie stellen die soziale Einheit, die gesellschaftliche Identität, des Berufes her und leisten die Auswahl des medizinisch Wichtigen aus dem Fortschritt der Wissenschaften.
3. Die Bevölkerung bringt den Ärzten das Vertrauen entgegen, daß der therapeutischen Kompetenz auch eine reelle Chance zu erfolgreicher Beratung und Hilfe innewohnt. Ohne ein verbreitetes Vertrauen in das Berufswissen und in die Fähigkeiten der Ärzte bleiben die beiden anderen Bedingungen für die Entstehung der sozialen Position der Ärzte wirkungslos. Die Berufsarbeit von mehr als 100 000 Ärzten – um an die entsprechenden statistischen Angaben aus der BRD anzuknüpfen – muß in einer Bevölkerung von 60 Millionen für eine Vielzahl von Situationen der Beratungs- und Behandlungsbedürftigkeit als geeignet anerkannt sein, um der Selbstbestimmung des ärztlichen Berufes auch eine Ausbreitungschance zu bieten, die ihn

in die beschriebene mächtige gesellschaftliche Stellung hineingeführt hat.

Freidson gibt mit diesen drei Bedingungen eine treffende Beschreibung für charakteristische Eigenschaften des Arztberufes. Sie zielt im Kern auf die Herstellung eines Einverständnisses über die Aufgaben der Medizin zwischen Ärzten und Laien. Wer definiert die Aufgaben der Medizin? Ärzte und der medizinisch bedeutsame Ausschnitt aus den Wissenschaften. Wer definiert die Kriterien für die ärztliche Qualifikation? Wiederum der gleiche Personenkreis. Wer gibt der ärztlichen Berufstätigkeit ihre gesellschaftliche Geltung und Anerkennung? Die Laien, die von dem praktischen Wert der ärztlichen Beratungen und Dienstleistungen für sich überzeugt sind.

1.3 Der Weg aus dem „therapeutischen Chaos"

Um zu verstehen, wie diese Bedingungen sich auch sozialgeschichtlich realisiert haben, ist es nötig, einen Blick auf die historischen Situationen zu werfen, die in die beschriebene Entwicklung einmünden. Akkerknecht, einer unserer international führenden Medizinhistoriker, kennzeichnet die Situation der medizinischen Therapie um die Mitte des 19. Jahrhunderts als eine „Vertrauenskrise", die auf das therapeutische Chaos jener Jahrzehnte folgte. Er zitiert die ironische Bemerkung eines Zeitgenossen: „Die Alten waren froh, wenn sie gegen jede Krankheit nur ein Mittel hatten, und gegen viele hatten sie gar keines. Wieviel glücklicher sind wir! Wir besitzen nicht nur unendlich viele Mittel gegen jede einzelne Krankheit, sondern auch jedes einzelne Mittel heilt jetzt unendlich viele Krankheiten und, was der Triumph der Wissenschaft ist, so haben wir jetzt gerade gegen die unheilbarsten Krankheiten die allermeisten und kräftigsten Mittel, so daß, wenn man zum Beispiel jemand nach einer Lektüre der Materia medica (d.h. eines Arzneimittelverzeichnisses) frei-

stellte, ob er lieber den Schnupfen oder die Schwindsucht haben wollte, er, wenn er nur einigermaßen vernünftig ist, gewiß letztere wählen wird, gegen die er uns mit so vielen und vortrefflichen Mitteln ausgerüstet sieht, daß, sollte auch einer schon die halbe Lunge durch die Gurgel gejagt haben, doch die andere Hälfte durch unsere Heilmittel so frisch und gesund werden muß, daß sie die Funktion der verlorenen mitersetzen kann. – Epilepsie, Tollwut und dergleichen sind jetzt nur noch spaßhafte Sachen, denn man entdeckt fast alle Tage neue Mittel dagegen, und zwar, soviel ich mich wenigstens entsinnen kann, bisher lauter ganz untrügliche" (S. 122). Ackerknecht fährt dann in seiner Beschreibung fort: „Man schaudert, wenn man sieht, wie die Cholera in den großen Epidemien jener Zeit von den meisten Ärzten ‚bekämpft' wird … Mit knapper Not entging die Menschheit der ‚Syphilisation' durch die präventive Einimpfung der Syphilis … ‚nur' einige Hundert wurden geimpft." Man „hatte zweifellos recht, wenn man annahm, daß nicht die Skrofeln, sondern die intensive Behandlungsmethode mit Antimon, Blutegeln und Quecksilber so viele Kinder tötete." Ein Zeitgenosse bekannte ehrlich: „Die Praxis jener Zeit (um 1840) war heroisch; sie war mörderisch. Ich verstand nichts von Medizin, aber ich hatte genug gesunden Menschenverstand, um zu sehen, daß die Ärzte ihre Patienten umbrachten, daß die Medizin keine exakte Wissenschaft war, daß sie völlig empirisch vorging, und daß es viel besser wäre, vollständig der Natur zu vertrauen, als dem gefährlichen Geschick der Ärzte." Die Folge war „eine große Vertrauenskrise" der offiziellen Medizin. Naturheilverfahren in den Händen von Laien erwarben sich weithin Anerkennung. Das Wasser, das sich in der Geschichte der medizinischen Therapie schon wiederholt als Heilmittel bewährt hatte, „wirkte in den Händen eines schlesischen Bauern namens Prießnitz (1799–1851) und des bayerischen Pfarrers Kneipp (1821–1897) Wunder. Während diese ihre Patienten innerlich und äußerlich überschwemmten, trocknete der Bauer Schroth (1798 – 1856) die seinen aus... Unter dem Druck dieser Volksbewegungen und aus dem eigenen therapeutischen Skeptizismus heraus fanden die sogenannten natürlichen Methoden auch Eintritt in die orthodoxe Medizin" (S. 124).

Wir dürfen diese drastischen Zeugnisse für die therapeutische Unzulänglichkeit der Medizin nicht als einen einmaligen Tiefpunkt in der Geschichte der Heilkunst ansehen. Sie bezeichnen den Endpunkt eines Jahrhunderte währenden Zustandes. Mit unzulänglichen und unkontrollierbaren Heilverfahren, die sich durch Aberglauben und Schulmeinungen begründeten, haben die Ärzte ihre Patienten behandelt. Ihre Heilerfolge verdankten sie mehr dem natürlichen Verlauf der Krankheiten und der Gläubigkeit ihrer Patienten als ihrer Therapie. Diese Medizin, wie sie uns Ackerknecht in seiner hervorragenden und durch ihre fundierte Darstellung überzeugenden Geschichte der Therapie schildert, konnte schwerlich die Basis einer kassenärztlichen Versorgung der Bevölkerung abgeben. Sie war, wie Ackerknecht zutreffend bemerkt, eine „aristokratische Medizin". Die Ärzte dienten einer kleinen, vornehmlich städtischen Oberschicht und waren in die feudale Herrschaftsordnung als persönliche Diener der Obrigkeit einbezogen; in der Geschichte des ärztlichen Standes nehmen die Kapitel über die Leibärzte der großen und kleinen Herren oder über die Stadtphysici nicht zufällig eine breite Rolle ein. Die breiten Schichten des Volkes, die Bauern, Kötter, Hörigen und Leibeigenen, die Handwerker, Gesellen und das städtische Proletariat waren für ihre leiblichen Nöte auf die Selbsthilfe und die Laienmedizin angewiesen. Die Hausapotheke, die weisen Frauen, die Schäfer oder Heilkundigen, die aus natürlicher Begabung, aus selbsterworbener Erfahrung oder aus den dunklen Quellen des Volksglaubens die Heilung und Behandlung ihrer Mitmenschen betrieben, waren der ärztliche Beistand des kleinen Mannes. Und es ist nicht nur von unserer Warte aus schwer zu entscheiden, wem erfolgreicher geholfen wurde: den Oberschichten oder dem Volke. Bei einer Pestepidemie, so berichtet ein Zeitgenosse aus dem 16. Jahrhundert, starben die behandelten Reichen, während die unbehandelten Armen überlebten! [2]

Eine Bedingung für die umfassende therapeutische Kompetenz der Ärzte konnte daher – auf dem geschilderten sozialgeschichtlichen Hintergrund betrachtet – nur in der Überwindung der Unfähigkeit der Medizin liegen, eine kontrollierbare, ihren Erfahrungsschatz kumulativ erweiternde Therapie zu begründen. Erst als die Naturwissenschaften für die Bewertung des therapeutischen Handelns Erfolgskriterien vermittelten, war auch die Voraussetzung gegeben, „objektive", d.h. meinungsunabhängige Standards für die ärztliche Tätigkeit zu setzen.

1.4 Die Sozialgeschichte der Professionalisierung

Die Ärzteschaft ist in ihre heutige Stellung, die ihr die bevorzugte Zuständigkeit für Krankheit und Gesundheit einer Millionenbevölkerung anvertraut, nicht auf einem gradlinigen historischen Wege eingerückt. Für die Geschichte der Professionalisierung des ärztlichen Berufes bezeichnet das Jahr 1869 ein Schlüsseldatum. Die Gewerbeordnung für den Norddeutschen Bund verzichtete auf einen Befähigungsnachweis für die Ausübung der Heilkunst: „Jeder Person, mag sie männlichen oder weiblichen Geschlechts sein, ist es im Deutschen Reich gesetzlich gestattet, die Heilkunde in allen ihren Zweigen auszuführen, sie darf sich nur nicht als ‚Arzt‘ bezeichnen oder sich einen arztähnlichen Titel beilegen, wenn sie nicht approbiert ist. Irgendein Befähigungsnachweis wird nicht mehr verlangt." [3]

---

[2] Ackerknecht: Therapie, a.a.O., S. 63. Vgl. auch Schenda, Das Verhalten der Patienten, a.a.O.
[3] von Littrow, C.: Die Stellung des Deutschen Ärztetages zur Kurpfuscherfrage, a.a.O., S. 435.

Dieses Ergebnis war von den Vertretern der Ärzte gewollt. „Bei den Verhandlungen über die Gewerbeordnung im Reichstag des Norddeutschen Bundes im Jahre 1869 war von führenden Ärzten und Mitgliedern der Berliner Medizinischen Gesellschaft ... im Auftrag dieser Gesellschaft die Freigabe der Ausübung der Heilkunde beantragt worden." Sie begründeten ihren Antrag mit der Ansicht, „daß es der Staatsgewalt trotz des bestehenden Kurpfuschereiverbotes nicht gelungen sei, die ständige Zunahme des Kurpfuschertums zu verhindern. Weiterhin sei die Urteilsfähigkeit der breiten Volksmasse durch Aufklärung gewachsen, und es würde eine Einschränkung der persönlichen Freiheit bedeuten, wollte man den Kranken vorschreiben, wen sie zur Behandlung ihres Leidens aufzusuchen hätten."[4] Hinter dieser liberalen und idealistischen Begründung, die Konkurrenz zwischen Ärzten und Heilkundigen über die „Urteilsfähigkeit der breiten Volksmasse" auszutragen, werden wir andere Gründe vermuten dürfen. Sehen wir von dem vorherrschenden Argumentationsklima, das der Durchbruch liberaler Grundsätze erzeugte, einmal ab, dann bleiben drei Motive für die bemerkenswerte Haltung der Ärzte in der „Kurpfuscherfrage", wie sie über Jahrzehnte die ärztliche Berufspolitik beschäftigen sollte. Die Gewerbeordnung von 1869 versprach den für Preußen geltenden Kurierzwang aufzuheben, d.h. die nach § 200 des preußischen Strafgesetzbuches bestehende Verpflichtung der Ärzte zu beseitigen, die ärmeren Bevölkerungsschichten unentgeltlich zu behandeln. Die Gewerbefreiheit befreite also auch den ärztlichen Stand von den drückenden Fesseln obrigkeitlicher Auflagen auf die Berufsausübung. Daneben aber wären die Ärzte damals kaum in der Lage gewesen, den Anspruch einzulösen, für die Heilbehandlung der Bevölkerung die umfassende Verantwortung zu tragen. Wie es um die medizinische Therapie in jener Zeit noch

bestellt war, hat uns Ackerknecht eindrücklich geschildert. Aber auch die Organisation des ärztlichen Berufes war noch kaum ausgereift, um eine so bedeutungsvolle Aufgabe selbstverantwortlich zu tragen. Denn aus unserer heutigen Perspektive ist uns nur zu sehr bewußt, daß die Heilbehandlung einer Millionenbevölkerung in einem Flächenstaat eine komplexe und dynamische Organisation erfordert. Um nur die wichtigsten Probleme zu nennen, die eine solche Organisation zu lösen hat:

a) Es muß eine einheitliche, praxisbezogene, d.h. auf die Berufsaufgaben zugeschnittene, die medizinisch wesentlichen Wissensgebiete vermittelnde Ausbildung zum Arztberuf garantiert sein.

b) Eine solche Ausbildung muß sich nach zwei Richtungen hin offenhalten. Sie muß dem medizinisch bedeutsamen wissenschaftlichen Erkenntnisfortschritt folgen, und sie muß dem Wandel der Berufsaufgaben sich gewachsen zeigen.

c) Die berufsinterne Arbeitsteilung muß darauf gerichtet sein, die Möglichkeiten und Bedürfnisse der Bevölkerung hinsichtlich ihrer medizinischen Versorgung zu erschließen. Die berufsinterne Arbeitsteilung muß also flexibel dem Erkenntnisfortschritt der medizinisch bedeutsamen Wissenschaften folgen können, sie muß aber ebenso geeignet sein, wirksam den manifesten und latenten Bedürfnissen der Bevölkerung entgegenzukommen. Denn die berufsinterne Arbeitsteilung müssen wir als einen Vermittlungsprozeß betrachten. Er vermittelt zwischen dem Erkenntnisfortschritt und der medizinischen Versorgung, die dieser erschließt, auf der einen und der medizinischen Beratung und Betreuung der Bevölkerung auf der anderen Seite.

d) Die Angehörigen des ärztlichen Berufes müssen politisch handlungs- und gesprächsfähig sein. Denn der Gesundheitszustand der Bürger ist in mehrfacher Hinsicht ein Politikum. Die Verstädterung setzt neben der Lösung der kontinuierlichen Versorgung mit Nahrungsmitteln

---

[4] ebenda.

einen wirksamen Schutz gegen epidemisch auftretende Krankheiten voraus. Die Erwerbsfähigkeit und -tätigkeit der Bevölkerung wird in hohem Grade von ihrem Gesundheitszustand beeinflußt. Eine Sicherung gegen die wirtschaftlichen Folgen von Krankheit oder vor vorzeitiger Erwerbsunfähigkeit setzt eine objektive, d.h. meinungsunabhängige Feststellung durch einen hierzu berechtigten Beruf voraus. Städtische Zivilisation, wirtschaftliche Produktivität, Sozialversicherung, also Nervenpunkte der industriell-kapitalistischen Gesellschaft im ausgehenden 19. Jahrhundert, waren auf die ärztliche Berufstätigkeit angewiesen. Die Regierung, die Gesetzgebung und die Einrichtungen der Sozialversicherung konnten die Probleme der entstehenden industriell-kapitalistischen Gesellschaft nur zusammen mit einer Ärzteschaft lösen, die selber politisch handlungs- und gesprächsfähig war. Die Ärzte mußten sich zu einer aktionsfähigen Organisation zusammenschließen, durch ihre Organisation legitimierte Vertreter bestellen und kraft ihrer Organisation die Durchführung gesetzlicher Bestimmungen auch garantieren, d.h. der Loyalität ihrer Mitglieder sicher sein.

Der Sozialgeschichte des ärztlichen Berufsstandes können wir entnehmen, daß die Ärzteschaft in einem Jahrzehnte währenden Prozeß die organisatorischen Grundlagen schaffen mußte, um den genannten Aufgaben gerecht zu werden. Erst 1852 wurden in Preußen die bis dahin bestehenden verschiedenen Arzttypen, die sich nach ihrer Ausbildung unterschieden, unter einer einheitlichen Ausbildung erfaßt. Ob die Approbation eine wissenschaftliche Befähigung dokumentierte oder lediglich die Vermutung für eine berufliche Eigenschaft, die Qualität ärztlichen Handelns, bestätigte, blieb über Jahrzehnte hinweg eine juristische Streitfrage für die Neufassung der Bestimmungen in der Gewerbeordnung, die die Ausübung des Heilberufes regelten. Ob der § 6 des Krankenversicherungsgesetzes vom 5. 6. 1883, der die Krankenkassen verpflichtet, ihren Mitgliedern vom Beginn der Krankheit ab freie ärztliche Behandlung zu gewähren, es auf die Heilbehandlung durch approbierte Ärzte begrenzt oder ob auch Laien von den Krankenkassen zur ärztlichen Behandlung zugelassen werden könnten, bildete ebenfalls ein für die Ärzte peinliches, aber die historische Situation bezeichnendes Thema der sozialpolitischen Diskussion.[5]

Eine gemeinsame Vertretung aller Ärzte in Deutschland kam erst 1873 zustande. Vor der Eröffnung der „Versammlung deutscher Naturforscher und Ärzte" trafen sich 43 ärztliche Delegierte aus 50 Einzelvereinen. Sie gründeten auf dem I. Deutschen Ärztetag den Deutschen Ärztevereinsbund. Zu den Hauptanliegen dieser Vereinigung aller Ärzte Deutschlands zählte die Kurpfuscherfrage, d.h. eine wirksame Bekämpfung nicht ärztlich approbierter Heilkundiger. Die Ärzteschaft bemühte sich allerdings erfolglos um eine Zurücknahme der auf Betreiben von einigen Ärzten 1869 in die Gewerbeordnung eingeführten Kurierfreiheit. Eng hiermit verbunden blieb die Zielsetzung, den ärztlichen Beruf aus der Gewerbeordnung wieder herauszulösen und einer eigenen Berufsordnung zu unterwerfen. Diesen Bestrebungen wurde allerdings ein später und zweifelhafter Erfolg zuteil. Der Formulierung von Stauder auf dem Kölner Ärztetag 1931 entsprach nach 1933 die nationalsozialistische Gesetzgebung: „Der Arzt soll ein offizieller Träger des Gesundheitsdienstes am deutschen Volk werden, die Reichsärzteschaft ist in ihrer Gesamtheit ein einheitliches Organ der Gesundheitspflege." „Das ständische Denken, das die ärztlichen Berufsvertreter vortrugen, kam der sich konservativ gerierenden Ideologie des NS.-Staates entgegen. So konnte die Einsetzung der Reichs-Ärztekammer und die Verkündung einer Reichs-Ärzteordnung 1935 von den Funktionären des totalitären Partei- und Staatsapparates als Erfüllung eines alten Anliegens deutscher Ärzte hin-

____

[5] von Littrow, C. a.a.O.

gestellt werden, ist vielen Ärzten wohl auch als solche erschienen ... Die Reichs-Ärztekammer mit ihrem Reichs-Ärzteführer war Befehlsempfänger parteiamtlicher und staatlicher Instanzen. Die Freiheit des Standes war gerade durch die Realisierung eines Hauptprogrammpunktes der Ärzte vernichtet", kommentiert Paul Lüth[6] dieses Ergebnis. Auch die Kurpfuscherfrage wurde erst im Dritten Reich durch das Heilpraktikergesetz vom 7. Februar 1939 gesetzlich geregelt!

Über die berufsinterne Arbeitsteilung gibt die Entwicklung der Fachärzte oder, wie sie sich im 19. Jahrhundert noch nannten, der Spezialärzte Auskunft. Eine berufsinterne Arbeitsteilung setzt zunächst voraus, daß die Einheit des Berufes über eine gemeinsame Ausbildung vermittelt wird. Auf dieser Grundlage konnte die Spezialisierung, wie sie der wissenschaftliche Fortschritt sowie die Entwicklung neuer diagnostischer und therapeutischer Methoden ermöglichten, wiederum beruflich angeeignet und ausgewertet werden. Wir begegenen daher – wie Eulner ausgeführt hat – im 19. Jahrhundert zwei einander überschneidenden Entwicklungen: „Das Auslaufen der alten Klassen verschieden berechtigter und vorgebildeter Ärzte, Wundärzte, Landärzte etc. – der letzte sächsische Wundarzt alter Observanz starb 1906 – und das Aufkommen der aus dem neuen ärztlichen Einheitsstand hervorgegangenen Spezialärzte" (S. 21).

Die Motive, sich gegenüber dem neuen ärztlichen Einheitsstand als Spezialist zu verselbständigen, waren wissenschaftlicher und pekuniärer Natur. Eine preußische Denkschrift von 1906, die für Historiker und Soziologen gleicherweise eine wichtige Quelle bildet, beruht sie doch u.a. auf einer Umfrage unter 2779 Spezialärzten, gewährt einen anschaulichen Einblick in die Situation zu Beginn unseres Jahrhunderts: „Die Entwicklung der technischen und instrumentellen Spezialitäten, die außerordentliche Vermehrung des me-

dizinischen Wissens infolge der exakten Forschung, überfluteten die nicht genug vorgebildete, etwas bequeme Ärztegeneration der zweiten Hälfte des vorigen Jahrhunderts (gemeint sind offenbar die ‚vorher' Approbierten!), und erzeugte das moderne Spezialistentum, welches bei der Überfüllung des ärztlichen Standes vielfach nach der geschäftlichen Seite hin ausartete. Auf der einen Seite wurden die Spezialfächer durch den Zudrang von gewissenhaften und tüchtigen Ärzten in vorzüglicher Weise gefördert, auf der anderen Seite dem spekulativen Sinn der medizinischen Brotstudenten Vorschub geleistet. Man genügt der äußeren Form durch einen nicht zu langen Kurs bei einem anerkannten Spezialisten oder auch im Rahmen der vor einigen Jahren eingerichteten Fortbildungskurse für Ärzte und nahm den Titel ‚Spezialist' an, um ihn als Lockschild für den Patientenfang auszuhängen, ohne daß eine ausreichende Vor- und Durchbildung vorangegangen war. Manche der sogenannten Spezialisten haben nicht einmal die Voraussetzung eines Spezialkurses erfüllt." „Nur etwa 10% der Befragten waren älter als 50 Jahre" – 1972 gehörten in der Bundesrepublik Deutschland 55% der Altersgruppe 50 Jahre und älter an. „Die Ausbildungszeit wird bei gleichfalls einem Drittel mit weniger als zwei Jahre, bei einem weiteren Viertel mit zwei bis drei Jahren angegeben und damit als unzulänglich bezeichnet" (S. 23).[7] Nur eine kleine Minderheit (3,31%) betätigt sich neben ihren spezialärztlichen Aufgaben auch in der Allgemeinpraxis, am Gesamt der Ärzte (1904 gab es in Preußen 17746 Ärzte) machten die Spezialärzte 15,7% aus – 1972 sind es in der BRD 51,7%.[8]

---

6 Lüth, P. Niederlassung und Praxis, a.a.O., S. 57.

7 Eulner, H.H.: Das Spezialistentum in der ärztlichen Praxis im 19. Jahrhundert, a.a.O., S. 23.
8 Die Angaben für die Bundesrepublik 1972 sind berechnet nach Häussler, S.: Die ärztliche Versorgung in der ersten Linie, a.a.O., Tabelle 5. Es wurden gezählt: Fachärzte älter als 49 Jahre, ihr Anteil an allen Fachärzten, ferner der Anteil der Fachärzte an den Kassenärzten insgesamt.

Die Schilderung verdeutlicht, mit welchen Zeitspannen der Prozeß der berufsinternen Arbeitsteilung rechnen muß. Setzen wir als einen Abschluß dieses ersten Stadiums berufsinterner Spezialisierung die Facharztordnung an, die der Bremer Ärztetag sich 1924 gab, waren seit der Vereinheitlichung des Berufes in Preußen 72 Jahre vergangen, ehe der ärztliche Beruf eine geeignete Organisation gefunden hatte, um zwischen dem medizinischen Fortschritt und den Bedürfnissen der Bevölkerung nach wissenschaftlich kompetenter ärztlicher Dienstleistung wirksam zu vermitteln. Gesellschaftliche Prozesse haben also einen anderen Zeitrhythmus als die Standespolitik, wie sie uns auf den Ärztetagen und in der Auseinandersetzung mit dem politisch Verantwortlichen entgegentritt.

1.5 Zur Soziogenese der Professionalisierung

Die sozialgeschichtlichen Elemente der Professionalisierung des ärztlichen Berufes, die wir eben skizziert haben, haben wir im Nachhinein konstruktiv zu einem Prozeß zusammengefügt, der einem systematischen Plan, dem der Professionalisierung folgt. Den Akteuren dieser gesellschaftlichen Ereignisse wäre jedoch nichts fremder gewesen, als ihr eigenes Handeln aus dem Ziel einer Professionalisierung des Ärztestandes heraus zu begründen. Die soziogenetische Analyse trägt also an das sozialgeschichtliche Material die systematische Begründung heran, unter der sie das Ergebnis, den gegenwärtigen Zustand, soziologisch interpretiert. Der soziologische Begriff von „profession of medicine" oder der der Professionalisierung versucht eine Systematisierung der sozialgeschichtlichen Verläufe, die wir für verschiedene Aktionsfelder: die wissenschaftliche Begründung der medizinischen Therapie, die Organisation der ärztlichen Berufstätigkeit und das Facharztwesen (die berufsinterne Arbeitsteilung) herausgearbeitet haben.

Unser Vorgehen rechtfertigt sich jedoch nicht allein aus der Absicht der Darstellung, für die verstreuten Details der Sozialgeschichte des ärztlichen Berufes eine griffige Formel zu haben, die dem historischen Laien die Orientierung erleichtert. Die Begründung für die Begriffe Profession und Professionalisierung entnehmen wir dem eingangs erwähnten Anspruch der Ärzte, eine umfassende Kompetenz für die medizinische Versorgung der Millionenbevölkerung eines Flächenstaates zu erhalten. Der Weg von der „aristokratischen Medizin" zu der Gewährleistung ärztlicher Dienstleistungen für alle medizinisch behandlungsfähigen Zustände der Bürger führt allerdings über die Professionalisierung des Ärztestandes.

Von dem angestrebten und heute auch im Prinzip nicht länger bestrittenen Ziel einer umfassenden therapeutischen Kompetenz der Ärzte stellt sich konsequent die Frage nach den Bedingungen, unter denen ein solches Ziel als verwirklicht gelten kann. Wir haben diese Bedingungen genannt und sie an sozialgeschichtlichen Details zu erläutern versucht. Die Bedingungen waren bestimmte Eigenschaften des ärztlichen Berufes, wir wollen sie soziologisch die Strukturen des Berufes oder besser seiner Organisation nennen. Die beschriebenen Strukturen sind

1. einheitliche und wissenschaftliche Ausbildung,
2. wissenschaftsbestimmte berufsinterne Arbeitsteilung,
3. politische Handlungsfähigkeit über den verbandsmäßigen Zusammenschluß.

Diese Strukturen stellen für die Verwirklichung der umfassenden therapeutischen Kompetenz des gesetzten Zieles hinreichende Bedingungen dar. Da das Ziel auf Dauer garantiert sein soll, die Zielverwirklichung also kein einmaliger, zu einem bestimmten Zeitpunkt abgeschlossener Vorgang ist, kommt den Bedingungen *Dauerwirkung* zu. Da ferner das Ziel inhaltlich immer wieder neu bestimmt werden muß; der Erkenntnisfortschritt in den medizinisch bedeutsamen Wissenschaften ermittelt neue bisher unbekannte Chancen eines therapeutischen Zugriffs, die berufsinterne Arbeitsteilung entwickelt neue, bisher unbekannte Formen des Bedarfs an ärztlichen Dienstleistungen, müssen die genannten Bedingungen, also die Strukturen des ärztlichen Berufs, variabel dem sich verändernden Inhalt des Zieles entsprechen. Wollen wir das analytische Modell: Ziel und Bedingungen der Zielverwirklichung, aufrecht erhalten, müssen wir uns den Zusammenhang zwischen Strukturen und Zielen des Berufes als *gegenseitig einander beeinflussende Beziehungen* vorstellen. Dies geschieht in der soziologischen Theorie unter dem analytischen Modell strukturell-funktionaler Beziehungen.

Den Strukturen des Berufes kommen bestimmte Funktionen für die Zielverwirklichung zu, andererseits aber müssen die Strukturen des Berufes den sich wandelnden Zielvorstellungen entsprechen, sie müssen den jeweiligen inhaltlichen Bestimmungen der Ziele adäquat sein. Rückblickend auf die soziogenetische Analyse der Professionalisierung des Ärztestandes können wir von einer strukturell-funktionalen Vorgehensweise sprechen. Dabei haben wir zwei Elemente der Professionalisierung sehr formal bestimmt: die Abhängigkeit des ärztlichen Berufes von dem Erkenntnisfortschritt der medizinisch bedeutsamen Wissenschaften und die Abhängigkeit des ärztlichen Berufes von dem Vertrauen der Bevölkerung in die ärztliche Therapie. Beiden Elementen werden wir uns in den folgenden Abschnitten zunächst zuwenden.

2. Institutionalisierung der Medizin im Zeichen der „Mechanisierung des Weltbildes"

2.1 Institutionalisierung und „erwartungsgesteuertes Handeln"

Ungeachtet der Häufigkeit und Selbstverständlichkeit, mit der ein soziologischer Sprachgebrauch sich der Begriffe „Institution" und „Institutionalisierung" bedient, sind beide unzureichend definiert[9]. Wir verstehen hier unter der Institutionalisierung der Medizin die Garantie für die Verwirklichung ihrer Ziele: Krankheiten zu behandeln, zu heilen, zu vermeiden, ihren Verlauf risikoärmer zu gestalten. Im einzelnen bedeutet diese Garantie:

a) Zuweisung von Mitteln aus dem Volkseinkommen zur Finanzierung der medizinisch tätigen Berufe, aber auch der für ihre Arbeit komplementären Mittel und Einrichtungen; denn medizinische Technik, Heilmittel und Krankenhäuser gehören seit langem zur Berufsarbeit der Ärzte, Krankenschwestern, Pfleger, medizinischen Forscher und ihrer Mitarbeiter.

b) Schutz der Standards medizinischer Berufsausübung. Dies geschieht über die öffentliche Kontrolle des Zugangs zu den medizinischen Berufen. Nur wer eine entsprechende Berufsausbildung erfolgreich abgeschlossen hat, darf sich medizinisch betätigen; hinzu tritt eine Mißbrauchs- und in Ansätzen wenigstens eine Qualitätskontrolle der Berufsausübung.

c) Schutz der medizinischen Forschung. Das Recht, die Bedingungen des individuellen menschlichen Lebens einem systematischen, methodisch sich stetig verfeinernden Erkenntnisprozeß zu unterwerfen, versteht sich nicht von selbst. Historisch mußte dieses Recht gegen den Widerstand von Kirche, Obrigkeit und Gesellschaft durchgesetzt werden. Inzwischen hat dieser Erkenntnisprozeß kritische Grenzen erreicht, an denen seine gesellschaftlichen Folgen dazu zwingen, seine Steuerung in den Griff zu nehmen.

Diese Garantien wurden nicht im voraus systematisch geplant. Institutionen ist eine ungeplante prozeßhafte Entwicklung eigen. Die Mittel, mit denen die Garantien verwirklicht werden, sind daher außerordentlich vielgestaltig. Zu ihnen gehören die Rechtssetzung, die Einrichtungen der Berufsausbildung, die Selbstorganisation

---

9 Schelsky, H. (Hg.): Zur Theorie der Institution, a.a.O.

des Berufes und der Forschung, aber auch die Erwartungen der Bürger, die zwar nicht unabhängig von den medizinischen Institutionen sich ausbilden, aber durch die tägliche Inanspruchnahme ihren Bestand und ihre Weiterentwicklung abstützen. Denn Institutionen werden zur selbstverständlichen Grundlage eines täglichen Massenhandelns: Millionen Menschen begegnen sich tagaus, tagein unter den obengenannten Zielen der Medizin. Sie verkehren als Angehörige medizinischer Berufe (als professionals) und als „Laien" miteinander. Sie erzeugen und verbrauchen Dienstleistungen, Heilmittel, arbeitsteilige Organisationsleistungen unter der generalisierten Erwartung, kompetente Hilfe in einer Krankheitssituation zu leisten und zu empfangen. Daher gründen sich die Garantien von Institutionen nicht allein auf verbürgte Rechte oder auf die Organisation der zu ihnen gehörenden Berufe, sondern auch auf das erwartungsgesteuerte Handeln der Laien, oder mit einem terminus, der „unorganisierten Gesellschaft". In diesem Handeln liegt ebenso eine Quelle des Wandels von Institutionen wie in den Aktionen von Berufen oder in der Initiative des Gesetzgebers.

Wollen wir verstehen, wie diese Garantien historisch in die Gesellschaft eingebracht wurden, auf welche Weise also die Medizin institutionalisiert wurde, müssen wir einen weiteren Gesichtspunkt hinzunehmen: die Entwicklung eines „Paradigma" zu einem vorherrschenden Modell der Verhaltensorientierung. Wenn wir von den zuletzt erwähnten Eigenschaften von Institutionen ausgehen, daß sie dem Massenhandeln eine verläßliche Grundlage geben, dann ist dies nur verständlich, wenn wir ein hinreichendes Einverständnis über ein situationsadäquates Handeln aller Beteiligten voraussetzen können. Ein Einverständnis über ein situationsadäquates Handeln aber stellt sich nur unter drei Bedingungen her: in der Gruppe, in der Organisation eines Sozialverbandes oder durch ein „Paradigma", das die Vieldeutigkeit der entstehenden Situationen – es entstehen im

Prinzip so viele Sozialsituationen, wie Personen miteinander in aktuelle Beziehungen eintreten – auf ein Grundmuster reduziert. Diese *Reduktionsleistung* des Paradigma ermöglicht ein Einverständnis unter den Beteiligten ohne einen Organisationszwang, denn keine übergeordnete Instanz verbürgt die Einheitlichkeit allen medizinischen Handelns; auch bedarf es keiner eigens zu diesem Zweck herbeigeführten Abstimmung des Verhaltens, die Personen treten nicht in einer Grundordnungsversammlung zusammen, um über die Prinzipien der Medizin abzustimmen. Wir nennen dieses Paradigma mit Dijksterhuis „die Mechanisierung des Weltbildes" in der Medizin.

2.2 Die „Mechanisierung des Weltbildes"

Die neuzeitliche Naturwissenschaft unterscheidet sich von den Naturerklärungen, die ihr historisch vorangegangen sind und aus denen heraus sie sich entwickelt hat, durch das Grundmodell: Naturprozesse mechanisch zu erklären. Dieses Grundmodell diente nicht allein *einer* Naturwissenschaft der Physik, der Chemie oder der Astronomie als Grundlage, sondern galt im Prinzip allen Naturerscheinungen. Es war also ein die Einzelwissenschaften übergreifendes Denkmodell. Es erlaubte die Reduktion von Naturerscheinungen auf wenige Erklärungsprinzipien, allerdings unter Absehen von der naiven Alltagserfahrung; beispielsweise schlägt ein heliozentrisches Weltbild der alltäglichen Beobachtung geradezu ins Gesicht oder verzichtet das Prinzip, im freien Raum fallen alle Körper gleich schnell, gerade auf die Bedingungen, unter denen der Laie das Fallen von Körpern beobachtet. Ungeachtet seiner generellen Bedeutung für alle Naturwissenschaften erlaubte die Mechanismusvorstellung ein isoliertes Vorgehen gegenüber einzelnen Naturerscheinungen: Bewegung der Gestirne, Fallen der Körper, chemische Analyse und Synthese. Da dieses Vorgehen zu einer systematischen

Erklärungsweise führte, die den speziellen Naturwissenschaften als Grundlage diente, können wir einerseits von einem „systemisolierenden" Verfahren sprechen, das die sich immer weiter ausfächernde Spezialisierung leitete. Da anderseits aber ein mechanistisches Prinzip *allen* Naturwissenschaften zugrundelag, haben wir es mit einem allgemeinen Modell zu tun, einem „Paradigma", das die Einheit, aber auch den Fortschritt der Naturwissenschaften verbürgte. Der Wissenschaftshistoriker Thomas S. Kuhn hat für grundlegende Prinzipien der Entwicklung der Naturwissenschaften den Begriff „Paradigma" eingeführt.

Unter diesem heute vielfach verwendeten Begriff faßte Kuhn mehrere wissenschaftssoziologische Beobachtungen zusammen. Wissenschaft grenzt sich stets gegen außer- und vorwissenschaftliche Auffassungen ab. Wissenschaft ist also nicht nur eine Sammlung von Methoden, Begriffen und Aussagen zu einem Gegenstandsbereich, sondern enthält zugleich einen normativen Anspruch gegenüber einer anderen Art und Weise, Aussagen über Sachverhalte zu begründen. Jeder Wissenschaft gehen vor- und außerwissenschaftliche Aussagen zu den von ihr in Bearbeitung genommenen Sachverhalten voran.

Die normative Abgrenzung *wissenschaftlicher* Verfahren, die eine andere und historisch neuartige Form der Begründung von Aussagen einführt, bleibt nun nicht allein auf das Verhältnis zur Welt der Laien oder der des religiösen Glaubens oder der der politischen Ideologie beschränkt. Vielmehr wiederholt sich diese Abgrenzung in der wissenschaftlichen Arbeit selbst. Hier werden einige Verfahren vor anderen bevorzugt, sie gelten im Kreis der Wissenschaftler als die glaubwürdigeren, die überzeugenderen, die fruchtbareren gegenüber anderen. In diesem Verhalten liegt eine Willkür; denn es ist keineswegs ausgemacht, daß die zu einer Zeit bevorzugten Verfahren auch langfristig gesehen tatsächlich die überzeugenderen sind. Gerade die Geschichte der Medizin ist voll von

schulbildenden Meinungen, die sich letztlich als Irrtümer herausgestellt haben. Soziologisch läßt sich diese paradoxe Situation, in der unter dem Prinzip wissenschaftlicher Argumentation schließlich unwissenschaftlich gehandelt wird, leicht verständlich machen. Wissenschaft wird stets von einer größeren Anzahl von Personen betrieben, sie ist also auf ein *Gemeinschaftshandeln* angewiesen. Das Organisationsprinzip dieses Gemeinschaftshandelns ist jedoch nicht die Gruppe – alle forschenden Physiker, Chemiker, Biologen, Soziologen bilden keine „Gruppe" – auch nicht ein Sozialverband – alle forschenden Physiker, Chemiker, Biologen, Soziologen etc. gehören nicht einem „Fachbereich" an – sondern das Organisationsprinzip ist die Gemeinsamkeit des wissenschaftlichen Verfahrens, das die Wissenschaftler von anderen, etwa von Laien, unterscheidet. Wir sprechen heute auch von sozialer Identitätsbildung und meinen damit die bewußte und gegen die Umwelt durchgehaltene Übereinstimmung in den normativen Standards des Verhaltens; in der Wissenschaftsgeschichte wird für solche wissenschaftsinternen Identitäten auch der Ausdruck „Schule" verwendet.

Der Bevorzugung eines wissenschaftlichen Verfahrens gegenüber anderen kommt also eine Funktion für das Gemeinschaftshandeln der Wissenschaftler zu; sie erlaubt ihnen, eine soziale Identität [10] auszubilden, sich als eine „Schule" zu identifizieren und sich damit positiv gegenüber anderen abzugrenzen. Die Wissenschaftler gewinnen damit Selbstbestätigung nach innen und Einfluß nach außen. Zugleich aber, und das macht diese Identitätsbildung vielfach zum Hemmnis des Erkenntnisfortschritts, geschieht die Bestimmung eines Verfahrens zum bevorzugten Verfahren vor einem *offenen Horizont der Teilgewißheit,* der Irrtumswahrscheinlichkeit. Die Konsequenzen, die das gewählte Verfahren für den weiteren Erkenntnisfortschritt,

---

[10] Krappmann, L.: Soziologische Dimensionen der Identität, a.a.O.

für die Gesellschaft hat, wenn aus der wissenschaftlichen Erkenntnis praktische Anwendungen folgen, können nur vermutet werden, in der Regel sind sie zum geringsten Teil bekannt.

Das Gemeinschaftshandeln der Wissenschaftler, der gesellschaftliche Zwang, dem sie erliegen, um Selbstbestätigung zu suchen und Einfluß zu gewinnen, erfordert die Bevorzugung einiger wissenschaftlicher Verfahren gegenüber anderen. Die zur Forschung gehörende Ungewißheit über den langfristigen Erfolg des gewählten Verfahrens sowie über seine gesellschaftlichen Folgen machen die Bestimmung eines bevorzugten Verfahrens zu einem willkürlichen Akt, der selbst keiner wissenschaftlichen Begründung fähig ist. Daher unterscheidet Kuhn nicht zwischen „Paradigma" und „Wissenschaft" (normal science): „‚normal science' means research firmly based upon one or more past scientific achievements, achievements that some particular scientific community acknowledges for a time as supplying the foundation for its further practice." Das „Paradigma" zeichnet nach Kuhn zwei wesentliche Eigenschaften aus. Wissenschaftliche Erkenntnisse, die als „sufficiently unprecedented" geeignet waren, „to attract an enduring group of adherents away from competing modes of scientific activity." Zugleich müssen diese Erkenntnisse genügend Raum lassen, „sufficiently open-ended to leave all sorts of problems for the redefined group of practitioners to resolve" (S. 10).

Ein Paradigma schafft daher eine Übereinstimmung unter den Wissenschaftlern, die sie befähigt, eine *Auswahl* unter den Problemen zu treffen, ihre Tätigkeit unter Erfolgskriterien zu bewerten und durch die Kritik ihre soziale Identität immer wieder herzustellen. Das Paradigma macht daher wissenschaftssoziologisch gesehen ein schwer ersetzbares und unentbehrliches *Organisationsprinzip wissenschaftlicher Arbeit* aus, obwohl es vielfach dem Erkenntnisfortschritt hinderlich im Wege steht, originelle Außenseiter diskriminiert,

Anmaßung fördert und die Unfähigkeit zu schöpferischer Leistung prämiert.

Die Theorie von Kuhn findet ihre berechtigte Anwendung in dem Wandel der Medizin, wie er sich unter dem Einfluß der modernen Naturwissenschaften im Laufe des 19. Jahrhunderts vollzogen hat. Die konsequente Verfolgung des Prinzips, das ärztliche Handeln *wissenschaftlich* zu begründen, bedeutete eine paradigmatische Orientierung an einer naturwissenschaftlichen Erklärung der für den Arzt bedeutsamen Erscheinungen menschlichen Lebens. Denn in der Entwicklung unseres Wissenschaftssystems boten die Naturwissenschaften sehr viel früher als die Psychologie oder die Sozialwissenschaften eine wissenschaftliche Grundlage für das ärztliche Handeln. Die Auswahl der Probleme menschlichen Lebens, für die der Arzt sich zuständig wußte, die Bewertung der Erfolge seines Eingreifens und die kritische Abgrenzung der wissenschaftlichen Medizin gegnüber Naturheilverfahren, magisch-religiösen Praktiken, aber auch gegenüber rein pragmatisch-empirischen Heilmethoden, wie sie in der Medizin traditionellerweise über Jahrhunderte in Übung waren, geschah mit Hilfe naturwissenschaftlicher Argumente. Historisch finden wir daher eine enge Verbindung zwischen Ärzten und Naturforschern, zwischen medizinischer und naturwissenschaftlicher Forschung. Allerdings brachte diese paradigmatische Orientierung eine Einschränkung des medizinisch-ärztlichen Gesichtsfeldes. Die naturwissenschaftliche Erklärungsweise forderte den konsequenten Verzicht auf alle Probleme, die dieser Erklärung nicht zugänglich waren, zum Beispiel auf die individualpsychologischen Bedingungen des Krankseins, auf die soziologischen Bedingungen der Arzt-Patienten-Beziehung, auf die sozialen Folgen langfristiger Leiden und Gebrechen. Also alle die Probleme, die über die Sozialmedizin und die Medizinsoziologie gegenwärtig in die Medizin eingebracht werden, blieben unberücksichtigt und unbearbeitet.

2.3 Naturhistorisches und personales Krankheitsverständnis

Sehr treffend hat Fritz Hartmann[11] die paradigmatische Beschränkung des medizinischen Gesichtsfeldes für das vorherrschende Krankheitsverständnis herausgearbeitet. Eine anthropologisch begründete Polarisierung im Krankheitsverständnis, die eine personale lebensgeschichtliche Dimension einer typisierenden naturwissenschaftlich-materialistischen entgegensetzt, hat ihre Zuspitzung mit der beherrschenden Rolle erfahren, die die Naturwissenschaften für die Medizin gewonnen haben. Die erfolgreiche naturhistorische Bearbeitung der Krankheiten, die den einzelnen Kranken als einen „Fall von" definiert, drängte die lebensgeschichtliche Rolle der Erkrankung, die sie für den Kranken besitzt, in den Hintergrund. Sie wurde medizinisch unbeachtlich und erst durch die psychosomatische Medizin in unserem Jahrhundert wieder entdeckt. Neben der beherrschenden naturhistorischen Betrachtungsweise, der Krank*heits*geschichte, gewann die biographische Analyse, die Krank*en*geschichte, erneut Aufmerksamkeit. Schließlich hat die Medizinsoziologie den gesellschaftlichen Rahmen, in dem Krankheit und Kranksein sowie der Status des Kranken definiert werden, herausgearbeitet und neben die biographische Bedeutung die soziale Bedeutung des Krankseins gesetzt.

Die naturhistorische Betrachtung der Krankheiten, wie sie das Paradigma der Medizin geprägt hat, entwickelte ihren Systemgedanken analog zu den Prinzipien der Mineralogen, Zoologen und Botaniker. Wie diese die *natürlichen Ordnungen* der Reiche der Mineralien, Tiere und Pflanzen aufstellten, klassifizierten die Mediziner ihre Krankheiten und ordneten sie auf Grund ihrer Symptome nach Klassen, Familien und Arten. Wir müssen heute die Zweckmäßigkeit eines solchen Verfahrens bezweifeln, aber seine paradigmatische Folge blieb bestimmend. Denn die Aufmerksamkeit der Forscher und Ärzte wurde mit dieser Problemauswahl auf *die allgemeinen, bei jeder Erkrankung anzutreffenden* Erscheinungen einer spezifischen Krankheit hingelenkt, während die individuellen Symptome unbeachtlich wurden. „Die völlige Ablösung der Krankheit vom Kranken hat Thomas Sydenham (1624–1689) durchgeführt" – schreibt Hartmann. „Der kranke Mensch kommt in dieser Krankheitsgeschichte nicht mehr vor. Das Persönliche variiert die Krankheitserscheinungen lediglich. Ihr Typus aber existiert außerhalb des Menschen. Sydenham schwebte die Methode der Botaniker vor. Für ihn war die Krankheit wie eine Pflanze, ein Tier, ein Mineral. Es galt, die sichtbaren Kennzeichen wahrzunehmen, zur Grundlage von Ordnung, Nosologie zu machen ... Nur wer die Krankheit so betrachtet wie Sydenham hat Grund, nach der Ordnung des Krankheitsgeschehens, nach den Gesetzen des Ablaufs einer Krankheit und nach den Regeln der Zusammengehörigkeit ihrer Symptome zu forschen, mit denen sie sich dem Arzt zu erkennen gibt. Der Körper des einzelnen Menschen ist wie für die Pflanze der Boden, auf dem die Krankheit mehr oder weniger üppig gedeiht, mehr oder weniger gut angeht." Dieser Krankheitsauffassung entsprechen auch die Krankengeschichten, die seit dem 17. Jahrhundert die Lehrbücher der Medizin bestimmen. „Sie schildern den Typus, nicht den Menschen ... Für die Ärzte ist Morbus, was für die Naturforscher Typus ist"[11a].

Der Ausbreitung und Behauptung dieses Paradigmas haben zweifellos eine ganze Reihe von historischen Bedingungen in die Hände gearbeitet. Wir erwähnten bereits die im Verhältnis zur Erkenntnis der „Innenseite des Menschen" (Psychologie, Soziologie) vorzeitige Entwicklung der Naturwissenschaften, die die „Außenseite des Menschen", seine Körperlichkeit, wissen-

[11] Hartmann, F.: Krankheitsgeschichte und Krankengeschichte, a.a.O.

[11a] ebenda S. 23 – 25.

schaftlich begründeter Einwirkung zugänglich machten. Sie bestätigte nur die Richtigkeit des Paradigma, das der naturhistorischen Krankheitslehre zugrundelag. Doch diese wissenschaftsgeschichtliche Bedingung allein vermag den beherrschenden Einfluß eines naturwissenschaftlich-mechanistischen Paradigma in der Medizin nicht zu erklären.

2.4 Die Konzentration der medizinischen Forschung

Das naturwissenschaftlich-mechanistische Paradigma setzte sich in der Medizin vornehmlich kraft seiner Fähigkeit durch, die arbeitsteilige Organisation der medizinischen Forschung und der ärztlichen Versorgung zu rationalisieren. Für die Forschung und für die ärztliche Versorgung der Bevölkerung bedeutete der Verzicht auf die biographischen und die sozialen Probleme des Krankseins eine ungeheure Arbeitserleichterung. Die Beschränkung auf die typischen naturwissenschaftlich faßbaren Erscheinungen der Krankheiten, die eine naturhistorische Betrachtungsweise eröffnete, erlaubte eine höchst wirksame Arbeitsorganisation. Die Befreiung der Forschung von der Notwendigkeit, den Krankheitsprozeß an jedem einzelnen Patienten zu studieren, die Möglichkeit, den Krankheitsprozeß in seine elementaren Stadien aufzuteilen und diese im Tier- oder Laborversuch zu simulieren, brachte eine sehr ökonomische Verwendung von Forschern, Forscherzeit und Forschungsmitteln hervor. Die arbeitsteilige Spezialisierung und die Schaffung von zentralen Einrichtungen, deren Aufgabenumfang den Einsatz sehr aufwendiger Apparate und Installationen rechtfertigte, konnten in die Medizin eingeführt werden und gestalteten ihre Organisation von Grund auf neu. Von einer dezentralisierten handwerklich-kleinbetrieblichen Arbeitsweise, die von den Zufälligkeiten persönlicher Neigung und Begabung abhängig war und die von ihr benötigten Arbeitsmittel in der

Regel selbst herstellte, wurden die für den Fortschritt der Medizin wichtigen Aufgaben abgelöst und in arbeitsteilig spezialisierte und einer planmäßigen Steuerung zugängliche Organisationsformen überführt. An die Stelle raumgebundener Arbeitsteilung, die in überschaubaren und erreichbaren Regionen eine angemessene Versorgung erstrebte, dabei auf allgemeine Standards auch weitgehend verzichtete, trat eine funktionsbezogene, größere Räume übergreifende Arbeitsteilung, die eine stärkere Spezialisierung, aber auch eine Hierarchisierung der Aufgaben einleitete. Das Gefälle vom ordentlichen Universitätsprofessor, Direktor einer Universitätsklinik und Geheimrat in der Hauptstadt bis hin zum Landarzt in stadtfernen Regionen, aber auch das Gefälle vom Chefarzt über Assistenzärzte, Krankenschwestern und -pfleger bis hin zum Küchen- und Reinigungspersonal nimmt mit der Zuwendung der Medizin zu den genannten Organisationsprinzipien seinen Anfang.

Forschungsinstitute der Hochschulen, zentrale Forschungseinrichtungen wie das Reichsgesundheitsamt (gegründet 1872) oder die Institute der Kaiser-Wilhelms-Gesellschaft wurden zu den Trägern der medizinischen Forschung. Die Krankenhäuser, die über Jahrhunderte hinweg mehr der Verpflegung und Versorgung der Patienten als ihrer ärztlichen Behandlung gedient hatten, verbanden sich nunmehr mit der medizinischen Forschung. Die Verknüpfung von wissenschaftlich kontrollierter Behandlung und klinischer Forschung mit der stationären Aufnahme der Patienten, wie sie das moderne Krankenhaus auszeichnet, bildet sich im Laufe des 19. Jahrhunderts heraus. Sie ist Abbild der arbeitsteiligen Spezialisierung in der Medizin, die sich die folgenden Prinzipien zu eigen macht: *Zentralisierung von therapeutischen Einrichtungen, großbetriebliche Organisation und Hierarchisierung der Personalstruktur.*

2.5 Die Industrialisierung der medizinischen Forschung

Die pharmazeutische Industrie nahm eine gleichgerichtete Entwicklung. Sie wuchs aus dem überkommenen Apothekenwesen heraus – hervorragendes Beispiel hierfür ist die Firma Merck, Darmstadt – indem sie die chemische Darstellung pharmazeutisch wichtiger Stoffe auf industrieller Basis einleitete, oder aber sie entstand als Nebenzweig der chemischen Industrie, die für ihre Nebenprodukte sich auf diesem Wege eine absatzfähige Verwendung erschloß, hierfür bietet die Firma Bayer ein anschauliches Beispiel.

Werfen wir einen kurzen Blick auf die Ursprünge der pharmazeutischen Industrie, sie sind lehrreich für die Herausbildung der Organisationsformen, die bis in die Gegenwart hinein die Medizin bestimmen. Heinrich Emanuel Merck (1794–1855), der Gründer der Firma Merck, übernahm 1816 die väterliche Apotheke. Sehr bald beschäftigte er sich – in seinen eigenen Worten – „mit der Darstellung der vorzüglichsten vegetabilischen Alcalinen". Ihm gelang es, Verfahren zu einer sicheren und reineren Darstellung des Morphiums, aber auch anderer Alcaloide zu finden. Die Bestimmung der Bestandteile des Opiums und ihre Gewinnung machte Merck in- und außerhalb Deutschlands bekannt und ermöglichte eine industrielle Verarbeitung. „Um 1830 war schon eine ständige Nachfrage nach den Merckschen Alcaloiden vorhanden. Im Jahre 1832 wurden zur Ausführung der Morphinbestellungen bereits alle ein bis zwei Monate 10, 20 und mehr Pfund Opium, im ganzen ca. 150 Pfund verarbeitet[12]." 1842 waren es in 35 Herstellungen bereits 1 668 Pfund. „Unter den Abnehmern fehlte wohl keine der pharmazeutischen Großhandlungen Deutschlands, die in der ersten Hälfte des vorigen Jahrhunderts Ansehen genossen ... Immer sind es, mit Ausnahme, Alcaloide und andere Pflanzenstoffe, deren Liefe-

rung an die vielen in- und ausländischen Bezieher durch die alten Merckschen Kontobücher nachgewiesen werden, und ein Vergleich der Jahresrechnungsbeträge einzelner Firmen spricht ebenso wie die oben angeführten Produktionszahlen dafür, welche Entwicklungsmöglichkeiten das Alcaloidgeschäft schon in seiner ersten Zeit bot[13]."

An diesem Beispiel werden einige charakteristische Strukturen sichtbar, die das naturwissenschaftlich-mechanistische Paradigma hervorruft. Wir beobachten die Verwandlung einer traditionellen Apotheke in einen pharmazeutischen Industriebetrieb, der nicht länger für den Eigenbedarf, sondern *für den in- und ausländischen Markt produziert*. Die Grundlage der Industrialisierung bildet die exakte Gewinnung von medizinisch wirksamen Arzneistoffen, deren Verwendung eine ebenso exakte wissenschaftlich verfahrende Therapie voraussetzt. Merck war Naturforscher, Chemiker und Geschäftsmann, er wählte seine Forschungsaufgaben unter dem Blickwinkel seiner geschäftlichen Interessen als Apotheker, sein Erfolg beruhte nicht allein auf seinem wissenschaftlich-technischen Können und auf seinem kaufmännischen Talent, sondern auf der Entstehung eines Absatzmarktes für Pharmaka, deren Qualität den Ansprüchen einer naturwissenschaftlich begründeten Therapie genügte. Ohne das Vertrauen der Ärzte auf die therapeutische Wirkung spezifischer Pharmaka war auch kein Absatzmarkt für eine pharmazeutische Industrie denkbar.

Das Paradigma, das diese verstreuten Aktivitäten von Naturforschern, Ärzten, Apothekern und Geschäftsleuten steuerte, es durch den Erfolg bestätigte und aus der Bestätigung in der gleichen Richtung forttrieb, war die chemische Analyse der Naturstoffe und der Nachweis ihrer therapeutischen Wirkung. Dieses Paradigma verklammerte die in der Natur vorkommenden Stoffe mit den Reaktionsweisen des

---

[12] Löw, C., Merck, H.E. a.a.O., S. 125.

[13] ebenda S. 159.

menschlichen Organismus auf diese Stoffe. Die Vermittlung zwischen den in der Natur herstellbaren Stoffe und ihrer therapeutischen Anwendung durch den Arzt geschah über eine industrielle Produktionsweise, die sich *naturwissenschaftlich* begründeter *Herstellungsverfahren* und *betriebswirtschaftlicher Organisationsformen* bediente und ihren Absatz nach *marktwirtschaftlichen Prinzipien* suchte. Wir stoßen also auf eine komplexe gesellschaftliche Struktur, die sich mit dem naturwissenschaftlich-mechanistischen Paradigma in der Medizin verbindet, seine Ausbreitung befördert und seine Erhaltung absichert. Die pharmazeutische Industrie besitzt ihre Existenz- und Geschäftsgrundlage in dem naturwissenschaftlich-mechanistischen Paradigma der Medizin – auch jenseits der Grenzen seiner Anwendbarkeit.

Die Rolle, die den Pharmaka in der wirtschaftsgesellschaftlichen Eigendynamik der chemischen Industrie zukommt, tritt schon in der Entstehungsgeschichte dieses Industriezweiges hervor. Die pharmazeutische Industrie verdankt ihre Existenz nicht allein der Umwandlung des Apothekenwesens, die sich mit der Systematisierung und Industrialisierung der Gewinnungsverfahren in der Natur vorkommender Stoffe vollzieht – dies war der Weg, auf dem die Firma Merck entstand. Vielmehr ergab sich in der chemischen Industrie, die sich mit der Herstellung von Teerfarbstoffen ihre Existenzgrundlage bereits geschaffen hatte, das Bedürfnis, Nebenprodukte zu verwerten. „Bei der Herstellung des Farbstoffes Benzoazurin war als Zwischenprodukt P-Nitrophenol angefallen, und hiervon gab es inzwischen 30 000 kg, mit denen man nichts Rechtes anzufangen wußte." In der Firma Friedrich Bayer & Comp. wurde der Chemiker Oskar Hinsberg beauftragt, aus diesem Nebenprodukt ein fiebersenkendes Mittel zu entwickeln; ihm gelang die Synthese des Phenacetins, dessen pharmakologische Prüfung ergab, daß es die erhoffte Wirkung besaß.
„Das erste bei Bayer hergestellte Arzneimittel lag vor, und aus dieser ursprüng-

lichen Verlegenheitslösung entwickelte sich bald ein wesentlicher Produktionszweig der Farbenfabriken, die pharmazeutische Abteilung ... Die Herstellung von Heilmitteln stellte die Firmenleitung vor neue Aufgaben. Es mußte eine neue Art von Produktwerbung inauguriert werden, nämlich durch Kontakt mit Ärzten, wissenschaftlichen Verlagen usw. – und der Aufbau eines neuartigen Vertriebssystems wurde erforderlich[14]."
Auf diesem Wege gewann die pharmazeutische Industrie ihre Unabhängigkeit nach zwei Richtungen hin. Die Arzneimittelsynthese, die mit der Herstellung des Phenacetins eingeleitet wurde, machte die Pharma-Industrie unabhängig gegenüber den bisher geübten Verfahren der Extraktion aus Erzeugnissen der Naturproduktion. Neben die technische Vollendung von Herstellungsverfahren, die über Jahrhunderte bekannt und geübt worden waren, trat eine ganz neue Methode, Stoffe technisch zu erzeugen, die *Arzneimittelsynthese.* Zum andern aber bildete die Erwerbsgrundlage der pharmazeutischen Industrie nicht ausschließlich die Deckung eines bestimmten Bedarfes an Heilmitteln, sondern die *Beherrschung von Herstellungsverfahren,* deren Ergebnisse verschiedenen Zwecken dienen konnten–an die Herstellung von Farben gliederte sich die von Pharmaka an und umgekehrt, die chemischen Verfahren, die bei der Arzneimittelsynthese gefunden und entwickelt wurden, konnten für die Produktion anderer Erzeugnisse der chemischen Industrie genutzt werden. Die Arzneimittelproduktion verband sich früh bereits mit dem *Prinzip der Diversifikation,* wie es die moderne Großindustrie kennzeichnet[15]. Konkurrenz unter den großen Unternehmen richtet sich nicht allein auf die Beherrschung von Absatzmärkten ihrer Produkte, sondern erstreckt sich bevorzugt auch auf die Beherrschung von Herstellungsverfahren, von Technolo-

[14] Dünschede, H.B.: Tropenmedizinische Forschung bei Bayer, a.a.O., S. 6/7.
[15] Penrose, E.: The theory of the growth of the firm, a.a.O.

gien, die eine breite Palette von Anwendungen ermöglichen.

Für die Medizin hat die Industrialisierung der Pharmaherstellung und der „Übersprung" in die Situation der Diversifikation einer chemischen Großindustrie tiefgreifende Folgen hervorgebracht. Sie veränderte das überkommene Apothekenwesen, indem sie aus diesem die Herstellung und Zubereitung der Heilmittel ausgliederte und ihm statt dessen den Absatz und die Verteilung der industriellen Erzeugnisse als Hauptaufgabe zurückließ[16]. Sie führte eine Zentralisierung der Forschungssituationen herbei, Apotheker und Ärzte wurden aus dem Forschungsprozeß ausgegliedert, ja, sie beherrschen in der Gegenwart nicht einmal mehr die Grundlagen für das Verständnis der von ihnen verordneten und ausgegebenen Medikamente. Sie sind nicht mehr an der Forschung beteiligt, die zu diesen Heilmitteln führt – das ist die Wirkung der Zentralisierung. Sie sind aber auch nicht mehr an der wissenschaftlich-kritischen Kontrolle der Verwendungssituationen beteiligt – das ist die Wirkung der Diversifikation, die das Herstellungsverfahren zum Angelpunkt der Suche nach Verwendungssituationen macht. Die Verwertungsbedürfnisse einer Großtechnik haben die Führung über die Erfindung von Verwendungssituationen für ihre Produkte übernommen.

Und schließlich hat das mechanistisch-naturwissenschaftliche Paradigma der Medizin eine ungeheure Ausweitung und Verfestigung erfahren. Ursprünglich eine Arbeitserleichterung, die dem Arzt den Zugang zu einem wissenschaftlich kontrollierbaren Eingriff in das Krankheitsgeschehen eröffnete, mehr ein tastender, sich auf vage Analogien zur Botanik oder Mineralogie abstützender Versuch, verwandelte es sich zur Erwerbsgrundlage einer der größten industriellen Unternehmungen. Gedacht für den Arzt als eine systematische Orientierung seiner Hilfe für den Kranken, eignete es sich als Perspektive für die Einrichtung von chemischen Großlaboratorien und für den Ausbau weltweiter industrieller Imperien. Wir beobachten hier das für jede erfolgreiche Institutionalisierung typische Umschlagen der ursprünglichen Absichten in eine Eigendynamik, an deren Zustandekommen weitere Kräfte als die der Initiatoren beteiligt sind. Diese Eigendynamik verhindert eine Festlegung der Grenzen, die der Anwendung jedes Paradigma gesetzt sind. Indem an die Stelle der ursprünglichen Absichten die beruflichen und ökonomischen Interessen getreten sind, denen das Paradigma zur Existenz und zur Ausbreitung verholfen hat, erlahmt auch die Fähigkeit, den heuristischen Wert des Paradigma einzusehen und seine Unstimmigkeiten und Widersprüche aufzudecken, die sich in den ihm nicht gemäßen Verwendungssituationen zeigen.

Werfen wir abschließend aus der Perspektive der Statistik noch einen kurzen Blick auf die Situation.

„In der Bundesrepublik gibt es mehr als tausend Arzneimittelhersteller. Von diesen gehören 560 zum Bundesverband der pharmazeutischen Industrie. Auf sie entfallen ... rund 95% der Arzneimittelproduktion. Die größten hundert Firmen vereinigen 80%, die größten fünfzig rund 65%[17]."

„Von Atom- und Weltraumforschung abgesehen ist die Arzneimittelforschung der pharmazeutischen Industrie wohl das der Zeit teuerste und aufwendigste Unterfangen der Wirtschaft. Allein in Deutschland werden in der pharmazeutischen Industrieforschung zur Zeit jährlich an die 5000 Millionen D-Mark eingesetzt; durchschnittlich haben forschende Unternehmen einen Forschungskostenanteil von 10 und 12% ihrer Umsätze ... Konnte man in den 50er Jahren noch damit rechnen, unter 1000 – 2000 neu synthetisierten Stoffen vielleicht ein brauchbares Medikament

---

[16] Kuhn, H.: Soziologie der Apotheker, a.a.O.

[17] Arzneimittelversorgung–Arzneimittelkosten, Pharma-Dialog, Nr. 8, S. 23.

zu finden, so ist diese Chance heute vielleicht bei dem Verhältnis 1:4000 angelangt."

„Von 1948 bis 1966 wurden rund 68,5 Milliarden D-Mark in der BRD für wissenschaftliche Zwecke aufgewendet. Allein für das Jahr 1966/67 rechnete man mit 11,2 Milliarden D-Mark, davon 4,5 Milliarden D-Mark als Aufkommen der privaten Wirtschaft für ihre Forschungsaufgaben. Obwohl die chemische Industrie am Gesamtumsatz der deutschen Industrie nur etwa mit 9% beteiligt ist, liegt ihr Anteil am Gesamtaufwand der industriellen Forschung aber bei 33%. Ein Drittel dieser Summe von rund 1,5 Milliarden D-Mark entfällt auf die pharmazeutische Industrieforschung, obschon diese Industrie nur knapp 10% der Chemieumsätze hat[18]."

Der Inlandsverbrauch an Arzneimitteln läßt sich nur schätzen. Er betrug im Jahre 1970 DM 117,- pro Kopf der Bevölkerung, das sind ca. 7 Milliarden D-Mark. Davon werden 70% über Rezepte, 30% rezeptfrei abgegeben[19].

Der Anteil der Arzneikosten in der Gesetzlichen Krankenversicherung liegt, im Verhältnis zu den Ausgaben für Krankenhauspflege und für ambulante ärztliche Behandlung betrachtet, bei 25 bis 27%.

---

[18] Medizinisch - pharmazeutische Studiengesellschaft, Zur Arzneimitteldiskussion, a.a.O., S. 57.

[19] Bei den angegebenen Zahlen handelt es sich um grobe Schätzungen. Der Gesamt*apotheken*umsatz an Arzneimitteln wird für 1969 mit 6,7 Milliarden D-Mark angegeben. Der Verbrauch an Medikamenten, die nicht vom Arzt verschrieben sind, wird für die Schweiz mit 40–45% des Gesamtverbrauchs, für Großbritannien mit 25% beziffert (Liefmann-Keil, E.: Der Arzneimittelmarkt im Rahmen der Weiterentwicklung der Gesetzlichen Krankenversicherung, a.a.O., S. 9, 53).

Pflanz fand bei einer Befragung von Poliklinik-Patienten in Gießen, daß 41% der Frauen und 32% der Männer von sich aus Medikamente kaufen (Pflanz, M. *et al.*: Medizinsoziologische Untersuchung über Gesundheitsverhalten, a.a.O., S. 392). Die Selbstmedikation ist unterschiedlich hoch für verschiedene Medikamente, und ferner ist der Übergang zwischen Medikament und Stärkungsmittel fließend (Emnid-Institut Bielefeld, Arzt, Arzneimittel und Krankenversicherung aus der Sicht der Bevölkerung, a.a.O.).

Tabelle 6. Ausgaben der Gesetzlichen Krankenversicherung für

	Arzneimittel	Krankenhauspflege	ambulante ärztliche Behandlung
1925	25,1	29,8	45,1
1950	25,6	36,4	38,0
1960	24,1	34,6	41,3
1970	26,9	38,3	34,8

Quelle: Kastner, F.: Probleme der Arzneikostenentwicklung in der Gesetzlichen Krankenversicherung a.a.O.

Nach einer Erhebung der Ortskrankenkasse Westfalen-Lippe verteilen sich die Arzneikosten anteilmäßig auf die folgenden Therapiegebiete.

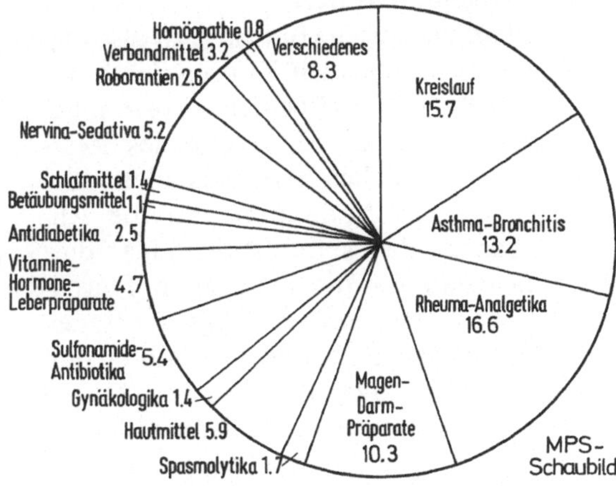

Abb. 2. Arzneimittelverbrauch nach Therapiegebieten. Quelle: Medizinisch-Pharmazeutische Studiengesellschaft, Zur Arzneimitteldiskussion a.a.O. S. 23

„Forscht man nach den Ursachen des zunehmenden mengenmäßigen Arzneimittelverbrauchs, so stößt man ... auf den Einfluß der Altersstruktur ... In seiner Auswirkung leider nicht quantifizierbar ist der wachsende Wohlstand, das zunehmende Bildungsniveau, die gesundheitliche Aufklärung und das allgemeine Gesundheitsbewußtsein der Bevölkerung. Es ist ja aus den amtlichen Haushaltsrechnungen bekannt, daß auch der Anteil des Privateinkommens, der für Hygiene- und Körperpflegemittel sowie für andere Möglichkeiten der Gesundheitspflege verwendet wird, mit steigendem Wohlstand wächst. Andererseits erzeugen die Lebensbedingungen in der modernen Welt wohl eine steigende Arzneimittelnachfrage, wie aus dem hohen Anteil von Medikamenten zu schließen ist, die Umweltbedingungen kompensieren, wie z.B. Beruhigungsmittel, und wie der wachsende Anteil von Personen, die dauernder Medikamente bedarf, nachweisen. Auch die sich wandelnden gesellschaftlichen Anschauungen üben einen Einfluß auf den Arzneimittelbedarf aus: Ich verweise z.B. auf Präparate zur Abmagerung oder zur Empfängnisverhütung. Und schließlich bringt die zunehmende Spezialisierung der ärztlichen Tätigkeit und die damit verbundene Verfeinerung der Diagnosemöglichkeiten einen erhöhten Arzneimittelbedarf[20]."

Die Pharmazeutische Industrie ist also eng mit den bestimmenden Kräften der Industriegesellschaft verflochten: Forschung, Sozialversicherung, Steigerung des Realeinkommens stellen die tragenden Elemente für die Produktion und die Absatzchancen dieses Industriezweiges dar. Bezeichnend für die mangelnde Durchsichtigkeit der Verwendungssituationen sind die Angaben über den Verbrauch und seine Bestimmungsgründe. Fast ein Drittel geht den Weg über die Selbstmedikation der Bevölkerung. Welche Indikationen für diesen Bedarf maßgebend sind, entzieht sich einer wissenschaftlich-öffentlichen Kenntnis. Es ist anzunehmen, daß die Marktforschung der Produzenten hierüber besser informiert ist. Von den Verwendungssituationen, die über die ärztliche Verordnung gesteuert werden, vermittelt das mitgeteilte Schaubild einige Vorstellungen über die Größenordnung. Sie entspricht in etwa den Erwartungen, die sich auf Grund der Erkrankungshäufigkeiten in den genannten Therapiegebieten ergeben. Doch über die Aufgaben, die den Me-

dikamenten typischerweise in spezifischen Krankheitssituationen zuteil werden, erfahren wir auf diesem Wege nichts. Ob ein Medikament den Verlauf einer akuten Erkrankung beeinflußt oder ob es nur die fehlende Präsenz des Arztes ersetzt, für den Krankheitsverlauf jedoch nichts erbringt, ob ein Medikament eine chronische Erkrankung stabilisiert oder ob es nur die Beeinträchtigung des Wohlbefindens aufhebt, aber die Krankheit selber nicht beeinflußt – alle diese für die spezifische Wirkung eines Medikamentes wesentlichen Fragen können wir nicht beantworten. Wie wir schon bei einer sehr groben Klassifizierung der Erkrankungen gesehen haben, müssen wir unterscheiden zwischen

Erkrankungen, die der Patient selbst behandelt,
Erkrankungen, die akut auftreten und zum Besuch bei einem Arzt führen,
Erkrankungen die chronisch auftreten und zu einer ständigen ärztlichen Beratung führen,
Erkrankungen, die stationär behandelt werden müssen.

Nehmen wir hinzu, daß die Medikamente auf den Krankheitsverlauf einwirken oder lediglich die Krankheitssymptome beeinflussen können, ergeben sich allein schon auf Grund dieser sehr groben Klassifikationsmerkmale acht verschiedene Typen von Verwendungssituationen. Angesichts der seit langem über dieses Thema geführten Diskussion überrascht das nahezu völlige Fehlen eingehender Untersuchungen über die Verwendungssituationen von Medikamenten, deren Ergebnisse auch der Öffentlichkeit bekannt werden. Untersuchungen dieser Art können mit den Erhebungsmethoden empirischer Sozialforschung durchgeführt werden, die Pharmazeutische Industrie führt laufend Untersuchungen dieser Art durch.

2.6 Ungeplante Wirkungen

Interpretieren wir die geschilderte Situation mit den eingangs eingeführten Begrif-

---

[20] Kastner, F.: Probleme der Arzneikostenentwicklung in der Gesetzlichen Krankenversicherung, a.a.O.
Vgl. auch Ders. Die allgemeinen Ursachen für das ständige Anwachsen der Arzneimittelkosten. Bericht an die Internationale Vereinigung für Soziale Sicherheit a.a.O., S. 646 – 653.

fen „Institutionalisierung" und „Paradigma". Wir haben gezeigt, auf welchen Wegen die Mechanisierung des Weltbildes die Arbeitsorganisation der Medizin verwandelt und bleibend geprägt hat. Die Bearbeitung eines Ausschnitts aus dem komplexen Lebensverhältnis „Krankheit" hat die praktische Wirksamkeit der Medizin entscheidend gefördert, ja, den Durchbruch zu ihrer gegenwärtigen umfassenden therapeutischen Stellung ermöglicht. Die Beschränkung auf die Aspekte menschlicher Erkrankungen, die als fest umrissene Krankheitsbilder typisierend beschrieben und als physikalische oder chemische Prozesse erklärt werden konnten, erwies sich als ein fruchtbares Prinzip. Es erleichterte die Erforschung der Krankheiten auch außerhalb der unzähligen individuellen Situationen ihres Auftretens. Es gestattete die Konzentration der Forschung in Laboratorien, Instituten und Spezialkliniken und führte das Prinzip arbeitsteiliger Spezialisierung für die Auslese der Forscher, für die Anschaffung aufwendiger Geräte und für die Bearbeitung einer genügend großen Anzahl von „Fällen" auch in die Medizin ein. Doch blieb das Paradigma nicht auf die interne Organisation der Medizin beschränkt. Es erleichterte nicht nur die Abstimmung des Forschungsprogramms unter den Forschern in den medizinisch bedeutsamen Wissenschaften, auch gab es nicht allein eine wirksame Organisation für die berufsinterne Arbeitsteilung her, sondern es wurde auch zur Grundlage einer Industrialisierung und Kommerzialisierung der Chemo-Therapie. In diesem Übersprung eines wissenschaftlichen Paradigma in die marktwirtschaftliche Industrialisierung begegnet uns eine wichtige Eigenschaft der Institutionalisierung. Jede Institutionalisierung kann kumulative Wirkungen entfalten, indem sie neue, ursprünglich nicht mitbedachte Zielsetzungen aufnimmt[21]. Es verbinden sich mit einer Institution, hier einem wissenschaftlichen Paradigma, ungeplante

Ziele. Wir haben zwei ungeplante Wirkungen kennengelernt: Die Umwandlung des Apothekenwesens von einer dezentralisierten handwerklich-kleinbetrieblichen Produktionsform in die pharmazeutisch-chemische Großproduktion mit einer entsprechenden Absatzorganisation, ferner die Angliederung der chemischen Synthese von Pharmaka an die chemisch-industrielle Produktion. Beide Ziele, industrielle Produktionsweise und Verbundproduktion mit der Großchemie, waren im Paradigma einer Mechanisierung des Weltbildes in der Medizin nicht vorbedacht und geplant. Sie stellen selbständige Wirkungen seiner Institutionalisierung dar.

Doch welche Konsequenzen ergeben sich aus der beschriebenen Institutionalisierung des Paradigma einer mechanistischen Krankheitsauffassung für die Gegenwart und Zukunft der Medizin?

1. Die ausschnitthafte Beschränkung auf einen Aspekt menschlicher Erkrankungen führt zu einer einseitigen Orientierung der Medizin. Es entsteht ein Mißverhältnis zwischen den Einrichtungen und Mitteln der Therapie und dem Bedarf nach medizinisch-therapeutischen Dienstleistungen. Dieses Mißverhältnis wird von der psychosomatischen Medizin und der Medizinsoziologie thematisiert.

2. Die arbeitsteilige Spezialisierung und die Konzentration der Forschung verhindert eine ständige Rückbeziehung zwischen den praktisch tätigen Angehörigen des Berufes und den Forschern. Sie gibt der einheitlichen wissenschaftlichen Ausbildung für den Beruf einen anderen als den ursprünglichen Sinn. Die einheitliche wissenschaftliche Ausbildung aller Ärzte sollte im Prinzip ihnen die Teilhabe an der Forschung, das Verständnis für den Erkenntnisfortschritt und eine Mitwirkung bei der Zielfindung der Forschung erleichtern. Entgegen dieser notwendigen Rückbeziehung von Forschung und Praxis hat sich die Forschung auch beruflich verselbständigt, das Verständnis der in der Praxis Tätigen für den Erkenntnisfortschritt ist

---

[21] McIver, R.M.: Social causation, Boston, New York (Ginn & Co.) 1942.

durchbrochen („hiatus scientificus des praktischen Arztes") und schließlich ist eine Mitwirkung an der Zielfindung der Forschung ausgeschlossen. Die ärztliche Allgemeinpraxis sowie die fachärztlich-ambulante Versorgung der Bevölkerung gehören zu den am wenigsten von der Forschung bisher ernst genommenen Themen. 3. Die Verbindung des Paradigma mit wirtschaftlichen Interessen verwischt gerade die Grenzen, die eine wissenschaftliche Begründung der Therapie gezogen hatte. Die medizinische Therapie war vor ihrer naturwissenschaftlichen Begründung unspezifisch, sie gründete sich auf vage Analogien, Aberglauben und Einbildung. Die Scheidelinie zwischen wissenschaftlicher Beweisbarkeit und vorwissenschaftlicher Gläubigkeit trennte seit etwa der Mitte des vorigen Jahrhunderts kontrollierbares von unkontrollierbarem therapeutischen Handeln. Rationale und magische Therapie waren von nun an unterscheidbar. Tradition und Fortschritt in der Therapie schieden sich an diesem Prinzip. Die Verquickung von Chemo-Therapie mit wirtschaftlichen Interessen (Absatzmärkte für die Großindustrie – oligopolistische Konkurrenz nach dem Prinzip der Diversifikation) hat starke Tendenzen entwickelt, diese Trennungslinie erneut zu verwischen. Eine solche Konstellation konnte umso leichter eintreten, als die Chemo-Therapie als ein wirksames Element im Paradigma einer Mechanisierung des Krankheitsgeschehens nur einen Aspekt aus dem komplexen Lebensverhältnis „Erkrankung" ausschöpfte. Die Grenzen des Paradigma gegenüber dem Kranksein beschränken zugleich die legitimen Zugriffschancen der Chemo-Therapie. Diese Grenze zu überschreiten, liegt

allerdings im Interesse wirtschaftlicher Expansion, jedoch widersprechen diese Tendenzen je länger desto sichtbarer dem Bedürfnis nach einer objektiv begründeten Therapie, die sich nach wissenschaftlichen Kriterien selbst begrenzt. Die Verwendungssituationen für die Erzeugnisse der pharmazeutischen Industrie sollten nicht bis an die Grenze des wirtschaftlich Tragbaren vermehrt, sondern auf den Rahmen beschränkt werden, für den eine therapeutische Wirksamkeit wissenschaftlich zumindest wahrscheinlich gemacht werden kann.

Die Professionalisierung des Ärztestandes und die Institutionalisierung der medizinischen Therapie unter dem Paradigma einer Mechanisierung des Weltbildes, wie wir sie in den beiden vorangegangenen Abschnitten dargestellt haben, setzen zu ihrer erfolgreichen gesellschaftlichen Durchsetzung eine Bedingung voraus, die wir bisher noch nicht besprochen haben: die Bereitschaft der Bevölkerung, für ihre Erkrankungen beim Arzt Rat zu suchen und der Wirksamkeit der medizinischen Therapie zu vertrauen. Wir dürfen diese Bedingung soziogenetisch nicht aus der Perspektive der Selbstverständlichkeiten unserer Zeit betrachten. Denn der Besuch beim Arzt war, wie wir gesehen haben, keineswegs selbstverständlich, und das Vertrauen in die medizinische Therapie war gerade zu Beginn der von uns betrachteten Epoche tief erschüttert. Wir müssen also die Bedingungen herausarbeiten, die die Bevölkerung an die Professionalisierung des Ärztestandes gewöhnt und ihr Vertrauen – ja, Kenner sprechen bereits von einer „unbegrenzten Gesundheitserwartung" – in die moderne Therapie aufgebaut haben. Diesen Bedingungen wenden wir uns jetzt zu.

C. Medizinischer und gesellschaftlicher Fortschritt – Verwissenschaftlichung der Lebensführung und „Soziales Lernen"

1. Methodische Vorbemerkung

Die Professionalisierung der Ärzte und die Institutionalisierung der Medizin können wir soziogenetisch vergleichsweise leicht verfolgen. Beide Gesellschaftsprozesse verändern die offizielle und daher dokumentierte Struktur der Gesellschaft. Die Berufsorganisation der Ärzte und die Industrialisierung der Heilmittelherstellung hinterlassen für die historische Forschung sichtbare Spuren. Es entstehen Dokumente, die auch in späterer Zeit ohne die Befragung von Zeitgenossen eine Rekonstruktion der Lebensverhältnisse gestatten. Tageszeitungen, Verbandsnachrichten, Protokolle, Kontobücher, Werbeanzeigen, Bilder, Baupläne, wissenschaftliche Zeitschriften und Veröffentlichungen – sie alle bieten dem Sozialhistoriker eine Fülle von bleibendem Material, an das er seine interpretierenden Gesichtspunkte herantragen und auf das er seine Darstellung gründen kann. Ganz anders ist es um das Verhalten der Bevölkerung in ihrer Breite bestellt. Wie der Bürger in seiner schlichten, geschichtslosen Alltagsexistenz mit seiner Krankheit und seiner Gesundheit umgeht, entzieht sich für die von uns zu betrachtende Zeit weitgehend einer historischen Nachprüfung. Wir sind in der Regel auf zufällige und selten verallgemeinerungsfähige Beobachtungen angewiesen.
Erst eine regelmäßige Beobachtung größerer Kollektive aus der Bevölkerung, wie sie die empirische Sozialforschung vornimmt, um den Umgang mit der Krankheit und der Gesundheit zu dokumentieren, macht die geschichtslose Alltagswelt für die Forschung zugänglich. Eine weitere Quelle bilden die Abrechnungen und Statistiken der Krankenversicherung und die der Kassenärztlichen Vereinigungen. An diese Unterlagen knüpfen einige Untersuchungen an. Für die soziogenetische Ermittlung des sozialen Wandels, der seit der Mitte des 19. Jahrhunderts sich für den Besuch beim Arzt und in der Einstellung des Bürgers zur medizinischen Therapie im Zeichen einer Mechanisierung des Weltbildes vollzogen hat, bleiben wir auf dürftige Quellen, gewagte Vermutungen und heroische Vereinfachungen angewiesen. Die folgenden Gesichtspunkte, die wir aus der sozialwissenschaftlichen Forschung ableiten, besitzen daher einen stark hypothetischen Einschlag.

2. Die ökonomische Basis

Es besteht in der sozialwissenschaftlichen Literatur einhellig die Ansicht, daß bei der Expansion menschlicher Bedürfnisse, die die Steigerung des Realeinkommens ermöglicht, das *Angebot* an Gütern und Dienstleistungen die entsprechenden Bedürfnisse weckt und formt[1]. Für die Aus-

---

[1] Schumpeter, J.A.: einer der hervorragendsten Kenner der wirtschaftlichen Entwicklung, formuliert es als einen Grundsatz der volkswirtschaftlichen Analyse: „Es liegt offenbar kein Mangel an Realismus in dem Satz, daß die Mehrzahl von Veränderungen bei Verbrauchsgütern von seiten der Produzenten den Verbrauchern aufgezwungen wurde, die in den meisten Fällen Widerstand gegen die Veränderung leisteten und durch eine raffinierte Reklame-Psychotechnik erst erzogen werden mußten". Konjunkturcyclen Band I, a.a.O., S. 80.

breitung von Verhaltensweisen, die die Verwendung des Volkseinkommens bestimmen, kommt also der *Produktion* von Gütern und Dienstleistungen eine führende Stelle zu. Dies gilt auch für die medizinische Therapie, soweit für ärztliche und pflegerische Dienstleistungen oder für Heilmittel ein Entgelt gefordert wird. Die Professionalisierung des Ärztestandes, die Konzentration der Forschung und der stationären Behandlung sowie die Industrialisierung der Heilmittelherstellung ist auf

Tabelle 7. Die Kosten der Gesundheit nach Funktionen und Kostenträgern im Bundesgebiet 1968 — Versuch einer Schätzung —

Funktion	Kosten insgesamt	Nach Trägern						
		Staat	Übrige Sozialversicherung	Gesetzliche Krankenkasse	Private Krankenkasse[a]	Arbeitgeber	Private Haushalte (Arbeitnehmer)	Organisationen ohne Erwerbscharakter
	1	2	3	4	5	6	7	8
	Mrd. DM							
A. Vorbeugung und betreuende Maßnahmen	4,5	1,1	1,8	1,3		0,2	0,1	
1. Aufgaben des staatlichen Gesundheitsdienstes (einschließlich sonstiger Einrichtungen)	0,9	0,9						
2. Gesundheitsfürsorge	0,5	0,2		0,3				
3. Verhinderung von Erwerbs- oder Berufsfähigkeit	2,0		1,7			0,2	0,1	
4. Mutterschaftshilfe	1,0			1,0				
5. Unfallverhütung	0,1		0,1					
B. Behandlung	25,8	4,0	0,5	14,5	(2,0)		4,9	1,9
1. Ärzte und Zahnärzte	9,0	0,1	0,2	6,4	(0,9)		2,3	
2. Krankenhäuser	10,6	3,5	0,2	4,3	(0,6)		0,7	1,9
3. Arzneien, Heil- und Hilfsmittel	6,2	0,4	0,1	3,8	(0,5)		1,9	
C. Krankheitsfolgen[b]	15,7	1,4	7,2	4,0	0,1	3,0		
1. Krankenhilfe, Krankentagegeld. Lohnfortzahlung	9,1	1,4	0,6	4,0	0,1	3,0		
2. Renten bei Frühinvalidität	6,6		6,6					
D. Ausbildung und Forschung	2,5	2,2					0,2	0,1
1. Ausbildung für Mediziner/ Pharmazeut	2,2	2,0					0,2	
2. Ausbildung sonstigen medizinischen Personals	0,2	0,1						0,1
3. Forschungsinstitute	0,1	0,1						
Insgesamt	48,5	8,7	9,5	19,8	0,1 (2,0)	3,2	5,2	2,0

[a] Zahlen in Klammern = Erstattung an Private.
[b] Außer den in der Tabelle ausgewiesenen Werten entsteht ein geschätzter krankheitsbedingter Produktionsausfall in der Größenordnung von zumindest 20 Mrd. DM.
Quelle: Der Bundesminister für Jugend, Familie und Gesundheit, Gesundheitsbericht a.a.O. S. 158.

eine Bereitstellung entsprechender Mittel aus dem Volkseinkommen angewiesen. Ohne die Garantie für einen Anteil aus dem Volkseinkommen, der die Ärzte honoriert, die Forschungs- und Behandlungseinrichtungen bezahlt und den Absatz der Heilmittel ermöglicht, fehlt es an einer wirtschaftlichen Basis für die Professionalisierung und Industrialisierung der Medizin. Die Steigerung des Realeinkommens, wie sie die fortschreitende industrielle Arbeitsteilung der Gesellschaft einleitet, macht die Expansion der medizinischen Therapie zu einer Frage des *Anteils an den Wachstumsraten* des Volkseinkommens; die Professionalisierung und Industrialisierung der Medizin macht *keine Umverteilung* in der bisherigen Verwendung des Volkseinkommens erforderlich, sondern fordert eine Verteilung des jährlichen Einkommenszuwachses, der eine Expansion der medizinischen Therapie ökonomisch garantiert.

Die ökonomischen Formen, über die eine expandierende medizinische Therapie sich finanziert, sind im historischen Ablauf zunächst der Markt ärztlicher Dienstleistungen und der Heilmittel, dann mit der Sozialversicherung (1883) die sozialpolitischen Eingriffe in die Einkommensverteilung und -verwendung. Die sozialpolitische Finanzierung der „medizinischen Maßnahmen zur Erhaltung und Wiederherstellung der Gesundheit" – über diese Definition grenzt der Gesundheitsbericht das „Gesundheitsbudget" (Tabelle 7) ab – nimmt heute eine dominierende Stellung ein. Zu über 80% der nicht unbeträchtlichen Summe von 48,5 Milliarden D-Mark (1968) werden von öffentlichen Einrichtungen: Sozialversicherung, staatliche und kommunale Träger, gemeinnützige Organisationen aufgebracht. Die Bereitstellung der Mittel aus dem Volkseinkommen zur Finanzierung des Gesundheitsbudgets erfolgt über gesetzliche Eingriffe in die Marktwirtschaft (Tabelle 8). Die Verwendung dieses auf politischem Wege gebildeten Finanzfonds wird durch gesetzliche Vorschriften geregelt.

Tabelle 8. Kosten der Gesundheit nach Aufbringung der Mittel im Bundesgebiet 1968

Es entfielen auf	
private Haushalte, Zahlungen der privaten Krankenkassen	5,3 Mrd. DM
Arbeitgeber	3,2 Mrd. DM
Gesetzliche Krankenkassen, Arbeitnehmer-Arbeitgeber-Beiträge, Zuschüsse, Verrechnungen	19,8 Mrd. DM
übrige Sozialversicherung	9,5 Mrd. DM
Staat, Organisationen ohne Erwerbscharakter	10,7 Mrd. DM

Von den 1968 insgesamt aufgewendeten 48,5 Milliarden DM, die 9% des Bruttosozialproduktes (Brutto-Inlandsprodukt) entsprechen, wurden 40 Milliarden durch gesetzlich begründete Eingriffe in die volkswirtschaftliche Verteilung bereitgestellt, 8,5 Milliarden wurden über freie Verträge eingebracht.

Bei dem Ergebnis, das die Finanzierung des Gesundheitssystems und seine Funktionsweise auf gesetzliche Eingriffe gründet, haben mehrere Faktoren zusammengewirkt. Zu Beginn der von uns betrachteten Epoche war nicht einmal die Finanzierung der ärztlichen Betreuung der einkommensschwachen Bevölkerungsteile problematisch; das sozialpolitische Problem, das die Krankenversicherung als dringlichste zu lösen hatte, betraf den *Ersatz des Arbeitseinkommens während der Krankheit.* Bei Einführung der sozialen Krankenversicherung standen das Krankengeld, also die Einkommensleistungen während der Krankheit, und die Krankheitskosten, also die Bezahlung der Ärzte, Apotheker und Krankenanstalten, zueinander im Verhältnis von 1 zu 0,6. Erst 1925, also nach über 40 Jahren (!) erreichten die Krankheitskosten einen gleichen Anteil wie das Krankengeld, also 1:1, und haben sich seitdem rascher entwickelt, 1965 betrug das Verhältnis 3,3:1 [2] (1973 – nach dem Lohnfortzahlungsgesetz – 6,8:1 [3]).

[2] Der Bundesminister für Arbeit und Sozialordnung, Übersicht über die Soziale Sicherung, Januar 1967, a.a.O., S. 85.
[3] Berechnet nach: Der Bundesminister für Arbeit und Sozialordnung, Sozialbericht 1973, a.a.O., S. 212.

Der sozialpolitische Eingriff in die Lebensverhältnisse, die durch Krankheit entstehen, zielte also zunächst auf die Sicherstellung des Krankengeldes, die wirtschaftliche Versorgung der Industriearbeiter während ihrer Krankheitszeiten bedurfte vordringlich einer Lösung.

Auch für die Einkommensbildung der Ärzte spielte die Krankenversicherung zunächst eine untergeordnete Rolle. „Im Jahre 1890 machten die GKV-Versicherten vielleicht 10% der Ärzte-Klientel aus, im Jahre 1963 waren es je nach Standort der Praxis 70–98%. Solange die relativ ‚wohlhabenden Patienten‘ (Privatpatienten) überwogen, war es dem Arzt wirtschaftlich möglich und wohl auch wirtschaftlich nutzbringend, die relativ ‚armen‘ Patienten = Kassenpatienten zu Kassenhonoraren mitzubetreuen. Heute macht der auf Privatpatienten entfallende Teil des Umsatzes einer Arztpraxis im Durchschnitt nur noch einen kleinen Bruchteil des Gesamtumsatzes aus. Ein frei praktizierender Arzt kann heute in der Regel nur dann wirtschaftlich bestehen, wenn ihm die Kassenpraxis den Hauptteil seines Einkommens einbringt.“[4]

Die Ausdehnung der sozialen Krankenversicherung auf immer weitere Personenkreise bildete zweifellos ein Vehikel, über das sich die sozialpolitische Finanzierung des Gesundheitsbudgets durchgesetzt hat. Dabei spielte bis in die Gegenwart hinein das sozialpolitische Motiv der Einkommenssicherung im Krankheitsfall neben der versicherungstechnischen Abdeckung der Krankheitskosten keine unwesentliche Rolle. Wir treffen also auch bei der Betrachtung der ökonomischen Formen der Finanzierung des Gesundheitsbudgets auf eine Verknüpfung verschiedener Interessen und auf ungeplante Wirkungen. Die Bezahlung der medizinischen Dienstleistungen und Heilmittel verbindet sich mit der Sicherung des Lebensunterhalts während der Krankheit. Die Verwirklichung der sozialpolitischen Ziele, die sich auf den

Schutz der lohnabhängigen Arbeiterschaft richteten, zieht eine Institutionalisierung der sozialpolitischen Finanzierung des Gesundheitsbudgets nach sich. Die Einbeziehung immer weiterer Personenkreise in die Soziale Sicherung, insbesondere in die Soziale Krankenversicherung, erweiterte daher kraft Gesetz auch das Gesundheitsbudget. Die Sozialpolitik dehnte den garantierten ökonomischen Spielraum der medizinischen Therapie aus. Auf diese Weise drängte die Sozialpolitik den Markt als eine ökonomische Form für die Finanzierung und Verwendung des Gesundheitsbudgets im Volkseinkommen auf seine gegenwärtige Stellung zurück.

Wir haben bisher zwei ökonomische Faktoren kennengelernt, die die Expansion der medizinischen Therapie ermöglicht haben: die Steigerung des Realeinkommens, sie erleichterte die Durchsetzung der Ansprüche an das Volkseinkommen, und die Sozialversicherung, sie garantierte mit gesetzlichen Mitteln einen zunehmenden ökonomischen Spielraum. Die Beiträge zur Sozialversicherung wachsen mit der Steigerung des Volkseinkommens, und der versicherte Personenkreis dehnte sich aus. Bei diesen Faktoren spielt die Überzeugung der Bürger vom Wert oder Unwert der medizinischen Dienstleistungen und Heilmittel eine nachgeordnete Rolle. Primäres Ziel der betrachteten Tendenzen war das wirtschaftliche Wachstum und die Wahrung des sozialen Friedens. Denn die Sozialversicherung diente als ein politisches Instrument in der Auseinandersetzung zwischen der monarchisch geprägten Regierung und den sozialen Klassen der Gesellschaft, die ihrerseits in einem Dauerkonflikt standen.

3. Das Bedürfnis nach medizinischer Therapie

Die Anerkennung des Wertes medizinischer Therapie erfordert einen Wandel der Verhaltenskriterien, die den Umgang mit

---

[4] Bericht der Sozialenquete-Kommission, a.a.O., S. 225.

der Krankheit bei der Bevölkerung bestimmen. Wir wollen diesen Wandel der Verhaltenskriterien nach drei Richtungen hin darstellen.

Auch für die Behandlung von Erkrankungen gilt ein Gefälle, das sich mit der industriewirtschaftlichen Arbeitsteilung gesellschaftlich durchsetzt und *von der Selbstversorgung zur arbeitsteiligen Funktionsteilung* führt, die ihrerseits einer wirtschaftlichen und sozialen Vermittlung bedarf.

Zum andern aber setzen die Erfolge der medizinischen Therapie *neue Standards für den Umgang mit der Krankheit.* Ein verändertes Verständnis für die Entstehung von Krankheiten und die daraus folgenden Handlungsanweisungen für die Verhütung und Bekämpfung von Krankheiten treten in das allgemeine Bewußtsein der Bevölkerung ein und wandeln ihre Verhaltenskriterien.

Und schließlich erfordern *die wirtschaftlichen Folgen von Erkrankungen* eine anerkannte unabhängige Beurteilung. Die Zahlung von Krankengeld sowie die Begleichung der Rechnungen von Ärzten, Apotheken und Krankenanstalten durch die Krankenversicherungen erfordern intersubjektiv hinreichend zweifelsfreie Urteilsgrundlagen, ob eine Krankheit im Sinne der Versicherungsbestimmungen vorliegt und in welchem Umfang eine Leistungspflicht der Krankenversicherung besteht. Eine entsprechende Bestätigung erwartet die Umgebung des Kranken, die auf seine Erkrankung Rücksicht nehmen soll. Die wirtschaftlichen und sozialen Folgen von Erkrankungen führen also mittelbar eine Verbreitung und Anerkennung der Standards medizinischer Therapie unter der Bevölkerung herbei.

3.1 Die Aufhebung der Selbstbehandlung

Über die allmähliche Aufhebung der Selbstbehandlung sind wir nur unzureichend informiert [5]. Die gesellschaftliche Gliederung der Bevölkerung zwingt uns zu einer stark differenzierenden Betrachtung. Wir müssen unterscheiden zwischen ländlichen und städtischen Haushalten, zwischen den Haushalten des Bürgertums und denen der Arbeiterschaft, zwischen Großhaushalten und Kleinhaushalten. In jedem dieser Haushaltstypen treffen wir auf andere Traditionen der Volksmedizin und der Selbstbehandlung, in jedem dieser Haushaltstypen äußert die Erkrankung eines Mitgliedes andere wirtschaftliche und soziale Folgen.

Ferner bedarf jeder Wandel von Verhaltenskriterien einer längeren Zeit, um sich allgemein durchzusetzen, er verbindet sich häufig mit dem Generationenwechsel. Einige statistische Angaben unterstreichen diese Gesichtspunkte.

Um 1882, also unmittelbar vor Inkrafttreten des Krankenversicherungsgesetzes, war die Bevölkerung des Deutschen Reiches ihrer gesellschaftlichen Gliederung nach durch die Wirtschaftsklassen der Selbständigen und der Arbeiter gekennzeichnet. Diese Wirtschaftsklassen unterschieden sich deutlich nach Landwirtschaft und Industrie. Auf die Wertschöpfung, also auf den Beitrag zum Brutto-Sozialprodukt gesehen, erreichte erst in diesem Jahrzehnt die Industrie einen Anteil, der dem der bis dahin führenden Landwirtschaft entsprach. Die Sozialversicherungsgesetzgebung richtete sich nur auf einen Ausschnitt der Gesellschaft, die Industriearbeiter. Die folgende Tabelle zeigt sehr eindrücklich, daß die damals kleine Gruppe der Beamten und Angestellten, also eine städtisch-mittelständische Schicht, von Jahrzehnt zu Jahrzehnt an Bedeutung gewonnen hat.

Die *Schicht der Beamten und Angestellten* war nach ihrer Soziallage und von ihrem Bildungsgrad für die Wertvorstellungen einer urbanen, wissenschaftlich angeleiteten Lebensführung aufgeschlossen. Sie stellt auch heute noch den Kern der gesundheitsbewußten Bevölkerungskreise in den entwickelten Industriegesellschaften. Die Beamten und Angestellten gehören zu

---

[5] Schenda, R.: Das Verhalten der Patienten, a.a.O.

Tabelle 9. Die Erwerbspersonen nach der Stellung im Beruf (in v.H.) 1882–1971

Jahr	Selbständige	Mithelfende Familienangehörige	Beamte	Angestellte	Arbeiter	Erwerbspersonen insgesamt
Deutsches Reich[a]						
1882	25,4	9,9	2,6	4,7	57,4	100
1895	23,3	9,0	2,2	8,6	56,9	100
1907	18,8	15,0	2,0	10,7	53,0	100
1925	15,9	17,0	4,7	12,4	50,1	100
1933	16,4	16,4	4,6	12,5	50,1	100
Bundesgebiet[b]						
1933	17,1	18,8	4,5	12,1	47,4	100
1939	14,9	18,4	5,1	13,2	48,3	100
1950	14,8	14,4	4,0	16,0	50,9	100
1958	13,6	11,2	4,6	20,6	50,0	100
1961	12,2	10,3	5,7	23,8	48,0	100
1971	10,2	6,3	5,6	31,2	46,7	100

[a] Gebietsstand und Berufssystematik von 1933.
[b] Gebietsstand und Berufssystematik von 1950.
Quellen: Statistisches Jahrbuch für das Deutsche Reich 1934, S. 16, Statistik der Bundesrepublik Deutschland, Band 36, Heft 3, S. 25. Wirtschaft und Statistik 1960, Heft 1, S. 6. (Ergebnisse des Mikrozensus); 1963, Heft 12, S. 755, (Ergebnisse der Berufszählung 1961). Wirtschaft und Statistik 1972, S. 261 (Ergebnisse des Mikrozensus 1971).
Quelle: Karl Martin Bolte u.a. Soziale Schichtung a.a.O. S. 47.

den Sozialschichten, die, von ihrer Soziallage her von jeder Selbstversorgung abgeschnitten, für die Gestaltung ihrer Existenz auf die Produkte der arbeitsteiligen Verkehrswirtschaft angewiesen waren. Es war ihnen nicht fremd, von anderen Güter und Dienstleistungen zu kaufen, weil sie nie für den eigenen Bedarf produziert hatten. Zum andern aber sind die Angestellten und Beamten von ihrer Berufstätigkeit mit den Verhaltenskriterien einer wissenschaftlich angeleiteten Lebensführung vertraut. Ihre Berufsarbeit ist darauf gerichtet, den Normen des Rechts, der Rechnungsführung oder der Ingenieurwissenschaften Geltung zu verschaffen. Ihre Tätigkeit ist – ordnende, regelnde, regulierende, wobei sie sich an wissenschaftlich begründeten Kriterien orientieren[6]. In gleicher Weise unterliegt auch ihr eigenes Berufsschicksal und die Bewertung ihrer eigenen Tätigkeit strengen rechtlichen oder tariflichen Bestimmungen; ihr eigener Lebenserfolg wird kanalisiert und kalkuliert nach dem Beamtenrecht oder nach den Tarifordnungen für Angestellte. Karrierewege und Karrieremuster bestimmen die soziale Mobilität im eigenen Leben wie die in der Generationenfolge[7]. Die enge Beziehung der Angestellten und Beamten zum Universitätsstudium, als der wichtigsten Quelle wissenschaftlicher Anleitung zur Lebensführung und Gesellschaftsgestaltung, tritt früh hervor und ist nach dem eben Ausgeführten unmittelbar verständlich.

In dieser Sozialschicht mußte also – wenn überhaupt – die medizinische Therapie Fuß fassen können. Denn die Inanspruchnahme fremder Dienstleistungen statt der Eigenhilfe war dem Familienhaushalt dieser Soziallage vertraut, wissenschaftlich begründeter Therapie sich anzuvertrauen, anstatt Volksmittel zu probieren oder dem Aberglauben sich zu verschreiben, lag im Stil der Lebensführung und der Berufsarbeit.

---

[6] Pöhler, W.: Information und Verwaltung, a.a.O.

[7] Bahrdt, H.P.: Industriebürokratie, a.a.O.

Tabelle 10. Wissenschaftliche Ausbildung und soziale Herkunft

„Vergleichen wir das Verhältnis der Berufstätigen in den einzelnen Gruppen zur Gesamtzahl der Personen der betreffenden Berufsgruppen, wie es sich nach der Berufsstatistik vom 5. Juni 1882 ergibt, mit dem Verhältnis der Studierenden des Jahres 1886/87, deren Väter den gleichen Gruppen angehörten, zur Gesamtzahl der Studierenden jenes Jahres, so ergibt sich folgendes":[a]

	Von je 100 der nebenstehenden Gruppen angehörigen Personen waren:		Unter den Vätern von je 100 preußischen Studierenden gehörten den nebenstehenden Berufsgruppen an:		Unter den Vätern von je 100 deutschen Hochschullehrern der Hab.-jahrgänge 1860–89 gehörten den nebenstehenden Berufsgruppen an:		dgl. Hab.jahrgänge 1890–1919	
	Berufsselbständige	Verwaltungs- und Arbeitspersonal	Berufsselbständige	Verwaltungs- und Arbeitspersonal	Berufsselbständige	Verwaltungs- und Arbeitspersonal	Berufsselbständige	Verwaltungs- und Arbeitspersonal
A. Bodennutzung und Tierzucht	12,4	33,9	14,7	0,7	7,6	0,7	5,9	0,4
B. Industrie und Gewerbe	10,2	25,9	18,3	1,1	5,5	0,8	9,9	0,9
C. Handel und Verkehr	4,0	5,0	21,9	2,9	13,8	1,0	22,2	1,8
D. Hausdienst und wechselnde Lohnarbeit	–	2,8	–	0,1	–	–	–	–
E. Heer- und Verwaltungsdienst und freie Berufe	2,1	3,7	33,7	6,6	68,3	2,3	55,5	3,4

[a] Preußische Statistik, Bd. 102, S. 69. Um die dort mitgeteilten Werte mit unseren eigenen Angaben über den väterlichen Beruf der Hochschullehrer unmittelbar vergleichbar zu machen, wurden die Prozente aufgrund der Quellen unter Weglassung der Gruppe F ‚Ohne Beruf und Berufsangabe' neu berechnet. Quelle: Plessner, H. (Hg.): Untersuchungen zur Lage der deutschen Hochschullehrer, Bd. III a.a.O. S. 171/172.

Ganz anders stellte sich die Situation für die *ländliche Bevölkerung,* die in Preußen nach der Volks- und Berufszählung von 1882 (in der Wirtschaftabteilung „Bodennutzung und Tierzucht") 40,3% aller Erwerbstätigen stellte, und für die *städtische Bevölkerung* dar, die sich in die Selbständigen und in die Industriearbeiterschaft aufspaltete.

Die Einführung der Gewerbefreiheit für die Ausübung der Heilkunst führte zu einer Konzentration der Ärzte in den Städten, der Hinweis auf die Unterversorgung der ländlichen Regionen bei gleichzeitiger Klage über die Übersetzung des Berufes gehörte über Jahrzehnte zum Argumentationshaushalt der ärztlichen Standesvertretung, um über eine Reichsärzteordnung die Gewerbefreiheit für die Ärzte wieder in den Griff zu bekommen. Es ist also sicher nicht zu viel behauptet, wenn wir feststellen, daß die Bereitschaft der ländlichen Bevölkerung, die Fremdleistungen der Ärzte anstelle möglicher Selbstbehandlung in Anspruch zu nehmen, zu gering war, um einen genügenden Anreiz für die Niederlassung zu bilden. Für die bäuerliche Bevölkerung und für das Gesinde – die Gesindeordnung, also das Sonderrecht der landwirtschaftlichen Arbeitskräfte wurde erst im 1. Weltkrieg aufgehoben – nahm die „Selbstmedikation" eine beherrschende Rolle ein. Obwohl der Gesundheitszustand der landwirtschaftlichen Erwerbsbevölkerung kaum als besser bezeichnet werden kann, als der der altersgleichen städtischen Bevölkerung – eher hat sich allmählich in dieser Hinsicht die Lage zu Ungunsten der Landbevölkerung entwickelt – ist die Inanspruchnahme von ärztlichen Dienstleistungen und Heilmitteln deutlich geringer. Neben der größeren Verbreitung der Selbstmedikation müssen wir unter der ländlichen Bevölkerung ein anderes Anspruchsniveau in der Wertung von Erkrankungen vermuten.

Eine Beschreibung des Anspruchsniveaus der landwirtschaftlichen Bevölkerung kann die folgenden Gesichtspunkte anführen. Die Selbstmedikation wird für die ländliche Bevölkerung bis in die Zeit nach dem 2. Weltkrieg durch die Verbreitung von Hausbüchern und Hausmitteln belegt. Da auch die Versorgung des Hausviehs seit jeher zu den Berufsaufgaben der Bauern gehört, bleibt das Interesse und die Lernbereitschaft biologischen Zusammenhängen zugewandt und verstärkt die Motivation der Selbstbehandlung. Neben den finanziellen und durch die größere räumliche Entfernung gegebenen Schwellen, die einem Besuch beim Arzt oder der Inanspruchnahme der Apotheker im Wege stehen, enthält die Lebenssituation viele Anreize, sich, den Angehörigen und den familienfremden Arbeitskräften aus eigener Kraft zu helfen. Zu den therapeutischen Kräften müssen wir zählen: die Mittel der Naturheilkunde, die Tradition, die eigene Lebenserfahrung sowie die Anleitung, die die Laien aus den Hausbüchern schöpfen konnten.

Die Hausbücher brachten eine frühe, aber dann abgebrochene Pädagogisierung der Medizin. Sie gründete sich auf die therapeutische Mitwirkung des erweiterten Familienhaushaltes. Denn wir dürfen nicht übersehen: Geborenwerden und Sterben, Bettlägerigkeit und Gebrechlichkeit waren zu jener Zeit noch nicht besonderen ärztlich überwachten Anstalten zugewiesen. Bevorzugter sozialer Ort therapeutischer Situationen war der Familienhaushalt. Darauf waren auch die gesetzlichen Bestimmungen zugeschnitten, die die Handlungsgehilfen und das Gesinde zunächst aus der Sozialen Krankenversicherung herausnahmen. Die Fürsorgepflicht des „Arbeitgebers" gegenüber seinen in den Familienhaushalt aufgenommenen Arbeitskräften schlossen den Unterhalt und in Grenzen auch die Pflege im Krankheitsfalle ein.

Die Berufsbezeichnung „Hausarzt" entspricht ganz einer Situation, die „das Haus", ein vorindustrielles Wort für Familienhaushalt und zwar für den erweiterten Familienhaushalt, dem die unverheirateten Geschwister, die Großelterngeneration und die familienfremden Arbeitskräfte angehören, zum primären Ort auch des ärztlichen Handelns macht. Der Besuch beim Arzt hat den Besuch des Arztes verdrängt und den Hausarzt zum Arzt für Allgemeinmedizin gewandelt. *Der Hausarzt setzt den Familienhaushalt als therapeutische Institution voraus*[8].

Die Inanspruchnahme des Hausarztes betraf eine Entscheidung, die von der räumlichen Entfernung, von der sozialen Distanz, von der Höhe des Geldeinkommens bzw. der Versicherung der Krankheitskosten sowie von dem Umfang der traditionellerweise geübten und praktizierten Eigenvorsorge des Familienhaushalts abhing. Diese Gesichtspunkte sind zum Teil eng miteinander verknüpft, zum Beispiel stehen Geldeinkommen und Eigenvorsorge in einem gegenseitigen Bedingungszusammenhang. Niedriges Geldeinkommen des Haushalts ist „zumutbar", wenn Selbstversorgung besteht, die Selbstversorgung (z.B. der Nebenerwerbs- und Kleinlandwirte) wird aktiviert, wenn das Geldeinkommen gering ist. Für die landwirtschaftliche Bevölkerung, wenn wir von der kleinen Schicht der Großgrundbesitzer absehen, treffen alle die genannten Gesichtspunkte zu und bewirken ein geringes Anspruchsniveau und damit eine „Unterbeanspruchung" medizinischer Dienstleistungen und Heilmittel.

---

[8] Artelt, W., Rüegg, W. (Hg.): Der Arzt und der Kranke in der Gesellschaft des 19. Jahrhunderts, a.a.O.

Für die Wirtschaftsklassen der städtischen Bevölkerung, die *Unternehmer und Industriearbeiter*, gelten wiederum andere Bedingungen. Die „Selbständigen", die die Sozialstatistik ausweist, bilden ökonomisch und kulturell keine homogene Gruppe. Der Schausteller auf dem Jahrmarkt wie der Großindustrielle und Bankier werden hier in einer Kategorie zusammengefaßt. Theodor Geiger hat in seiner Auswertung der Volks- und Berufszählung von 1925 die gesellschaftliche Differenzierung herausgearbeitet, die die Statistik verschleiert. Folgen wir seiner Einteilung, dann müssen wir unterscheiden:

Kapitalisten, zu ihnen gehören Großunternehmer, ihnen rechnet Geiger auch die Besitzer großer Privatkliniken zu, Großrentner, also Eigentümer größerer Vermögen (0,84% der Bevölkerung).
Alter Mittelstand. Das sind die mittleren und kleinen Selbständigen in Industrie, Handwerk und Handel (18,33% der Bevölkerung).
Proletaroide. Tagewerker auf eigene Rechnung, deren wirtschaftliche Existenz sich von der der Arbeiter nur durch das Merkmal der Selbständigkeit unterscheidet, also z.B. Heimarbeiter, Reparaturhandwerker ohne fremde Hilfskräfte usw. (13,76%).

Für die beiden ersten Gruppen gilt traditionellerweise eine relativ geringe ökonomische und soziale Distanz zum Arzt und zum Apotheker, gehören doch beide Gruppen den gleichen Sozialschichten an. Für die *Kapitalisten* und den *alten Mittelstand* rechnet die Inanspruchnahme fremder Dienstleistungen zu den Selbstverständlichkeiten ihrer beruflichen und Lebenserfahrung. Zugleich erweiterte ihre Aufgeschlossenheit gegenüber den Leistungen und Ergebnissen der wissenschaftlichen Entwicklung auch die Chancen ihrer wirtschaftlichen Existenz. Der Expansion der medizinischen Therapie zu folgen, stand aus der Tradition und aus der Soziallage nichts entgegen, andererseits finden wir wirtschaftliche und soziale Interessen, die die Inanspruchnahme der modernen Medizin und ihrer Leistungen rechtfertigen und fördern.

3.2. Die sozialpolitische Ausbreitung der medizinischen Therapie

Für die *Industriearbeiterschaft* mußte dagegen der Weg zur professionellen Medizin durch sozialpolitische Eingriffe gebahnt werden. Die Strafbestimmungen des preußischen Strafgesetzbuches, die bis 1889 den Ärzten eine kostenlose Behandlung der Armen auferlegten, boten ebenso wenig eine Grundlage, die Industriearbeiter an den Erfolgen der Medizin teilhaben zu lassen, wie die Einkommensentwicklung oder der Bedürfnisstand dieser Wirtschaftsklasse. Die Formung eines Gesellschaftsbildes, das der Industriearbeiterschaft zu einer Orientierung in der für sie fremden städtisch-industriell geprägten Umwelt verhalf, sowie die Formung eines Klassenbewußtseins, das sie auch zur politischen Aktion befähigte, lag in den Händen der Gewerkschaften und der Sozialdemokratie[9]. Die Einstellung der deutschen Sozialdemokratie während dieser Jahrzehnte hat Werner Sombart uns als wissenschaftsgläubig überzeugend geschildert. Die Mechanisierung des Weltbildes wurde um ihrer aufklärerischen Wirkung willen, die antiklerikal, antifeudal und antiobrigkeitlich gerichtet war, von der Arbeiterschaft übernommen. Die Mythen zu zerstören, mit denen die politisch und geistig Herrschenden ihre Macht befestigten: Gottesgnadentum, Erschaffung der Welt und des Menschen durch Gott, Begrenzung der möglichen Erfahrung durch die Tradition, lag im Klasseninteresse der sich emanzipierenden Industriearbeiter wie im Durchsetzungsinteresse der modernen Erfahrungswissenschaften. In dieser Interesseneinheit gründete das Engagement be-

---

[9] Levenstein, A.: Aus der Tiefe, a.a.O., ders. Die Arbeiterfrage, a.a.O.
Hermes, G.: Die geistige Gestalt des marxistischen Arbeiters, a.a.O.

deutender Ärzte wie Virchows oder Villermés an der sozialen Frage. Die Sozialhygiene, die sich der systematischen und wirksamen Bekämpfung der vor allem unter der Arbeiterschaft verbreiteten Infektions- und Mangelkrankheiten annahm, setzte hier an und stellte die Fortschritte der Medizin in den Dienst einer Verbesserung der Lage der arbeitenden Klassen. Ungeachtet dieser Beziehungen aber, die zwischen dem Klasseninteresse der Industriearbeiter und der Expansion der modernen Medizin gegeben waren, blieb das Verhältnis zwischen der Sozialversicherung und der Ärzteschaft und damit das Verhältnis zwischen Sozialversicherten und ihren medizinisch-ärztlichen Beratern höchst ambivalent[10].

4. Der Konflikt zwischen Sozialversicherung und Professionalisierung

Einige kritische Aspekte in den Beziehungen zwischen den Ärzten und den Krankenkassen bzw. den Kassenpatienten haben wir bereits kennengelernt. Die Krankenkassen interpretierten ihre Verpflichtung, ihren Mitgliedern freie ärztliche Behandlung zu gewähren, keineswegs in dem von den Ärzten gewünschten Sinne, daß die Behandlung von einem approbierten Arzt zu übernehmen sei. Dieser Rechtsstreit, der sich über Jahre hinzog, beleuchtet sehr gut die gegenseitige Wertschätzung. Hinzu tritt, daß die Behandlung von Kassenpatienten zu Honoraren, die vertraglich zwischen den Krankenkassen und zunächst einzelnen Ärzten vereinbart wurden, in der überkommenen Tradition der Armenbehandlung gesehen wurde. Die Behandlung von Patienten der Sozialen Krankenversicherung stand daher von vornherein in keinem sehr hohen Ansehen, und die im Verhältnis zur Privatpraxis bescheidenen Honorare waren auch nicht dazu angetan, diese Form ärztlicher Betätigung erstrebenswerter zu machen. Die Expansion der Sozialen Krankenversicherung zwang dann die Ärzte dazu, sich ihrerseits zu organisieren und über die Verbandsbildung die Honorare und damit das ärztliche Einkommen aus der Kassenpraxis zu beeinflussen.

Ökonomisch betrachtet – und es geht bei den Verhandlungen zwischen Krankenkassen und Kassenärztlichen Vereinigungen um den Preis für ärztliche Dienstleistungen – entstand eine wirtschaftlich indeterminierte Situation, nämlich ein zweiseitiges Monopol. Die Krankenkassen vergeben und vergüten den Auftrag für die ärztliche Behandlung ihrer Mitglieder. Die Kassenärztlichen Vereinigungen vertreten die Honorarerwartungen der Ärzte, unter denen sie bereit sind, die Behandlung zu übernehmen. Wenn wie bei dem zweiseitigen Monopol eine wirtschaftlich indeterminierte Situation entsteht, wird das Ergebnis, also die Preisbildung ärztlicher Dienstleistungen, von außerökonomischen Kräften, der Verhandlungsstärke der Verbände, der öffentlichen Meinung oder durch staatliches Eingreifen bestimmt.

Den Prinzipien eines freien Berufes, so wie sie durch die liberale Marktwirtschaft definiert waren, widersprach die Situation zweiseitig kollektiver Verhandlungen durchaus. Das heißt, die kassenärztliche Tätigkeit mußte mit dem Grundgedanken der Professionalisierung, autonom auch die Verwendungssituationen des Berufes zu kontrollieren, in Übereinstimmung gebracht werden. Zwei verschiedene Ordnungssysteme, die Professionalisierung und die kassenärztliche Berufsausübung, die nach liberalen Denktraditionen nicht miteinander vereinbar waren, mußten in der Realität aufeinander zugepaßt werden. Zwischen den einander widersprechenden Zielvorstellungen mußte eine Optimierungsstrategie gefunden werden. Da die kassenärztlichen Berufsaufgaben zunächst zu einem geringen Teil die ärztliche Tätigkeit und das hieraus fließende Einkommen

---

[10] Tennstedt, F.: Geschichte und Gliederung, a.a.O.

bestimmten, und da aus dem Kreis der ärztlichen Klientel nur ein Ausschnitt, die Industriearbeiter unter dem Sonderrecht der Krankenversicherung stand, erscheint es nur zu verständlich, daß das kassenärztliche Ordnungsprinzip als ein störender Eingriff in die Berufsordnung empfunden und gewertet wurde.

Der Widerspruch, der von vielen Ärzten zwischen den Ordnungsprinzipien eines freien Berufes und der kassenärztlichen Aufgabe empfunden wurde, erschwerte die Orientierung der Industriearbeiterschaft, die ihre kapitalistisch-städtische Umwelt als fremdartig und feindlich empfand. Denn die Industriearbeiter wanderten überwiegend aus ländlichen Gebieten in die Industriestandorte ein, sie waren zur Bestreitung ihres Lebensunterhaltes vornehmlich auf ein ständiges Arbeitseinkommen angewiesen, sie waren weithin sich selbst überlassen, ohne Rückgriff auf Selbstversorgung und solidarische Hilfe. Die sozialistische Arbeiterbewegung, ihre chiliastischen Hoffnungen auf eine soziale Revolution[11] oder auf einen Wandel der Gesellschaftsordnung durch gewerkschaftliche Organisation[12] gaben diesen Menschen in dem durchgreifenden kulturellen und materiellen Wandel ihrer Lebensformen die einzige Orientierung. Den Unternehmern waren sie durch ihre ökonomischen Interessen entgegengesetzt, von den mittelständischen Sozialschichten der freien Berufe, der Beamten und kleinen Selbständigen waren sie auf Grund ihrer kulturellen und politischen Einstellung distanziert. Der Aneignung der Lebensformen, unter de-

nen die städtischen Sozialschichten außerhalb der Industriearbeiterschaft handelten, standen materielle, soziale und kulturelle Schwellen entgegen.

5. Der Rollenkonflikt in der sozialpolitischen Ordnung der Arzt-Patientenbeziehung

Selbst unter günstigeren Bedingungen hätte es erheblicher pädagogischer Anstrengungen von seiten der Ärzte bedurft, um die Industriearbeiter von dem Wert medizinischer Therapie zu überzeugen, zumal auch die Ausgestaltung des Sozialversicherungsverhältnisses einer Pädagogisierung der Arzt-Patientenbeziehung von sich aus nicht entgegenkam. Wir haben vorhin festgestellt, daß für die Sozialversicherungspatienten das Krankengeld zunächst eine weit größere Rolle spielte als die freie ärztliche Behandlung. Die Gewährung des Krankengeldes aber ebenso wie die zeitweise Befreiung von der Arbeitspflicht war von der kassenärztlichen Beurteilung der Arbeitsunfähigkeit abhängig, d.h. der Kassenarzt hatte zugleich die Aufgabe, die Ansprüche des Versicherten gegenüber der Leistungspflicht der Krankenkasse und gegenüber dem Arbeitgeber auf zeitweise Freistellung aus dem Arbeitsprozeß zu begrenzen. Der Kassenarzt übernahm in jedem Krankheitsfall – denn zunächst waren nur die Arbeiter, nicht auch ihre Familienmitglieder versichert – drei soziale Rollen: die des behandelnden Arztes, die des Sachverständigen gegenüber der Krankenkasse und die des Sachverständigen gegenüber dem Arbeitgeber. In allen drei Rollen konnte er die Erwartungen der Versicherten nur zum Teil erfüllen. Er mußte vielfach ihre Wünsche beschneiden oder konnte sie gar nicht erfüllen. Während ihn seine Ausbildung für die erste Rolle vorbereitete, mußte er die beiden anderen Rollen als Autodidakt oder auf Grund seiner Lebenserfahrung ausfüllen. Aus der Perspektive des Kassenpatien-

---

[11] Protokolle über die Kongresse bzw. Parteitage der SPD.
Protokolle der Verhandlungen der Kongresse der Gewerkschaften Deutschlands. 1. Kongreß Halberstadt 14. – 18. März 1892-14. Kongreß Frankfurt (Main) 31. August – 4. September 1931.
Treue, W.: Deutsche Parteiprogramme seit 1861, a.a.O.
Varain, H.J.: Freie Gewerkschaften, Sozialdemokratie und Staat, a.a.O.
[12] Bernstein, E.: Die Voraussetzungen des Sozialismus und die Aufgaben der Sozialdemokratie, a.a.O.

ten war also der Kassenarzt nicht nur kompetenter Helfer und Berater in der Krankheit, sondern auch verantwortliche Instanz für die Gewährung von Versicherungsleistungen und gutachtliche Instanz gegenüber dem Arbeitgeber.

Der Arzt vertritt also aus der Sicht des Kassenpatienten auch die Seite des Eigeninteresses der Kassen (sprich: Solidargemeinschaft) und das Eigeninteresse der Unternehmer (sprich: Rentabilität). Die hier skizzierten höchst komplexen und keineswegs untereinander widerspruchsfreien Sozialbeziehungen prägen das Verhältnis der Industriearbeiter zur expandierenden medizinischen Therapie. Sie vermögen ein wenig zu erklären, weshalb im ersten Jahrzehnt der Sozialen Krankenversicherung 25% der Klientel für die Bildung des ärztlichen Einkommens nur 10% erbrachte!

Das Angebot der expandierenden medizinischen Therapie traf und trifft zum Teil auch heute noch auf je eine nach Soziallage unterschiedliche Aufnahmebereitschaft. Von der geschilderten Ausgangslage her war ein Durchbruch zu der Begründung einer umfassenden ärztlichen Kompetenz kaum zu erwarten. Neben der von uns betrachteten Entwicklung des Angebots an ärztlichen Dienstleistungen und Heilmitteln, wie es über die Professionalisierung des Arztberufes und mit der Industrialisierung der Heilmittelproduktion sich ausdehnte, kommt einer *Homogenisierung der Sozialstruktur* für die Durchsetzungschancen der medizinischen Therapie eine bedeutsame Rolle zu. Eine Homogenisierung der Sozialstruktur im Hinblick auf die Zielvorstellung, günstige Ausbreitungschancen für die medizinische Therapie zu schaffen – gemessen an anderen Zielvorstellungen können wir eher eine verstärkte Differenzierung der Sozialstruktur beobachten! – haben vor allem drei Bedingungen bewirkt:

Die Zunahme der Angestellten und Beamten, also einer Sozialschicht, die den Verhaltenskriterien der medizinischen Therapie von ihrer Soziallage her von Beginn an aufgeschlossen gegenüberstand,

das ständige Zurückdrängen jeder Form der Selbstversorgung durch die stetige Ausbreitung arbeitsteiliger Massenproduktion bzw. eines spezialisierten Angebots an Dienstleistungen,

soziales Lernen im Wege einer gesetzlichen Verallgemeinerung von medizinisch gebotenen Verhaltensmaßstäben.

Die beiden erstgenannten Bedingungen haben wir schon erörtert. Es sei hierzu abschließend nur noch eine Tabelle vorgeführt, die seit 1872 den Wandel der Haushaltsstruktur verfolgt.

Sie zeigt das allmähliche Vordringen der städtischen Kleinhaushalte. Bedeutsam ist vor allem die Zunahme der Einpersonenhaushalte, zu ihnen gehören

junge Menschen, die aus ihren Familienhaushalten bereits ausgeschieden sind und eine eigene Familie noch nicht gegründet haben,

ledig bleibende oder geschiedene Personen, die anders als in vorindustrieller Zeit nicht mit ihren Eltern oder Geschwistern zusammenleben, sondern einen eigenen Haushalt führen, und

alte Menschen, vor allem Witwen, die ohne ihre Familienangehörigen, die bereits einen eigenen Haushalt gegründet haben, nach Verlust des Ehepartners ihren Haushalt weiterführen.

Diese Personen sind im Krankheitsfall besonders auf Fremdhilfe angewiesen.

6. „Verordnetes" soziales Lernen

Neben diesen Bedingungen aber, die mittelbar die Voraussetzungen gewandelt haben, auf denen sich die medizinische Therapie in der Bevölkerung ausbreiten

Tabelle 11. Bevölkerungsentwicklung und Haushaltsstruktur 1871–1970

Gebiet	Bevölkerung					Haushalte		Privathaushalte			Auf 1 Privat-haushalt	Auf 1 Mehr-personen-haushalt[b]
Jahr[a]	insgesamt	in Anstalts-haushalten	in Privathaushalten			insgesamt	Anstalts-haushalte	zusammen	Ein-	Mehr-		
			zusammen	in Ein-	in Mehr-							
				personenhaushalten[g]					personenhaushalte		kamen … Personen	
Reichsgebiet[c]												
1871[d]	41 010 150	700 494	40 309 656	535 508	39 774 148	8 731 919	35 113	8 696 806	535 508	8 161 298	4,63	4,87
1875	42 727 360	.	.	572 842	.	9 199 762	33 302	9 166 460	572 842	8 593 618	.	.
1880	45 234 061	.	.	604 154	.	9 652 036	43 180	9 608 856	604 154	9 004 702	.	.
1885	46 855 704	.	.	677 743	.	9 999 558	33 102	9 966 456	677 743	9 288 713	.	.
1890	49 428 470	.	.	747 639	.	10 617 923	33 674	10 584 249	747 689	9 836 560	.	.
1895	52 279 901		.	788 751	.	11 256 150	49 594	11 206 556	788 751	10 417 805	.	.
1900	56 367 178	1 630 172	54 737 006	870 601	53 866 405	12 260 012	81 330	12 178 682	870 601	11 308 081	4,49	4,76
1905	60 641 489	1 864 235	58 777 254	965 759	57 811 495	13 274 531	61 081	13 213 450	965 759	12 247 691	4,45	4,72
1910	64 925 993	2 115 785	62 810 208	1 045 143	61 765 065	14 346 692	63 312	14 283 380	1 045 143	13 238 237	4,40	4,67
1925	62 410 619	1 549 591	60 861 028	1 026 047	59 834 981	15 349 247	74 353	15 274 894	1 026 047	14 248 847	3,98	4,20
1933	65 218 461	1 272 810	63 945 651	1 482 347	62 463 304	17 735 577	40 659	17 694 918	1 482 347	16 212 571	3,61	3,85
1939	69 459 825	3 003 881	66 455 944	1 983 716	64 472 228	20 411 506	76 667	20 334 839	1 983 716	18 351 123	3,27	3,51
Bundesgebiet												
1950	50 798 037	948 287	49 849 750	3 228 593	46 621 157	16 681 869	32 258	16 649 611	3 228 593	13 421 018	2,99	3,47
1956[e]	.	.	51 936 200	3 370 000	48 566 200	.	.	17 576 600	3 370 000	14 206 600	2,95	3,42
1957[f]	.	.	53 860 000	3 353 000	50 507 000	.	.	18 318 000	3 353 000	14 965 000	2,94	3,38
1961	56 174 826	1 441 860	54 732 966	4 125 555	50 607 411	19 429 902	31 085	19 398 817	4 125 555	15 273 262	2,82	3,31
1962	56 747 400	1 619 200	55 128 200	4 509 800	50 618 400	.	.	20 178 700	4 509 800	15 668 900	2,73	3,23
1963	57 039 600	1 621 200	55 418 400	4 591 000	50 827 400	.	.	20 269 400	4 591 000	15 678 400	2,73	3,24
1964	57 685 500	1 842 400	55 843 100	4 959 200	50 883 900	.	.	20 719 900	4 959 200	15 760 700	2,70	3,25
1965	58 425 300	1 685 100	56 740 200	5 103 600	51 636 000	.	.	20 039 200	5 103 600	15 935 600	2,70	3,24
1970[h]	60 650 600	1 565 900[i]	60 175 900	5 527 100	54 648 800			21 990 500	5 527 100	16 463 400	2,70	3,32

[a] 1871 bis 1950 und 1961: Volkszählung; 1956=Wohnungszählung; 1957, 1962 bis 1965 Mikrozensus. – [b] Ohne Anstaltshaushalte. – [c] Jeweiliger Gebietsstand. – [d] Ohne Truppen in Frankreich. – [e] Ohne Saarland. – [f] Wohnberechtigte Bevölkerung. – [g] 1962–1965 geschätzte Zahlen. – [h] Nach Statistischem Jahrbuch 1973, S. 50. – [i] Enthält auch Privathaushalte in Anstalten.

konnte, spielt die unmittelbare *Beeinflussung des Verhaltens* eine wichtige Rolle. Zu ihnen können wir rechnen

die hygienischen Vorschriften,
die gesetzlich vorgeschriebenen Impfungen,
die Wohnungswirtschaft und die Raumplanung,
die gesetzlich vorgeschriebenen Einstellungs- und Reihenuntersuchungen,
der Leistungskatalog der Sozialversicherung,
die Propagierung der Gesundheitsvorsorge und der Früherkennungsuntersuchungen.

Diese vielfältigen, in der Gesetzgebung verstreuten und keineswegs systematisch geordneten Anstrengungen, das Verhalten der Bevölkerung im Sinne medizinischer Vorstellungen zu beeinflussen, wollen wir unter dem soziologischen Terminus „Verordnetes soziales Lernen" zusammenfassen. Dabei fügen wir zwei Begriffe zusammen: den Begriff des sozialen Lernens, wie er in der Soziologie als Sozialisation definiert wird, und den Begriff des Zwanges, den Herrschaftsverbände auf die ihnen Unterworfenen ausüben können. Wir schließen uns hier der Begriffsbestimmung der Sozialisation an, wie sie Robert K. Merton seiner Untersuchung über das soziale Erlernen der Arztrolle zugrundegelegt hat. „The technical term socialization designates the processes by which people selectively acquire the values and attitudes, the interests, skills, and knowledge – in short, the culture, current in the groups of which they are, or seek to become a member. It refers to the learning of social roles[13]."
Verhaltenskriterien und Motive (values and attitudes) für ein gesundheitsbewußtes Verhalten sowie das erforderliche Wissen (knowledge) um die medizinisch bedeutsamen Zusammenhänge von Krankheit und

Gesundheit *werden in unserer Kultur nicht bewußt vermittelt*. Sie können in keinen institutionalisierten Lernprozessen angeeignet werden, sondern sind der zufälligen Erfahrung anheimgegeben. Andererseits ist eine wirksame medizinische Therapie auf ein Minimalverständnis und auf eine Grundmotivation für ihren eigenen Erfolg angewiesen – in ernsten oder gesundheitspolitisch besonders wichtig genommenen Situationen (z.B. Säuglingssterblichkeit) wird der therapeutische Gehorsam über eine stationäre Behandlung (Beschränkung der Hausgeburten) erzwungen. Die zufällige individuelle Erfahrung und die stationäre Behandlung bieten jedoch keine ausreichende Gewähr, um das nötige Ausmaß sozialen Lernens in der Bevölkerung sicherzustellen, das für das Angebot an ärztlichen Dienstleistungen und an Heilmitteln die Aufmerksamkeit und das Interesse weckt bzw. erhält. Vor allem aber sind Lernprozesse auf Zeit angewiesen, sie erreichen eine Bevölkerung nie vollständig und sie führen nur bei einem Teil auch zum angestrebten Verhalten. Daher bietet es sich an, daß die Herrschaftsverbände gesundheitspolitische Ziele mit Hilfe des gesetzlichen Zwanges verwirklichen. Rechtsnormen zeichnen sich unter den Sozialnormen vor allem dadurch aus, daß sie auch gegen den Willen der Betroffenen durchgesetzt werden können.
Als „verordnetes soziales Lernen" bezeichnen wir daher die Sozialprozesse, die ein *„soziales Lernen"* von Bevölkerungsteilen (Sozialkategorien) *durch gesetzlichen Zwang* herbeiführen. Dabei umfaßt „soziales Lernen" mehr als das Erlernen sozialer Rollen, es schließt auch den Gebrauch von Einrichtungen, das Einhalten von Verwaltungsvorschriften oder die Unterwerfung unter Verwaltungsmaßnahmen (z.B. Impfen oder Reihenuntersuchungen) ein. Es würde den soziologischen Begriff der sozialen Rolle bis zur Unkenntlichkeit ausdehnen, wenn wir entweder für alle Handlungen, die aus dem Versichertenverhältnis und aus gesundheitspolitischen Vorschriften hervorgehen, *eine so-*

---

[13] Merton, R.K. u.a.: The student-physician, a.a.O. Appendix A: Socialization.

ziale Rolle definieren, z.B. der „Gesundheitsbürger" oder alle Handlungen zur sozialen Rolle hochstilisieren wollten, z.B. der „Sozialversicherungspatient", der „Impfling", die „Reihenuntersuchungsperson" usf. Das eine wie das andere Vorgehen siedelt den Begriff der sozialen Rolle falsch, nämlich zu abstrakt oder zu konkret an. Wir halten es daher für zweckmäßiger, die Handlungen, die durch die Sozialversicherungs- oder durch die gesundheitspolitische Gesetzgebung veranlaßt, geprägt oder erzwungen werden, unter einen Begriff des sozialen Lernens zusammenzufassen, der das Zwangsmoment der Rechtsnormen einschließt. Worin aber besteht der spezifische Lerneffekt, der auf dem Zwangswege zustandekommt?

Angeeignet wird ja nicht allein eine isolierte Leistung, eine Impfung oder eine ärztliche Untersuchung, sondern durch den rechtlich erzwungenen Kontakt mit einer medizinischen Untersuchungsstelle wird ein Element eines größeren sozio-kulturellen Zusammenhanges angeeignet. Die medizinische Therapie stellt sich in ihren einzelnen Anwendungssituationen auch als ein arbeitsteiliger Zusammenhang dar, der aus einer einheitlichen wissenschaftlich-kulturellen Grundlage hervorgeht. Das „Paradigma" der Medizin schlägt auch im Einzelfall durch. Über die sozialrechtlich eingeleitete oder gesundheitspolitisch erzwungene Inanspruchnahme medizinischer Leistungen wird also mehr vermittelt als im Einzelfall benötigt wird. Es werden Einstellungen verändert, Erwartungen geweckt, ein neues Anspruchsniveau pendelt sich ein. Die Kultur der medizinischen Therapie dringt also auch auf dem Wege der Gesetzgebung in die Gesellschaft ein. Sozialrecht und gesundheitspolitische Rechtsnormen übertragen medizinische Verhaltensstandards in die Bevölkerung. Dieser Gedanke ist auch bald von der Sozialversicherung in ihre Zielvorstellung aufgenommen worden. Seitdem die Soziale Krankenversicherung neben der wirtschaftlichen Sicherung im Krankheitsfall auch eine Anteilnahme ihrer Mitglieder an den Ergebnissen des medizinisch-technischen Fortschritts forderte, wurde eine „zwangssozialisierende" Wirkung auch bewußt erstrebt.

Der Lerneffekt wurde jedoch nicht allein durch die Einheitlichkeit, das Paradigma der medizinischen Therapie vermittelt, das in jedem ihrer Anwendungssituationen für den Patienten präsent wird. Vielmehr verstärkte eine vielseitige Verschränkung von Medizin und Sozialpolitik die Übertragung medizinischer Verhaltenskriterien. Die sozialpolitische Ordnung der Arzt-Patientenbeziehungen verknüpfte die Tätigkeit des Arztes auch mit der überwiegenden Anzahl sozialer Leistungen: alle medizinischen Leistungen, die die Sozialversicherung gewährt, setzen die Bestätigung oder die Befürwortung durch den Kassenarzt voraus, das Gleiche gilt aber auch für die zeitweise Befreiung von der vertraglichen Arbeitspflicht (Arbeitsunfähigkeit) und für die „Invalidisierung", bzw. nach neuem Recht (1957) für die Gewährung von Berufs- und Erwerbsunfähigkeitsrenten. Ursprünglich mußten die Arbeiter auch für die Altersrenten den ärztlichen Nachweis führen, daß sie „invalide" seien! Die überragende Stellung, die die Sozialversicherung den Ärzten allmählich einräumte, beruhte auf der Anerkennung der wissenschaftlichen Medizin, wirkte sich aber praktisch als eine Verstärkung des sozialen Lernens in der Übernahme der medizinischen „Kultur" durch die Bevölkerung aus.

Wir haben vorhin die soziale Distanz betrachtet, die die Industriearbeiterschaft von der professionalisierten und industrialisierten Medizin trennte. Ökonomische und kulturelle Schwellen standen einer Inanspruchnahme ärztlicher Dienstleistungen entgegen. Die Sozialversicherung und die Gesundheitspolitik räumten der Teilhabe der Industriearbeiter an der medizinischen Therapie einen rechtlichen und einen ökonomischen Spielraum ein. Sie gewährten einen Rechtsanspruch oder setzten eine rechtliche Verpflichtung, sich medizinischer Dienstleistungen zu bedienen.

Wie wir gesehen haben, leitete aber die Setzung von Rechtsnormen einen Prozeß sozialen Lernens ein, der zur Aneignung einer medizinisch geprägten Kultur führte. Das Gefälle, das durch den Lernprozeß überwunden werden mußte, bestand also zwischen den Rechtsnormen, die einen gesundheitspolitisch erwünschten Zustand (z.B. „freie ärztliche Behandlung" oder „Schutzimpfung der gesamten Bevölkerung gegen bestimmte Krankheiten") als Zielvorstellung durchsetzten, und der Bereitschaft der Bevölkerung, neben der Anerkennung der Rechtsnormen auch die medizinischen Wertvorstellungen und Verhaltenskriterien zu übernehmen. Die Veränderung des Anspruchsniveaus der Industriearbeiter wurde durch die Einheitlichkeit der medizinischen Therapie (Paradigma und Professionalisierung) herbeigeführt, die in jeder Anwendungssituation mitgegeben ist. Verstärkend trat die Verschränkung der medizinischen Therapie mit außermedizinischen, ökonomischen und sozialen Leistungen hinzu, sie sicherte der Ausbreitung medizinisch erwünschter Verhaltenskriterien die erforderliche Massenbasis. Zusammenfassend können wir den betrachteten komplexen Sozialprozeß als Zwangssozialisierung bezeichnen.

Die Zwangssozialisierung ergänzte die beiden anderen Bedingungen, die die Expansion der medizinischen Therapie begünstigten: die Zunahme der Angestellten und Beamten in der Bevölkerung, also eine von der Soziallage aus „medizinisch bewußte" Bevölkerungsschicht, und die Aufhebung der Selbstbehandlung, die sich im Zuge der arbeitsteiligen Industrialisierung der Gesellschaft durchsetzte. Alle drei Bedingungen: die relative Zunahme medizinisch-bewußter Bevölkerungsschichten, die allmähliche Aufhebung der Selbstbehandlung und die Ausweitung der Zwangssozialisierung mit Hilfe der Sozial- und Gesundheitspolitik bewirkten eine Homogenisierung der Sozialstruktur für die Wirksamkeit der medizinischen Therapie. Die höchst differenzierte Aufnahmefähigkeit der Bevölkerung für die sich professionalisierende und industrialisierende Medizin wich einer Homogenisierung und Standardisierung, die der Expansion der medizinischen Therapie entgegenkam. Da zugleich das wirtschaftliche Wachstum der Expansion den nötigen ökonomischen Spielraum eröffnete, konnte die medizinisch-wissenschaftliche Kultur erfolgreich in die Gesellschaft eingebracht werden.

D. Die Sozialstruktur als Begründung und Grenze medizinischen Handelns

I. Das „Gesundheitssystem" ein Teilsystem der Gesellschaft?

1. Gesundheitspolitik und Sozialforschung

Die öffentliche Aufmerksamkeit wendet sich in der Bundesrepublik zunehmend den Organisationsformen unserer medizinischen Versorgung zu. Gesetzgebung und öffentliche Meinung beschäftigen sich mit den Mängeln und der Weiterentwicklung der überkommenen Strukturen. Die Diskussion greift jeweils aus aktuellem Anlaß einzelne Themen auf.

Die Reform oder Weiterentwicklung der Sozialen Krankenversicherung z.B. steht seit Ende der 50er Jahre auf der Tagesordnung der Bundestage[1].

Die Finanzierung und Planung der stationären Krankenversorgung wurde auf eine neue einheitliche Grundlage gestellt.

Die ambulante ärztliche Versorgung ist zum Gegenstand anhaltender, zum Teil mit Heftigkeit geführter Auseinandersetzungen geworden[2].

Der Numerus clausus für die Medizinstudenten bildet ein ständiges Ärgernis und symbolisiert die ungelösten Probleme im tertiären Bildungsbereich[3]. Nicht zufällig werden die Formen der Zuteilung von Studienplätzen, die für die Mediziner gefunden wurden, auf immer weitere Studienwege ausgedehnt.

Der Situation der Krankenpflegeberufe dagegen ist nicht durch Überfüllung, sondern durch chronischen Mangel an Nachwuchs und Berufstätigen gekennzeichnet.

Die vom Wissenschaftsrat vorgeschlagene, vom Bildungsrat befürwortete und von der Bund/Länderkommission grundsätzlich gebilligte Erweiterung der medizinischen Fakultäten zu Gesamthochschulen, die alle von ihren Ausbildungsinhalten und -anforderungen zu beteiligenden Studenten organisatorisch verbinden soll, steht weiterhin auf dem Papier.

Für die Rehabilitation von Behinderten bleibt das notwendige Ineinandergreifen medizinischer, berufspädagogischer und soziotherapeutischer Hilfen trotz verschiedener Ansätze eine ungelöste Frage[4]. Behinderungen haben sehr verschiedene Ursachen: angeborene Leiden und Gebrechen, Unfälle, chronische Erkrankungen, Alter, gesellschaftliche Isolierung und Abwertung. Sie können sich mit sehr unterschiedlichen Lebenssituationen verbinden und daher unabhängig von der Eigenart und dem Entstehungsgrund der Behinderung ganz verschiedene Folgen äußern. Die Bezeichnung „Behinderung" verdeckt die Mehrdeutigkeit der therapeutisch anzugehenden Lebenssituationen. Wir kön-

---

[1] Krüger, J.: Wissenschaftliche Beratung und sozialpolitische Praxis. Die Relevanz wissenschaftlicher Politikberatung untersucht am Beispiel der Reformversuche um die Gesetzliche Krankenversicherung, Stuttgart (Encke) 1975.

[2] Jahn, E., u.a.: Die Gesundheitssicherung in der Bundesrepublik (WWI-Studie), a.a.O. Bundesverband der Ortskrankenkassen und Bundesverband der Betriebskrankenkassen, Grundsätze und Forderungen zum Vertragsrecht der Krankenkassen vom 9. April 1974 Töns, H.: Sicherstellungshilfen der Kassenärztlichen Vereinigung, a.a.O. Kastner, F., Weiterentwicklung des Kassenarztrechts, a.a.O.

[3] Bochnik, Donike, Pittrich: Numerus clausus in der Medizin, a.a.O.

[4] Thimm, W. (Hg.): Soziologie der Behinderten, a.a.O.

nen zumindest zwei Bedeutungen unterscheiden:

Behinderung = Einschränkung von körperlichen Funktionen oder von Sinnesleistungen,
Behinderung = Beschränkung der Teilhabe an alters-, geschlechts- und statusspezifischen Sozialbeziehungen.

Zwischen beiden Aspekten besteht keine Beziehung spezifischer Art, also kann der therapeutische Zugriff sich nicht auf einen Aspekt beschränken.
Die genannten Themen stehen ungeachtet ihrer getrennt geführten politischen oder gesetzgeberischen Erörterung, ungeachtet auch des erreichten Diskussionsstandes offensichtlich in einem *inneren Zusammenhang*. Es besteht eine Interdependenz, ein gegenseitiges Bedingungsgefüge unter den hier angesprochenen Problemen.
Denn – um damit zu beginnen – stationäre und ambulante Behandlung bedingen einander vielfältig[5]. Die Formen der ambulanten Versorgung wirken auf die Struktur und den Umfang der stationären Behandlung ein, umgekehrt hängt die Arbeitsteilung zwischen ärztlicher Praxis und Krankenhaus von dem therapeutischen Anspruch der stationären Versorgung ab, wie die unterschiedlichen Verweilzeiten in den Krankenhäusern verschiedener vergleichbarer Industrieländer zeigen. Ambulante Versorgung und stationäre Behandlung sind aber auch über die Heilberufe miteinander verflochten. Die „Tätigkeitsfelder" – im Sinne der Berufssoziologie – für Ärzte, Krankenschwestern und -pfleger, Masseure, Therapeuten werden durch die Struktur der medizinischen Versorgung bestimmt. Die Nachwuchs- und Beschäftigungslage dieser verschiedenen Heilberufe hängt ihrerseits von den Ausbildungseinrichtungen und den Berufsordnungen ab. Ausbildungseinrichtungen und Berufsordnungen stehen in einem wechselseitigen Zusammenhang mit den Tätigkeitsfeldern.

---

[5] Jahn, E.: Integriertes System der medizinischen Versorgung, a.a.O.

Versuchen wir, diesen Zusammenhang in einem Schema zu verdeutlichen.

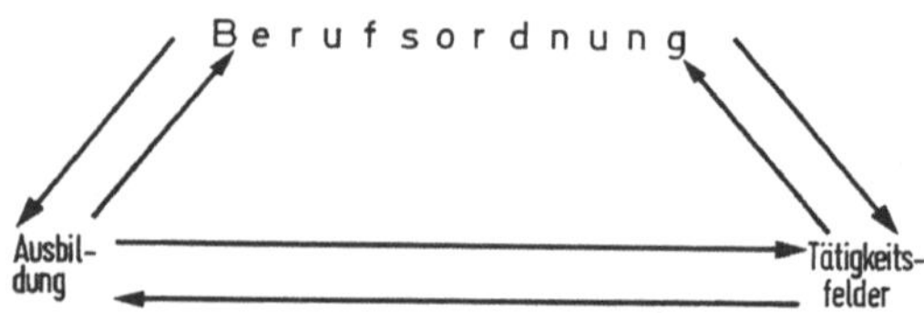

Abb. 3. Beziehung zwischen Ausbildung, Berufsordnung und Tätigkeitsfeldern

Erläuterung. Ausbildung: Es gibt in der Bundesrepublik 21 medizinische Fakultäten. Es gibt eine Berufsordnung für 20 verschiedene Arzt- und für 15 – 20 verschiedene Heilberufe.
Die Tätigkeitsfelder sind teils freiberuflich, teils anstaltsbezogen und unterliegen einer starken Spezialisierung. Der durch Pfeile angedeutete Zusammenhang zwischen den drei von uns unterschiedenen organisierten Einflußzonen, wir wollen sie die „Regelungsstellen" der gesellschaftlichen Aktionsfelder (Ausbildung, Berufstätigkeit, Berufspolitik) nennen, kommt durch das Handeln verschiedener Personenkollektive und ihrer Exponenten (Funktionäre, Mandatsträger) zustande. Ein elementares Motiv ihres Handelns bildet dabei die Sicherung des Berufes hinsichtlich

– seiner ökonomischen Grundlagen,
– seiner rechtlichen Garantien und
– seiner sozialen Identität.

Handelnde in diesen Aktionsfeldern (s. Tabelle 3) sind über 500000 Personen, nehmen wir hinzu, daß ca. 11–21% der Wohnbevölkerung aktuell (d.h. zu einem Stichmonat) in Behandlung stehen, dann erweitert sich die Anzahl der Personen, die an den genannten Aktionsfeldern beteiligt sind, um rund 6–12 Millionen. Ferner dürfen wir die Verwaltungsstellen nicht vergessen, die den ökonomischen Ablauf gewährleisten und seine rechtlichen Grundlagen garantieren. Von den handelnden Personen und vom alltäglichen Geschehen her gesehen – und das ist die soziologische

Perspektive – haben wir es mit einem komplexen, d.h. differenziert strukturierten und quantitativ bedeutsamen Sozialzusammenhang zu tun. Welche theoretischen Instrumente hat die Soziologie entwickelt, um Sozialverhältnisse der geschilderten Eigenart und Größenordnung theoretisch abzubilden? Welche theoretischen Vorstellungen oder Modelle hat der Soziologe zur Hand, um diese verwirrende Vielfalt von Situationen, Geschehnissen, Handlungen und Personen übersichtlich zu ordnen?

Beim gegenwärtigen Stand der theoretischen Begriffsbildung stehen mehrere Zugriffswege offen. Wir können *einzelne* Aktionsfelder oder Aspekte isolierend mit den *Methoden der empirischen Sozialforschung* untersuchen. Die Abgrenzung der Aktionsfelder oder der Aspekte erfolgt dann über den Berufsbegriff oder über Organisationsmodelle oder über den Situationsbegriff, z.B. „Krankenschwestern in der Ausbildung", "the student-physician" (die Ausbildung zum Arzt), oder „Soziologie des Krankenhauses," „soziologische Probleme medizinischer Berufe", die Arzt-Patientenbeziehung usf. Alle diese Versuche folgen dem Gefälle des gesellschaftlichen Selbstlaufs, sie nehmen den naiven Aspekt auf, wie er sich den Handelnden in ihrem Situationsbewußtsein darstellt, und verallgemeinern ihn in seinen typischen Erscheinungen. Die *Wahrnehmungs- und Bewußtseinsinhalte,* die sich für Angehörige gesellschaftlicher *Großgruppen* (Männer/Frauen; Altersklassen; Angehörige sozialer Schichten; Berufe) aus ihren jeweiligen *Situationen* (Ausbildung, Berufsarbeit oder als Patienten) ergeben, werden in ihrem statistisch repräsentativen Gehalt ermittelt oder qualitativ auf ihre Eigenart hin untersucht.

Die isolierte Untersuchung einzelner Aktionsfelder mit den Methoden der empirischen Sozialforschung entspricht dem Vorgehen der öffentlichen Meinung und der politischen Instanzen. Die empirische Sozialforschung wirkt auf eine Versachlichung der öffentlichen Diskussion und gibt der politischen Entscheidung fundiertere Grundlagen. Dabei kann sie es kaum vermeiden, in Abhängigkeit von den Zufälligkeiten der Tagespolitik zu geraten. *Wann* eines der eingangs erwähnten Themen zur öffentlichen Diskussion oder zur politischen Entscheidung ansteht, bestimmen nicht wissenschaftliche, sondern politische Interessen. *Ob* und *wie* beispielsweise eine Reform der Sozialen Krankenversicherung oder der Berufsordnung der Ärzte oder eine Curriculumrevision der medizinischen Ausbildung oder die Bildung von medizinischen Fakultäten als Gesamthochschuleinrichtungen zum Thema einer politischen Auseinandersetzung oder gar gesetzgeberischer Initiative wird, darüber kann der Sozialwissenschaftler keine Vorhersagen machen, auch kann er hierauf nur in seltenen Fällen einen Einfluß ausüben. Die Verbindung der empirischen Sozialforschung mit der Tagespolitik bleibt daher mehr oder weniger zufällig. Ihre theoretische Grundlage folgt den vorgegebenen Handlungsrahmen, die sie mit fundierteren Informationen über die Meinung und das Verhalten der handelnden Personen ausfüllt. Die Handlungsrahmen selbst, die durch Rechtsnormen, Organisationsformen, ökonomische Bedingungen und soziale Identitätsbildung vorgegeben sind, bilden das „geronnene" Ergebnis sozialgeschichtlicher Prozesse, die, systematisch betrachtet, zufällig sind. Der Zugriff der empirischen Sozialforschung *entbehrt also einer systematischen Grundlage,* die den Zusammenhang der historisch zufällig entstandenen Aktionsfelder zum Modell erhebt.

2. Ein systemtheoretischer Zugriff

Eine Modellbildung, die die bestehenden Aktionsfelder, also den Vordergrund des Geschehens, auf ihre systematischen

---

6 Wirtschaft und Statistik, Jg. 1968, S. 84–90, S. 308–313; Jg. 1972, S. 570–576.

Grundlagen hin zurückführt, liegt gegenwärtig in der *Theorie gesellschaftlicher Systeme* vor. Diese Theorie nimmt an, daß gesellschaftliche Zusammenhänge, sofern ihre Stabilität auf Dauer gewährleistet sein soll, einer immanenten Logik folgen. Sie müssen bestimmte Struktureigenschaften besitzen, nämlich sich nach innen und außen zu erkennen geben, indem sie sich als einen gesellschaftlichen Zusammenhang in der Wirklichkeit gegenüber anderen abgrenzen. Sie müssen, weil sie gegenüber anderen sich absetzen, ihre Beziehungen zu ihrer Umgebung (zu anderen Sozialsystemen, zur materiellen Umgebung) definieren. Und schließlich müssen sie danach streben, ihre eigene Binnenorganisation zu entwickeln.

In welcher Form gibt sich ein gesellschaftlicher Zusammenhang in der Wirklichkeit zu erkennen? Er interpretiert sich durch einen *Sinn,* und er verfolgt spezifische *Zwecke.* Aus einem theoretisch sehr weiten Horizont möglicher Sinngestaltung wählt ein gesellschaftlicher Zusammenhang aus und verleiht dem sozialen Handeln von Personen einen Sinn, der diese Personen motiviert, den gesellschaftlichen Zusammenhang herzustellen und ihn immer wieder neu zu reproduzieren. Oder, wie es ein deutscher Systemtheoretiker formuliert hat, gesellschaftliche Zusammenhänge leisten über ihre Sinnhaftigkeit eine „Reduktion der Komplexität", mit der die Welt den Menschen gegenübertritt.[7] Der Sinn eines gesellschaftlichen Zusammenhanges ist danach eine symbolische Interpretation, eine Kurzformel, die sich dazu eignet, den vielen an einem gesellschaftlichen Zusammenhang beteiligten Personen die Sinnhaftigkeit ihres Handelns zu erschließen. Wollen wir die Aktionsfelder des Gesundheitswesens unter einem einheitlichen Sinnverständnis zusammenfügen, dann können wir sagen: Schutz der Gesundheit, wissenschaftlich kompetente Versorgung im Krankheitsfall, Wiederherstellung der Gesundheit bezeichnen die *Di-*

mension des Sinnes,* von dem her konkrete Aktionen wie die Ausbildung von Heilberufen, die Berufsordnungen und der Berufsalltag verständlich werden und ihre Motivation beziehen. Für die Frage nach dem Sinn der Berufsarbeit der Heilberufe oder nach dem Sinn der Inanspruchnahme medizinischer Leistungen gibt diese Deutung die Antwort, sie erspart langwierige Erörterungen, sie reduziert über eine symbolische Interpretation die Komplexität.

In der Regel verändert ein gesellschaftlicher Zusammenhang auch die Wirklichkeit, er setzt Zwecke, die verwirklicht werden. Selbst wenn ein gesellschaftlicher Zusammenhang rein immaterielle Zwecke verfolgt, z.B. eine Religion, die für ihre Gläubigen ein Verhältnis zu überweltlichen Mächten zu stiften und zu sichern bestrebt ist, so erfordert die Verwirklichung dieser Zwecke *sichtbare* Veränderungen der Wirklichkeit: regelmäßige Gottesdienste oder religiöse Übungen. Die immaterielle Qualität eines „Heiligen" oder eines „Seligen" wird über sichtbare Erfolge, über „Werke" erworben. Der Dimension des Sinnes: religiöser Glauben, ist also eine Dimension der äußeren Handlungen, der Zweckverfolgung zugeordnet.

Für die Aktionsfelder des Gesundheitswesens entspricht der Dimension des Sinnes: Schutz und Wiederherstellung der Gesundheit, medizinische Hilfe bei Krankheit, eine *Dimension der Zwecke.* Es müssen Berufe ausgebildet, Kranke behandelt, Gesunde vor Krankheit geschützt werden. Die Dimension der Zwecke unterliegt einer ständigen Differenzierung und Konkretisierung durch einen kumulativen Erfahrungsprozeß. Die wissenschaftliche Begründung der Therapie und die Industrialisierung der Herstellung von Heilmitteln ermöglichen, wie wir gesehen haben, eine Expansion der Medizin vor allem durch Entdeckung und Erfahrung. Krankheiten, als wissenschaftlich erforschte Verläufe, Krankheitsursachen, Behandlungsmöglichkeiten werden entdeckt. Behandlungserfolge oder Schutz gegen Erkrankungen

---

[7] Luhmann, N.: Sinn als Grundbegriff der Soziologie, a.a.O.

werden über die ständigen Erfahrungen der Heilberufe bestätigt, in ihrer Wirksamkeit relativiert oder widerlegt. Über Entdeckung und Erfahrung findet daher eine fortlaufende Veränderung im Bestand der Zwecke statt, Zwecke werden verworfen, präzisiert, neue werden gesetzt. Die Diskussion der Zwecke in der Ausbildung, also der Wandel der Ausbildungsziele durch eine ständige Curriculumrevision, hat sich gegenwärtig zu Reformprogrammen der medizinischen Ausbildung verdichtet. Eine ähnliche Diskussion beobachten wir hinsichtlich der Aufgaben des „praktischen Arztes". Hinter dem Wandel der Berufsbezeichnung „praktischer Arzt" → „Arzt für Allgemeinmedizin" verbirgt sich zugleich die Absicht, seine Aufgabe neu zu definieren.[8] Dem Wandel der Zwecke werden also erhebliche Anstrengungen gewidmet, sozialer Wandel bedeutet nicht nur eine Veränderung der Bedingungen sozialen Handelns, sondern vor allem eine Revision der Zwecke, ihre Präzisierung oder Neudefinition.

Die Verwirklichung von Zwecken, die sich stets auf eine aktive Veränderung der Wirklichkeit richtet, ist auf Dauer nur garantiert, wenn die erforderlichen Mittel hierfür bereitstehen. In einer arbeitsteiligen, auf Austausch gegründeten Wirtschaftsgesellschaft bedarf daher die Verwirklichung von Zwecken einer festen ökonomischen Basis. Für Maßnahmen zur Erhaltung und Wiederherstellung der Gesundheit werden gegenwärtig nahezu 10% aus dem Brutto-Inlandssozialprodukt bereitgestellt, überwiegend aus Zwangsabgaben: Sozialversicherungsbeiträge und Steuern. Die Finanzierung des gesellschaftlichen Zusammenhanges, der auf Schutz, Erhaltung und Wiederherstellung der Gesundheit gerichtet ist, wird also durch gesetzliche Eingriffe in den marktwirtschaftlichen Ablauf vornehmlich ga-

rantiert. Aber die Sicherung der Finanzierung allein reicht für die Verwirklichung der Zwecke nicht aus. Es müssen auch gesetzliche Grundlagen für die Tätigkeit der Heilberufe geschaffen werden, der Handlungsspielraum für die Ausbildung und für die Berufsarbeit der Heilberufe muß rechtlich garantiert sein, um Mißbrauch zu verhüten und die Übernahme von Risiken zu ermöglichen. Ein gesellschaftlicher Zusammenhang bedarf ökonomischer und rechtlicher Garantien von seiten der gesellschaftlichen Umgebung, in der er sich befindet und auf die er einwirkt. Er muß seine Eigenexistenz sichern, indem er sich auf seine Umgebung (arbeitsteilige Wirtschaft, sozial- und steuerstaatliche Finanzierung, rechtsstaatliche Verbürgungen des Berufes) einstellt. Wir haben im einleitenden Kapitel dargestellt, auf welchen Wegen der Arztberuf (Professionalisierung) und die Heilmittelherstellung (Industrialisierung) sich den Gegebenheiten angepaßt haben.

Doch – so argumentiert die soziologische Theorie sozialer Systeme – für den dauerhaften Bestand eines gesellschaftlichen Zusammenhanges reichen die bisher genannten Bedingungen nicht zu. Es genügt nicht, die Komplexität der Wirklichkeit durch die Konkretisierung eines Sinnes zu reduzieren und damit eine sichtbare *Verständlichkeit des sozialen Handelns* herzustellen. Es genügt nicht, ein *funktionsfähiges Zweckmittelsystem* unter dem Schutzmantel der Sinnverständlichkeit aufzubauen, vielmehr müssen die sozialen Beziehungen unter den Handlungseinheiten aufeinander abgestimmt, es müssen Konflikte ausgetragen, es müssen konkurrierende Sinnverständlichkeiten abgewehrt werden. Eine vierte Bedingung für den dauerhaften Bestand eines gesellschaftlichen Systems stellt also die *Integrationsleistung* dar, die das Auseinanderbrechen der Sinnhaftigkeit und die Auflösung des Zweckmittelsystems verhindert. Die drei erstgenannten Bedingungen konnten wir beispielhaft durch entsprechende Strukturen des Gesundheitswesens erläutern, für die Inte-

---

[8] Braun, R.N.: Lehrbuch der ärztlichen Allgemeinpraxis, a.a.O. Häussler, S.: Allgemeinmedizin in Gegenwart und Zukunft, a.a.O. Lüth, P.: Niederlassung und Praxis, a.a.O. Sturm, E.: Einführung in die Allgemeinmedizin, a.a.O.

grationsleistung aber lassen sich entsprechende gesellschaftliche Strukturen schwer anführen. Denn wir haben diesen Abschnitt gerade mit der Beschreibung der vielen verstreuten Aktivitäten eingeleitet, die nicht aufeinander abgestimmt sind, ja zum Teil im offenen Widerspruch zueinander stehen, wie z.B. die Ausbildungssituation für Ärzte und Krankenschwestern. Die Anwendung der Modelle der soziologischen Systemtheorie setzt aber voraus, daß wir auch für die vierte Bedingung: die Integrationsleistung, auf ein Äquivalent im Gesundheitswesen hinweisen können.

Ein solches Äquivalent besteht zum gegenwärtigen Zeitpunkt zweifellos in der vielfach erhobenen Forderung, die verstreuten Aktivitäten im Gesundheitswesen planmäßig zu ordnen, ein Gesamtkonzept für den Schutz und die Erhaltung der Gesundheit einer Millionenbevölkerung zu entwickeln[9]. Diese von Gesundheitspolitikern und Wissenschaftlern in den vergangenen Jahren wiederholt und nachdrücklich erhobenen Forderungen, im Gesundheitswesen die Übersicht wiederzugewinnen, das Vorgehen in verschiedenen Aktionsfeldern zu koordinieren, Leitsätze für die Gesundheitspolitik zu entwickeln, verweisen auf eine Leerstelle. Die mangelnde Integration im Gesundheitswesen wird zumindest als Problem gesehen. Ein solches Problembewußtsein aber kann die soziologische Systemtheorie für sich in Anspruch nehmen. Sie kann die Forderungen der Gesundheitspolitiker und Wissenschaftler als Hinweis darauf werten, daß wir im Gesundheitswesen auf ein gesellschaftliches

System zusteuern, das von seiner Sinnhaftigkeit und von seiner Zweckmittelstruktur bereits die Eigenschaften eines abgegrenzten und dauerhaften gesellschaftlichen Zusammenhanges besitzt. Mit dieser Einschränkung, daß wir es mit einem Sozialsystem in statu nascendi zu tun haben, wollen wir im folgenden vom gesellschaftlichen Gesundheitssystem sprechen.

Welche Vorteile erwachsen aus einem solchen theoretischen Zugriff? Denn wir dürfen nicht vergessen, die Systemtheorie verläßt den konkreten vorgegebenen Rahmen sozialen Handelns, der dem Laien vertraut ist und in dem sich die Tagespolitik vor allem zu Hause weiß. Dem Verlust an Anschaulichkeit, der Preisgabe einer Gemeinverständlichkeit für die aktuell politisch Handelnden müssen Vorteile entgegengesetzt werden, die ein abstrakter, weil allgemeiner ansetzender Zugriff verspricht.

Die Vorteile eines systemtheoretischen Ansatzes liegen, kurz gesagt, in den folgenden Erweiterungen für die Bildung von Hypothesen. Die sozialwissenschaftliche Untersuchung des Gesundheitswesens gewinnt breitere und eigenständige Grundlagen, um gezielte Fragen zu stellen.

1. Wir können verschiedene Untersuchungsansätze miteinander kombinieren. Die wirtschaftswissenschaftliche Untersuchung der Geld- und Leistungsströme z.B. kann mit den soziologischen Repräsentativbefragungen der Angehörigen der Heilberufe oder der Patienten verbunden werden. Die Curriculumforschung an den medizinischen Fakultäten tritt in eine Beziehung zu den Analysen über die Wirksamkeit der kassenärztlichen Versorgung oder der Finanzierung des Gesundheitsbudgets durch die Sozialversicherung.

2. Wir gewinnen Abstand zu den Untersuchungen der empirischen Sozialforschung, die an die historisch zufällig abgegrenzten Aktionsfelder gebunden und den Interessen der Tagespolitik verhaftet sind. Wir gewinnen die Möglichkeit, andere Prioritäten zu sehen und zu setzen, als sie sich aus dem Bündnis von partikularen Interes-

---

[9] Der WWI-Studie sind eine Fülle von gesundheitspolitischen Programmen der Verbände und der politischen Parteien gefolgt. (vgl. die Übersicht bei Medizinisch-pharmazeutische Studiengesellschaft e.V., Vorstellungen zur Weiterentwicklung des Gesundheitswesens, Juni 1974). Die dichte Folge der gesundheitspolitischen Programme und der Eifer, mit dem Verbände und Parteien sich der gesundheitspolitischen Programmatik angenommen haben, bestätigt den systemtheoretischen Gesichtspunkt, daß die Integrationsleistung im Gesundheitssystem unausgefüllt ist.

sen, Tagespolitik und empirischer Sozialforschung ergeben.

3. Wir erhalten einen Leitfaden, an dem wir die Beziehungen unter den Aktionsfeldern und zwischen den Personen systematisch untersuchen können. Wir können danach fragen: wie wirkt sich die Finanzierung des Gesundheitssystems auf den Wandel der Zwecke aus? Befördert die Art der Finanzierung auch eine rasche Umsetzung der Forschungsergebnisse oder stehen sie dem eher hemmend im Wege? Welche Folgen äußern die rechtlichen Garantien der Berufsausübung für die medizinische Versorgung der Bevölkerung? Gibt es eine Rückmeldung aus den Erfahrungen der ärztlichen Praxis an die Berufsordnung der Heilberufe und ihre Ausbildung? Wie wird die Leerstelle in der Integration des Gesundheitssystems ausgefüllt? Besteht eine Chance, daß die auf Integration gerichteten Absichten der Gesundheitspolitiker und Wissenschaftler sich durchsetzen und das Gesundheitssystem sich als ein soziales System im Sinne der soziologischen

Theorie ausbildet? Diese Fragen verdeutlichen den weiteren Spielraum soziologischer Analyse, der zugleich ein systematisches Vorgehen erlaubt.

4. Wir bekommen die Eigendynamik des Gesundheitssystems in den Griff. Denn, wie wir gesehen haben, liegt die Weiterentwicklung des Gesundheitswesens gegenwärtig in der Integration seiner Aktionsfelder. Eine Quelle der Widersprüche und der mangelnden Effizienz des Gesundheitswesens bildet die fehlende Abstimmung unter den historisch zufällig gegeneinander abgegrenzten Aktionsfeldern. Schritte in der Weiterentwicklung des Gesundheitswesens gehen zweifellos in die Richtung, die überkommenen Aktionsfelder gegeneinander zu öffnen und in größeren Zusammenhängen zu denken und zu planen. Doch um eingefahrene Gewohnheiten des Denkens und des politischen Handelns aufzubrechen, bedarf es überzeugender theoretischer Konzepte, die in die Lage versetzen, wissenschaftlich und politisch Neuland zu erschließen.

II. Medizin und Sozialstruktur

1. Ergebnisse
der Kulturanthropologie
(Medicine and Ethnology)

Das Verhältnis der Medizin – als einer gesellschaftlichen Institution – zur Sozialstruktur hat viele Aspekte. Ihre Darstellung macht den wesentlichen Inhalt der Medizinsoziologie aus. Allerdings fehlt es an einer überzeugenden Theorie für die Erfassung der komplexen Beziehungen, die zwischen Medizin und Sozialstruktur bestehen. Das begriffliche Instrumentarium für die Darstellung ihrer wechselseitigen Abhängigkeiten und Einflüsse ist noch unentwickelt[10]. Wir wollen im folgenden

zunächst in die soziologische Problemstellung einführen, die sich mit der Frage nach dem Verhältnis von Medizin und Sozialstruktur ergibt. Daran anschließend werden wir einige dieser Beziehungen darstellen.

Eine Vereinfachung der Problemstellung könnte zunächst darin gesucht werden, daß wir Krankheiten und die Fürsorge für Kranke in allen Kulturen antreffen, die *Medizin* also *eine elementare Institution menschlicher Gesellschaft* schlechthin bildet. Mit dieser Feststellung wäre ein fester, ein anthropologischer (weil auf die menschliche Natur zurückbezogener) Ausgangspunkt für eine Untersuchung des Verhältnisses von Medizin und Sozialstruktur gewonnen.

Die kulturanthropologische, aber auch die medizin-historische Forschung, der wir die

---

[10] Vgl. z.B. Pflanz, M.: Social structure and Health: Methodological and substantial problems without solutions, a.a.O.

empirische Kenntnis von dem Verhalten anderer als unserer eigenen Kultur gegenüber Krankheiten verdanken, offenbart jedoch schon auf der Stufe primitiver Gesellschaften (Gesellschaften, die eine geringe Naturbeherrschung kennzeichnet) eine außerordentliche Vielfalt kultureller und gesellschaftlicher Reaktionen auf das Vorkommen von Krankheiten. Anschaulich und zugleich überzeugend durch die Fülle der verwerteten anthropologischen Forschungsergebnisse hat Erwin Ackerknecht[11] die Medizin der primitiven Gesellschaften beschrieben.

„Geisteskrankheiten, zumindest in Gestalt unserer Psychosen ... scheinen ... selten unter Primitiven vorzukommen. Andererseits treffen wir die Krankheiten, die in unserer Terminologie funktionelle Erkrankungen genannt werden, besonders häufig an. Diese Krankheiten, zusammen mit Rheumatismus, Erkrankungen des Verdauungstraktes, Erkältungen und Erkrankungen der Atemwege, Haut- und Augenleiden sowie gynäkologische Krankheiten scheinen den Hauptbestand der Pathologie primitiver Völker zu bilden" (S. 27).

Im Sinne der mit ihnen verbundenen Gefahren stellen Krankheiten „elementare lebenswichtige Probleme, mit denen jede Gesellschaft konfrontiert wird. Jede uns bekannte Gesellschaft entwickelt Verfahren im Umgang mit Krankheiten und erfindet auf diesem Wege eine Medizin. Jedoch sind das Verhalten zu den Krankheiten und die Methoden ihrer Bekämpfung unter den primitiven Völkern außerordentlich verschieden" (S. 18). Die beobachtbare Vielfalt im *Umgang mit Krankheiten,* ungeachtet der *Gleichartigkeit* der unter primitiven Völkerschaften auftretenden *Krankheitsgefahren,* geht aus der engen Verflechtung hervor, die zwischen der Kultur einer Völkerschaft und *ihrer* „Medizin" besteht.

Über ihre kulturelle Verarbeitung können Krankheiten für eine Gesellschaft eine Bedeutung erlangen, die weit über ihre tatsächliche Verbreitung hinausgeht. „Furcht und Angst können aus anderen Lebensbereichen in die Medizin eingebracht werden." So berichtet Ackerknecht von Völkerschaften, unter denen im Zusammenhang mit religiös motivierten Verhaltensweisen nahezu ein Drittel der verfügbaren Zeit auf den Umgang mit Krankheiten verwendet wird oder die von dem Gedanken gefangen sind, auf welche Weise man durch geeignete Zaubersprüche seine Nachbarn krank machen kann (ebenda).

Wir treffen in primitiven Gesellschaften eine Verknüpfung von Verhaltensweisen, die in unserem modernen Sinne medizinische Bedeutsamkeit besitzen, mit Vorstellungen oder Handlungen, die *ihrem gemeinten Sinn*[12] *nach* anderen Zielen dienen. Das erschwert ein Verständnis auch der Elemente der Medizin primitiver Völkerschaften, die einer wissenschaftlichen Prüfung standhalten. So hat die moderne Medizin eine Reihe hochwirksamer Arzneimittel von primitiven Völkern übernommen, oder die Ethnologen berichten über Behandlungen und chirurgische Eingriffe, die nach unserer heutigen Kenntnis ihrer naturwissenschaftlichen Voraussetzungen durchaus zweckmäßig sind.

Das Überraschende und zu Fehlbeurteilungen Verleitende an solchen Beobach-

---

[11] Ackerknecht, E.: Medicine and ethnology, a.a.O. Wir beziehen uns im folgenden auf diese Veröffentlichung, die auf langjährigen Studien und der Auswertung einer Vielzahl ethno-medizinischer Untersuchungen beruht.

[12] Der „gemeinte Sinn" bezeichnet seit Weber, M. einen soziologisch-analytischen Begriff: „Soziologie ... soll heißen: eine Wissenschaft, welche soziales Handeln deutend verstehen und dadurch in seinem Ablauf und seinen Wirkungen ursächlich erklären will. ,Handeln' soll dabei ein menschliches Verhalten (einerlei ob äußeres oder innerliches Tun, Unterlassen oder Dulden) heißen, wenn und insofern als der oder die Handelnden mit ihm einen subjektiven *Sinn* verbinden. ,Soziales' Handeln aber soll ein solches Handeln heißen, welches seinem von dem oder den Handelnden gemeinten Sinn nach auf das Verhalten *anderer* bezogen wird und daran in seinem Ablauf orientiert ist." Wirtschaft und Gesellschaft, Kap. 1, Soziologische Grundbegriffe, § 1.

tungen ist jedoch der *ganz anders geartete Sinn,* den die Primitiven ihrem Verhalten beilegen. Nicht die durch *Erfahrung* bestätigte und durch die Einsicht in die Zusammenhänge *kontrollierte Wirksamkeit* leitet das medizinische Handeln (etwa die Anwendung eines Heilmittels), sondern *religiös-magische Vorstellungen* oder gesellschaftliche Wertvorstellungen. Die Wirksamkeit medizinischen Handelns wird in dieser Vorstellungswelt seiner Übereinstimmung mit (bzw. dem Verfehlen von) religiös-magischen oder sozialen Normen zugeschrieben.

Die Bindung medizinischen Handelns an einen von unserem Denken gänzlich verschiedenen Sinnzusammenhang erklärt auch die überraschende Beobachtung, daß die Primitiven hochwirksame und unwirksame Arzneimittel *unterschiedslos* verwenden oder die Wirksamkeit ihrer Behandlung meist gerade den unwirksamen Elementen ihres medizinischen Handelns beilegen. Die Vorstellungen, die die Primitiven sich von den Wirkungszusammenhängen machen, entbehren einer Kontrolle durch Beobachtung und Erfahrung. Sie *variieren* daher ihr medizinisches Handeln nicht in einem *experimentellen Sinne.*

Der Verzicht auf eine Kontrolle der Vorstellungen über die Wirklichkeit durch Erfahrung und durch experimentell variiertes Handeln steht einer Weiterentwicklung der zum Teil erstaunlichen Leistungen der primitiven Medizin entgegen. Wie Ackerknecht zu Recht betont, hat die Medizin der Primitiven sich, gemessen an ihren Aufgaben, mehr oder weniger gut bewährt, ja, sie ist bei manchen Völkerschaften zu gewissen Zeiten unserer Medizin überlegen gewesen (S. 25). Eine Erklärung dafür, auf welchen Wege Völker geringer Naturbeherrschung zu ihren uns heute überraschenden medizinischen Fähigkeiten gelangt sind, muß daher das Experiment und wissenschaftlich kontrollierte Erfahrung ausscheiden, denen die moderne abendländische Medizin ihre Erfolge zu danken hat. Die Quellen, aus denen die primitive Medizin ihren Arznei-mittelschatz und ihre Behandlungstechniken gewonnen hat, liegen für uns im Dunkeln. Ackerknecht vermutet unserem Verständnis unzugängliche „instinktive" Formen der Erschließung medizinisch wirksamer Naturkräfte (Arzneien) oder Behandlungsverfahren.

Für eine Analyse des Verhältnisses von Medizin und Sozialstruktur ist das Beispiel der primitiven Medizin in mehrfacher Hinsicht lehrreich. Ungeachtet der Übernahme vieler Arzneimittel durch die abendländische Medizin gibt es keine *durchgehende Beziehung im Sinne einer Entwicklung* zwischen primitiver und moderner Medizin. Die Medizin primitiver Völkerschaften und die abendländische Medizin stehen einander als kulturelle Individualitäten gegenüber. Ihre Konstruktionsprinzipien und Verfahrensgrundsätze sind grundverschieden. Medizin als eine universelle, d.h. bei allen Völkerschaften anzutreffende Institution wird in ihrer Erscheinungs- und Funktionsweise sehr viel nachhaltiger durch den *Kulturzusammenhang* geprägt als durch das Krankheitsspektrum, die klimatischen Bedingungen oder den Stand der ökonomischen Entwicklung (S. 19).

Die Verschiedenartigkeit ihrer Verflechtung mit der Kultur, die primitive und moderne Medizin voneinander trennt, wird von Ackerknecht an einigen Eigenschaften sehr überzeugend herausgearbeitet.

„Krankheit und Tod werden von den Primitiven in der überwiegenden Anzahl der Fälle nicht durch natürliche Ursachen, sondern durch das Eingreifen übernatürlicher Mächte erklärt", während „wir gewohnt sind, Krankheiten als einen rein biologischen Vorgang zu betrachten und Medizin für eine Art von Reflex-Reaktion hierauf anzusehen" (S. 18/19).

„Krankheit und Medizin spielen eine soziale Rolle in primitiven Gesellschaften ... in vielen primitiven Gesellschaften werden Krankheiten zur wichtigsten gesellschaftlichen Sanktion ... Krankheit und Heilpersonen spielen eine mächtige soziale Rolle, eine Rolle, die in unserer Gesellschaft eher durch Richter, Priester, Soldaten und Polizisten eingenommen wird ... primitive Medizin enthält einen moralischen Anspruch, der unserer Medizin nahezu fehlt ... Diese soziale Rolle der Krankheit vermag zum Teil auch die Bestandserhaltung primitiver Medizin unabhängig von ihrer tatsächlichen Wirksamkeit zu garantieren. Der Behandlungseffekt bestimmter Verfahrensweisen mag völlig nebensächlich sein, aber sie werden beibehalten, weil sie wichtige gesellschaftliche Aufgaben erfüllen ... ferner kommt die gesellschaftliche Bedeutsamkeit von Krankheiten für primitive Gesellschaften auch in der Annahme zum Vorschein, daß eine Bestrafung durch Krankheit jedes andere Mitglied der Familie ebenso treffen kann wie denjenigen, der sich gegen die übernatürlichen Mächte vergangen hat. ... Wir – die moderne Medizin – betrachten Krankheit letztlich als ein biologisches, individuelles und moralisch neutrales Problem.'' Und wir trachten danach, Verfahrensweisen nach ihren nachweisbaren medizinischen Erfolgen zu bewerten, unwirksame Verfahren auszuscheiden. Es würde zumindest schwerhalten, sie allein wegen ihrer gesellschaftlichen Nebeneffekte beizubehalten (S. 19/20). Die Unterschiede können auf grundlegende Prinzipien der Gesellschaftsorganisation zurückgeführt werden.

„Die primitive Medizin ist primär magisch-religiös und verwendet einige wenige zweckrationale Elemente, während unsere Medizin vorwiegend zweckrational und wissenschaftlich verfährt und einige magische Komponenten einsetzt ... in ihren Zielen, in ihrem Inhalt und in ihren Methoden orientieren sich unsere Medizin und ihre Vertreter zweckrational, magische Elemente treffen wir überwiegend auf der Seite der Patienten'' (S. 21).

Die Eigenschaften, durch die Ackerknecht primitive und moderne Medizin in ihrer Verschiedenartigkeit kennzeichnet, verweisen aufeinander ausschließende Kategorien, mit denen die soziologische Theorie Handlungen und Handlungssysteme klassifiziert. Es sind dies die Gegensatzpaare:

– *Gesellschaft* als Erscheinungsweise *übernatürlicher* Mächte oder als Ergebnis „natürlicher'', d.h. *menschlich-geschichtlicher* Wirksamkeit.

– Das *Schema* für die Konstruktion *von Handlungen* oder Handlungssystemen kann „*zweckrational*'' oder „*wertrational*'' (z.B. magisch-religiös, ethisch) ausgerichtet sein.

– Die Bedeutsamkeit und die Folgen von Handlungen und Handlungssystemen können über die Perspektive der Beteiligten auf das Handlungssystem zurückwirken, oder der Handlungszusammenhang wird aus übergreifenden soziokulturellen Zusammenhängen heraus kontrolliert.

Erläutern wir zunächst die prinzipiellen soziologischen Charakterisierungen primitiver und moderner Medizin.

1.1 Magischer und geschichtlicher Gesellschaftsbegriff

Verstehen wir Vergesellschaftung, Sozialstruktur oder Gesellschaft als synonyme Bezeichnungen für das Gesamt gesellschaftlicher Beziehungen, die *jenseit des Familien- oder Sippenverbandes* Menschen miteinander verbinden, dann kann die „Gesellschaft'' als Ausdruck übernatürlicher, übermenschlicher Wirkungszusammenhänge verstanden werden. Die Gesellschaft wird als eine übernatürliche Wirklichkeit, z.B. als Einbruchstelle und Wirkungsfeld göttlicher oder teuflischer Mächte aufgefaßt, mit denen eine Verbindung auf magisch-religiösem Wege gesucht und hergestellt werden muß.

Ein (dieser Auffassung) logisch entgegengesetztes Verständnis beruht auf der Voraussetzung, daß Gesellschaft das *Ergebnis* „*natürlicher*'', *menschlicher Gestaltung* bildet. Unter dieser Voraussetzung ist es prinzipiell möglich, auf wissenschaftlichem

Wege gesellschaftliche Wirkungszusammenhänge aufzudecken und planvoll zu gestalten.

Über den Grundansatz, sich „die Gesellschaft" in ähnlicher Weise mit dem „natürlichen" menschlichen Erkenntnisvermögen zu erschließen, wie dies mit bemerkenswertem Erfolg gegenüber der Natur bereits geschehen ist, besteht seit dem Aufkommen der modernen Wissenschaft kein Streit. Allerdings gibt es eine breite wissenschaftstheoretische und -politische Diskussion über die Leistungsfähigkeit der bestehenden Wissenschaftsorganisation, ihre Arbeitsteilung, ihre Erkenntnisvoraussetzungen und -verfahren, diesen Anspruch auch einzulösen.

Wenn wir „der Gesellschaft" die Eigenschaften einer nicht übernatürlichen, sondern menschlich-geschichtlichen Wirklichkeit zuschreiben, dann haben wir uns für die Lösung gesellschaftlicher Probleme der normalen menschlichen Erfahrung und ihrer Organisation als Wissenschaft verschrieben. Auf ihre praktischen Konsequenzen hin betrachtet bedeutet die Alternative „natürlich" – „übernatürlich" für die Lösung des universellen gesellschaftlichen Problems der Krankheiten eine Entscheidung hinsichtlich der in Betracht kommenden Handlungsmöglichkeiten: wissenschaftlich angeleitetes, durch Erfahrung kontrolliertes Handeln, oder magisch-religiöse Behandlungsweise. Daß unsere Kultur die Lösung des gesellschaftlichen Problems der Krankheiten zunächst mit Hilfe der Naturwissenschaften gesucht hat, betrifft eine Besonderheit der abendländischen Geschichte, die mit der prinzipiellen Entscheidung, eine „natürliche" Erklärung für die uns betreffenden Wirkungszusammenhänge unserer Umwelt zu suchen, nichts zu tun hat.

In gleicher Weise stecken auch in den anderen Kriterien, die Ackerknecht für die Unterscheidung zwischen moderner und primitiver Medizin heranzieht, soziologische Kategorien der Klassifikation von Handlungen und Handlungssystemen:

– „zweckrational" und magisch-religiös bzw. moralisch („wertrational")[13];
– auf das Individuum bezogen bzw. vom Individuum her gedeutet („Krankheit ein individuelles Problem") und auf den gesellschaftlichen Zusammenhang bezogen, von dem her die gesellschaftlichen Konsequenzen gedeutet werden („soziale Rolle der Krankheit").

Auch bei diesen Bestimmungen handelt es sich um einander ausschließende Konstruktionsprinzipien gesellschaftlichen Verhaltens.

1.2 Wertrationale und zweckrationale Erfolgskriterien

Zweckrationales Handeln als eine Klasse von Handlungen ist in seinem Aufbau dadurch bestimmt, daß Beziehungen zwischen Zwecken und Mitteln zum Kriterium des Verhaltens gemacht werden. Das *Zweck/Mittel-Schema* bildet den Konstruktionsplan für den Aufbau des Handlungszusammenhanges. Es definiert dessen Elemente und Bedingungen und enthält eine Regel für die Beurteilung der Erfolgssicherheit. Wie es in der klassischen Definition Max Webers heißt: „*Erwartungen*" über das „Verhalten" („von Gegenständen der Außenwelt (!) und von anderen Menschen") hinsichtlich seiner *Tauglichkeit* als Bedingung für das Erreichen von Zwecken „bestimmen" den Handlungszusammenhang zweckrationalen

---

[13] Vgl. hierzu die von Weber, M. unterschiedenen Typen des Handelns: „Wie jedes Handeln kann auch das soziale Handeln bestimmt sein 1. *zweckrational:* durch Erwartungen des Verhaltens von Gegenständen der Außenwelt und von anderen Menschen und unter Benutzung dieser Erwartungen als ‚Bedingungen' oder als ‚Mittel' für rational, als Erfolg, erstrebte und abgewogene eigene *Zwecke*, – 2. *wertrational:* durch bewußten Glauben an den – ethischen. ästhetischen, religiösen oder wie immer sonst zu deutenden – unbedingten *Eigenwert* eines bestimmten Sichverhaltens rein als solchen und unabhängig vom Erfolg – 3. *affektuell*, insbesondere *emotional:* durch aktuelle Affekte und Gefühlslagen – 4. *traditional:* durch eingelebte Gewohnheit." Ebda. § 2.

Handelns. Erwartungen, welche Wirkungen ein Medikament, eine Behandlungsweise, ein Verhalten der Patienten für die Überwindung einer Krankheit besitzen, enthalten die Kriterien für die Selbst- und Fremdbeurteilung gegenüber dem ärztlich-therapeutischen Handeln der zweckrationalen Medizin. Die Erfolgssicherheit ärztlichen Handelns hängt hier an der Gewißheit, mit der die Erwartungen hinsichtlich der Wirksamkeit verschiedener therapeutischer Maßnahmen begründet werden können. Die Medizin ändert sich mit fortschreitender wissenschaftlicher Erfahrung.

Demgegenüber ist der Konstruktionsplan *„wertrationalen" Handelns* (als einer Klasse von Handlungen) dadurch kennzeichnend, daß eine *Qualität* im Verhalten zum Ausdruck gebracht wird. Das Handeln und das Handlungssystem sollen dazu beitragen, einen (ästhetischen, ethischen, religiösen oder sozialen) Wert zu verwirklichen. Eine Beurteilung der Erfolgssicherheit nimmt die gelungene oder mißlungene Darstellung der im Verhalten angestrebten Wertqualität zum Maßstab.

Die Beurteilung kann sich im Eindruck der Handlungsteilnehmer (z.B. vom Auftreten des Medizinmannes) widerspiegeln, sie kann anhand eines vorgeschriebenen Handlungsverlaufs (z.B. „richtiges" Sprechen von Zauberformeln) geschehen, sie kann sich der Gewissensprüfung der Handelnden (z.B. Verletzung eines Tabu) bedienen. Die Kriterien, nach denen über die „Richtigkeit" einer Handlung entschieden wird, ob sie geeignet ist, ein Problem zu lösen oder einer Situation angemessen ist, werden in einer *intersubjektiven Gewißheit:* dem „Wertgefühl" gefunden. Eine Wandlung im Konstruktionsplan des Handelns kann nur über eine Veränderung des Wertgefühls eintreten. Es fehlt dem „wertrationalen" Handeln an Außenkriterien, um seine Erfolgssicherheit zu prüfen und seine Weiterentwicklung kontrolliert zu steuern.

Die wertrationale Bindung der primitiven Medizin an einen magisch-religiösen Kulturzusammenhang macht es verständlich, daß die primitiven Völker wirksame und unwirksame Arzneimittel unterschiedslos verwenden und die Behandlungserfolge der wirksamen Arzneimittel häufig den für die Behandlung bedeutungslosen Eigenschaften zuschreiben. Zugleich liegt in der wertrationalen Konstruktion medizinischen Handelns eine Erklärung für die mangelnde Fähigkeit zur Weiterentwicklung der behandlungswirksamen Elemente.

Die Konstruktionspläne von Handlungen und Handlungssystemen treffen noch gegenüber einer weiteren Alternative eine Entscheidung:

– Entfaltungsspielraum individueller Bedürfnisse oder
– soziale Kontrolle bzw. Machtsicherung herrschender Gruppen.

1.3 Gesellschaftliche
und bedürfnisorientierte Kontrolle
sozialen Handelns

Ob die Bedürfnisse der Handelnden oder die soziale Kontrolle, sei es zum Zweck der Bestandserhaltung übergreifender soziokultureller Zusammenhänge, sei es zum Zweck der Positionssicherung mächtiger Gruppen, das Handlungsschema bestimmen, betrifft die Aufteilung des „Nutzens" arbeitsteiliger Vergesellschaftung.

Die arbeitsteilige Verbindung von Handlungen eröffnet als solche „gesellschaftliche Macht". Sie wird z.B. zum Faktor sozialen Wandels (gesellschaftliche Arbeitsteilung) oder zur Grundlage politischer Macht (Staatsorganisation). Jede arbeitsteilige Verbindung von Handlungen wirft daher das Problem der Kontrolle der mit ihr entstehenden Macht-, Einfluß- und Verfügungsspielräume auf. Dieses Problem kann im Sinne einer zentralen Steuerung der Gesellschaft gelöst werden, also mit der Zusammenfassung oder Unterwerfung aller arbeitsteiligen Verbindungen von Handlungen unter eine politische oder religiöse Zentralgewalt, oder aber über die

Rückverteilung der mit der Organisation gewonnenen gesellschaftlichen Macht an die Handelnden selbst. „Gesellschaftliche Macht" bleibt dann an den Ort seines Entstehens, z.B. über die Autonomie gesellschaftlicher Teilsysteme, gebunden. In hochdifferenzierten Gesellschaften wird eine solche Rückverteilung über Bestandsgarantien (Grundrechte) sowie über Selbstverwaltung und Mitbestimmung auch politisch verwirklicht. Eine solche alternative Konstruktion in der Kontrolle gesellschaftlicher Macht der Medizin steckt auch hinter den von Ackerknecht aufgewiesenen Unterschieden von primitiver und moderner Medizin. Hierzu müssen wir noch einige erläuternde Bemerkungen anfügen.

Handlungen und Handlungssysteme stiften über die unmittelbaren, im Verkehr sichtbaren und „ausgetauschten" Vorteile weiterreichenden gesellschaftlichen Nutzen. Nicht nur der Patient erhält beispielsweise seine Behandlung und der Therapeut sein Entgelt, sondern die Gruppe oder die Gesellschaft, der der Kranke angehört, werden von einem Problem („der Bedrohung durch Krankheit, der Aufforderung zu solidarischer Hilfe") entlastet. Da der Therapeut – um den Gedanken des gesellschaftlichen Nutzens auch aus seiner Perspektive aufzunehmen – über die Macht verfügt, Kranke zu behandeln und gegebenenfalls zu heilen, tritt er in Konkurrenz zu anderen „Mächtigen": dem Priester, dem Häuptling usf. Da – verallgemeinernd gesagt – gesellschaftliches Handeln stets arbeitsteiliges Handeln ist, ist jedes Handeln und jeder Handlungszusammenhang auf vielfältige Weise mit Vor- und Folgeleistungen verflochten. Die Verflechtung mit anderen Handlungen und Handlungssystemen reicht stets weiter als die jeweils gegebene Sozialbeziehung, etwa die von Therapeut und Patient. So bringt der Therapeut seine durch früheres Lernen und durch Erfahrung erworbenen Kenntnisse ein (Vorleistungen), durch seine Behandlung bestärkt er auch die Position des Therapeuten (Folgeleistungen). Oder der Patient bezahlt den Therapeuten durch seine oder die Arbeit seiner Gruppe (Vorleistungen), er übernimmt die Rolle des Patienten und bestätigt damit den arbeitsteiligen Zusammenhang von Therapeuten und Patienten (Folgeleistungen). Diese Verflechtung mit anderen Handlungen und Handlungssystemen, z.B. des medizinisch-therapeutischen Handelns mit der ökonomischen Existenzsicherung oder mit der Bestandssicherung des Sozialsystems (Erhalten der Kranken als Mitglieder der Gruppe und der Gesellschaft) usf. bedarf einer Regelung, einer Ordnung.

Die ordnende Verknüpfung zwischen Handlungen und Handlungssystemen verschiedener Zweck- oder Sinnorientierung kann nun so beschaffen sein, daß sie den *Bedürfnissen der* (in einem Handlungssystem) *Handelnden* einen möglichst weiten Entfaltungsspielraum zu garantieren bestrebt ist, sie bewirkt eine Individualisierung der Bedürfnisfeststellung und -befriedigung. Dieser Effekt wird durch eine Ausdifferenzierung in relativ selbständige Handlungssysteme erreicht, z.B. Medizin als Teilsystem der Gesellschaft. Gesellschaftliche Teilsysteme sind durch eine Festlegung der Teilnahme- und Mitgliedschaftsbedingungen charakterisiert: so bezeichnen im Teilsystem Medizin „Patienten" und „Therapeuten" fest umschriebene Handlungschancen (Positionen). Diese Handlungschancen stehen nicht unterschiedslos allen offen, sondern werden den Individuen nach Regeln zugeteilt: für den Therapeuten auf Grund seiner Ausbildung, für den Patienten bei Vorliegen von „Krankheitszeichen". Solche relativ autonomen Handlungssysteme gewinnen über ihre Ausdifferenzierung aus übergreifenden soziokulturellen Zusammenhängen, aber auch durch ihre Herauslösung aus bestehenden Machtkonzentrationen (religiöser, militärischer, politischer oder ökonomischer Art) einen Entfaltungsspielraum. Sie können ihre internen Sozialbeziehungen unabhängig von den Ansprüchen anderer Handlungssysteme gestalten, z.B. sich die *ausschließliche*

Beurteilung oder Lösung von Problemen vorbehalten („das ist eine rein medizinische Frage!").

Die „Individualisierung" bildet Ausdruck und Folge der Ausdifferenzierung von Handlungssystemen. Um an verschiedenen Handlungssystemen je nach Bedarf teilnehmen zu können, also Patient, Belegschaftsangehöriger eines Wirtschaftsbetriebes, Sozialversicherter, Angehöriger eines Haushaltes, Lernender (Schüler, Student, Teilnehmer an der beruflichen Fortbildung) in *einer* Person sein zu können, müssen für die Teilnehmer ihre Beziehungen zu anderen Handlungssystemen weitgehend ausgeblendet werden. Die interne Differenzierung eines Handlungssystems, also der Patienten nach Krankheiten, nach Schweregrad der Erkrankung, nach der Behandlungsweise (z.B. ambulant, stationär) führt nur dann zu einer „Individualisierung der Bedürfnisse", wenn sie freigehalten werden kann von der internen Differenzierung anderer Handlungssysteme, an denen die Patienten teilhaben. Die „Individualisierung" bezieht sich also auf die *Berücksichtigung der Bedürfnisse, die in einem Handlungssystem ausdrücklich anerkannt werden.* Wenn z.B. die medizinisch bedeutsamen Erscheinungen einer Erkrankung für die einzuleitende Behandlung richtungweisende Gesichtspunkte werden, dann beschränkt sich die Individualisierung auf diesen Ausschnitt. Sie läßt andere Eigenschaften, die die erkrankten Personen in ihrer Individualität kennzeichnen, unberücksichtigt. Wenn Akkerknecht als unterscheidendes Merkmal der modernen Medizin hervorhebt, daß Krankheit als eine *individuelle* Erscheinung gewertet wird, dann ist die Individualisierung der Bedürfnisse auf die *medizinisch bedeutsamen beschränkt.* Die Ausdifferenzierung von Handlungssystemen bedeutet daher aus der Perspektive der Handelnden eine Ausdifferenzierung ihrer Bedürfnisse. Jedoch kommen bei dieser Entfaltung der individuellen Bedürfnissphäre nur die Bedürfnisse zum Tragen, die im Handlungssystem als bedeutsam anerkannt werden. So paradox es auch klingt, die Konsequenz aus dem dargestellten Zusammenhang der Ausdifferenzierung von Handlungssystemen und der Individualisierung von Bedürfnissen lautet: die individuellen Bedürfnisse der Patienten müssen medizinisch interpretiert werden, um eine Berücksichtigung zu finden. Das Angebot an medizinischen Leistungen schafft seine eigene Nachfrage, weil es die Bedürfnisse der Patienten systemgererecht (im Sinne des medizinischen Handlungssystems) transformiert.

Die Soziale Kontrolle relativ autonomer Handlungssysteme wie der Medizin stellt sich gegenwärtig gerade unter dem Gesichtspunkt, inwieweit sie individuelle Bedürfnisse verfehlt, Scheinbedürfnisse transformieren und konfligierende Bedürfnisse ausblenden. Der Entfaltungsspielraum individueller Bedürfnisse ist sicherlich nicht bereits dadurch garantiert oder inhaltlich angemessen definiert, daß die Ausdifferenzierung von relativ autonomen Handlungssystemen die Bedürfnissphäre erweitert.

Die Verflechtung von Handlungen und Handlungssystemen verschiedener Zweck- und Sinnorientierung kann nun aber auch in der Weise geordnet werden, daß nicht die Individualisierung der Bedürfnisse, sondern die *Bestandserhaltung* soziokultureller Normen und bestehender Machtkonzentrationen die Ordnung bestimmt. Diesen Typ gesellschaftlicher Ordnung finden wir bei den primitiven Völkerschaften verwirklicht. Er prägt die Stellung der primitiven Medizin. Die gesellschaftliche Ordnung repräsentiert – wie wir gesehen haben – einen übernatürlichen, magisch-religiösen Zusammenhang. Krankheiten haben (unter einem solchen Vorverständnis) übernatürliche Ursachen – die wenigen Ausnahmen bestätigen die Regel. Krankheiten gehören zu den wichtigsten gesellschaftlichen Sanktionen, die die übernatürlichen Mächte gegen die verhängen, die sich gegen sie vergangen haben. Auch die Behandlung der Kranken und der „Umgang mit der Krankheit" müssen den magisch-religiösen Vorschriften Genüge tun, sie müssen die Beziehung zu den übernatürlichen Mächten aktivieren und pflegen. Die primitive Medizin unterliegt aus der Verpflichtung heraus, den magisch-religiösen Zusammenhang der Gesellschaft durch ihre Handlungen mitzutragen und zu verantworten, einer starken Sozialen Kontrolle. Medizin ausüben bzw. Patient sein bestätigt und sichert den Zusammenhang der Gesellschaft. Den Kranken, der sich gegen die übernatürlichen Mächte, die die Gesellschaft „machen", kontrollieren und tragen, vergangen hat, holt die Behandlung in die Gesellschaft zurück. Krank werden bedeutet eine Gefährdung der Solidarität, Krankenbehandlung eine solidarische Bestätigung der Zugehörigkeit zur Gesellschaft. Diese Form der Verflechtung von Medizin und Gesellschaft erschwert eine Identifizierung der „medizinischen" Elemente im Handeln primitiver Völkerschaften. Sie erlaubt es nur, in einem übertragenen Sinne von primitiver „Medizin" zu sprechen, die ein weit größeres Feld abdeckt als die wissenschaftliche moderne Medizin (S. 25).

1.4 Offene Fragen

Der Vergleich zwischen moderner wissenschaftlicher Medizin und der „Medizin primitiver Völkerschaften", wie wir ihn auf zwei Ebenen vorgenommen haben: der der *Beschreibung* und der der *soziologischen Kategorisierung*, erlaubt es uns, einige Probleme im Verhältnis von Medizin und Sozialstruktur präziser zu umreißen.
1. Wir haben soziologische Begriffe kennengelernt, die einige spezifische soziokulturelle Eigenschaften der modernen Medizin auf der Ebene von Handlungssystemen (als Teilbereichen der Gesellschaft) kennzeichnen:

– Medizin als Teilbereich einer menschlich-geschichtlichen Wirklichkeit, die prinzipiell wissenschaftlicher Erfahrung zugänglich und planmäßiger Gestaltung fähig ist.
– Medizin als zweckrationales Handlungssystem, das seiner Konstruktion nach wissenschaftlich angeleitet, an der Erfahrung kontrolliert, experimentell variabel angelegt ist.
– Medizin als relativ autonomes Handlungssystem, das einer Individualisierung von Bedürfnissen Raum gibt.

Aus dieser soziologischen Begriffsbestimmung ergeben sich die folgenden Fragen.

a) Was kann die Soziologie über das Verhältnis der Medizin zur Gesellschaft als einer menschlich-geschichtlichen Wirklichkeit gegenwärtig aussagen? Welches sind ihre theoretischen Konzepte? Was gibt es an empirisch gesicherten Erkenntnissen?

b) Wie ist die Zweckrationalität als Orientierung des Handlungssystems garantiert? Auf welche Weise ist gesichert, daß das medizinische Handeln wissenschaftlich angeleitet, an der Erfahrung überprüft und experimentell variabel gestaltet wird?

c) In welchem Verhältnis steht die Ausdifferenzierung der Medizin als einem relativ autonomen Handlungssystem zur Ausdifferenzierung anderer Handlungssysteme: der Wirtschaft, der Politik, dem Familienhaushalt, der Wissenschaft, der Technik? Wie lassen sich die Grenzen der „Medizin" gegen andere Handlungssysteme bestimmen, was z.B. ist eine rein „medizinische" Frage, was eine gesundheitspolitische Frage? In welchem Verhältnis steht das Handlungssystem der Medizin zur individuellen Bedürfnissphäre? Gibt es z.B. eine Antwort auf die Frage nach Über- und Unterversorgung mit medizinischen Leistungen?

2. Wir haben im Verhältnis der Medizin zur Sozialstruktur *einen* Aspekt (den soziokulturellen) unter vorzugsweise *einem* Erkenntnisinteresse (dem des interkulturellen Vergleichs) betrachtet. Demgegenüber gibt es konkurrierende Aspekte und Erkenntnisinteressen. Das Verhältnis von Medizin und Sozialstruktur kann Gegenstand der folgenden wissenschaftlichen

Fragestellungen und Erkenntnisinteressen sein.

Formulierung der Fragestellung	Erkenntnisinteresse
Ökonomie	Bewertung von Organisation und Struktur des Gesundheitswesens nach dem Prinzip von Kosten und Nutzen unter dem Ziel der Effizienzsteigerung
Systemplanung	Modernisierung des Gesundheitswesens. Bessere Nutzung der vorhandenen Ressourcen. Erleichterung der Durchsetzung gesundheitspolitischer Ziele
Politische Ökonomie	Kritik der bürgerlichen Medizin und des kapitalistischen Gesundheitswesens
Marxistische Soziologie	Ermittlung und Durchsetzung der Bedingungen für den Aufbau einer Sozialistischen Medizin
Medizinsoziologie	Erforschung der gesellschaftlichen Bedingungen medizinischen Handelns mit dem Ziel, seine Selbststeuerung unter dem Prinzip einer Individualisierung der Bedürfnisse zu sichern und weiter zu entwickeln

Die vorstehende, notgedrungen skizzenhafte und grobe Übersicht soll zweierlei verdeutlichen:

a) Das Verhältnis von Medizin und Gesellschaft läßt sich bei dem gegebenen Forschungsstand nicht naiv und voraussetzungslos diskutieren. Es bildet den Gegenstand konkurrierender und zum Teil *einander ausschließender* wissenschaftlicher Verfahren und Erkenntnisabsichten.

b) die Medizinsoziologie unterscheidet sich in ihrem Erkenntnisinteresse deutlich von den ihr vorangestellten Ansätzen. Während diese überwiegend von „außen" die Medizin unter eine *soziale Kontrolle* (wirtschaftliche, planungs-, ideologische oder politische Kontrolle) stellen wollen, versteht sich die Medizinsoziologie als ein Instrument der Selbststeuerung. Die Medizinsoziologie verfolgt die Absicht, die gesellschaftlichen Bedingungen so auszu-

werten oder zu verändern, daß die am Handlungssystem Beteiligten (Therapeuten und Patienten) ihre Bedürfnisse zur Geltung bringen können. *Die Medizinsoziologie hat ihren Standort in der Medizin.* Diese stellt für sie nicht nur ein Anwendungsgebiet soziologischer Erkenntnisverfahren dar, sondern es tritt auch eine *Identifizierung* mit den Aufgaben und dem Potential eines verselbständigten Handlungssystems ein. Die Chance der beruflichen Selbstverwirklichung, die Chance der Durchsetzung lebenswichtiger individueller Bedürfnisse, die Kritik gesundheitsgefährdender gesellschaftlicher Verhältnisse, die Chance zu wissenschaftlicher Innovation und zu experimentell variabler Gestaltung gehen im Hinblick auf ihre gesellschaftlichen Voraussetzungen in die erkenntnisleitenden Absichten der Medizinsoziologie ein.

2. Konkurrierende theoretische Konzepte zur Medizinsoziologie

2.1 Gesundheitsökonomie

Eine wirtschaftswissenschaftliche Bearbeitung von Problemen des Gesundheitswesens wird durch externe und interne Tendenzen gefördert. Die hohe und tendenziell wachsende Belastung öffentlicher Haushalte durch das Gesundheitsbudget unterwirft auch dieses der finanzwirtschaftlichen Betrachtungsweise. Die Expansion des Gesundheitswesens bei steigenden Kosten erhöht den Zwang zur Rationalisierung, d.h. für die eingesetzten Mittel eine kostensparende Verwendung und/oder einen hohen Erfolg (Ertrag) zu suchen.

Der Finanzwirtschaft fällt infolge der konjunkturpolitischen Bedeutung der öffentlichen Haushalte eine wichtige gesamtwirtschaftliche Rolle zu. Die Wirtschaftswissenschaften sind daher darum bemüht, die Verwendung des Volkseinkommens durch staatliche oder staatlich finanzierte Stellen

Tabelle 12. Sozialversicherungsbeiträge eines Arbeiters[h], dessen versicherungspflichtiges Entgelt die Beitragsbemessungsgrenze in der Krankenversicherung nicht übersteigt (relativ höchster Beitragssatz)[a] (in % des Bruttoarbeitsentgelts)

Jahr	Beiträge zur			Beiträge insgesamt	Nachrichtlich Steuer- und Gesamtabzüge	
	Rentenversicherung	Krankenversicherung	Bundesanstalt für Arbeit		Durchschnittliche Lohnsteuer[e,f]	Beiträge und Lohnsteuer insgesamt[f]
1950	5	3	2	10	4,0 (4,4)	14,0 (14,4)
1951	5	3	2	10	5,2 (5,7)	15,2 (15,7)
1952	5	3	2	10	6,1 (6,6)	16,1 (16,6)
1953	5	3	2	10	5,1 (5,6)	15,1 (15,6)
1954	5	3,1	2	10,1	4,8 (5,2)	14,9 (15,3)
1955	5,5[b]	3,1	1,5[b]	10,1	4,9 (5,3)	15,0 (15,4)
1956	5,5	3,1	1,5	10,1	5,6 (6,1)	15,7 (16,2)
1957	7[c]	3,9	1[c]	11,7	4,4 (4,8)	16,1 (16,5)
1958	7	4,2	1	12,2	2,7 (2,9)	14,9 (15,1)
1959	7	4,2	1	12,2	3,6 (3,9)	15,8 (16,1)
1960	7	4,2	1	12,2	4,7 (5,1)	16,9 (17,3)
1961	7	4,7	1[d]	12,3	6,1 (6,6)	18,4 (18,9)
1962	7	4,8	0,7[d]	12,3	7,2 (7,8)	19,5 (20,1)
1963	7	4,8	0,7	12,5	7,9 (8,6)	20,4 (21,1)
1964	7	4,85	0,65	12,5	8,2 (8,9)	20,7 (21,4)
1965	7	4,95	0,65	12,6	8,3 (9,0)	20,9 (21,6)
1966	7	5,0	0,65	12,65	9,0 (9,8)	21,65 (22,45)
1967	7	5,05	0,65	12,7	9,3 (10,1)	22,0 (22,8)
1968	7,5	5,1	0,65	13,25	9,8 (10,7)	23,05 (23,95)
1969	8	5,25	0,65	13,90	10,1 (11,0)	24,0 (24,9)
1970	8,5	4,1	0,65	13,25	11,5 (12,5)	24,75 (25,75)
1971	8,5	4,1	0,65	13,25	11,5 (12,5)	25,65 (26,75)
1972	8,5	4,2	0,85	13,55	12,9 (14,1)	26,45 (27,65)
1973	9	4,6	0,85	14,45	13,6 (14,8)	28,05 (29,25)
1974[g]	9	4,8	0,85	14,65	14,1 (15,4)	28,75 (30,05)
1975	9	4,9	0,85	14,75	14,6 (15,9)	29,35 (30,65)
1976	9	5,0	0,85	14,85	15,2 (16,6)	30,05 (31,45)
1977	9	5,1	0,85	14,95	15,9 (17,3)	30,85 (32,25)

[a] Galt bis zur Einführung der Lohnfortzahlung ab 1. Januar 1970 für Pflichtmitglieder der gesetzlichen Krankenversicherung mit sofortigem Anspruch auf Barleistungen (in der Regel Arbeiter), deren Bruttojahresarbeitsentgelt die jeweilige Beitragsbemessungsgrenze der Krankenversicherung nicht übersteigt. Auch ab 1970 sind die Beiträge unter der Annahme berechnet, daß diese Grenze nicht überschritten ist. (Für Krankenversicherung: gewogener Durchschnittssatz).

[b] Ab April (kein Einfluß auf den Jahresdurchschnitt der Beiträge insgesamt).

[c] Ab März (Beiträge insgesamt = gewogener Jahresdurchschnitt).

[d] Von August 1961 bis April 1962 keine Beiträge (Beiträge insgesamt = gewogener Jahresdurchschnitt).

[e] Verheiratete ohne Kinder mit Durchschnittsverdienst (durchschnittliches Bruttojahresarbeitsentgelt aller Versicherten der Rentenversicherung der Arbeiter und Rentenversicherung der Angestellten), es sei denn, dieses ist höher als die Beitragsbemessungsgrenze der Krankenversicherung. Dieser Fall ist bislang nur in den Jahren 1964, 1968 und 1969 akut geworden. Er wird es infolge der Dynamisierung auch dieser Bemessungsgrenze voraussichtlich nicht mehr werden.

[f] In Klammern einschließlich Kirchensteuer (in Höhe von 9% der Lohnsteuer).

[g] Ab 1974 Steuern nach geltendem Recht.

[h] Ohne Bergleute, die versicherungspflichtig zur knappschaftlichen Kranken- und Rentenversicherung sind.

Tabelle 13. Sozialversicherungsbeiträge eines Angestellten[h], dessen versicherungspflichtiges Entgelt die Beitragsbemessungsgrenze in der Krankenversicherung nicht übersteigt (relativ höchster Beitragssatz)[a] (in % des Bruttoarbeitsentgelts)

| Jahr | Beiträge zur | | | | Nachrichtlich Steuer- und Gesamtabzüge | |
	Renten-ver-sicherung	Kranken-ver-sicherung	Bundesanstalt für Arbeit	Beiträge insgesamt	Durch-schnittliche Lohnsteuer[e, f]	Beiträge und Lohnsteuer insgesamt[f]
1950	5	2,6	2	9,6	4,0 (4,4)	13,6 (14,0)
1951	5	2,7	2	9,7	5,2 (5,7)	14,9 (15,4)
1952	5	2,8	2	9,8	6,1 (6,6)	15,9 (16,4)
1953	5	2,9	2	9,9	5,1 (5,6)	15,0 (15,5)
1954	5	2,9	2	9,9	4,8 (5,2)	14,7 (15,1)
1955	5,5[b]	2,9	1,5[b]	9,9	4,9 (5,3)	14,8 (15,2)
1956	5,5	2,9	1,5	9,9	5,6 (6,1)	15,5 (16,0)
1957	7[c]	3,0	1[c]	10,8	4,4 (4,8)	15,2 (15,6)
1958	7	3,1	1	11,1	2,7 (2,9)	13,8 (14,0)
1959	7	3,1	1	11,1	3,6 (3,9)	14,7 (15,0)
1960	7	3,2	1	11,2	4,7 (5,1)	15,9 (16,3)
1961	7	3,3	1[d]	10,9	6,1 (6,6)	17,0 (17,5)
1962	7	3,4	0,7[d]	10,9	7,2 (7,8)	18,1 (18,7)
1963	7	3,4	0,7	11,1	7,9 (8,6)	19,0 (19,7)
1964	7	3,4	0,65	11,05	8,2 (8,9)	19,25 (19,95)
1965	7	3,6	0,65	11,25	8,3 (9,0)	19,55 (20,25)
1966	7	3,7	0,65	11,35	9,0 (9,8)	20,35 (21,15)
1967	7	3,9	0,65	11,55	9,3 (10,1)	20,85 (21,65)
1968	7,5	4,1	0,65	12,25	9,8 (10,7)	22,05 (22,95)
1969	8	4,25	0,65	12,9	10,1 (11,0)	23,0 (23,9)
1970	8,5	4,1	0,65	13,25	11,5 (12,5)	24,75 (25,75)
1971	8,5	4,1	0,65	13,25	12,4 (13,5)	25,65 (26,75)
1972	8,5	4,2	0,85	13,55	12,9 (14,1)	26,45 (27,65)
1973	9	4,6	0,85	14,45	13,6 (14,8)	28,05 (29,25)
1974[g]	9	4,8	0,85	14,65	14,1 (15,4)	28,75 (30,05)
1975	9	4,9	0,85	14,75	14,6 (15,9)	29,35 (30,65)
1976	9	5,0	0,85	14,85	15,2 (16,6)	30,05 (31,45)
1977	9	5,1	0,85	14,95	15,9 (17,3)	30,85 (32,25)

[a] Trifft zu für Pflichtmitglieder der gesetzlichen Krankenversicherung mit Lohn- und Gehaltsanspruch bis einschließlich 6 Wochen (bis 31. Dezember 1969 in der Regel Angestellte), deren Bruttojahresarbeitsentgelt die jeweilige Beitragsbemessungsgrenze der Krankenversicherung nicht übersteigt. (Für Krankenversicherung: gewogener Durchschnittssatz.)
[b] Ab April (kein Einfluß auf den Jahresdurchschnitt der Beiträge insgesamt).
[c] Ab März (Beiträge insgesamt = gewogener Jahresdurchschnitt).
[d] Von August 1961 bis April 1962 keine Beiträge (Beiträge insgesamt = gewogener Jahresdurchschnitt).
[e] Verheiratete ohne Kinder mit Durchschnittsverdienst (durchschnittliches Bruttojahresarbeitsentgelt aller Versicherten der Rentenversicherung der Arbeiter und Rentenversicherung der Angestellten), es sei denn, dieses ist höher als die Beitragsbemessungsgrenze der Krankenversicherung. Dieser Fall ist bislang nur in den Jahren 1964, 1968 und 1969 akut geworden. Er wird es infolge der Dynamisierung auch dieser Bemessungsgrenze voraussichtlich nicht mehr werden.
[f] In Klammern einschließlich Kirchensteuer (in Höhe von 9% der Lohnsteuer).
[g] Ab 1974 Steuern nach geltendem Recht.
[h] Ohne Bergleute, die versicherungspflichtig zur knappschaftlichen Kranken- und Rentenversicherung sind.

(Haushalte der Gebietskörperschaften und der Sozialleistungsträger) in den Griff zu bekommen. Wichtigstes Instrument ist die *volkswirtschaftliche Gesamtrechnung,* die die Entstehung, Verteilung und Verwendung der volkswirtschaftlichen Ge-

Tabelle 14. Sozialbudget: Funktionsgruppe Gesundheit (wichtigste Daten)

	1967	1971	1972	1973	1977
Millionen DM					
Vorbeugung	2473	4165	4888	5829	8830
Krankheit	23416	41264	47897	54739	83070
Arbeitsunfall	4681	7909	8936	10132	14632
Invalidität	6040	8026	8880	10261	15357
Insgesamt	36609	61364	70600	80960	121889
Vorbeugung in %	*6,8*	*6,8*	*6,9*	*7,2*	*7,2*
Krankheit in %	*63,9*	*67,2*	*67,8*	*67,6*	*68,2*
Arbeitsunfall in %	*12,8*	*12,9*	*12,7*	*12,5*	*12,0*
Invalidität in %	*16,5*	*13,1*	*12,6*	*12,7*	*12,6*
Anteil am Sozialbudget in %	*28,1*	*31,8*	*32,4*	*33,3*	*34,4*
Anteil am Bruttosozialprodukt in %	*7,4*	*8,1*	*8,5*	*8,7*	*9,4*

	1967/1972		1971/1972	1972/1973	1972/1977	
	insgesamt	pro Jahr			insgesamt	pro Jahr
Veränderung in %	*92,8*	*14,0*	*15,1*	*14,7*	*72,6*	*11,5*

Die Funktion **Vorbeugung** enthält Maßnahmen zur Früherkennung von Krankheiten und zur Verhütung von Krankheiten und Arbeitsunfällen.

Die Funktion **Krankheit** enthält kurative und nachgehende Maßnahmen einschließlich der medizinischen Rehabilitation sowie Einkommensersatz bei Arbeitsunfähigkeit, insbesondere Entgeltfortzahlung bei Krankheit und Krankengeld.

Die Funktion **Arbeitsunfall** enthält die Leistungen, die durch Arbeitsunfälle (Dienstunfälle) und Berufskrankheiten ausgelöst werden. Die Unfallverhütungsmaßnahmen sind in der Funktion Vorbeugung enthalten.

Die Funktion **Invalidität (allgemein)** enthält die Leistungen bei Berufs- und Erwerbsunfähigkeit (Dienstunfähigkeit), die nicht Folgen von Arbeitsunfällen oder politischen Ereignissen sind.

Erläuterung der Tabellen 12, 13, 14
Die vorstehenden Tabellen sind dem Sozialbericht 1973 entnommen. Die beiden ersten Tabellen zeigen die Entwicklung der Beitragssätze in der Sozialversicherung für die jeweils höchste Beitragsgruppe der Arbeiter und Angestellten. Der Arbeitgeberanteil an den Sozialabgaben ist nicht ausgewiesen, er wird aber heute allgemein dem Brutto-Entgelt zugerechnet. Wie aus den Tabellen hervorgeht, hat die Brutto-Belastung der Arbeitnehmereinkommen sich seit 1950 verdoppelt und droht einschließlich der Arbeitgeberbeiträge 1977 mehr als 47% zu erreichen. In die gesetzliche Umverteilung würden dann nahezu 50% des Brutto-Einkommens einbezogen sein. Damit wird zweifellos eine kritische Belastungsgrenze erreicht.
Die letzte Tabelle zeigt das Gesundheitsbudget in seiner Grobgliederung und in seinem Verhältnis zum Sozialbudget und zum Brutto-Sozialprodukt. Der Kostenanteil der vorbeugenden Maßnahmen ist danach noch gering.

samtproduktion vermittelt und darstellt. Die öffentlichen Stellen, die ihre Aufgaben über Zwangsabgaben, Steuern und Sozialversicherungsbeiträge, finanzieren, müssen ihre Ausgaben im Rahmen der gesamtwirtschaftlichen Entwicklung planen. Sie müssen Grenzen der Belastungsfähigkeit der Einkommen beachten (Tabelle 12/13), sie müssen die Rückwirkung ihrer Ausgaben auf die Beschäftigung und die Preise berücksichtigen. Sie müssen in der Zuweisung der Finanzmittel für die verschiedenen von ihnen verfolgten Zwecke Prioritäten setzen, also eine Rangfolge für die Dringlichkeit verschiedener Aufgaben aufstellen. Sie müssen die finanziellen Auswirkungen ihrer gesetzlichen Leistungsverpflichtungen vorausschauend ermitteln. Letzterem Ziel gelten sogenannte Status-quo-Prognosen (Tabelle 14).

Ein gutes Beispiel für eine Status-quo-Prognose bietet das Sozialbudget, die Zusammenfassung aller sozialpolitischen Leistungsverpflichtungen. „Es enthält eine umfassende quantitative Bestandsaufnahme der Gesamtheit der sozialen Leistungen und deren Projektion für die nächsten Jahre auf der Grundlage der geltenden Gesetze und der vom Kabinett verabschiedeten Gesetzentwürfe. Dabei gibt es Auskunft über die Einnahmen und Ausgaben der Einrichtungen sozialer Sicherung, aber auch über die Höhe der Leistungen, geordnet nach großen Lebenstatbeständen, wie Alter, Familie, Beschäftigung, Krankheit oder Invalidität. Die im Budget ausgewiesenen Werte sind zudem Eckdaten für die Berechnung der Auswirkungen neuer Gesetze. Das Sozialbudget dient dem Informationsbedarf von Planung und Gesetzgebung; insbesondere stellt sich die funktionale Gliederung des Budgets als ein erster Schritt zu einem Instrument sozialpolitischer Globalsteuerung dar[14]."

Neben der Verzahnung des Gesundheitsbudgets mit denen der sozialpolitischen Aufwendungen (Sozialbudget), mit der Ausgabenplanung der öffentlichen Haushalte überhaupt sowie mit der volkswirtschaftlichen Gesamtentwicklung, bemüht sich die Gesundheitsökonomie darum, Instrumente bereitzustellen, die eine Bewertung (Evaluierung) einzelner Einrichtungen (z.B. Krankenhäuser) oder Maßnahmen (z.B. Krankheitsfrüherkennung) gestatten. Zu diesem Zweck muß sie ihre theoretischen Instrumente auf das Gesundheitswesen anwenden bzw. seine Probleme in die wirtschaftswissenschaftliche Begrifflichkeit transformieren. Gesundheitsökonomie bedeutet daher eine Ökonomisierung des Gesundheitswesens in zweierlei Richtung. Sie macht das Gesundheitswesen zu einem Produktionszweig der Gesamtwirtschaft, der Leistungen erbringt und Fremdleistungen verbraucht – damit gelten die Instrumente zur wissenschaftlichen Bearbeitung von Austauschverhält-

nissen auch für das Gesundheitswesen. Und sie unterwirft die Entscheidungen der im Gesundheitswesen tätigen Personen dem Nutzenkalkül, es gelten für das Gesundheitswesen auch wirtschaftliche Entscheidungskriterien. Erläutern wir diesen Gedanken zunächst an einigen Beispielen.

Im Gesundheitswesen werden Leistungen angeboten und nachgefragt. „Trotz (einiger) Einschränkungen gleicht das Verhältnis der Bevölkerung zum Gesundheitswesen dem Verhältnis zwischen frei entscheidenden Nachfragern und Anbietern; es gibt einen ‚Gesundheitsmarkt'. Auf diesem Markt werden … nicht die einzelnen Leistungen des Gesundheitswesens umgesetzt, das Angebot beschränkt sich vielmehr auf Arztkonsultationen: der Einzelne kann frei wählen, welchen Arzt er über die ihm zukommenden Leistungen entscheiden lassen will und ob er überhaupt einen Mediziner beanspruchen will[15]." Zwar werden die „Produkte des Gesundheitswesens" der Bevölkerung überwiegend über die Ärzte vermittelt. Der ärztlichen Entscheidung fällt daher eine wichtige Rolle zu: erkennen die Ärzte die ihnen als „Krankheiten" angetragene Nachfrage an und welche Leistungen (Behandlung, Medikamente) teilen sie dieser Nachfrage zu? Dennoch hat die Bevölkerung einen großen Entscheidungsspielraum: freie Arztwahl, Recht auf Anerkennung ihrer subjektiven Beschwerden. In die Entscheidung der Ärzte greifen neben medizinischen auch ökonomische Erwägungen ein: die Honorierung ihrer Leistungen in der Gebührenordnung, die Verteilung ihrer Arbeitszeit auf die bei ihnen nachgefragten Leistungen. Auch die Entscheidungen der Patienten sind nicht frei von Vorteilsabwägungen: Entgeltfortzahlung, Sicherheit des Arbeitsplatzes, Warte- und Wegezeiten, erwartete Nachteile aus der Behandlung, Einschätzung des Behandlungserfolges. Aus einem solchen Denkansatz folgt unausweichlich die

---

[14] Der Bundesminister für Arbeit und Sozialordnung, Sozialbericht 1973, Tz. 199.

[15] Engler, H.: Planungsprobleme im Gesundheitswesen, a.a.O., S. 61.

Frage nach der Verzerrung von ärztlichen und Patienten-Entscheidungen durch „außermedizinische" Gründe. Vor allem werden Kostensteigerungen gerne auf plausible nur „wirtschaftliche" Motive zurückgeführt. Mangels exakter Nachweise greift die Argumentation in der Regel auf Einzelfälle krassen Mißbrauchs zurück. Wer allerdings die Berechtigung einer Übertragung wirtschaftswissenschaftlicher Modelle auf Entscheidungen im Gesundheitswesen anerkennt, darf sich nicht wundern, wenn er Nutzenerwägungen antrifft. Wer vom Arzt oder Patienten erwartet, daß er seine Zeit (Arbeits-, Freizeit) nach Dringlichkeiten einteilt, muß nicht erstaunt tun, wenn in die Prioritätensetzung auch Einkommensüberlegungen einfließen. Doch liegt der Wert, den die Anwendung wirtschaftswissenschaftlicher Verfahren im Gesundheitswesen leistet, nicht in der Entlarvung materieller Motive, sondern in der *Vorgabe eines systematischen Rahmens für die Analyse.* Sie gibt einen Leitfaden vor, um Einflußgrößen zu ermitteln, die auf die Entscheidungen der im Gesundheitswesen handelnden Personen *möglicherweise* einwirken. So ist es beispielsweise eine fruchtbare Entdeckung, daß in der „Gesundheitsproduktion" ärztliche und Laien-Leistungen einander addieren, allerdings zu unterschiedlichen Anteilen. In der kurativen Medizin fällt der ärztlichen Behandlung ein relativ hoher Anteil zu, in der präventiven Medizin besitzt die Leistung der Laien einen hohen Stellenwert. Um präventive Maßnahmen zum Erfolg – etwa gemessen an einer hohen Beteiligungsrate – zu führen, muß man die Vorteils- und Nachteilsabwägungen der Laien ermitteln und die Unterschiede für typische Gruppen auszugleichen streben (z.B. Informationsdefizit, Wegezeiten (Tabelle 15), Freizeiteinbußen, größere oder geringere Gesundheitsrisiken usf.). Dabei wird es in vielen Fällen kaum möglich sein, die in ein solches Entscheidungskalkül einzusetzenden Vor- und Nachteile zu quantifizieren. Dennoch ist der Nutzen des Modells unabhängig von den Chancen seiner Quantifizierung. Ausschlaggebend ist seine Fähigkeit zur Problemaufschließung.

Tabelle 15. Entfernungen in km zum nächsten Arzt (Landkreis Saulgau)

Gemeinden (mehr als 800 Einwohner) + = Arzt am Ort	Einwohner	Entfernungen in km zum nächsten Arzt			
		Allgemeinmedizin	Frauen	Innere Krankheiten	Kinder
Altheim	1 055	2	2	2	22
Altshausen	4 189	+	25	10	10
Bad Buchau, Kappel	3 703	+	20	15	15
Beizhofen	980	0,5	15	10,5	10,5
Dürmentingen	1 351	+	10	10	20
Ennetach	1 273	0,5	10	0,5	10
Ertingen	2 731	+	6	12	12
Haid	884	2,5	20	2,5	2,5
Herbertingen	2 156	+	10	7	7
Hohentengen	838	+	15,5	10	10
Hundersingen	834	3	13	10	10
Königseggwald	475	+	40	20	20
Mengen	5 176	+	10	+	10
Oggelshausen	807	3	17	18	18
Riedlingen	5 919	+	+	+	20
Saulgau	9 980	+	20	+	+
Scheer	1 689	4	6	4	6
Unlingen	1 050	4	4	4	20
Uttenweiler	1 536	+	20	20	20

Quelle: Häussler, S.: Die ärztliche Versorgung in der ersten Linie, a.a.O. Tabelle 9.

Darüber hinaus aber steht zu erwarten, daß die Standardisierung medizinischer Leistungen einer ökonomischen Betrachtungsweise zunehmend Anwendungschancen eröffnet. Wenn mit dem Ausbau von Früherkennungs- und Vorsorgeuntersuchungen für große Personenkollektive standardisierte Leistungen erbracht werden (z.B. zytologische Untersuchungen bei der Krebsvorsorge), dann können diese Untersuchungen wie entsprechende Leistungen auf gewerblichem Gebiet hinsichtlich ihrer Aufwendungen genau kalkuliert werden. Teilprozesse können mechanisiert oder automatisiert und zentral erbracht werden. Kostensenkungen treten mit der Serienproduktion ein. Auch der Erfolg der Reihenuntersuchungen wird sich leichter abschätzen lassen, wenn mit wachsender Größenordnung sich individuelle Unterschiede ausgleichen.

Denken wir diese Überlegungen weiter, dann zeigt sich, daß aus einer zunehmenden Anzahl von Vorsorge-Reihenuntersuchungen, die technisch anwendungsbereit sind, aus Kostengründen nicht alle gleichzeitig verwirklicht werden können. Es muß daher u.U. eine Auswahl getroffen werden, die im Ergebnis Träger eines bestimmten Krankheitsrisikos von der Frühbehandlung ihrer Krankheiten ausschließen. Solche Entscheidungen können durch einen Vergleich des gesundheitspolitischen Ertrages der zur Wahl stehenden Verfahren erleichtert werden[16]. Da es sich um Risikowahrscheinlichkeiten noch unbekannter Personen handelt, sie werden ja erst über die Reihenuntersuchung bestimmt, wären solche Entscheidungsverfahren auch ethisch zu rechtfertigen bzw. könnte eine derartige Zuspitzung gesundheitspolitischer Entscheidungen zu einer Revision der Dringlichkeitsstufen in den Finanzzuweisungen an das Gesundheitswesen führen. Doch sind wir weit von solchen Situationen entfernt, aber die Entwicklung geeigneter gesundheitsökonomischer Verfahren einer Kostennutzenanalyse erfordert Zeit und sollte daher in Angriff genommen werden.

Die Beispiele sollten die Eigenart des gesundheitsökonomischen Zugriffs verdeutlichen. Sie läßt sich in den folgenden Gesichtspunkten zusammenfassen.

1. Die Gesundheitsökonomie ist ein analytisches Verfahren, das einmal die Zusammenhänge zwischen Gesamtwirtschaft, Finanzwirtschaft und Finanzierung des Gesundheitswesens erschließt, und zum andern die Dimension der Vorteilsabwägung bei der Erbringung und dem Austausch von Leistungen im Gesundheitswesen sichtbar macht. Da für das Sinnverständnis des Gesundheitswesens humanitäre bzw. sozialpolitische Ziele vorherrschen, droht die Nützlichkeitsdimension übersehen oder gar ideologisch verkleidet zu werden. Sowohl im makroökonomischen wie im mikroökonomischen Bereich des Gesundheitswesens wird aber gerechnet, kalkuliert, werden Vorteile und Kosten gegeneinander abgewogen. Für diese unausweichlichen Erwägungen liefert die Gesundheitsökonomie das wissenschaftliche Rüstzeug. Sie bildet ein Gegengewicht zur ideologischen Verzerrung.

2. Die Gesundheitsökonomie erweitert in dem Maße ihren Gegenstandsbereich, wie im Gesundheitswesen standardisierte Leistungen massenhaft angeboten und nachgefragt werden. Zentralisierung, Konzentration, Technisierung, Einsatz von großem Sachkapital erhöhen Chance und Zwang zur Rechenhaftigkeit.

3. Die gesundheitsöknomischen Verfahren dienen der Vorbereitung von Entscheidungen, die die Politiker und die Manager im Gesundheitswesen zu treffen haben. Adressaten der Gesundheitsökonomie sind Experten und Führungsgruppen in Politik und Verwaltung.

2.2 Systemplanung im Gesundheitswesen

Das Gesundheitswesen, nicht nur einzelne Teilbereiche, werden zum Gegenstand der

---

[16] Liefmann-Keil, E.: Die Beziehung zwischen Medizin und Wirtschaftswissenschaft, a.a.O.

Planung erst seit wenigen Jahren gemacht. Zwar hat es zu Teilfragen wie der einer bedarfsgerechten Ausbildungskapazität oder der der Versorgung mit Krankenhausbetten schon immer Ansätze zur Planung gegeben. Die Bereitschaft aber, in größeren Zusammenhängen zu denken und die Verflechtung der verschiedenen Bereiche des Gesundheitswesens (ambulante und stationäre Krankenversorgung, kurative und präventive Maßnahmen, Forschung und Ausbildung) in den Griff zu nehmen, ergibt sich aus mehreren Erfahrungen. Die Kosten des Gesundheitswesens steigen stärker als die Einkommen, aus denen sie über Zwangsabgaben (Sozialversicherungsbeiträge und Steuern) finanziert werden. Die Ursachen der Kostensteigerung liegen in Bedingungen der Wirtschafts- und Sozialstruktur, die schwer zu beeinflussen sind.

– Den Schwerpunkt der Behandlungsbedürftigkeit machen gegenwärtig die chronischen Krankheiten der höheren Lebensjahrzehnte aus. Der Behandlungsaufwand ist hier verhältnismäßig hoch, er steigt mit neuen, durch die Forschung geschaffenen Behandlungsmöglichkeiten.

– Die Leistungen des Gesundheitswesens sind vergleichsweise personalintensiv. Ein Ersetzen menschlicher durch technische Leistungen und damit eine Erhöhung der Arbeitsproduktivität ist hier nur in geringerem Ausmaße möglich.

Das hohe Niveau der ärztlichen Einkommen ist in der „Einkommensstruktur" (d.h. in der relativen Abstufung der Einkommensverteilung) fest verankert. Ein Ersetzen ärztlicher Leistungen durch geringer bewertete Dienstleistungen anderer Berufe (Sozialarbeiter, Krankenpfleger) ist durch die schwer abzugrenzende Notwendigkeit medizinisch-ärztlicher Verantwortung beschränkt.

– Die Aussichten, steigenden Ansprüchen mit *technischer Rationalisierung,* die gerade bei dem Anfallen von standardisierbaren Massenarbeiten zu Kostenvorteilen führt, oder mit einem anderen *kostengün-*

stigeren Personaleinsatz, also einer verstärkten Beschäftigung von Hilfskräften, zu begegenen, sind also gering.

– Das Anspruchsniveau der Bevölkerung gegenüber den Leistungen des Gesundheitswesens steigt mit seiner wachsenden Leistungsfähigkeit. Die Fortschritte der Medizin und die gesteigerte Behandlungskapazität wirken nachfrageerzeugend.

Die hohe Wertschätzung, die der Gesundheit als Grundlage der Leistungsfähigkeit nicht nur in der Berufsarbeit, sondern auch in den privaten Lebensbereichen beigelegt wird, vermehrt die Merkschwellen für Beeinträchtigungen des Lebensgefühls. Da sich das Schwergewicht der Anforderungen aus der Berufsarbeit von schwerer körperlicher Arbeit auf das Ertragen von Monotonie und eingeengter Körperhaltung, auf ständige Aufmerksamkeit und auf Interaktionen verlagert hat, m.a.W. verstärkt psychosoziale Ansprüche an die Leistungsfähigkeit gestellt werden, hat dementsprechend auch das *subjektive Krankheitsempfinden* [17] an Bedeutung zugenommen.

Bei der Veränderung des Anspruchsniveaus der Bevölkerung wirken zusammen: die Ausweitung der Behandlungs*fähigkeit* durch Fortschritte der Medizin, die Ausweitung der Behandlungs*bedürftigkeit* auf psychosoziale Beeinträchtigungen der Leistungsfähigkeit, die *Anerkennung der Inanspruchnahme* medizinischer Dienstleistungen durch sozialstaatliche Finanzierung (Sachleistungsprinzip der Krankenversicherung) und – was meist übersehen wird – durch *verstärkte Anforderungen* an die Interaktions- und Kommunikationsbereitschaft, deren *Reflex* das Bewußtwerden beeinträchtigter Interaktions- und Kommunikationschancen ist.

Aus solchen Erfahrungen leitet sich die Erkenntnis ab, daß die Kostenentwicklung des Gesundheitswesens offenbar durch kaum zu beeinflussende Ursachen be-

---

[17] Holm, P. u.v. Sternstein: Die soziologische Dimension des subjektiven Krankheitsgefühls, a.a.O.

stimmt wird. Sie werden an verschiedenen Stellen im Gesundheitswesen wirksam. Sie werden nicht durch gegenteilige Einflüsse kompensiert und schlagen daher auf die Gesamtentwicklung durch. Diese Ursachen entziehen sich einer Beeinflussung durch das Gesundheitswesen (z.B. können die Einkommensstruktur oder die Anforderungen an die Interaktions- und Kommunikationsbereitschaft der Bevölkerung gesundheitspolitisch nicht verändert werden), teils stellen sie sogar erwünschte Folgen des Gesundheitswesens dar (Wandel des Krankheitspanoramas, medizinischer Fortschritt, Steigerung der Behandlungskapazität, erniedrigte Merkschwellen für Krankheitsgefahren).

Die Bündelung des Ursachen-Wirkungsverhältnisses in dem Schlagwort von der „Kostenexplosion im Gesundheitswesen" kommt einerseits über die überwiegend sozialstaatliche Verantwortung für die Finanzierung zustande, es besteht ein gemeinsamer Kostenträger. Andererseits werden alle Leistungen einem medizinisch-ärztlich zu verantwortenden Bereich zugerechnet. Wie das nachstehende Schema (Abb. 4) zeigt, das das Gesundheitswesen als ein gegen bestimmte „Umweltgrößen" offenes System zu beschreiben versucht, wird die *Einheit* der verschiedenen Elemente des Systems wie „Vorsorge", „Versorgung", „Fürsorge" usf. über die staatliche Finanzierung und die einheitliche „professionelle" medizinisch-ärztliche Verantwortung hergestellt. Gegen eine durchaus sinnvolle Zuordnung einzelner Elemente zu anderen gesellschaftlichen Bereichen, z.B. der „Gesundheitserziehung" und der „sozialen Rehabilitation" zum Bildungssektor oder gegen die Verbindung von Gesundheitswesen und Bildungswesen – beides sind staatlich finanzierte Einrichtungen, die auf Dauer Dienstleistungen erbringen sollen, um spezifische, gesellschaftlich als wichtig aner-

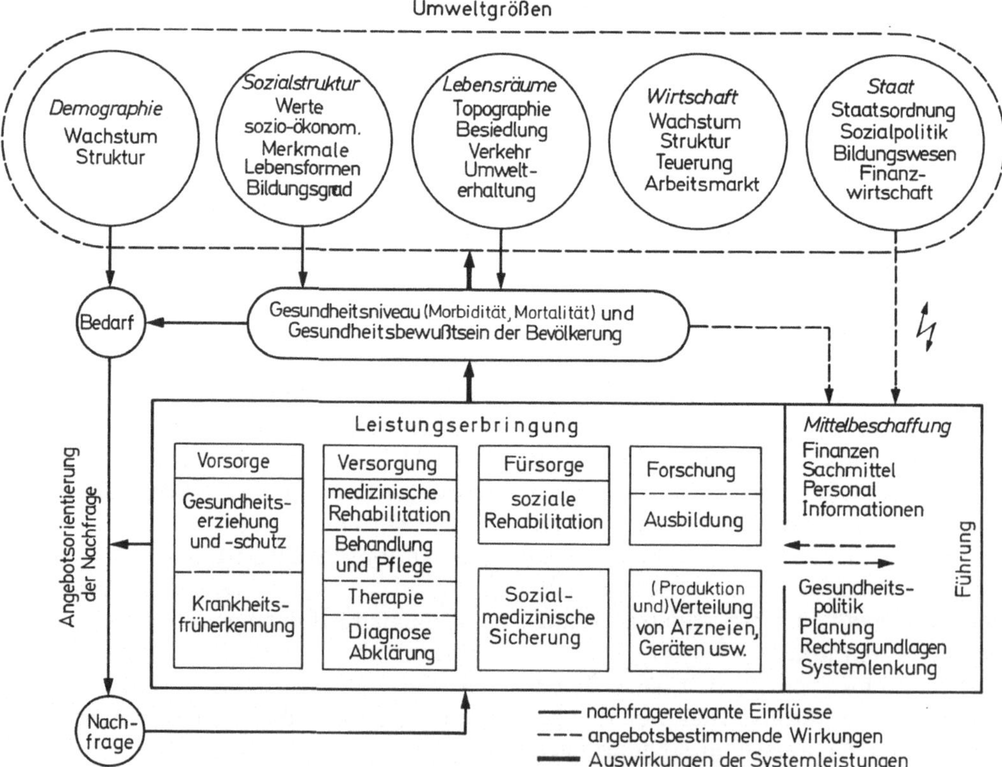

Abb. 4. Das Gesundheitswesen als offenes dynamisches System (Übersicht)
Quelle: Kaufmann, R., u. Häfeli, M.: Systemdenken und Planung im Gesundheitswesen, a.a.O. S.16.

kannte individuelle Bedürfnisse (Bildung und Gesundheit) zu befriedigen – sprechen weniger sachliche als „professionelle" Gründe.

Eine Systemplanung nimmt die Einheit des Gesundheitswesens, wie sie durch die sozialstaatliche Finanzierung und durch die medizinisch-ärztliche Verantwortung vorgegeben ist, als Ausgangspunkt an. Von hier aus konstruiert sie ihren Systembegriff. Als Planungssystem wird das Gesundheitswesen als eine „geordnete Gesamtheit von Subsystemen und Elementen, zwischen denen Beziehungen bestehen oder hergestellt werden können"[18], definiert. Gemeinsam – neben den bereits betrachteten Merkmalen – ist diesen Subsystemen und Elementen ihre Abhängigkeit von einer Reihe sich wandelnder Bedingungen wie der Bevölkerungsstruktur, dem Krankheitspanorama, dem Anspruchsniveau, der Einkommensentwicklung sowie von dem Einfluß, der von dem Erkenntnisfortschritt nicht nur in der Medizin, sondern auch in den von ihr genutzten Grundlagenwissenschaften ausgeht. Das Planungssystem „Gesundheitswesen" (in diesem Sinne wollen wir im folgenden von „Gesundheitssystem" sprechen) läßt sich daher auch als ein „offenes" (d.h. von seiner Umwelt beeinflußtes und abhängiges) und als ein „dynamisches" (d.h. auf Weiterentwicklung angelegtes, seinen Fortschritt betreibendes) System charakterisieren.

Die Planungsarbeit erstreckt sich

1. auf die systematische Analyse der Beziehungen, die unter den Subsystemen und Elementen sowie zwischen dem System und seiner Umwelt bestehen,

2. auf die Konstruktion von Beziehungen, die zwischen den Subsystemen und Elementen und den Systemzielen hergestellt werden können, sowie

3. auf den Beitrag, den das System zu übergeordneten gesellschaftlichen Einheiten zu leisten vermag.

Die Systemplanung sieht es dabei als wesentlich an, daß sie die Ziele der von ihr untersuchten Systeme nicht nur präzisieren, sondern daß sie auch alternative Ziele setzen und daß sie ferner die funktionsgerechte Zuordnung der Subsysteme und Elemente zu den Systemzielen variieren kann (Tabelle 16). Der Planungsprozeß wird dementsprechend als ein kontinuierlicher, sich wiederholender Vorgang begriffen. Die Systemplanung versteht sich als ein Informationsprozeß und, da die Informationen letztlich Entscheidungen ermöglichen sollen, als ein Steuerungsorgan der von ihr untersuchten Systeme.

Das Konzept der Planung von Systemen wirft daher die Frage nach der *Lokalisierung der Systemplanung* auf. Fällt sie in den Bereich der Wissenschaft, da sie wissenschaftlich theoretische Vorleistungen und Verfahren der Informationsgewinnung benötigt, dann bleibt offen, wo sie einzurichten ist, bei der Medizin, bei der Informatik, bei den Wirtschafts- und Sozialwissenschaften? Soll sie in der staatlichen Politik angesiedelt werden, gehört sie dann zum Gesundheits-, zum Sozial- oder Wissenschaftsministerium oder muß sie im Dienst einer Bund-Länder-Kommission eingerichtet werden? Bildet sie dagegen Bestandteil der Selbstverwaltung der Verbände und Körperschaften, ist sie dann etwa einer gemeinsamen Einrichtung der Tarifparteien oder der Träger der Sozialen Sicherheit zuzuordnen? Wie sind die Ärztekammern und Kassenärztlichen Vereinigungen zu beteiligen?

Eine Antwort auf diese Fragen gibt es nicht. Der Gesundheitsbericht von 1971 bringt die Situation auf die kurze Formel: „Zur Förderung der Gesundheit des Einzelnen und des ganzen Volkes müssen im modernen Staat Behörden, Vereinigungen und private Initiative zusammenwirken" (S. 64).

Neben der Frage nach einer Lokalisierung der Planung des Gesundheitssystems bleiben auch die Fragen nach der Reichweite der Planung und nach der Bestimmung der Grenzen des Systems offen. Wenn auch

---

[18] Kaufmann, R. u. Häfeli, M.: System und Planung im Gesundheitswesen, a.a.O.

die Planung nicht die Entscheidung ersetzen, sondern Entscheidungsgrundlagen schaffen und dabei durch das Aufzeigen von Alternativen informierte Entscheidungen ermöglichen soll, besitzt die Bestimmung der Planungsaufgabe doch den Charakter einer Vorentscheidung. Luhmann hat diese Situation auf die treffende Formel gebracht, daß „planen eine Festlegung von Entscheidungsprämissen für künftige Entscheidungen ist oder ...: planen heißt über Entscheidungen entscheiden[19]." Für eine Systemplanung des Gesundheitswesens muß zuvor die Frage beantwortet werden: über wessen Entscheidungen im Hinblick auf welche Ziele soll durch Planen entschieden werden? Und bei dem gegenwärtigen unzureichenden Stand des Planungswissens: welche Verantwortung kann die Systemplanung für wessen Entscheidungen übernehmen, ohne eine Situation organisierter Nichtverantwortung zu schaffen?

Ähnliches gilt für die Festlegung der Systemgrenzen. Wenn „Sinn und Funktion der Systembildung" – und das wird als die „wichtigste Neuerung" der Systemplanung bezeichnet – „in der Stabilisierung einer Grenze, d.h. eines Ordnungsgefälles zwischen System und Umwelt"[20], gesehen wird, dann wird die Feststellung der Systemgrenzen zu einer Kernfrage der Systemplanung. Sollen die Ergebnisse der Sozialgeschichte des Gesundheitswesens, die die „Förderung der Gesundheit des Einzelnen und des ganzen Volkes" den Ärzten, dem Öffentlichen Gesundheitsdienst und der Sozialversicherung sowie mittelbar der medizinischen Forschung anvertraut haben, zum Kriterium gemacht werden oder sind diese Grenzen unter einer erweiterten oder veränderten Zielsetzung neu zu bestimmen? Und wer leistet diesen Prozeß der Zielfindung?

Diese Fragen, die das Konzept der Systemplanung des Gesundheitswesens aufwirft, verdeutlichen die politische Unbestimmtheit und den technisch instrumentellen Charakter eines solchen Zugriffs auf das Verhältnis von Medizin und Sozialstruktur.

Tabelle 16. Gliederung des Systems Gesundheitswesen

Betrachtungsebenen	dazugehörige Teilbereiche und Gestaltungskomponenten bei geringer Auflösung des Systems
(1) Politik („Policies")	Grundsätze, Leitbilder Gesundheitspolitik Rechtsgrundlagen
(2) Funktionsbereiche	Gesundheitsvorsorge Krankenversorgung (inkl. Nachsorge) sozial-medizinische Sicherung, Fürsorge Forschung, Ausbildung Führung
(3) Operationen	Gesundheitsschutz und -erziehung, Krankheitsfrüherkennung Abklärung/Diagnose, Therapie, Behandlung und Pflege, medizinische und soziale Rehabilitation Planung, Willensbildung, Lenkung Disposition, Beschaffung, Verwaltung Kommunikation
(4) Ressourcen	Finanzen, Sachmittel, Personal, Wissen und Können, Informationen bestehende Gesetze sozio-medizinische (Infra-)Struktur Verhaltensmuster der Leistungsträger
(5) Institutionelle Ausgestaltung und Trägerschaften	Selbstsorge Gesundheitsdienste; ambulante, stationäre und halbstationäre, Grund- und Spezialversorgung, Akut- und Langzeitversorgung angrenzende Sozialdienste Einrichtungen der Forschung und Lehre Gebietskörperschaften, politische Organe und Behörden Versicherungen (Produktion und) Verteilung von Sachmitteln (z.B. Arzneimittel) Institutionen der Information und Interessenwahrung

Quelle: Kaufmann, R. u. Häfeli, M.: Systemdenken und Planung im Gesundheitswesen, a.a.O. S. .

---

[19] Luhmann, N.: Politische Planung, a.a.O., S. 67.
[20] ebenda S. 73.

2.3 Politische Ökonomie des Gesundheitswesens

Die Wiederentdeckung der Politischen Ökonomie von Karl Marx als einer Methode der sozialwissenschaftlichen Analyse hat auch den Versuch motiviert, das Gesundheitswesen zum Gegenstand der Politischen Ökonomie zu machen. Im Kern geht es dabei um die drei eng miteinander verbundenen Absichten

– das Gesundheitswesen in seiner Verflechtung mit den übergreifenden gesamtgesellschaftlichen Prozessen darzustellen, seine Einbeziehung in den Prozeß der „gesellschaftlichen Reproduktion des Lebens" aufzuzeigen.

– Die im Gesundheitswesen wirksamen kapitalistischen Interessen aufzudecken, durch eine Analyse der Klassenstruktur die Interessenlage der im Gesundheitswesen Tätigen, insbesondere der Ärzte, und die der Patienten zu bestimmen und ihre ideologische Verkleidung bloßzulegen.

– Den Übergang in eine sozialistische Gesellschaft als die Lösung der durch die Klassenanalyse aufgewiesenen Probleme darzustellen, vor allem zu verdeutlichen, daß in einer sozialistischen Gesellschaft die Gesundheitsbedürfnisse der Arbeiter zur Zielorientierung medizinisch-ärztlichen Handelns werden.

Diese Absichten werden bisher nur unvollkommen erfüllt. Die Politische Ökonomie als Methode gesamtgesellschaftlicher Analyse kann durchaus nicht bereits als soweit entwickelt gelten, daß die Kritik der „spätkapitalistischen Gesellschaft" – als solche wird die Gesamtsituation der Bundesrepublik programmatisch bezeichnet – bereits eine Anleitung für das angemessene Verständnis eines Teilbereiches, für die Kritik der bürgerlichen Medizin[21], abgeben könnten. Auch stehen die vorgelegten Analysen keineswegs auf dem Niveau der politökonomischen Diskussion in der BRD. Der hier schon erreichte Problemstand wird nicht einbezogen, die politökonomischen Begriffe werden schülerhaft und vulgär gehandhabt.

Die Beziehungen zwischen gesamtgesellschaftlicher Situation und Gesundheitswesen bleiben unentwickelt und programmatisch. Der Vorwurf gegen die „naive", „positivistische", der spätkapitalistischen bürgerlichen Ideologie verfallene Medizinsoziologie, daß sie die sozialstrukturellen Zusammenhänge „mittels methodologischer Restriktion des Gesichtsfeldes" ausblende, kehrt sich gegen die „Kritik der bürgerlichen Medizin" selbst. Die Aussagen zum Verhältnis von Medizin und Sozialstruktur überschreiten vulgär-marxistische Allgemeinplätze nicht. Versuchen wir, an einigen Gesichtspunkten diese Schwäche der „Kritik" zu verdeutlichen.

1. Die Abhängigkeit des Gesundheitswesens von den Interessen des Kapitals stellt sich aus der Perspektive der Marxschen Mehrwerttheorie wie folgt dar:

„Sind auf dem Arbeitskräfte-Markt nicht genügend Arbeiter zu haben, wirkt ein gut funktionierendes Gesundheitswesen langfristig unterstützend auf die Produktion neuer Arbeitskräfte. Ist der Arbeitskräfte-Markt langfristig mit einer Reservearmee von Arbeitslosen, potentiellen Gastarbeitern usw. überfüllt, so ist vom Standpunkt des Kapitals aus das Gesundheitswesen in dieser Hinsicht überflüssig.

Durch die Arbeitskämpfe des Proletariats ist es zur Zeit für das Kapital unmöglich, den Arbeitstag zu verlängern. Jedoch kann einer *weiteren Verkürzung* des Arbeitstages von seiten des Kapitals schon dadurch vorgebeugt werden, daß die Arbeitskräfte praktisch mit Psychopharmaka, Schlaf- und Kreislaufmitteln etc. immer äußerlich fit gehalten werden. Die einseitige Entwicklung der modernen Medizin in dieser Richtung bestätigt diesen ‚nützlichen' Charakter des Gesundheitswesens für die Mehrwertproduktion. Entsprechendes gilt für die Intensivierung der Arbeit, die gerade jetzt durch das Kapital besonders

---

[21] Wir beziehen uns im folgenden auf Das Argument, 12. Jg., 1970, Nr. 60.

vorangetrieben wird. ... Die ständige Intensivierung der Arbeit führt zu physischem wie psychischem Raubbau, der nur mit Mitteln der modernen Medizin und des Kapitals der Pharmazeutischen Industrie ermöglicht wird.

Verringert man durch die Einführung neuer Maschinen und Produktionsmethoden den notwendigen Arbeitsaufwand für die Herstellung notwendiger Lebensmittel, so wird dadurch eine Kürzung des Lohns wegen der billigeren Lebensmittel möglich, oder zumindest kann dadurch eine Steigerung des Lohns vermieden werden. Insofern führt jeder Produktivitätsfortschritt in der Medizin, der dazu führt, daß die Diagnostik und Therapie einer gegebenen Krankheit mit weniger Arbeitsaufwand genauso gut vorgenommen werden kann, zu einer Verringerung der Arbeitskraft und von daher zu einer möglichen höheren Mehrwertrate (Mehrarbeit/notwendige Arbeit) in der Ausbeutung der Arbeitskräfte" (S. 52).

Der Verfasser verschweigt, daß sozialistische Staaten, wie die DDR, der Politik des wirtschaftlichen Wachstums (der sog. „Sozialistischen Akkumulation") ihre Arbeitskräfteplanung und die Konsumbedürfnisse der Bevölkerung sehr viel systematischer unterordnen als die Bundesrepublik[22]. In der Gesundheitsökonomie der DDR gehören die Einbußen an Arbeitsstunden und die Minderung der volkswirtschaftlichen Gesamtproduktion zu den normalen Beurteilungskriterien für die Einleitung gesundheitspolitischer Maßnahmen[23]. So wurde z.B. bei der Vorbereitung des Programms der Krebs-Früherkennung sehr wohl danach unterschieden, in welchem Umfange Personen im erwerbstätigen Alter betroffen sind[24]. Oder

ein anderes Beispiel: der finanzielle Ertrag einer erfolgreichen Krebs-Früherkennung wird mit ca. 70 Millionen MDN (Mark Deutscher Notenbank) beziffert, die dann für andere Zwecke verfügbar wären[25]. Der Gesichtspunkt, ob das Gesundheitswesen *auch* unter volkswirtschaftlichen oder gesundheitsökonomischen Kriterien beurteilt wird, gibt daher für die Charakterisierung des Gesundheitswesens der Bundesrepublik im Vergleich mit sozialistischen Systemen wenig her.

2. Die Marxsche Entfremdungstheorie wird bemüht, um die Struktur des Arzt-Patientenverhältnisses zu erschließen:
„Eine Bedingung für die Entfremdung ist die die kapitalistische Produktion kennzeichnende Tatsache, ,... daß der Gegenstand, den die Arbeit produziert, ihr Produkt, ... ihr als fremdes Wesen als eine von den Produzenten unabhängige Macht ...' gegenübertritt. Wir meinen, daß hier der entscheidende Schlüssel zum Verständnis sowohl des Arzt-Patienten-Verhältnisses als auch – abstrakter formuliert – der Situation des Kranken im Kapitalismus liegt. Der Patient, der ohnehin von dem Ereignis der Krankheit, von seinen sich meldenden, aber anonym bleibenden Körpervorgängen überrascht wird, erkauft sich die Heilung dieses unbegriffenen, psychisch und somatisch sich darstellenden Geschehens auf dem Markt. Gesundheit erhält so Tauschwert; durch die Definition pathologischer Prozesse als Krankheit erhält nun Gesundheit ... Warencharakter" (S. 124).

Dem Verfasser ist anscheinend entgangen, daß in westlichen und in sozialistischen Ländern gleichermaßen das Gesundheitswesen über Zwangsabgaben finanziert wird, von einem Markt der Gesundheitsgüter daher nur in einem analytischen Sinne die Rede sein kann.

3. Die gesellschaftliche Entstehung von Krankheiten leitet die politische Ökonomie mühelos aus den spätkapitalistischen

---

[22] Politische Ökonomie des Sozialismus und ihre Anwendung in der DDR, a.a.O. Hofmann, W.: Die Arbeitsverfassung der Sowjetunion, a.a.O. Materialien zum Bericht zur Lage der Nation, 1974, a.a.O.
[23] Autorenkollektiv, Gesundheitswesen und Ökonomie, a.a.O.
[24] Verhandlungen des Rates für Planung und Koordinierung der medizinischen Wissenschaft, a.a.O., Band 5, Berlin (Ost) 1966, Anhang.

---

[25] Das Gesundheitswesen der DDR, 1. Jg. 1965, S. 94.

Herrschaftsverhältnissen ab. Für diese ist die bürgerliche Medizinsoziologie blind, daher bedarf es nur eines kühnen kritischen Theoretikers (Kilian, H.), um sie ans Licht zu bringen: „Das Hauptkontingent der durch Arbeit verursachten Morbidität ist in der ... Phase des technokratisierten Oligopol- oder Monopolkapitalismus nicht mehr in akzidentellen Begleiterscheinungen menschlicher Arbeit gegeben, deren grob-mechanische oder toxische Ätiologie durch die *technizistische* und physiologische Rationalisierung der Arbeit zum größten Teil eliminiert worden sind. Vielmehr werden im Oligopolkapitalismus die durch das System und dessen innere Widersprüche selbst gegebenen sozialstrukturellen Bedingungen, sozialen Beziehungen und intrapsychischen Konflikte selbst zu vorherrschenden Krankheitsursachen. Die durch Konzentration des Kapitals, durch innerbetriebliche und überbetriebliche Technokratie und durch Machtstrukturen anonymer Planung bewirkte Refeudalisierung der sozialen Beziehungen steht im Widerspruch zur Triebstruktur und zur psychosozialen Identität der durch die liberal-bürgerliche Gesellschaft geprägten Menschen, die im Verlauf ihrer Sozialisation ökonomiekonforme Triebventile phallisch-narzißtischen Konkurrenz- und Expansionsstrebens erworben haben. ... das Auseinanderklaffen der erworbenen Bedürfnisstrukturen einerseits und der neu gebildeten monopolistischen Realitätsstrukturen andererseits (führt) im kollektiven Maßstab zu krankmachenden psychischen Konflikten, die von den betroffenen Menschen zumeist nicht als objektives gesellschaftliches Schicksal, sondern vielmehr als subjektives Einzelschicksal individuellen Versagens, als Problem des privaten Lebens und der Intimbeziehungen wahrgenommen werden" (S. 89/90).
Dogmatische, d.h. aus theoretischen Postulaten abgeleitete Feststellungen dieser Art halten einer Überprüfung nicht stand. Die zur Zeit von der Epidemiologie diskutierten und gesundheitspolitisch stark beachteten Gesundheitsrisiken weisen eine im Lichte solcher Ausführungen bemerkenswerte Unabhängigkeit vom Gesellschaftssystem auf.

Die Herz-Kreislauferkrankungen bilden in der Bundesrepublik und in der DDR gesundheitspolitisch gegenwärtig die bedeutsamste Krankheitsgruppe. In beiden deutschen Staaten liegen sie an der Spitze der Todesursachen. In der Bundesrepublik stellen sie 44,6% der Todesursachen überhaupt, 48,5% in der DDR. Auch in der Erkrankungshäufigkeit und in der Frühinvalidität liegen sie an erster Stelle. Wie die Tabelle 17 belegt, zeigen sich auch keine altersspezifischen Unterschiede in der Sterblichkeit an Krankheiten des Kreislaufsystems in beiden deutschen Staaten. Sie stehen sich in dieser Hinsicht viel „näher" als den Staaten, mit denen sie das Gesellschaftssystem teilen.
Aber nicht nur die Sterblichkeitsstatistik zeigt keinen Unterschied zwischen „kapitalistischer" und „sozialistischer" Lebensweise für die beiden deutschen Staaten. Auch eine Untersuchung der zivilisatorischen Lebensgewohnheiten ergibt das gleiche Bild. Die gesundheitspolitisch „riskanten" Lebensgewohnheiten wie Überernährung, Genußmittel- und Medikamentenmißbrauch, besitzen eine ähnliche Verbreitung.
In der DDR „besteht – wie in allen Industrie-Staaten – das gesundheitlich wie volkswirtschaftlich außerordentlich bedrückende Problem der Überernährung. Sie erfaßt weite Teile der Bevölkerung, erkennbar an 40% übergewichtigen Frauen, 20% übergewichtigen Männern und 10 bis 15% übergewichtigen Kindern. Aus diesem Grunde ist zur Zeit in der DDR die Sicherung einer gesunden Ernährung vorwiegend auf den Abbau der Überernährung, speziell des Überverbrauchs an Kalorien in Form von Fett und Zucker, gerichtet [26]".

---

[26] Haenel, H.: Ernährung und sozialistische Gesellschaft, in: Ernährungsforschung. Wissenschaft und Praxis Bd. 19, 1974, Heft 1, S. 6.

Tabelle 17. Gestorbene an Krankheiten des Kreislaufsystems je 100 000 der Bevölkerung gleicher Altersgruppe und gleichen Geschlechts nach ausgewählten Ländern

Land	Geschlecht	Gestorbene an Krankheiten es Kreislaufsystems je 100 000 der Bevölkerung							
		ins-gesamt	nach Altersgruppen (Jahre)						
			15	25	35	45	55	65	75
			bis unter						und darüber
			25	35	45	55	65	75	
Belgien 1968	männlich	603,5	5,7	15,3	74,1	297,9	944,5	2 487,8	7 485,8
	weiblich	554,0	4,2	10,1	28,9	104,3	378,5	1 495,5	6 301,2
Bundesrepublik Deutschland 1968	männlich	534,1	4,2	15,0	71,1	251,2	854,0	2 418,5	7 284,0
	weiblich	520,2	2,7	8,3	27,8	94,2	348,7	1 470,6	6 224,0
Bulgarien 1968	männlich	373,1	9,9	21,8	61,5	176,3	599,9	1 958,1	6 702,9
	weiblich	436,1	10,9	18,0	47,6	125,6	465,1	1 896,9	6 988,6
England und Wales 1968	männlich	601,7	4,1	15,6	93,6	339,2	1027,4	2 702,1	7 949,2
	weiblich	609,8	3,1	10,2	39,7	124,3	421,2	1 543,1	6 564,0
Frankreich 1968	männlich	385,0	4,4	14,9	58,9	180,3	593,0	1 737,4	5 794,4
	weiblich	399,8	3,1	9,0	22,5	66,8	244,1	942,2	4 465,5
Deutsche Demokratische Republik 1970	männlich	696,0	6,0	14,0	72,0	230,0	853,0	2 600,0	8 730,0
	weiblich	792,0	3,4	9,7	30,0	93,7	407,0	1 828,0	8 140,0

Quelle: Das Gesundheitswesen der DDR, 7. Jg. 1972, S. 39.

Der Ernährungsbericht 1972 für die Bundesrepublik schätzt den Anteil übergewichtiger Erwachsener auf 30%, den der Säuglinge und Kinder auf 10% (S. 175).

Zum Genußmittel- und Medikamentenmißbrauch in der DDR entnehmen wir dem Grundriß der Gesundheitserziehung die folgenden Angaben: „Allein an den Folgen des Zigarettenmißbrauchs verlieren wir in der DDR nach vorsichtigen Schätzungen zur Zeit jährlich mindestens 30 000 Menschen durch vorzeitigen Tod, vorwiegend im Arbeitsalter" (S. 72).

„Die Zahl der Alkoholiker in der DDR wird auf mindestens 100 000 geschätzt" (S. 74).

Es „ist nicht zu verkennen, daß in der DDR in den letzten Jahren auch der Konsum von Arzneimitteln ohne jede ärztliche und gesundheitliche Notwendigkeit zugenommen hat. ... Auch der Verbrauch von Schlafmitteln nahm in den letzten Jahren zu" (S. 75).

Ein Vergleich der gegenwärtig besonders stark diskutierten Gesundheitsrisiken für die Bundesrepublik und für die DDR macht zweierlei deutlich:

a) Die Krankheits- und Risikosituation in den entwickelten Industrieländern wird von anderen Faktoren maßgebender beeinflußt als vom Gesellschaftssystem und einem ihm entsprechenden Gesundheitssystem. Die Hoffnung, mit einer „Systemveränderung" das Krankheitsspektrum und die Risikolage verwandeln zu können, wie es neomarxistische Theoretiker behaupten und opportunistische Mitläufer suggerieren, entbehrt einer beweiskräftigen Grundlage.

b) Die sozialmedizinische Forschung muß sich vermehrt den Bedingungen zuwenden, die diesseits der Gesellschafts- und Gesundheitssysteme die Gesundheit der Bürger gefährden und das Auftreten von Krankheiten begünstigen. Ein Systemvergleich kann dabei außerordentlich nützlich wirken. Er befreit von einer naheliegenden Vermischung politischer Werturteile mit wissenschaftlichen Hypothesen und er verbreitet die Erfahrungsbasis für gesundheitspolitische Programme. Damit erhöht er die Chance, daß Gesundheitspolitiker aus der Erfahrung anderer lernen.

4. Gegenüber solchen handfesten oder – in der Sprache des Marxismus – „verdinglichenden" Behauptungen nehmen sich die Bemerkungen zum Zusammenhang von Medizin und Sozialstruktur bescheiden, um nicht zu sagen dürftig aus. Auf die selbstgestellte Frage, „ob die psychiatrische Wissenschaft, wie sie in der Bundesrepublik betrieben und unterrichtet wird, den Forderungen gerecht werden kann, die heute an sie gestellt werden müssen", antwortet Wulff, E.: „Es gilt eine Theorie psychischer und somatischer Krankheiten (zu entwickeln), die nicht nur eine kritische Gesellschaftstheorie, sondern auch eine Klassenanalyse zur Grundlage hat. Der Psychiatrie soll dabei die Rolle zufallen, den Mechanismus zu erklären, der die klassenspezifisch allgemeinen, sozioökonomischen und soziokulturellen Bedingungen in individuell pathologische Prozesse – in Verhaltens- und Erlebnisformen von einzelnen – übersetzt. Psychiatrie soll sich also erweitern zu einer Methode, die es gestattet, spezifische gesellschaftliche Zwänge im psychischen und psychosomatischen Bereich zu identifizieren und Behandlungsstrategien zu entwerfen, die über bisher geübte Sozialtechniken hinausgehen" (S. 18).

Im Grunde läuft die ganze Argumentation auf die globale These hinaus, die von Deppe, H.U. als eine „elementare soziologische Erkenntnis" ausgegeben wird: „Wertvorstellungen und Normen ... (sind) nicht unabhängig vom jeweiligen gesellschaftlichen Reproduktionsprozeß zu denken. Die Soziologie und damit auch die Medizinsoziologie kann sich heute nicht mehr darauf beschränken, den Widerspruch von öffentlich propagierter Gleichheit und privater diskriminierender Ungleichheit auf dieser allgemeinen Ebene bloß festzustellen. Es gilt vielmehr, die objektiven Bedingungen dieses Konflikts aus der Analyse der materiellen Produktion und ihrer konkreten Arbeitsverhältnisse zu erarbeiten und ihren unmittelbaren oder mittelbaren Einfluß auf Krankheitsvorgänge herauszufinden." Ein solches Verfahren entspricht „soziologisch-analytischem Vorgehen, dem es um die Klärung objektiver gesellschaftlicher Abhängigkeitsverhältnisse und Zusammenhänge geht, dem es darauf ankommt, den Nerv sozialer Transformationen zu erfassen und nicht immer wieder aufs neue scheinbar therapieresistente Strukturen nur zu beschreiben" (S. 137, 138).

Der Autor verrät hiermit eine gespielte oder tatsächliche Unkenntnis der Medizinsoziologie. Der Zusammenhang von Krankheit und Sozialstruktur erschließt sich auf dem erreichten Stand der medizinischen und sozialwissenschaftlichen Forschung nicht mit einem Lippenbekenntnis zu den Begriffen der Marxschen Kritik der bürgerlichen Ökonomie. Nur die erfahrungswissenschaftliche Analyse auf breiter Grundlage und eine undogmatische Theoriebildung haben Aussicht, zur Lösung der sozialmedizinischen Probleme beizutragen.

5. Die Zielvorgabe der Kritik der bürgerlichen Medizin entspricht der Schlichtheit der Analyse: „... Grundlegende Reformen ..., die den wesentlichen Bedürfnissen der Krankenversorgung und der Krankheitsvorsorge Rechnung tragen ... lassen sich ... nur im Rahmen einer Vergesellschaftung des gesamten Gesundheitswesens durchführen", die „in ein sozioökonomisches System eingebettet ist, das auch seine übrigen Dienstleistungen und Produktionsmittel der Gesellschaft übereignet hat" (S. 29).

6. Wo Argumente fehlen, stellt ein starkes Marx-Zitat zur rechten Zeit sich ein: seinen Beitrag zur „Entzauberung des

Arzt-Patient-Verhältnisses" leitet Marno Braunsdorf mit einer Kriegserklärung ein, die eine Auseinandersetzung mit anderen wissenschaftlichen Positionen von vornherein abschneidet:
„Wenn Marx in der Einleitung, zur Kritik der Hegelschen Rechtsphilosophie schreibt: ‚Krieg den deutschen Zuständen! Allerdings! Sie stehen unter dem Niveau der Geschichte, sie sind unter aller Kritik, aber sie bleiben ein Gegenstand der Kritik, wie ein Verbrecher, der unter dem Niveau der Humanität steht, ein Gegenstand des Scharfrichters bleibt. Mit ihnen im Kampf ist die Kritik keine Leidenschaft des Kopfes, sie ist der Kopf der Leidenschaft. Sie ist kein anatomisches Messer, sie ist eine Waffe. Ihr Gegenstand ist ihr Feind, den sie nicht widerlegen, sondern vernichten will. Denn der Geist jener Zustände ist widerlegt. An und für sich sind sie keine denkwürdigen Objekte, sondern ebenso verächtliche als verachtete Existenzen. Die Kritik für sich bedarf nicht der Selbstverständigung mit diesem Gegenstand, denn sie ist mit ihm im reinen. Sie gibt sich nicht mehr als Selbstzweck, sondern nur noch als Mittel. Ihr wesentliches Pathos ist die Indignation, ihre wesentliche Arbeit die Denunziation', so sind mit diesen Zeilen Motive und Voraussetzungen „der Kritik der bürgerlichen Medizin" präzise umrissen" (S. 105).
Die politische Ökonomie des Gesundheitswesens läßt sich zweifellos mit überzeugenderen Argumenten vertreten; bei dem wachsenden Interesse, das dieser Methode der sozialwissenschaftlichen Analyse entgegengebracht wird, können wir eine ausgereiftere Argumentationsweise zukünftig erwarten. Daher ist es hier wichtig, die Voraussetzungen und Grenzen einer politischen Ökonomie des Gesundheitswesens festzuhalten, die unabhängig von dem Niveau der Analyse gelten.
1. Es wird eine einseitige Abhängigkeit des Gesundheitswesens vom Gesellschaftssystem vorausgesetzt. Das Gesundheitswesen ist in die spätkapitalistische Gesellschaftsformation eingebunden, es verfolgt die Interessen des Kapitals, sofern es sich nicht selber kapitalistisch organisiert. Der Zwang zur Entlarvung der ideologischen Verkleidung von materiellen Interessen versetzt jedes Selbstverständnis, aber auch jedes Forschungsergebnis, das der Einfügung in eine kapitalistische Interessenlage widerspricht, in eine Rechtfertigungsnotlage. Die Zurückführung der Institutionen und des Selbstverständnisses der im Gesundheitswesen Tätigen auf das Schema der materiellen Reproduktion und auf die Klassenstruktur der Gesellschaft läßt für die Durchsetzung eigenständiger Ziele im Gesundheitswesen keinen Raum. Denn sein Beitrag zum gesellschaftlichen Reproduktionsprozeß ist stets nur „mittelbar produktiv" und klassenbezogen. Für die politische Ökonomie stellt das Gesundheitswesen eine Szenerie dar, auf der sich die gesamtgesellschaftlichen Entwicklungsgesetze und Widersprüche in spezifischer Form darstellen. Seine unübersehbare Bedeutung – Anteil am Sozialprodukt und an den Beschäftigten insgesamt — macht eine gesonderte Behandlung notwendig, um deutlich zu machen, daß das Gesundheitswesen keine Ausnahme für die allgemeine Anwendbarkeit der politischen Ökonomie darstellt.
2. Die politökonomische Analyse ist insoweit dogmatisch, als die Klassenanalyse der Gesellschaft und ein Schema der materiellen Reproduktion des Lebens jeder Untersuchung von Einzelproblemen oder eines Teilbereichs, wie der des Gesundheitswesens, notwendigerweise vorangehen müssen. Klassenanalyse und Reproduktionsschema bestimmen die Auswahl der Untersuchungsgegenstände, von ihnen leiten sich die grundlegenden Auswertungsgesichtspunkte ab, sie geben den Rahmen der Interpretation her. Bei einer solchen Fokussierung des Untersuchungsverfahrens und der Interpretation der Wirklichkeit ist für eine eigenständige Medizinsoziologie kein Entfaltungsspielraum. Hier gibt es kein Entdecken von neuen Tatsachen, die der Forschungshypothese widersprechen und zu einer Revi-

sion des Frageansatzes führen im Sinne eines „Serendipity-Pattern" (R.K. Merton)[27]. Hier gibt es keinen offenen Horizont soziologischer Theoriebildung, die vom schöpferischen Einfall gespeist wird im Sinne einer „Sociological Imagination" (C.W. Mills). Vielmehr wird der Rahmen der medizinischen Sozialforschung durch eine Hierarchie von Theorien und Methoden abgesteckt, nur was sich dem jeweiligen Verständnis von Politökonomie fügt, als Bestätigung oder als Feindbild des ideologischen Gegners, darf auf Anerkennung hoffen.

3. Die Ziele, denen das Gesundheitswesen dienen soll, bleiben unentfaltet. Mit der Methode der Klassenanalyse werden am Gesundheitswesen lediglich die Folgen gesellschaftlicher Ungleichheit demonstriert. Damit aber wird nur *ein* Faktor, der gar nicht einmal die wichtigste Begrenzung für die Wirksamkeit vieler Leistungen der Gesundheitsdienste darstellt, herausgearbeitet. Die Differenzierung von Bedürfnislagen, die mit der arbeitsteiligen Spezialisierung (oder wie es soziologisch heißt: mit der Ausdifferenzierung von gesellschaftlichen Teilsystemen) eintritt, wird vom Ansatz her ausgeblendet, weil die Autonomie des Gesundheitswesens immer schon als Freiheitsspielraum kapitalistisch verfälschter Interessen mißverstanden wird. Die im Gesundheitswesen angelegte und durch seine sozialstaatliche Finanzierung institutionell ausgearbeitete Verselbständigung einer Bedürfnissphäre gegenüber den gesellschaftlichen Lagen, wie sie für die Menschen durch ihre Klassen- bzw. Schichtzugehörigkeit, aber auch durch ihre Zugehörigkeit zu gesellschaftlichen Klein- oder Großgruppen (z.B. Familienhaushalt; Jugend, Frauen) gegeben sind, wird dabei schlicht unterschlagen. Der Bedürfnisbegriff als ein zentrales Kriterium für die Beurteilung gesellschaftlicher Systeme wird nicht entfaltet. Eine politökonomische Analyse des Gesundheitswesens

begibt sich damit des wichtigsten Instrumentes zur Feststellung des Beitrages, den das Gesundheitswesen zum Gesamtsystem leistet.

2.4 Die marxistische Soziologie: Das sozialistische Gesundheitswesen

Unter dem programmatischen Titel „Sozialismus, Wissenschaftlich-technische Revolution und Medizin" hat in der zweiten Hälfte der 60er Jahre in der DDR eine organisierte Diskussion über die Stellung des Gesundheitswesens in der Sozialistischen Gesellschaft stattgefunden. Auf einem „Nationalen Symposion" wurden die Ergebnisse der Diskussion in Thesenform verabschiedet[28]. Dem Verhältnis von Medizin und Sozialstruktur wurde bei dieser Gelegenheit besondere Aufmerksamkeit gewidmet, zielte doch das ganze Unternehmen darauf ab, das Gesundheitswesen und die medizinische Forschung intensiver in die sozialistische Gesellschaftsplanung einzubeziehen.

Eine Verstärkung der gesellschaftspolitischen Beeinflussung des Gesundheitswesens wurde durch verschiedene Gründe nahegelegt. Die wirtschaftliche Bedeutung des Gesundheitswesens tritt in einer Planwirtschaft besonders deutlich heraus. Die Senkung des Krankenstandes, die Vermeidung der Frühinvalidität, die Verringerung der Unfälle, die Verbesserung der gesundheitlichen Situation der Frauen etc., alles dies trägt dazu bei, mehr und leistungsfähigere Arbeitskräfte für die Produktion einzusetzen. Die Finanzierung des Gesundheitswesens und der medizinischen Forschung beansprucht vergleichsweise große und wachsende Mittel. Eine wirtschaftliche Betrachtungsweise läßt also vielseitige und nicht unbeträchtliche volkswirtschaftliche Reserven erwarten, die durch eine zweckmäßigere Organisation erschlossen werden könnten, zumal die

---

[27] Merton, R.K.: The bearing of empirical research on sociological theory. In: ders. Social theory and social structure. S. 103–108.

[28] Verhandlungen des Rates für Planung und Koordinierung der medizinischen Wissenschaft, Band 6, Berlin (Ost), 1969.

Verantwortung für eine wirtschaftliche Verwendung aller Mittel in einer sozialistischen Gesellschaft ohnehin bei den zentralen Planungsinstanzen liegt.

Eine wirksame Bekämpfung der nicht übertragbaren chronischen Krankheiten erfordert ein systematisches Vorgehen, bei der epidemiologisch-sozialmedizinische Forschung, Reihenuntersuchungen gefährdeter Bevölkerungsgruppen und die Einrichtungen des Gesundheitswesens, wie öffentlicher Gesundheitsdienst, Krankenhäuser, Ambulatorien, Ärzte und die Sozialversicherung ineinandergreifen und unter einem Programm zusammenarbeiten müssen. Die Thesen formulieren daher eine Reihe von Forderungen, die in jedem Land mit vergleichbarer Krankheitssituation erhoben werden. Es wird gefordert:

- Der Ausbau der Medizinalstatistik, um für gesundheitspolitische Entscheidungen aussagekräftige Informationen ständig zur Verfügung zu haben.
- Die Förderung der epidemiologischen Forschung, um die Verteilung der Krankheiten in der Bevölkerung zu kennen, damit darauf aufbauend therapeutische Einrichtungen bedarfsgerecht geplant und eine gezielte Ursachenforschung eingeleitet werden kann.
- Die Verstärkung der sozialmedizinischen Forschung, um die Beziehungen aufzudecken, die zwischen gesundheitsgefährdenden Lebensgewohnheiten wie Alkohol-, Nikotin- und Medikamentenabusus, Fehl-, insbesondere Überernährung und Krankheit bestehen.
- Der Ausbau der gesundheitlichen Aufklärung und Erziehung. Sie sollen der Gesundheit dienende Verhaltensweisen herausbilden und zur Anerkennung und Einhaltung von hygienischen Normen im persönlichen Leben, im Leben innerhalb von Kollektiven und im Arbeitsprozeß erziehen.

Eine Lösung dieser Probleme, die sich heute dem Gesundheitswesen aller vergleichbaren Länder stellen, wird auf einem spezifischen gesellschaftspolitischen Wege gesucht: die zentrale Leitung und Lenkung des Gesundheitswesens einschließlich die der medizinischen Forschung durchzusetzen. Kurt Winter, der diese zentrale Leitung und Lenkung der medizinischen Forschung selbst übernommen hat, erläutert in seinem Beitrag „Zum Systemaspekt des Gesundheitswesens" das Prinzip wie folgt:

„Aus der wissenschaftlich-technischen Revolution leitet sich das ‚Gesetz‘ einer ‚wissenschaftlichen Durchdringung der gesamten Gesellschaft‘ also auch ihrer Teilsysteme ab. Ein ‚wissenschaftlich begründetes System‘ des Gesundheitswesens muß die folgenden ‚grundsätzlichen Kategorien für die Entwicklung des gesamtgesellschaftlichen Systems des Sozialismus berücksichtigen‘. Sie ‚durchdringen alle Teilbereiche und bestimmen ihre Richtungen‘ ":

a) die führende Rolle der Partei.
Bei dem heutigen Entwicklungsstand in der sozialistischen Gesellschaft ist es nur der Partei der Arbeiterklasse möglich, die entscheidenden Schwerpunkte der Entwicklung zu bestimmen und die jeweiligen Schritte festzulegen.

b) ... die feste zentrale Leitung durch den Staat. Daraus ergibt sich die große Verantwortung des staatlichen Leiters. Letzten Endes bedeutet das die Verwirklichung der Einheit von demokratischem Zentralismus und sozialistischer Demokratie. Der Leiter muß entscheiden; er wird aber nur dann richtig entscheiden, wenn sein Kollektiv schöpferisch mitarbeitet, d.h., wenn der sachliche Meinungsstreit gefördert wird ...
Die gesellschaftliche Leitung des Gesundheitswesens manifestiert sich wie auf allen anderen Gebieten auch in den grundsätzlichen Beschlüssen der Partei- und Staatsführung zur Gesundheitspolitik. Innerhalb der gesellschaftlichen Leitung dieses Prozesses nimmt das Ministerium für Gesundheitswesen als Organ des Ministerrates die staatliche Leitung im engeren Sinne wahr. ... Hierzu gehören die Ausarbeitung der Prognose der Entwicklung von Ge-

sundheitswesen und medizinischer Wissenschaft, ... die Leitung der medizinischen Wissenschaft, die Leitung von Aus- und Weiterbildung, die Entwicklung von Methoden für die Gestaltung des Führungsprozesses, die Koordinierung der internationalen Zusammenarbeit ...

Die Abteilung Gesundheits- und Sozialwesen im Bezirk ist Organ des Bezirksrates und demnach auch nur seinen Weisungen unterstellt. Der Bezirksrat ist aber verpflichtet, seine Aufgaben wiederum auf der Grundlage der grundsätzlichen Beschlüsse von Partei- und Staatsführung durchzusetzen ...

Für die Erfüllung der Aufgaben in den Kreisen ist die Abteilung Gesundheits- und Sozialwesen verantwortlich, als Organ des Kreisrates. Ihre Hauptfunktion besteht darin, auf der Grundlage des Jahresplanes in erster Linie das System der medizinischen Grundversorgung allseitig zu entwickeln und den differenzierten Bedürfnissen der Bevölkerung nach medizinische Betreuung zu entsprechen. ... Die Grundsätze dieses Systems bestehen darin, daß entsprechend dem demokratischen Zentralismus die Zielsetzung einheitlich ist, aber die konkrete Verwirklichung auf verschiedenen Ebenen in eigener Verantwortung und ohne Administration zu erfolgen hat. ... „Der Systemcharakter des Gesundheitswesens muß seinen Ausdruck in der einheitlichen Planung, Leitung und Koordinierung der Forschung finden [29]".

Seit 1969 wird die gesamte medizinische Forschung auftragsgebunden unter der Leitung des Ministeriums für Gesundheitswesen geplant und finanziert. Das Ministerium besitzt ein festes Lenkungsinstrument in dem Rat für Planung und Koordinierung der medizinischen Wissenschaft beim Ministerium für Gesundheitswesen. Dieser Rat ist ein Organ des Ministeriums. Seine Empfehlungen und Beschlüsse, die den gesellschaftlichen und ökonomischen Bedingungen in der DDR entsprechen müssen, bilden Entscheidungsgrundlage für das Ministerium. Er setzt sich aus etwa 60 führenden Ärzten aus Wissenschaft und Praxis zusammen, ihre Arbeit im Rat ist Bestandteil ihrer dienstlichen Tätigkeit. Die leitende Stellung des Präsidenten (Kurt Winter) ist stark hervorgehoben. Die politischen Direktiven erhält das Ministerium und der Rat für Planung und Koordinierung der medizinischen Wissenschaft aus der Abteilung Gesundheitspolitik des Zentralkomitees der SED [30].

In dem Konzept der marxistischen Medizinsoziologie ist das Subjekt gesundheitspolitischer Systemplanung eindeutig bezeichnet: die Abteilung Gesundheitspolitik beim Zentralkomitee der SED. Auf diese Zentralstelle hin ist der Gesundheitsbereich hierarchisch geordnet. Zielfindung und -verwirklichung sind organisatorisch voneinander getrennt. Die „gesellschaftliche Kontrolle" bezieht sich allein auf die Durchführung, nicht auf die Prozesse der Zielfindung. So wird das Ministerium für Gesundheitswesen durch die Volkskammer (bzw. durch den entsprechenden Ausschuß für Gesundheits- und Sozialwesen), die Abteilung Gesundheits- und Sozialwesen auf Bezirksebene durch die entsprechende Kommission des Bezirkstages kontrolliert, wobei Winter hervorhebt, daß der Bezirkstag „von der Volkskammer angeleitet wird". Das gleiche wiederholt sich auf Kreisebene. Mit dieser Konstruktion wird erreicht, daß die „Zielsetzung einheitlich" ist. Sie wird durch die Gesundheitspolitik im Zentralkomitee der SED bzw. durch die Personen festgelegt, die hier ihren Einfluß geltend machen können [31]. Die Verantwortung für die Zielverwirklichung aber liegt bei den nachgeordneten Instanzen und ihren Kontrollorganen, die von der Zielfindung und -formulierung ausgeschlossen bleiben. Winter erhofft sich von diesem verschachtelten System von Kompetenzen und Kontrollen, das „ohne Ad-

---

[29] Winter, K.: Zum Systemaspekt des Gesundheitswesens, a.a.O., S. 31–33.

[30] Materialien zum Bericht zur Lage der Nation, 1974, Tz. 930, 931.

[31] Ludz, R.Ch.: Parteielite im Wandel, a.a.O.

ministration" arbeiten und auf der „Überzeugungsarbeit" beruhen soll, daß es dazu führt, „die Probleme tiefer zu durchdringen und langdauernde Lösungen zu ermöglichen". Wie jedoch mit einer solchen Konstruktion „die sozialistische Demokratie in Form der optimalen Entwicklung der Initiative aller verwirklicht" wird, kann Winter nicht deutlich machen.

Auf die „differenzierten Bedürfnisse der Bevölkerung nach medizinischer Betreuung" hat bezeichnenderweise nur die unterste und einflußloseste Instanz – die Abteilung Gesundheits- und Sozialwesen als Organ des Kreisrates – sich auszurichten. In diesen Zusammenhang gestellt bleibt der Bezug auf die Bedürfnisse eine Leerformel. Denn er enthält keine Anweisung, wie diese Bedürfnisse sich artikulieren oder wenigstens ermittelt werden können. Das Bedürfniskonzept wird in der marxistischen Medizinsoziologie nicht ausgearbeitet. In einer extrem zentralistisch angelegten Planung des Gesundheitswesens, die dieses zum unselbständigen Gegenstand eines allgemeinen gesellschaftspolitischen Programms macht, ist für die Entwicklung der Gesundheitsbedürfnisse der Bevölkerung kein Entfaltungsspielraum vorgesehen. Diese besitzen keine Chance, auf die Steuerung des Gesundheitssystems Einfluß zu nehmen. Ein Dienstleistungsbereich, der auf die leibnahen Bedürfnisse der ganzen Bevölkerung gerichtet ist und die Bedürfnissphäre nicht als das entscheidende Problem für eine Planung des Gesundheitswesens begreift, arbeitet blind. Die führende Rolle der Partei und die feste zentrale Lenkung und Leitung durch den Staat können die in der Konstruktion angelegte Bedürfnisblindheit des Gesundheitswesens nicht heilen.

2.5 Prinzipien der Medizinsoziologie: Medizin und Sozialstruktur

2.5.1 Medizinsoziologie und medizinische Sozialforschung

Beansprucht die Medizinsoziologie, mehr zu sein als nur ein Inventar von Methoden und Ergebnissen der empirischen Sozialforschung, die der Erforschung des Gesundheitswesens dient, muß sie ihre theoretischen Prinzipien offen legen. Sie muß deutlich machen, unter welchen theoretischen Fragestellungen sie ihre Untersuchungsgegenstände auswählt und welcher Art die Ergebnisse sind, denen sie nachstrebt. Will sie dem Einwand standhalten können, den schon sehr früh Theodor W. Adorno der Empirischen Sozialforschung entgegengehalten hat, muß sie sich theoretischen Ansprüchen stellen. Dieser schrieb schon 1957 warnend:
„Nicht umsonst ... überwiegen in den Diskussionen der Empirischen Sozialforschung Methodenfragen gegenüber den inhaltlichen. Anstelle der Dignität der zu untersuchenden Gegenstände tritt vielfach als Kriterium die Objektivität der mit einer Methode zu ermittelnden Befunde, und im empirischen Wissenschaftsbetrieb richtet sich die Auswahl der Forschungsgegenstände und der Ansatz der Untersuchung ... weit mehr nach den verfügbaren und allenfalls weiter zu entwickelnden Verfahrensweisen als nach der Wesentlichkeit des Untersuchten. Daher die unzweifelhafte Irrelevanz so vieler empirischer Studien" (S. 249).

Bei der bescheidenen Anzahl medizinsoziologischer Untersuchungen in der BRD kann noch nahezu jede Erhebung um der Originalität des Materials, das sie in die Diskussion einbringt, Anerkennung erwarten. Angesichts eines noch weithin unerschlossenen Forschungsgebietes stellt sich weniger dringlich die Frage nach den Zusammenhängen, in denen die Forschung praktisch-politisch oder theoretisch ihren Stellenwert besitzt. Anstöße zu einer Theorie der Medizinsoziologie gehen bisher kaum aus einem Theoriebedürfnis der Medizinischen Sozialforschung hervor, eher speisen sie sich aus dem in Konkurrenz zur Medizinsoziologie erwachsenden politökonomischen und systemplanerischen Interesse an der Medizin. Daher ist es zweckmäßig, zunächst den Unterschied der Medizinsoziologie gegenüber den dargestellten konkurrierenden Ansätzen herauszuheben.

Für die Ökonomie des Gesundheitswesens, die Systemplanung, die Politökonomie und für die sozialistische Lenkung und Leitung des Gesundheitswesens gilt die Eindeutigkeit der Methode oder des Aspektes. Die gesellschaftliche Wirklichkeit der Medizin wird auf die Begrifflichkeit *eines* Denksystems gebracht. Nutzen/Kosten-Analyse, Planung, Kritik der bürgerlichen Medizin, Sozialistische Lenkung und Leitung *wählen die forschungswürdigen Probleme* aus, prägen die Begriffe, formulieren die Fragestellung, organisieren die Auswertung, stellen die Ergebnisse dar und bilden die primäre wissenschaftliche Öffentlichkeit, in der die Ergebnisse diskutiert und weitergetragen werden. Mit dieser Organisierung eines einheitlichen wissenschaftlichen Zugriffs verbindet sich eine praktisch-politische Instrumentalisierung der Medizin. Die Medizin wird ein Wertschöpfungs- oder kostenverursachender Bereich der volkswirtschaftlichen Gesamtrechnung. Die Medizin wird ein Planungsfeld für die Träger der Sozial- und Gesundheitspolitik. Die Medizin wird ein Demonstrations- und Aktionsplatz für den Klassenkampf. Die Medizin wird über das Lenkungs- und Leitungssystem für den Aufbau des Sozialismus verfügbar gemacht. Gemeinsam ist dieser praktisch-politischen Instrumentalisierung, daß sie *über die Köpfe der im Gesundheitswesen handelnden Personen hinweg* plant und verfügt. Die Glaubwürdigkeit und die Unbestechlichkeit des gewählten wissenschaftlichen Ansatzes macht eine Erforschung der Zielvorstellungen, der Perspektiven, des Selbstverständnisses, der Zufriedenheit und Unzufriedenheit, der Sorgen und Befürchtungen, aber auch der Befriedigungen entbehrlich, die bei den in die Millionen zählenden Personen gegeben sind, die tagaus, tagein das Handlungssystem Gesundheitswesen als gesellschaftliche Wirklichkeit „produzieren". Die genannten konkurrierenden Ansätze erliegen alle der Verführung einer rationalistischen Vereinfachung der Wirklichkeit. *Sie verwechseln Norm bzw. analytisches Modell und Realität.* Sie überschätzen die Reichweite ihres Erklärungsansatzes. Sie verfügen mit wissenschaftlicher oder politischer Anmaßung über den Handlungsspielraum der im Gesundheitswesen tätigen Personen.

Ein entscheidendes Kennzeichen der Medizinsoziologie macht demgegenüber die unabdingbare Einbeziehung der handelnden Personen selbst aus. In diesem Sinne stellt die Medizinische Sozialforschung eine methodisch kontrollierte Kommunikation zwischen Wissenschaft, politischer Öffentlichkeit und den Perspektiven der vielen einzelnen her, die am Gesundheitswesen als gesellschaftlich Handelnde partizipieren. Der Handlungshorizont der Patienten, der Ärzte, der Heilberufe, der in der Sozialversicherung Tätigen ist für die Medizinsoziologie unverzichtbar. Die Darstellung dieses Handlungshorizonts, die Feststellung seiner Bedeutung, die Aufdeckung von Selbsttäuschungen und Irrtümern, die Eingrenzung der Verzerrungen, die durch die Medizinische Sozialforschung selbst zustandekommen, bildet ihr wichtigstes Geschäft.

Doch wäre es ein gefährlicher Irrtum zu meinen, die Medizinsoziologie beschränkte sich darauf, die „Meinung des Mannes auf der Straße", etwa die durchschnittlichen Ansichten der Patienten lediglich wiederzuspiegeln. Der Meinung, die die Bürger sich über ihre gesundheitliche Versorgung bilden, in der Öffentlichkeit zur Wirksamkeit zu verhelfen, sind die Massenmedien viel geeigneter, zumal sie auch skrupelloser mit den Ergebnissen der empirischen Sozialforschung umgehen können. die Medizinsoziologie erfüllte ihre Aufgabe schlecht, verstünde sie sich als Archiv für Zeitungen, Fernsehen und Parlamentsdebatten. Unkritische Vorwürfe gegen die Medizinsoziologie können darauf hinweisen, daß viele Untersuchungen vordergründigen Zwecken dienen, etwa der besseren Interessenvertretung in der Öffentlichkeit. Die Käuflichkeit von Untersuchungsergebnissen, die Manipulierung der Auswertung und Darstellung in der Öffentlichkeit haben zusammen mit fehlgeschlagenen Untersuchungen, die anfängliche hohe Erwartungen nicht eingelöst haben, das Vertrauen in die empirische Sozialforschung erschüttert. Eine ideologisch motivierte Kritik, die die „unzweifelhafte Irrelevanz so vieler empirischer Studien" hervorhebt (im Jargon: die elende „Fliegenbeinzählerei"), findet daher ein vorbereitetes Feld.

Die Medizinsoziologie muß demgegenüber ihre Ziele theoretisch begründen können, unter denen sie den Handlungshorizont der Patienten zur unverzichtbaren Perspektive ihrer Forschung macht. Sie muß zugleich die theoretischen Grundlagen ausweisen, unter denen ihre Untersuchungsergebnisse eine praktisch-politische Bedeutung beanspruchen. Für die konkurrierenden Konzepte sind diese Fragen beantwortet:

– die Wirtschaftlichkeit des Gesundheitswesens mit der Anwendung wirtschaftswissenschaftlicher Modellvorstellungen und Methoden zu erhöhen oder
– Teilplanungen der Organisationen und Elemente des Gesundheitswesens in gemeinsamen Voraussetzungen und Zielen zu integrieren oder
– die bürgerliche Klassenmedizin ideologisch zu entlarven und ein sozialistisches Gesundheitswesen vorzubereiten oder
– die Medizin dem Aufbau des Sozialismus verfügbar zu machen.

Für die Medizinsoziologie gilt demgegenüber,

– die Bedürfnisse der Bürger mit den Zielen und der Leistungsfähigkeit des Gesundheitswesens in Einklang zu bringen und dabei
– die Theorien und Methoden der Soziologie anzuwenden und weiterzuentwickeln, die geeignet erscheinen, die Abstimmung zwischen den Zielen von Organisationen und Institutionen des Gesundheitswesens mit den Bedürfnissen der Bürger zu leisten.

2.5.2 Das Programm der Medizinsoziologie

Das Programm der Medizinsoziologie unterscheidet sich also von dem der anderen mit ihr konkurrierenden Gesellschaftswissenschaften durch den Bezug auf die Bedürfnisse der Bürger. Die Bedürfnisse bilden Bestandteil der gesellschaftlichen Wirklichkeit, die die Medizinsoziologie aufdecken und erforschen will. Die Bedürfnisse sind für die Medizinsoziologie kein Umweltdatum – wie für die Systemplanung – sie sind auch nicht etwas Auf-der-Hand-liegendes oder aus einer allgemeinen Theorie Ableitbares – wie für die Kritik der bürgerlichen Medizin – sondern sie sind ein Gegenstand erfahrungswissenschaftlicher Forschung. Diese setzt nicht voraussetzungslos an, sondern für sie gilt die Abhängigkeit der Bedürfnisentwicklung

– vom Stand und von der Organisation der medizinisch bedeutsamen Wissenschaften,
– von der ökonomischen und organisatorischen Umsetzung des wissenschaftlichen Erkenntnisstandes,
– von der Durchsetzung des sozialstaatlichen Postulats der Sozialgüterverteilung.

Der *Bedürfnisbegriff als Zielkonzept* der Medizinsoziologie ist also nicht entlehnt aus ökonomischen oder anthropologischen Theorien, sondern *ist eine originäre medizinsoziologische Konstruktion*. Sie nimmt die gesellschaftliche Arbeitsteilung zwischen wissenschaftlicher Forschung und ihrer praktischen Anwendung als Voraussetzung und Problem auf. Sie knüpft an die Erfahrung einer dynamischen Entwicklung an, in der das Angebot an Gütern, Dienstleistungen und Einrichtungen bestimmend für die Weckung und Befriedigung von Bedürfnissen wird. Und sie setzt eine bedürfnisorientierte Verteilung als Maßstab voraus. Danach sollen die Leistungen des Gesundheitswesens an der individuellen Bedürfnissituation orientiert sein, wie sie *unabhängig* von der Einkommenslage, von der Schichtzugehörigkeit oder von der Position in einem Familien- oder Haushaltsverband gegeben ist. Wenn die Leistungen des Gesundheitswesens auf die individuelle Hilfsbedürftigkeit ausgerichtet sein sollen, dann muß diese Bedürfnissituation aus ihrer gesellschaftlichen Verkleidung (arm/reich, angesehen/ „sozialverachtet", gebildet/ungebildet, Mann/Frau/Kind) herausgelöst werden, dann muß das Gesundheitswesen aber auch seine eigenen gesellschaftlichen Krücken (zentralisierte Einrichtungen, Sprachbarrieren, Zeithaushalt der Ärzte) abzuwerfen trachten, um gesellschaftlich unverkürzt helfen, leisten zu können.

Von der Umsetzung eines solchen Zieles in ein Forschungsprogramm wird die Soziologie nicht nur am Rande angesprochen, sondern im Kern beteiligt. Die Auswirkungen gesellschaftlicher Strukturen auf die Selbst- und Fremdwahrnehmung von Personen, auf die Chancen ihrer Selbstverwirklichung und ihrer Teilhabe an den gesellschaftlichen Prozessen gehören zu den zentralen Themen der Soziologischen Theorie, ihre Ermittlung mit den Methoden der empirischen Sozialforschung eingeschlossen. Das gleiche gilt aber auch für die gesellschaftlichen Folgen der Organisierung und Institutionalisierung von Leistungen. Die Soziologie des ärztlichen Berufes, des Arzt-Patienten-Verhältnisses, die Soziologie des Krankenhauses, also die klassischen Themen der Medizinsoziologie, haben stets in einer engen Beziehung zu allgemeineren soziologischen Fragestellungen gestanden: Soziologie der freien (akademischen) Berufe (professions), Theorie der Interaktion, Soziologie der Statusorganisation und der Institutionen. Die Etablierung einer Medizinsoziologie – als eines Spezialgebiets der Soziologie und auch der Medizin – kann daher stets nur die *Anwendung soziologischer Theorien und Methoden auf das Kernproblem der Medizin* bedeuten, ihr Potential in Erfüllung der Aufgabe, Krankheiten zu heilen, ihr Eintreten zu verhindern, ihren Verlauf risikoärmer zu gestalten, unverkürzt für die Bevölkerung zur Geltung zu bringen. Die Medizinsoziologie wird immer dann zu einer unverzichtbaren Disziplin der Medizin, wenn diese in der Entfaltung ihrer Wirksamkeit auf gesellschaftliche Grenzen stößt. Das gilt für die Epoche der Bekämpfung der Infektionskrankheiten ebenso wie für unsere Zeit, die vor dem Problem der nicht übertragbaren chronischen und degenerativen Krankheiten steht.

In der Medizinsoziologie erfährt also die Soziologie eine Ausrichtung auf ein spezifisches Problem. Wir haben es als ein Problem der Abstimmung unter den Zielsetzungen verschiedener gesellschaftlicher Positionen definiert, der der Patienten, der der Therapeuten und ihrer Einrichtungen sowie der der Forscher und ihrer Institutionen. Diese Zielsetzungen sind nur bedingt miteinander vereinbar. Sie sind häufig unzulänglich oder mißverständlich formuliert. Sie sind nur zum Teil an der Erfahrung überprüft. Sie bilden nicht selten das Aushängeschild anderer Interessen, z.B. dienen sie der Sicherung ökonomischer oder statusbezogener Vorteile.

Die Problemdefinition der Medizinsoziologie ist daher von vornherein konflikthaltig, sie wird in vielen Einzelfragen zu keinen eindeutigen Entscheidungen gelangen, sondern allenfalls Optimierungsstrategien vorschlagen bzw. überzeugendere Entscheidungsverfahren für die Betroffenen und Beteiligten anregen können. Dem Vorwurf der Befangenheit in fremden Interessen oder dem der Blindheit gegenüber medizinisch verkleideten Macht- oder Wirtschaftsinteressen ist die Medizinsoziologie unausweichlich ausgesetzt. Einem totalen Ideologieverdacht, wie er von der „Kritik der bürgerlichen Medizin" vorgetragen wird, kann sie nur ihre eigene Auffassung von der Mehrdeutigkeit der gesellschaftlichen Wirklichkeit – sie schließt eine eindeutige, allein richtige wissenschaftliche Interpretation aus – und von der Konflikthaltigkeit gesellschaftlicher Verhältnisse entgegensetzen. Letztere macht es notwendig, den gesellschaftlichen Standort der Medizinsoziologie in einer gesellschaftlichen Situation zu bestimmen, in die sie selber einbezogen ist.

2.5.3 Das Prinzip der „divergierenden Bezugssysteme"

Die Mehrdeutigkeit gesellschaftlicher Erscheinungen wird von der Medizinsoziologie theoretisch in dem „Prinzip divergierender Bezugsysteme" bewältigt. Es besagt, daß es wissenschaftlich sinnvoll und praktisch nützlich ist, ein- und dieselbe Erscheinung unter verschiedenen Bezugssystemen zu interpretieren, ungeachtet der offensichtlichen Widersprüchlichkeit zwischen den Bezugsystemen. Formal beinhaltet dieses Prinzip die zunächst beunruhigende Feststellung, daß ein- und dieselbe Erscheinung mehrdeutig ist, und *daß es wissenschaftlich falsch ist, diese Mehrdeutigkeit aufzuheben.* Die soziologisch reflektierte medizinische Auffassung wird gerade darin zum Ausdruck kommen, daß es ihr gelingt, die vordergründig eindeutige Bewertung der Erscheinungen, mit denen es die Medizin zu tun hat, aufzuheben und in mehreren Bezugsystemen zugleich zu denken.

Ein Beispiel zur Veranschaulichung. In der Regel wird jeder Krankheitsfall von verschiedenen Personengruppen bzw. Institutionen wahrgenommen und in einen Denk- bzw. praktischen Orientierungszusammenhang eingeordnet. Der Patient stellt eine Befindensstörung bei sich fest, er zieht daraus für sein Verhalten Konsequenzen (z.B. Arbeitsruhe). Der Arzt, dem er seine Befindensstörung vorstellt, versucht, die ihm geschilderten Beschwerden einem Krankheitsbild zuzuordnen und bestimmt von daher seine Therapie. Der Arbeitgeber, dem die „Arbeitsunfähigkeitsbescheinigung" des Arztes vorgelegt wird, ordnet die Erkrankung als Krankheitsfall dem betrieblichen Krankenstand zu und zahlt den Lohn/das Gehalt weiter. Die Krankenkasse nimmt den Krankenschein und die Verordnungen des Arztes entgegen und honoriert die erbrachten Leistungen. Für sie ist die Erkrankung ein Versicherungsfall, der auf Grund sozialrechtlicher Vorschriften einen Zahlungsverkehr auslöst usf.

Ein- und dasselbe Ereignis besitzt einen Stellenwert in verschiedenen Bezügen. Die gesellschaftliche Verflechtung von Sozialbeziehungen: Berufsarbeit, Familienhaushalt, Arzt-Patienten-Verhältnis, aber auch die organisatorische Durchformung dieser Sozialbeziehungen (Arbeitsrecht, Sozialversicherung) teilt der Erkrankung eine Bedeutung zu. Sie definiert das Ereignis in einem Denksystem oder in einem praktischen Handlungszusammenhang. Soziologisch sprechen wir von Bezugsystemen.

Die mit der Zuordnung zu Bezugsystemen entstehende Mehrdeutigkeit ein- und desselben Ereignisses stellt nun nicht allein eine Sammlung von Aspekten dar: Befindensstörung, ärztliche Beratung, betriebliche Fehlschicht, Versicherungsfall etc. Vielmehr stehen die Bezugsysteme in einem unausgetragenen partiellen Konflikt zueinander. Die Perspektive der Patienten kann stets nur teilweise von der Bewertung des Arztes aufgenommen und verarbeitet werden [32]. Viele Hintergründe einer Erkrankung bleiben ausgeblendet, werden vom diagnostischen und therapeutischen Handeln des Arztes nicht erreicht. Seine systemisolierende Betrachtungsweise, sein beschränkter Zeithaushalt, sein auf Prioritätensetzung und Effektivität ausgerichteter Handlungsspielraum beschneidet Erwartungen seiner Patienten. Für den Arbeitgeber stellen Fehlzeiten [33] betriebliche Unkosten dar. Er ist daher bestrebt, die Erkrankung seiner Arbeitnehmer, aber auch den arbeitsrechtlichen Handlungsspielraum der Ärzte zu begrenzen, ihre Patienten von der Arbeitspflicht zu befreien. Eine ähnliche Interessenlage gilt für die Krankenkassen. Sie müssen auf eine zweckmäßige und den Solidaraus-

---

[32] v. Ferber, L.: Die Diagnose des praktischen Arztes, a.a.O.

[33] Zimmermann, W.: Fehlzeiten und industrieller Konflikt, a.a.O.

gleich unter ihren Mitgliedern nicht strapazierende Behandlungsweise durch die Ärzte ebenso bedacht sein wie darauf, den Krankheitsbedarf ihrer Mitglieder zu normieren oder zu steuern. Dieser partielle Konflikt unter den Bezugsystemen tritt umso deutlicher hervor, je mehr jede Perspektive voll ausgearbeitet und in ihren Konsequenzen verwirklicht wird.

Der Konflikt bleibt in der Regel jedoch latent und führt nur deswegen selten in eine offene Auseinandersetzung hinein, weil bestimmte Ziele eingelöst werden: die Entlastung des Patienten, die Berufsaufgabe des Arztes, die Aufrechterhaltung des betrieblichen Leistungsprinzips (der Arbeitsausfall ist medizinisch und rechtlich als Ausnahme von der Arbeitspflicht definiert und begründet), die Zweckbestimmung der Krankenversicherung. Wir können die Bezugsysteme auch als die Denk- und Verhaltensorientierungen bezeichnen, die in bestehende Institutionen eingebracht sind: Ärzte denken in Diagnosen, Krankenkassenbeamte in Verwaltungsentscheidungen und Kosten, Arbeitgeber in Rentabilität, Patienten in dem Angebot an Verhaltensalternativen, das gesellschaftliche Institutionen ihnen machen. Das methodische Prinzip divergierender Bezugsysteme erlaubt es uns, die *Eigenwirkungen gesellschaftlicher Handlungssysteme an jedem Einzelfall unbefangen zu diskutieren.* Die naive Bindung an einen Standpunkt, sei es der der Patienten, der der Ärzte, der der Arbeitgeber oder der der Krankenkassen, wird aufgehoben. Hier liegt eine Quelle für viele Vorurteile und Mißverständnisse. Vor allem aber verstehen wir Krankheit nicht länger isoliert als Thema medizinischer Lehrbücher oder als den kranken Leib, der in die ärztliche Sprechstunde zur Reparatur eingebracht wird, oder als Versicherungsfall oder als betrieblichen Krankenstand, sondern als eine *gesellschaftliche Tatsache.* Das methodische Prinzip divergierender Bezugsysteme macht die Krankheit als eine *durch das Handeln von Institutionen und Personen hervorgebrachte, produzierte Tatsache* be-

wußt. Denn das, was wir Krankheit nennen, stellt ja das Ergebnis von Feststellungen und Bewertungen dar, die gesellschaftliche Einrichtungen: Medizin, Krankenkassen, Unternehmungen getroffen haben. Sie haben diese Feststellungen und Bewertungen nicht allein im Interesse der Kranken getroffen, sondern sehr wohl auch in ihrem eigenen Interesse.

Die geschilderte Mehrdeutigkeit gesellschaftlicher Erscheinungen – sie ließe sich an weiteren Beispielen unschwer verdeutlichen – wirft zwangsläufig die Frage nach dem gesellschaftlichen Standort der Medizinsoziologie auf. Denn es ist ja nicht damit getan, die in den divergierenden Bezugssystemen angelegte Konflikthaltigkeit sozialer Verhältnisse lediglich aufzuweisen und mit einer solchen relativierenden Analyse u.U. resignierendes Achselzucken hervorzurufen.

2.5.4 Der gesellschaftliche Standort der Medizinsoziologie

Methodologisch betreten wir mit der Frage: Wie ist die Soziologie selbst in den Gesellschaftsprozeß einbezogen? Welchen Zielen ist sie verpflichtet? Wie kann sie es vermeiden, ideologisch für zweifelhafte Interessen ausgebeutet zu werden? ein unter Soziologen selbst umstrittenes Gebiet. Der Werturteilsstreit [34] – unter diesem Namen wurde das Problem zu Beginn dieses Jahrhunderts in die Diskussion eingeführt – hat zwar einige Randfragen geklärt, er beschäftigt aber weiterhin die Gemüter angesichts zunehmender ideologischer Gegensätze. Gesellschaftsreform bedient sich auch des Arsenals soziologischer Begriffe. Soziologen machen sich zum Interpreten gesamtgesellschaftlicher Positionen im parteipolitischen Streit. Kein Wunder also, daß die Soziologie als Wissenschaft umstritten ist und in Schwierigkeiten gerät, ihren wissenschaftlichen Anspruch mit ihrem praktisch-politischen Engagement in Einklang zu bringen.

---

[34] Weber, W. u. Topitsch, E.: Das Werturteilsproblem seit Weber, M. a.a.O.

Kein Zweifel kann allerdings darüber bestehen, daß die soziologische Forschung in die gesellschaftlichen Konflikte fest einbezogen ist. Ihre Fragestellungen gewinnen ihre Bedeutsamkeit gerade aus der Beziehung zu gesellschaftspolitischen Streitfragen. Oder – wie Max Weber, dessen Forderung nach Objektivität sozialwissenschaftlicher Forschung („Werturteilsfreiheit") die Diskussion einleitete, es formuliert hat: „Was Gegenstand der Forschung wird, und wieweit diese Untersuchung sich in die Unendlichkeit der Kausalzusammenhänge erstreckt, das bestimmen die den Forscher und seine Zeit beherrschenden Wertideen." Sie „determinieren die Auslese und Formung des Objekts einer empirischen Forschung"[35]. Ein Rückzug des Soziologen auf die interesselose Position eines neutralen Beobachters ist also nicht möglich. Die Auswahl der Untersuchungsgegenstände, die Bearbeitung der Fragestellung und die Interpretation der Ergebnisse – also gerade die Entscheidungen des Forschers, die seine Beteiligung am Forschungsprozeß motivieren – erfolgen nicht in einer abgeschirmten Situation reiner Wissenschaft, sondern gehen aus der Mitwirkung an der Gesellschaftspolitik hervor. Wenn diese Beteiligung der Soziologie an der gesellschaftspolitischen Auseinandersetzung nicht zu einer Auflösung der Soziologie als Wissenschaft führen soll, dann muß die Einheit des Faches in Gemeinsamkeiten gesichert sein, die aus dem Streit herausgehalten werden können. Die Erwartung, die z.B. Max Weber mit seiner Konstruktion verbunden hatte, wissenschaftliche Standards der Argumentation und Beweisführung – also die Logik und die erfahrungswissenschaftlichen Methoden sozialwissenschaftlicher Beobachtungen – könnten die Soziologie an ihrer Aufteilung auf die gesellschaftspolitischen Gegensätze bewahren, hat sich nicht bestätigt. Spätestens die neomarxistische Kritik

am Positivismus[36] hat die Hoffnung auf eine wissenschaftsimmanente oder auf eine erfahrungswissenschaftliche Begründung der Soziologie erschüttert[37]. *Die wissenschaftliche Einheit der Soziologie kann nicht in Gemeinsamkeiten formaler Vorgehensweise bestehen, sondern muß in inhaltlichen Entscheidungen gesucht werden.*
Für die Medizinsoziologie werden solche Entscheidungen auf zwei Ebenen getroffen. Für sie gilt, wie für die Soziologie allgemein, die Erforschung gesellschaftlicher Konflikte als *Alternative zu einer gewaltsamen Auseinandersetzung*. Ihre Teilnahme an gesellschaftlichen Konflikten ist die der Übertragung in einen wissenschaftlichen Forschungsgegenstand. Gesellschaftliche Konflikte sind stets bereits verwissenschaftlichte Konflikte. Der Kampf gesellschaftlicher Gruppen bedient sich in der Organisierung der Mittel oder in der ideologischen Auseinandersetzung wissenschaftlicher Verfahren und Argumente. Doch die Struktur der Konflikte wird dabei nur zum Teil offengelegt, sie ist den kämpfenden Parteien nicht selten verborgen. An der Offenlegung der gesellschaftlichen Strukturen, die Konflikte hervorrufen, setzt die soziologische Forschung an. Soziologie ist im Kern stets Konfliktforschung. In ihr Arbeitsgebiet fallen daher auch Aussagen über die gegebenen Chancen der miteinander konfligierenden Gruppen. Sie hat deutlich zu machen, welche gesellschaftlichen Ziele in der Interessenverfolgung von den Gruppen verletzt oder bestätigt werden. Der Ermessens- oder Willkürspielraum der Soziologie wird bei dieser Aufgabe häufig überschätzt. Strukturelle Konflikte, d.h. gesellschaftliche Gegensätze, die aus (relativ) invarianten Elementen der gesellschaftlichen Verhältnisse hervorgehen, z.B. Herrschaft,

---

[35] Weber, M.: Die Objektivität sozialwissenschaftlicher und sozialpolitischer Erkenntnis, a.a.O., S. 184.

[36] Adorno, Th.W. u.a.,: Der Positivismusstreit in der deutschen Soziologie, a.a.O. Habermas, J. u. Luhmann, M.: Theorie der Gesellschaft oder Sozialtechnologie – Was leistet die Systemforschung? a.a.O.

[37] Habermas, J.: Zur Logik der Sozialwissenschaften, a.a.O.

Arbeitsteilung, Einkommensverteilung etc. besitzen Dauercharakter. Ihre wissenschaftliche Bearbeitung führt zu einem kumulativen Erfahrungs- und Erkenntnisprozeß, er steckt die Positionen ab, die überzeugungskräftig sind.

Für die Medizinsoziologie gilt – wie für jede Spezial- oder Bindestrichsoziologie – noch eine weitere Ebene: *Die Ziele, die die arbeitsteilige Institutionalisierung der Medizin begründen, enthalten zugleich auch Beurteilungskriterien für die gesellschaftliche Wirksamkeit der Medizin.* Unter der generellen Zielsetzung, Krankheiten zu heilen, ihren Eintritt zu vermeiden und ihren Verlauf risikoärmer zu gestalten, betreibt die Medizin mit ihrer eigenen arbeitsteiligen Spezialisierung eine Ausdifferenzierung von Gesundheitsbedürfnissen. Die aktuellen Chancen der Befriedigung dieser Bedürfnisse hängen jedoch von einer Reihe nichtmedizinischer, sondern gesellschaftlicher Voraussetzungen ab. Für die Schaffung dieser Voraussetzungen einzutreten, liegt nicht nur im unmittelbaren Erkenntnisinteresse der Soziologie, sondern wird mit dem sozialstaatlichen Postulat anerkannt, das die Verteilung von Sozialgütern den individuellen Bedürfnissen frei von den Wirkungen gesellschaftlicher Ungleichheit oder von sozialen Vorurteilen dienen soll. Aus den institutionalisierten Zielen der Medizin, aus dem Erkenntnisinteresse der Soziologie und aus dem sozialstaatlichen Postulat der Sozialgüterverteilung leiten sich daher inhaltliche Begründungen für die Position der Medizinsoziologie ab, die ihre soziale Einheit als Wissenschaft hinreichend begründen.

Die vorgetragenen Argumente stehen jedoch unter einer allgemeineren Voraussetzung, die hier ausgesprochen werden muß. Wenn die Aufgabe der Soziologie in der Verwissenschaftlichung der gesellschaftlichen Konflikte liegt, sie also Situationen des Kampfes in die Ebene wissenschaftlicher Argumentation und Forschung überträgt, dann ist die Rückübertragung der gewonnenen Ergebnisse eine notwendige Bedingung für die gesellschaftliche Wirksamkeit der Soziologie. Eine esoterische l'art-pour-l'art-Nische im Wissenschaftssystem ist ebenso wenig angemessen wie die Kassandra-Rolle, für die sich die Warnungen von gestern in den Katastrophen von heute bestätigen. Eine Rückübertragung soziologischer Erkenntnisse wird auch nicht auf den gesellschaftlichen Wandel durch Klassenkampf oder durch wechselnde Regierungsmehrheiten oder auf systemverändernde oder -sprengende Reformen setzen können, gerade wenn es ihr um die Verwissenschaftlichung der Konflikte ernst ist.

Die Rückübertragung muß in einem Prozeß der gesellschaftlichen Aufklärung gesucht werden, wenn die Medizinsoziologie ihre Wirksamkeit auf gewaltfreie Durchsetzung gründen will. Hier tritt der Unterschied zu den mit der Medizinsoziologie konkurrierenden Ansätzen noch einmal scharf heraus. Während für diese die gesellschaftliche Kontrolle des Gesundheitswesens stets eine Form der Fremdkontrolle ist, von außen das Gesundheitswesen verfügbar gemacht werden soll, bedeutet für die Medizinsoziologie die Selbststeuerung die adäquate Ausübung gesellschaftlicher Kontrolle. *Ihr konstruktiver Beitrag richtet sich auf die Erweiterung der Chancen für eine Selbststeuerung.* Wenn die Verwirklichung der Ziele des Gesundheitswesens vornehmlich eine Aufgabe der Beteiligten und Betroffenen darstellt, dann liegt der Beitrag der Medizinsoziologie in der Aufklärung über die reellen Chancen und selbstgesetzten Grenzen in der Wahrnehmung dieser Aufgabe. Sie wird eine Veränderung der bestehenden Organisationsformen und Institutionen vor allem dort fordern, wo durch Sonderinteressen Chancen der Selbstbestimmung verstellt werden. Die Medizinsoziologie besorgt dabei nicht das Geschäft „der Gesellschaft" oder das fremder Interessenten am Gesundheitswesen, sondern aller derjenigen, deren Bedürfnishorizont im Gesundheitswesen seine Konkretisierung erfährt.

Medizinsoziologen werden daher sich auch besonders der Umsetzungsforschung annehmen müssen, wie es Enke vorgeschlagen hat [38]. Denn die Rückübertragung medizinsoziologischer Erkenntnisse an die Praxis des Gesundheitswesens kann nur zum Teil an die erprobten Wege einer Verwissenschaftlichung der Praxis anknüpfen. Die Ausbildung von Medizinsoziologen und die Vermittlung medizinsoziologischer Kenntnisse an alle im Gesundheitswesen Tätigen macht nur einen, sicher notwendigen Schritt auf dem Wege zu einer Umsetzung der Medizinsoziologie aus. Die Beratung des Gesetzgebers vor allem im vorparlamentarischen Feld der Parteien und Verbände stellt eine weitere, gegenwärtig eher unterschätzte Möglichkeit dar. Die Weiterentwicklung der Sozialversicherung, insbesondere ihrer Selbstverwaltung, könnte die notwendige, weithin fehlende Brückenfunktion zwischen den im engeren Sinne medizinischen Einrichtungen, der Finanzierung des Gesundheitswesens und den Patienten bringen. Unumgänglich ist die Beteiligung der Massenmedien. Sie erreichen die gesamte Bevölkerung, nur über sie ist eine breitgestreute Information zu Fragen des Gesundheitswesens zu geben. Ein wichtiges Feld medizinsoziologischer Beratung stellt die Infrastrukturplanung der Gemeinden und kommunalen Zweckverbänden dar: Verkehrswege, Erholungsräume, Wohnsiedlungen und Wohnungen enthalten in der Regel unterschätzte gesundheitliche Gefahren, aber auch kaum zureichend ausgeschöpfte gesundheitliche Wirkungen. Für eine Auseinandersetzung mit den kommerziellen Interessen, insbesondere der Produzenten von Nahrungs- und Genußmitteln, ist die Medizinsoziologie kaum hinreichend vorbereitet, gerade wenn sie an dem Grundsatz der Selbststeuerung, also der Konsumfreiheit, festhalten will. Wie die Sozialwissenschaften allgemein, muß auch die Medizinsoziologie neue Wege der Umsetzung wissenschaftlicher Erkenntnisse in praktisches Handeln erschließen. Die Umsetzungsforschung bildet daher einen untrennbaren Bestandteil ihres Programms.

3. Medizin, Laienmedizin und Sozialstruktur

Die Sozialstruktur wirkt in vielfältiger Weise auf das Gesundheitssystem zurück. Verstehen wir unter „Gesundheitssystem" den zusammenfassenden Ausdruck für gesellschaftliche Einrichtungen und für soziales Handeln, das darauf gerichtet ist, Krankheiten zu vermeiden, sie zu heilen oder ihren Verlauf risikoärmer zu gestalten, dann rechnen hierzu das professionelle Handeln der Heilberufe und das Handeln der Laien. Das Gesundheitssystem stellt an gesellschaftliche Einrichtungen und soziales Handeln normative Anforderungen. Es leitet aus den medizinisch-wissenschaftlichen Erkenntnissen, aus den ärztlichen Erfahrungen, aber auch aus dem Alltagswissen der Laien Kriterien für „richtiges" Verhalten ab, d.h. für ein Verhalten, das mit hinreichend gesicherter Wahrscheinlichkeit geeignet ist, die Ziele des Gesundheitssystems zu realisieren. Soziale Normen oder Normsysteme (der Soziologe spricht auch von Ordnungen) haben unterschiedliche Chancen der Verwirklichung. Die Menschen, an die sich Normen und Ordnungen richten, sehen diese in unterschiedlicher Weise für sich als verbindlich an und sind in unterschiedlicher Weise bereit, ihr Verhalten danach zu richten. Wären die Gründe hierfür allein in individuellen Motiven und Interessen zu suchen, dann wäre die Untersuchung der Wirksamkeit des Gesundheitssystems eine Frage an die (Individual-)Psychologie. Bezeichnen wir als Gesundheitsverhalten die Verhaltensweisen, die die Normen und Ordnungen des Gesundheitssystems verwirklichen, dann lehrt die Beobachtung, daß das Gesundheitsverhalten nicht nur nach individuellen Motiven

---

[38] Enke, H.: Die sozialmedizinische Forschung in der BRD, a.a.O.

und Interessen variiert, sondern auch nach sozialen Merkmalen. Männer und Frauen, Altersklassen, alleinstehende oder in Familienhaushalten lebende Personen, Angehörige sozialer Schichten und Klassen legen in den gleichen oder ähnlichen gesundheitsrelevanten Situationen (z.B. Krankheitsfall oder bei Untersuchungen zur Krankheitsfrüherkennung) tendenziell ein unterschiedliches Verhalten an den Tag. Solche Unterschiede sind nicht zufällig. Sie gelten auch nicht für jeden Angehörigen, der unter eine der sozialen Kategorien, Geschlecht, Alter, Haushaltsgruppe, sozioökonomischer Status fällt. Die Erklärung der Unterschiede liegt in der Regel nicht auf der Hand, sondern bedarf einer gezielten Hypothesenbildung und -prüfung. Verallgemeinernd aber läßt sich an dieser Stelle schon zweierlei sagen. Einmal sind die genannten Merkmale nicht nur wissenschaftliche Beschreibungen zu statistischen Zählzwecken, sondern auch soziale Kategorien, an denen sich das Verhalten aller in einer Situation stehenden Personen orientiert. Die Reaktionsweisen auf die Erkältung eines Ministers sind andere als auf die seiner Sekretärin, der Beinbruch eines Schulkindes führt zu anderen Reaktionen als der eines berufstätigen Erwachsenen oder einer Hausfrau usf. Geschlecht, Alter, Haushaltszugehörigkeit und sozioökonomischer Status steuern die Situationsauslegung und das Verhalten der beteiligten Personen in unterschiedlicher Weise. Die medizinisch gleiche Sachlage wird – so können wir es auch ausdrücken – in eine soziale Situation gestellt und daher verschieden interpretiert und beantwortet. Gesundheitsrelevante Tatbestände treffen auf Grund einer gesellschaftlichen Definition auf unterschiedliche Erwartungen und äußern unterschiedliche Folgen. Der Schutzraum einer Situation, die ausschließlich von den medizinischen Normen des Gesundheitssystems geordnet wird, ist eine Fiktion, ersonnen zur professionellen Erleichterung der Heilberufe, für die Realität genommen eine gefährliche Illusion.

Zum anderen aber ergibt sich aus der gesellschaftlichen Verflechtung gesundheitsrelevanter Tatbestände die Konsequenz, nicht nur Individualtherapie zu betreiben, also dem einzelnen Patienten zu helfen, gesund zu bleiben, an seiner Wiederherstellung mitzuarbeiten oder wenigstens seinen Krankheitsprozeß mitzutragen, sondern auch sozialmedizinisch wirksam zu werden, nämlich die gesellschaftlichen Verhältnisse zu beeinflussen, die einzelnen sozialen Kategorien ein höheres Risiko auferlegen. Denn diese sind auch aus gesellschaftlichen Gründen weniger dazu in der Lage, die Normen des Gesundheitswesens zu verwirklichen und damit sich vor erhöhtem Krankheitsrisiko zu schützen. Aus der Einsicht in die gesellschaftlichen Widerstände, die sich den Zielen des Gesundheitssystems entgegenstellen, folgt ein sozialmedizinischer Auftrag zur gezielten Beeinflussung gesellschaftlicher Verhältnisse unter gesundheitspolitischer Zielsetzung. Wir wollen im folgenden diesen sozialmedizinischen Auftrag unter einer dreifachen Perspektive behandeln, der

– der Gesundheitsplanung,
– der Krankenbehandlung,
– der Gesundheitsvorsorge.

Dabei treten die folgenden Erscheinungen der Sozialstruktur

– soziale Schichtung und Klassenbildung,
– Familie und Familienhaushalt,
– Organisation des Therapeuten-Patienten-Verhältnisses in unser Blickfeld.

3.1 Das Gesundheitsverhalten – methodische Vorfragen

Für die *Gesundheitsplanung,* d.h. für eine vorausschauende Vorsorge für die Bereitstellung von Dienstleistungen und Einrichtungen des Gesundheitssystems, sind nicht nur die manifesten, d.h. durch die Inanspruchnahme medizinischer Dienstleistungen und Einrichtungen dokumentierten Bedürfnisse bedeutsam, sondern auch die latenten Bedürfnisse. Wir wissen gegenwärtig nicht, wo die Grenze der Gesundheitsbedürfnisse liegt, ab wann auf diesem Gebiet eine „Sättigung" zu erwarten ist, ein weiteres Angebot an (Dienst-) Leistungen des Gesundheitssystems nicht mehr zu einer zusätzlichen Inanspruchnahme führen wird. Wir kennen auch nicht die Substitutionsmöglichkeiten, die zwischen professioneller Hilfe (also der Inanspruchnahme entgeltlicher Leistungen) und der Selbsthilfe gegeben sind. Die Beobachtungen, die zur Zeit in den Gesundheitsdiensten aller entwickelten Industrieländer gemacht werden, deuten darauf hin, daß wir mit einer großen Zahl latenter Gesundheitsbedürfnisse rechnen können, daß mit der Steigerung des Angebots an Leistungen die Nachfrage überproportional steigt, und daß die Anreize zur Selbsthilfe gering entwickelt sind.

Eine Gesundheitsplanung benötigt daher Angaben über das Gesundheitsverhalten der Bevölkerung nach Merkmalen, die eine Fortschreibung der Inanspruchnahme von Leistungen des Gesundheitssystems in die Zukunft hinein gestatten, in dreierlei Beziehung:

- Wie hoch ist die *tatsächliche* Inanspruchnahme?
- Wie hoch ist die *potentielle* Inanspruchnahme, wenn wir der Berechtigung zur Inanspruchnahme medizinische Kriterien zugrundelegen (z.B. die „Morbidität" der Bevölkerung untersuchen, unabhängig davon, ob diese sich in medizinischer Behandlung befindet oder nicht)?
- In welchem Umfang wird die Inanspruchnahme von nichtmedizinischen Gesichtspunkten beeinflußt, werden also Leistungen in Anspruch genommen bzw. erbracht, die zwar „medizinisch" etikettiert werden, aber der Sache nach einem anderen Lebensbereich zuzuordnen sind (z.B. ein Teil der Arbeitsunfähigkeitsbescheinigungen, aber auch der Heilverfahren der Sozialversicherung, die Allgemeine Gesundheitsvorsorge) oder unter die Laienmedizin fallen?

Zu den Merkmalen, die die Gliederung der Bevölkerung beschreiben und eine Fortschreibung von manifesten Gesundheitsbedürfnissen ermöglichen, gehören neben Geschlecht und Lebensalter die Haushaltsform und der sozioökonomische Status. Unter diesen Merkmalen können wir Unterschiede im Gesundheitsverhalten erwarten, die teils ihre Ursache in anderen medizinischen Voraussetzungen, teils in anderen sozialen Definitionen eben dieser medizinischen Voraussetzungen haben. Ehe wir die sozialmedizinische Bedeutung der genannten Merkmale darstellen, müssen wir zuvor einen Blick auf einige Ergebnisse empirischer Untersuchungen zum Gesundheitsverhalten werfen.

Erhebungen über den Gesundheitszustand der Bevölkerung und über das Gesundheitsverhalten sind in der Bundesrepublik erst in den letzten Jahren in Gang gekommen. Sie lehren, wie groß die methodischen Schwierigkeiten sind, die sich einer Gewinnung stichhaltiger Aussagen in den Weg stellen[39]. Der Anschein der Selbstverständlichkeit trügt, schon die einwandfreie Feststellung einfacher Sachverhalte, ob eine Person zu einem Stichtag krank ist oder nicht, eröffnet weite Interpretationsspielräume, die erhebliche statistische Auswirkungen haben. Im Rahmen des Mikrozensus hat bisher zweimal eine Befragung stattgefunden, die u.a. feststellen wollte, wieviele Personen in einem Monat des Jahres „krank" sind. „Die Krankheitshäufigkeit, die 1970 ermittelt wurde, ist mit 21% *rund doppelt so hoch* wie diejenige des Jahres 1966 mit 11% (Männer 1966 = 10%, 1970 = 19%; Frauen 1966 = 12%, 1970 = 24% – Hervorhebung von mir, v.F.). Der Unterschied der Ergebnisse geht vor allem auf verschiedene Befragungskonzepte zurück." „Es bedarf offensichtlich einer eingehenden Befragung, wenn neben den Krankheitszuständen, die den Befragten als akute Zustände des Mißbefindens von vorübergehender Dauer be-

---

[39] Der Bundesminister für Jugend, Familie und Gesundheit, Gesundheitsbericht, a.a.O., Tz. 39, 57–61, 165, 166.

wußt sind, auch chronische Krankheitszustände erfaßt werden sollen, die *für die Betroffenen gewissermaßen zum Normalzustand gehören*. (Hervorhebung von mir, v.F.). Hieraus dürfte auch die erhöhte Krankheitshäufigkeit gerade in den Gruppen (hervorgehen), unter denen der Anteil der chronisch Kranken besonders stark ist. 1966 waren nur 2,4 Millionen Chroniker als ,Personen in regelmäßiger ärztlicher Behandlung' gezählt worden, 1970 dagegen mit 8,3 Millionen rund dreieinhalbmal so viele [40]." Dieses Beispiel zeigt sehr drastisch, daß wir bei der Beantwortung der Frage: Wer ist krank? zumindest zwei „Definitions"-Instanzen unterscheiden müssen:

– die Person, die sich „krank" fühlt = „Kranker" und
– den Arzt, der eine Person behandelt = „Patient".

Offenbar gilt:

– nicht alle „Patienten" sind „Kranke", im Jargon der Therapeuten gesprochen, es gibt „gesunde Kranke", aber es gilt auch:
– nicht alle „Kranken" sind „Patienten". Es gibt Menschen, die sich krank fühlen, aber nicht in ärztlicher Behandlung stehen.

Nach der Mikrozensuserhebung von 1970 standen 78,4% der Kranken (einschließlich Unfallverletzter) in ärztlicher Behandlung (90,2% der unter Fünfjährigen, 83,4% der 75-jährigen und älter, dagegen nur 73,3% der 40–50jährigen). Für eine Gesundheitsplanung ergibt sich hieraus eine wichtige Konsequenz: Die Inanspruchnahme medizinischer Dienstleistungen läßt sich nur sehr ungenau über Bevölkerungsumfragen ermitteln, wenn von der „Kranken"-Definition der Befragten ausgegangen wird. Sie schließt die Selbstbehandlung, also die Laienmedizin mit ein, und scheidet die Überwachungs-

funktion des Arztes aus, die sich – aus der Perspektive der Befragten – auf latente Krankheitszustände bezieht.
Auch über den Umfang, den die Laienmedizin für das Erkennen und für die Behandlung von Beeinträchtigungen des Gesundheitszustandes spielt, fehlen verläßliche Untersuchungen [41]. Wir müssen dabei unterscheiden zwischen den Beeinträchtigungen des Gesundheitszustandes, die ganz in der Hand der Laien (einschließlich der Betroffenen selbst) bleiben, und den Krankheiten, die zwar dem Arzt vorgestellt werden und von ihm behandelt oder zumindest überwacht werden, bei denen aber der Patient und seine Umgebung „mitarbeiten" muß. Zu einer solchen Mitarbeit" können wir rechnen: Einkauf und Einnahme bzw. Anwendung von Medikamenten, Einhalten der ärztlichen Vorschriften wie z.B. Bettruhe, Diät. Beschränken wir uns auf die Beeinträchtigungen des Gesundheitszustandes, dessen Erkennen und Behandeln ganz in der Hand von Laien bleiben, dann können wir einer 1974 von Emnid durchgeführten Untersuchung (N=2068 Personen 16 Jahre und älter) entnehmen, daß bei *„leichten* Beschwerden, wie z.B. Kopfschmerzen, Magenbeschwerden, Erkältungen usw." nur

22% einen Arzt zur Behandlung aufsuchen, weitere
13% zum Arzt gehen, um sich von ihm ein Mittel verschreiben zu lassen,

während die übrigen Antworten (von insgesamt 114, da Mehrfachnennungen erfolgten) sich auf Antwortvorgaben verteilen wie: verwende ich Hausmittel, suche ich eine Apotheke auf, suche ich nach etwas Passendem in meiner Hausapotheke usf.
Rückschlüsse aus solchen Angaben, um festzustellen, wie groß der Anteil der Be-

---

[40] Wirtschaft und Statistik, Jg. 1972, S. 576.

[41] Pflanz, M.: Der Entschluß, zum Arzt zu gehen, a.a.O., ders.: Selbstmedikation, a.a.O. Schenda, R.: Volksmedizin, a.a.O. ders.: Das Verhalten der Patienten, a.a.O.

völkerung ist, die im Laufe eines Jahres einen Arzt aufsucht, würden allerdings zu einer Unterschätzung der Beschwerden führen, die unter der Bevölkerung im Laufe eines Jahres einen Arztbesuch motivieren. In der gleichen Untersuchung wurden die Patienten zunächst anhand einer vorgegebenen Liste nach ihren Beschwerden während der vergangenen 12 Monate gefragt. Hieran schloß sich die Frage an: „Wenn Sie in den letzten 12 Monaten irgendwelche Beschwerden hatten, gingen Sie dann zuerst zu Ihrem Hausarzt, nach Möglichkeit von vornherein zum Facharzt – erst einmal zum Heilpraktiker – haben Sie ohne Rezept die Mittel selbst gekauft oder was haben Sie sonst getan?" 85% sucht den Hausarzt oder einen Facharzt auf, 9% gaben an, sie hätten keine Beschwerden gehabt, 2% machten keine Angaben und 3% hatten sich Mittel ohne ein ärztliches Rezept gekauft. *Der Prozentsatz aus der Bevölkerung, der wenigstens einmal im Jahr einen Arzt auf Grund von Beschwerden aufsucht, ist überraschend hoch.* Dar-

über dürfen wir auf der anderen Seite nicht übersehen, bei wievielen Beeinträchtigungen ihrer Gesundheit die Menschen sich ohne ärztliche Beratung zu helfen wissen.

Ungeachtet dieser Definitionsprobleme aber tritt aus der Mikrozensuserhebung, wie aber auch aus anderen Untersuchungen, die Altersabhängigkeit der chronischen Krankheiten deutlich hervor. Die akut Kranken machten im Befragungszeitraum insgesamt 7% aus, bei einem leichten Anstieg in den oberen Altersgruppen, während der Anteil der chronisch Kranken kontinuierlich ansteigt und unter den 75 Jahre und älteren Personen fast 50% der Altersgruppe erreicht (4796 auf 10000 Personen) (Tabelle 18). *Die altersmäßige Zusammensetzung der Bevölkerung eines Planungsraumes ist daher ein ganz entscheidendes Datum der Gesundheitsplanung.* Die Feststellung, welcher Bedarf mit der Zugehörigkeit zu einer Altersgruppe verbunden ist, bereitet jedoch erhebliche Schwierigkeiten. Das Ausmaß an ärztlicher Tätig-

Tabelle 18. Akut und chronisch Kranke[a] 1970 nach Altersgruppen
(auf 10000 Einwohner; Ergebnis des Mikrozensus)

Alter von ... bis unter ... Jahren	Insgesamt			Männlich			Weiblich		
	akut krank		chronisch krank	akut krank		chronisch krank	akut krank		chronisch krank
	im Oktober	am Befragungstag[b]		im Oktober	am Befragungstag[b]		im Oktober	am Befragungstag[b]	
unter 5	819	381	–	860	366	–	770	396	–
5–15	642	269	124	627	250	132	660	291	116
15–20	523	221	175	483	232	–	564	–	–
20–30	679	371	408	586	323	377	767	416	437
30–40	676	404	774	635	359	692	719	452	861
40–50	656	403	1437	654	381	1327	658	423	1533
50–55	711	466	2056	585	–	1797	800	529	2265
55–60	701	479	2733	818	513	2424	606	458	2982
60–65	739	527	3285	739	557	3071	740	504	3441
65–75	688	510	4011	672	517	3739	700	500	4209
75 und mehr	764	548	4796	690	–	4552	803	581	4916
Insgesamt	681	396	1448	656	368	1209	702	422	1664

[a] Chronisch und akut Kranke sind in den Ziffern der chronisch Kranken enthalten; ohne Soldaten.
[b] Im November 1970.
Quelle: Wirtschaft und Statistik Jg. 1972, S. 572.

keit, das hinter der Aussage „stehe in regelmäßiger ärztlicher Behandlung" verbirgt, ist schwer abzuschätzen. Wie beispielsweise die 661 000 Diabetiker oder die nahezu 250 000 Hochdruckkranke, die der Mikrozensus 1970 ermittelte, versorgt sind, beschäftigt die sozialmedizinische Forschung.

Die mit dem Alter zunehmende Bedeutung der chronischen, nicht übertragbaren Krankheiten hat aber noch eine weitere Folge für die Gesundheitsplanung. Diese Krankheiten können zum Teil wenigstens vorbeugend beeinflußt werden. Die Mediziner haben sich daher den Vor- und Frühstadien der chronischen, nicht übertragbaren Krankheiten zugewendet. Sie haben *Risiken* entdeckt, die *mit der Lebensweise verbunden* sind, „riskante Gewoonten", wie eine niederländische Untersuchung zum Rauchen und Trinken es treffend genannt hat[42], daneben spielen Fehl- vor allem Überernährung, aber auch Bewegungsmangel eine Rolle. Die Sozialmediziner erhoffen sich von einer Verhaltensänderung in solchen alltäglichen Lebensbereichen eine Verbesserung der Sterblichkeits- und Gesundheitsverhältnisse. Die Mediziner haben aber auch *Befunde* herausgearbeitet, die entweder ein Vorstadium einer späteren Krankheit sind oder ein erhöhtes Erkrankungsrisiko anzeigen. Die biochemische Forschung setzt auf die Abgrenzung solcher Befunde und auf die Ermittlung der Zusammenhänge, die zwischen solchen Befunden bzw. Befundmustern und späteren Krankheiten bestehen, große Hoffnungen für eine wirksame Bekämpfung von Krankheiten. Solche Erwartungen verbinden sich zugleich mit der technischen Weiterentwicklung von Laboruntersuchungen, deren Kapazität die Durchführung von Reihenuntersuchungen großen Stils gestatten würde. Für beide sozialmedizinische Strategien, die gesundheitsfördernde *Beeinflussung alltäglicher Lebensgewohnheiten* und die *Sicherung von Befunden,* die über biochemi-

sche Reihenuntersuchungen eine Art Früherkennungs- und Warnsystem gegen die nicht übertragbaren chronischen Krankheiten aufbauen würde, wollen wir im folgenden die Bezeichnungen „Allgemeine Gesundheitsvorsorge" und „Krankheitsfrüherkennung" verwenden.

Beide sozialmedizinischen Vorgehensweisen aber stoßen in Bereiche vor, die die Bevölkerung entweder als normal, ja, sogar als „gutes Leben" (entlastet von der Fron körperlicher Arbeit die Wohlstandsgüter genießen) ansieht, oder die ihr verborgen sind. Denn die Befunde der Krankheitsfrüherkennung eröffnen eine Internspektive auf die Leiblichkeit, der die naive Selbstbeobachtung nichts Vergleichbares an die Seite zu stellen hat. Die Erkenntnisse der Epidemiologen und Sozialmediziner über die Risiken alltäglicher Lebensgenüsse so gut wie über die Frühstadien oder Anzeichen künftiger Krankheitsgefahren stellen für die *Definition „krank" eine weitere Instanz* dar. Sie grenzen einen Personenkreis der Gesundheitsgefährdeten ab. Da für ihn auch spezifische Leistungen des Gesundheitssystems erbracht werden sollten: z.B. Beratungen, um sich das Rauchen abzugewöhnen oder seine Ernährungsweise umzustellen, stationäre Heilmaßnahmen, um seinen Körper zu trainieren und sich einer intensiven Gesundheitsbildung zu unterziehen, haben wir es hier mit einem Bedarf zu tun, der in der gegenwärtigen Situation noch weitgehend latent und in seinem Ausmaß so gut wie unbekannt ist. Schon die Anzahl beispielsweise der stark übergewichtigen Personen ist unbekannt, die angeblichen 30%, die genannt werden, beruhen auf groben Schätzungen. Reihenuntersuchungen auf Befunde erbringen wegen der schwierigen Abgrenzung der Normalbereiche gegenwärtig noch keine Ergebnisse, auf die Gesundheitsplanungen bauen können[43].

Versuchen wir, die dargestellten Zusammenhänge ein wenig stärker zu systemati-

---

[42] I. Gadourek.: Riskante Gewoonten, a.a.O.

[43] Eggstein, M.: Bewertung von Felduntersuchungen mit internmedizinischen Maßstäben, a.a.O.

sieren. Wir haben drei Definitionsinstanzen für den Bedarf an Leistungen des Gesundheitssystems unterschieden: die Laien, die Ärzte und die Sozialmedizin. Sie definieren „Kranke", auch „Patienten" und „Gesundheitsgefährdete". Lassen wir in einem Gedankenexperiment für diese Instanzen nur die Entscheidung zwischen Ja und Nein zu, also Personen zu beurteilen nach

Definitions-instanz	Beurteilungsalternativen
Laien	krank – nicht krank
Ärzte	Patient – nicht Patient
Sozial-medizin	gesundheitsgefährdet – nicht gesundheitsgefährdet

dann entstehen bei einer Kombination aller Entscheidungen die folgenden Personengruppen.

1. Personen, die sich nicht krank fühlen, die nicht in ärztlicher Behandlung stehen, die nicht gesundheitsgefährdet sind.

Im naiven Verständnis würden wir diese Personen als gesund bezeichnen. Wir wissen jedoch, daß die Beurteilungsgrundlagen hierfür variabel sind. Die Merkschwelle der Menschen kann sich verändern, sie können etwas als krankhaft beurteilen, was sie vorher als durchaus normal angesehen haben, z.B. Fettsucht. Die ärztliche Behandlung kann sich ausdehnen oder einschränken. Wir haben eine Epoche starker Expansion ärztlicher Behandlung hinter uns, es könnte sein, daß das Pendel wieder zurückschlägt. Die Maßstäbe der Sozialmedizin sind noch in starkem Wandel begriffen. Was heute als Gesundheitsgefährdung gilt, kann morgen als harmlos gelten, was heute noch unerforscht ist, kann morgen bereits Anlaß gezielter Vorsorgemaßnahmen werden.
Wenn wir diesen Personenkreis quantitativ auf Grund der vorher erwähnten Untersuchungen zahlenmäßig abgrenzen, dann fallen höchstens 9% (14% der 16–29jährigen, 8% der 30–49jährigen, 5% der 50jäh-

rigen und älter) in diese Gruppe. Sie geben an, keine Beschwerden in den letzten 12 Monaten gehabt zu haben und hatten daher auch keinen Arzt aufgesucht. Wir unterstellen hier, daß sie auch im sozialmedizinischen Sinne nicht gesundheitsgefährdet sind.

2. Personen, die sich krank fühlen, in ärztlicher Behandlung stehen und gesundheitsgefährdet sind.

Bezeichnen wir – stark vereinfachend – als gesundheitsgefährdet alle chronisch Kranken, dann fallen in diese Personengruppe nach der Mikrozensuserhebung 14,5% der Bevölkerung. Da sich nicht alle chronisch Kranken auch „krank" fühlen, wie der Unterschied der Mikrozensusbefragungen von 1966 und 1970 lehrt, dürfte im Sinne unserer Definition der Personenkreis, der in diese Kategorie fällt, eher geringer sein.

3. Personen, die in ärztlicher Behandlung stehen, die aber nicht zum Personenkreis der Gesundheitsgefährdeten zu zählen sind und die sich „krank" fühlen.

Hierzu rechnen im Sinne der Mikrozensusbefragung von 1970 alle „akut Kranken", am Befragungsstichtag = rund 4% oder im Monat Oktober 1970 = 6,8% der Bevölkerung.
Ziehen wir die Emnid-Untersuchung von 1974 heran – sie hat gegenüber der Mikrozensuserhebung den Nachteil, daß sie den Arztbesuch für 12 Monate retrospektiv erfragt – dann sind es im Laufe eines Jahres 85% der Bevölkerung, die in ärztlicher Behandlung steht. Von diesen 85% müssen wir die rund 15% (Ziff. 2) der chronisch Kranken aus der Mikrozensuserhebung abziehen, die wir als Gesundheitsgefährdete bereits gezählt haben. Sie sind bei der Emnid-Untersuchung in den 85% enthalten, die während der letzten 12 Monate ihren Arzt wegen Beschwerden aufgesucht haben. Es bleiben also 70% der Bevölkerung, die während 12 Monate sich in ärztliche Behandlung begeben, weil sie sich „krank" fühlen, ohne gesundheitsgefährdet im sozialmedizinischen Sinne zu sein.

Dabei wird „ärztliche Behandlung" sehr weit gefaßt, also auch die u.U. telefonische Bestellung eines Rezepts. Daß dieser im Vergleich zur Mikrozensuserhebung überraschend hohe Prozentsatz nicht unrealistisch ist, zeigen die Angaben der Sozialversicherung, wonach für die bei ihr versicherte Bevölkerung pro Jahr 200 Millionen Krankenscheine ausgestellt werden. Selbst wenn die Hälfte davon auf Überweisungen entfällt, kommen wir pro Kopf der sozialversicherten Bevölkerung auf nahezu zwei Krankenscheine pro Jahr!

Eine Untergruppe von Personen, die in ärztlicher Behandlung stehen und nicht zu den Gesundheitsgefährdeten rechnen, sich aber auch nicht krank fühlen (z.B. Personen, die von sich aus eine Vorsorgeuntersuchung durchführen lassen, bei der behandlungsbedürftige Nebenbefunde entdeckt werden) können wir statistisch nicht abgrenzen.

4. Personen, die gesundheitsgefährdet sind, nicht in ärztlicher Behandlung stehen, und sich entweder „krank" oder „nicht krank" fühlen.

Sie stellen – als logische Kategorie – die eigentliche „Dunkelziffer" sozialmedizinischer Früherkennung und Gesundheitsvorsorge dar. Wenn wir von den hier verwendeten Untersuchungen über die Häufigkeit des Arztbesuches im Laufe von 12 Monaten ausgehen, andererseits aber auch realistischerweise nicht die gesamte Bevölkerung als gesundheitsgefährdet ansprechen wollen, dann fallen unter diese Kategorie schätzungsweise 6–7%.

5. Der Vollständigkeit halber sind noch zwei weitere Gruppen zu erwähnen: Personen, die sich nicht krank fühlen, in ärztlicher Behandlung stehen und gesundheitsgefährdet sind.

Bei ihnen ist im Sinne unserer Überlegungen zu begründen, warum sie einen Arzt aufsuchen. Es sind dies Personen, die wegen einer Bescheinigung, z.B. Untersuchung für eine Lebensversicherung einen Arzt konsultieren, oder die der Aufforderung zu einer Vorsorgeuntersuchung Folge leisten. So hat beispielsweise die Krebsfrüherkennungsuntersuchung für Frauen bei 0,35% der Untersuchungsfälle einen positiven Krebsbefund, und in 6,15% der Fälle einen Krebsverdacht ergeben.

Leider geht aus dieser und aus ähnlichen Untersuchungen nicht hervor, ob die Personen, bei denen ein Krankheitsverdacht bestätigt wurde, im Laufe eines Jahres einen Arzt sahen oder nicht, der diesen Verdacht auch ohne eine besondere Aufforderung zu einer Vorsorgeuntersuchung hätte sichern können. Es spricht vieles dafür, daß die Beteiligung an Vorsorgeuntersuchungen bei den Personen besonders hoch ist, die ohnehin bei Beschwerden einen Arzt aufsuchen.

Und schließlich müssen wir noch die Personen erwähnen, die sich krank fühlen, keinen Arzt aufsuchen und nicht gesundheitsgefährdet sind.

Zu ihnen gehören vor allem die Personen, die sich bei den Befindlichkeitsstörungen des Alltags selbst zu helfen wissen. Hierzu gehören zwei Drittel der Bevölkerung, wenn wir unsere Ermittlung nicht auf einen Stichtag oder einen Zeitraum (12 Monate), sondern auf „leichte Beschwerden" abstellen. Dabei unterstellen wir – der Einfachheit halber, aber vermutlich unrealistisch – daß dieser Personenkreis nicht im sozialmedizinischen Sinne gesundheitsgefährdet ist.

Verfolgen wir die methodischen Probleme einer quantitativen Abgrenzung der unterschiedenen Personengruppen hier nicht weiter. Bei vorsichtiger Interpretation zeichnen sich jedoch die folgenden sozialmedizinischen Konsequenzen ab.

1. „Krank fühlt sich die Bevölkerung im Laufe des Jahres mindestens einmal. Nur 9% geben an, sie hätten keine Beschwerden gehabt.

2. Der Kontakt zum Arzt wird von der Bevölkerung im Laufe eines Jahres mindestens einmal im Jahr hergestellt, 85% werden „Patient".

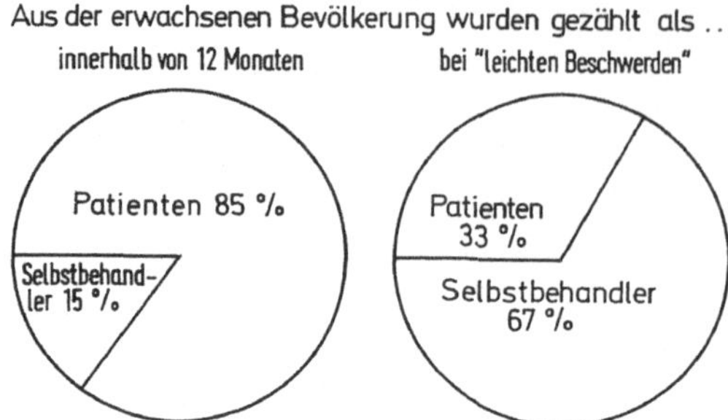

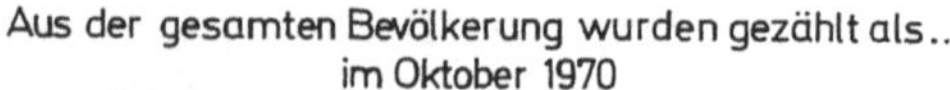
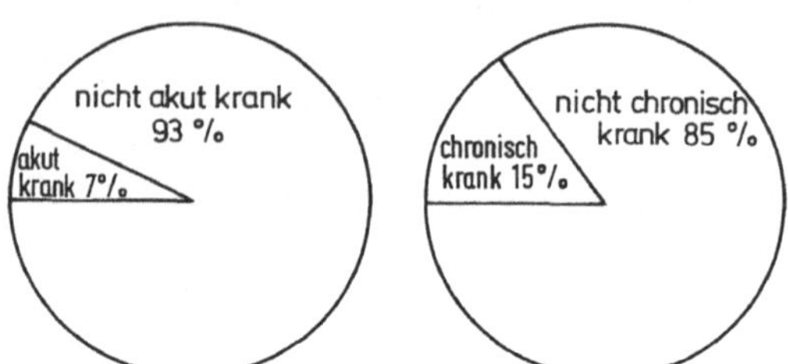

Abb. 5. Die Inanspruchnahme von Medizin und Laienmedizin (Ergebnisse einer Bevölkerungsumfrage). Quelle: Emnid 1974

Abb. 6. Akut- und Chronisch-Kranke im Oktober 1970 (Mikrozensus). Quelle: Mikrozensus 1970

3. Ungeachtet einer hohen Besuchsrate in der ärztlichen Sprechstunde, hilft sich die Bevölkerung bei leichten Beschwerden selbst. Zwei Drittel werden bei leichten Beschwerden nicht Patient (Abb. 5).
Laienmedizin und Ärzte werden also im Laufe eines Jahres mindestens einmal von nahezu der gesamten Bevölkerung in Anspruch genommen.
4. Manifest (als chronisch Kranke) Gesundheitsgefährdete sind 15%. Die latent Gesundheitsgefährdeten, die die Sozialmediziner über Krankheitsfrüherkennung und Allgemeine Gesundheitsvorsorge ansprechen wollen, treten überwiegend mindestens einmal im Jahr in den Gesichtskreis eines Arztes. Aber auch die Laienmedizin, an die sich die Sozialmediziner wenden könnten, um sie für ihre Ziele zu gewinnen, braucht nicht erst geschaffen zu werden. Sie wird ebenso wie der Arzt laufend in Anspruch genommen. *Wenn beide Einrichtungen bisher auf dem sozialmedizinischen Gebiet nur geringe Erfolge zu verzeichnen haben, dann liegt es mit Sicherheit nicht daran, daß sie keinen ständigen Kontakt mit der überwiegenden Mehrzahl der Bevölkerung unterhalten,* sondern vermutlich daran, daß sie hinter den konkreten Anlässen der Inanspruchnahme die langfristig wirksamen Gesundheitsgefährdungen nicht wahrnehmen. Die Merkschwellen, die eine Tätigkeit auslösen, aber auch die Aktivitäten des Gesundheitssystems selbst *sind überwiegend auf akute Anforderungen ausgerichtet.* Die aus der Zukunftsperspektive der Sozialmedizin sich

herleitenden Anforderungen, die Alterslast chronisch-degenerativer Krankheiten zu verringern, haben offensichtlich noch nicht zu einer Veränderung der Merkschwellen und zu entsprechenden Verhaltensänderungen geführt (Abb. 6).
Abschließend können wir festhalten, daß unter den drei normativen Fragen: Wer ist krank? Wer ist Patient? Wer ist – im sozialmedizinischen Sinne — gesundheitsgefährdet? jeweils der überwiegende Teil der Bevölkerung beteiligt ist. Gleich, von welcher Frage wir ausgehen, die Gliederung der Bevölkerung nach anderen Merkmalen als denen, die sich von den Tätigkeiten der drei unterschiedenen Definitionsinstanzen her ergeben, ist daher für eine medizinsoziologische Analyse wichtig. Es ist zu prüfen, *welche Merkmale liefern in Bezug auf die drei normativen Fragen eine prognostische Aussage für das Gesundheitsverhalten, aber auch für das Verhalten der im Gesundheitswesen tätigen Personen?* Besonderes Interesse ist dabei seit jeher den Auswirkungen der gesellschaftlichen Ungleichheit, also der Tatsache sozialer Klassen und sozialer Schichten zugewendet worden.

3.2 Gesellschaftliche Ungleichheit: Soziale Schichten und Klassen

3.2.1 Gesundheitspolitik und soziale Frage – ein sozialgeschichtlicher Rückblick

Unterschiede der Sterblichkeit von Arm und Reich sind sozialgeschichtlich schon zu Beginn der Neuzeit beobachtet worden[44]. Entsprechend einem naiven Verständnis des Bibelwortes: Der Tod ist der Sünde Sold, wurde die höhere Sterblichkeit der ärmeren Bevölkerung als Anzeichen ihrer größeren Sündhaftigkeit aufgefaßt. Ein modernes Verständnis des medizinstatistisch immer wieder bestätigten Zusammenhanges von Armut und Sterblichkeit suchte die übernatürliche Verursachung durch natürliche, wissenschaftlich überprüfbare Ursachen zu ersetzen. Die Entscheidung für eine Deutung der Sozialstruktur, die der natürlichen Erfahrung und der wissenschaftlichen Forschung zugänglich ist, wurde durch eine Umwälzung der Herrschaftsverhältnisse vorbereitet und erleichtert.

Eine zeitgeschichtliche Zäsur brachte auch in dieser Hinsicht die französische Revolution. So kehrt die prägnante Formulierung der jakobinischen Verfassung von 1793 die moralische Stigmatisierung der unteren Volksschichten um und bereitet im Ergebnis durch die Relativierung moralischer Urteile über soziale Schichten und Klassen eine unbefangene Untersuchung über das Verhältnis von sozialer Ungleichheit und Sterblichkeit vor. Die Jakobiner formulierten als Verfassungsgrundsatz: „Jedes Gesetz, das nicht davon geleitet wird, daß das Volk gut und die Obrigkeit bestechlich (corruptible) ist, ist fehlerhaft"[45]. Und

noch Jaques Maritain (geb. 1882) ergänzte in der Mitte unseres Jahrhunderts, er glaube zwar nicht, daß die Obrigkeit moralisch schlechter sei als das Volk, aber sie sei größeren Versuchungen ausgesetzt, denen sie daher öfter und leichter erliege.

Die Erkenntnis, daß das Krankheits- und Sterblichkeitsrisiko von der sozialen Lage beeinflußt wird und daher über eine Gesellschaftsreform verringert werden kann, leitete in Deutschland schon lange vor dem Siegeszug der modernen Medizin in der Bekämpfung der Infektionskrankheiten eine sozialpolitisch motivierte Gesundheitspolitik ein. In der ersten Nummer der Zeitschrift „Medizinische Reform", die am 10. Juli 1848 (also nahezu vier Monate nach der Revolution vom 18. März 1848) erschien, schreibt Rudolf Virchow (1821–1902) in seinem einleitenden Aufsatz: „Die Ärzte sind die natürlichen Anwälte der Armen, und die Soziale Frage fällt zu einem erheblichen Teil in ihre iuris dictio!" Eine bereits 1847 erschienene Schrift von Salomon Neumann, einem Freund Virchows verfaßt, stellt die Gesundheitspolitik konsequent in das Programm der Sozialreform ein. Die Schrift trägt den charakteristischen Titel: „Die Gesundheitspflege und das Eigentum". Er schreibt, eine Generation (34 Jahre) vor der Bismarckschen Sozialgesetzgebung, den Kern des Problems bezeichnend: „Wohlstand und Bildung drücken sich zählbar – dies ist eine amtliche Tatsache in den Gesetzen der Sterblichkeit aus. Recht und Weisheit werden

---

[44] Silbergleit, H.: Grundzüge der Krankheits- und Todesursachenstatistik, a.a.O.

[45] Art. 19 der Jakobinischen Verfassung von 1793, zitiert bei Ferdinand Lassalle, Arbeiter-Programm, über den besonderen Zusammenhang der gegenwärtigen Geschichtsperiode mit der Idee des Arbeiterstandes 1862, a.a.O.: „Vielleicht kann der Gedanke, das Prinzip der untersten Klassen der Gesellschaft zu dem herrschenden Prinzip des Staates und der Gesellschaft zu machen, als ein sehr gefährlicher und unsittlicher erscheinen, als ein solcher, der Sittigung und Bildung dem Untergange in ein „modernes Barbarentum" auszusetzen droht.

Und es wäre kein Wunder, wenn dieser Gedanke heut so erschiene, denn auch die öffentliche Meinung ... empfängt heutzutage ihr Gepräge von dem Prägstock des Kapitals und aus den Händen der privilegierten großen Bourgeoisie.

Dennoch ist diese Furcht nur ein Vorurteil und es läßt sich im Gegenteil nachweisen, daß dieser Ge-

danke der höchste Fortschritt und Triumpf der Sittlichkeit darstellen würde, welchen die Weltgeschichte bis heut kennt ...

In einer anderen Zeit, nämlich in jener ersten französichen Revolution des Jahres 1793 ... herrschte sogar bereits das entgegengesetzte Vorurteil. Damals galt es als ein Dogma, daß alle höheren Stände unsittlich und verderbt, nur das niedrige Volk gut und sittlich sei. Diese Ansicht war von Rousseau ausgegangen ... das ist gerade das Gegenteil von der Vertrauensseligkeit, welche man heutzutage fordert und nach welcher es kein größeres Vergehen gibt, als an dem guten Willen und der Tugendhaftigkeit der Behörde zu zweifeln, während das Volk grundsätzlich als eine Art von Tiger und als der Sitz der Verderbtheit betrachtet wird" S. 43/44.

diese Gesetze beherrschen durch Gesetze." Ein noch sehr undifferenzierter Gesetzesbegriff leitet seine Anschauung. Statistische Regelmäßigkeiten („Gesetze der Sterblichkeit") werden als Ausdruck naturgesetzlicher Zusammenhänge verstanden. Änderungen juristischer Vorschriften (sie sollen die Naturgesetze „beherrschen") wird eine Kraft durchgreifenden sozialen Wandels zugeschrieben.

Für Neumann „bedarf" es „keines Beweises, daß der größte Teil der Krankheiten, welche entweder den vollen Lebensgenuß stören oder gar einen beträchtlichen Teil der Menschen vor dem natürlichen Ziel dahinraffen, nicht auf natürlichen, sondern künstlich gezeugten gesellschaftlichen Verhältnissen beruht". Daher kommt der Gesellschaftsreform entscheidende gesundheitspolitische Bedeutung zu. Die Medizin wird als Sozialwissenschaft zur Basis von Gesellschaftsreform und sozialem Wandel." Die medizinische Wissenschaft ist in ihrem innersten Kern und Wesen eine soziale Wissenschaft, und solange ihr diese Bedeutung in der Wirklichkeit nicht vindiziert (zuerkannt) sein wird, wird man auch ihre Früchte nicht genießen, sondern sich mit der Schale und dem Schein begnügen müssen." Auch verbindet sich für Neumann die Gesundheitspolitik bereits mit der sozialen Frage. Wie sind die Gesundheitsverhältnisse des Industrie-Proletariats zu sichern, dessen Existenz den Risiken des Arbeitslohnes preisgegeben ist? Der Staat hat – so lautet seine Antwort – „die Verpflichtung ... die Gesundheit all derjenigen, die kein anderes Eigentum als nur ihre Gesundheit haben, zu schützen[46]". Er postuliert also ein „Recht auf Gesundheit" für alle Arbeitslohnabhängigen.

Welche Gegenwartsbedeutung kommt diesem Programm einer Gesundheitspolitik als Gesellschaftspolitik zu? Was von Neumann und Virchow im Revolutionsjahr 1847/48 formuliert wurde, bezieht sich

auf eine Situation, die sich seitdem in einem von beiden angestrebten Sinne medizinisch und gesellschaftlich radikal gewandelt hat. Die entscheidenden medizinischen Entdeckungen, die eine erfolgreiche Bekämpfung der Infektionskrankheiten einleiten sollten, standen noch bevor. Eine Zivilisation, die auch den breiten Volksschichten Wohlstand garantieren würde, erschien als eine Utopie. Ein Sozialstaat, der es übernehmen könnte, die Bevölkerung gegen die elementaren Lebensrisiken ausreichend zu schützen, war in jener Zeit weder eine wünschbare Einrichtung noch eine denkbare Realität.

Allerdings müssen wir die Zeitspanne für die Veränderung der gesundheitspolitischen Situation sehr langfristig ansetzen. Sie reicht über den Handlungs- und Planungshorizont einzelner Gesundheitspolitiker weit hinaus. Noch das 1912 – also 65 Jahre nach Neumanns Schrift – von Mosse und Tugendreich herausgegebene große Sammelwerk „Krankheit und Soziale Lage" bringt eine breit angelegte Bestätigung der Thesen Neumanns und Virchows. Alles, was dort berichtet wird, kreist um das Thema: Infektionskrankheiten – mangelnde Hygiene – Vernachlässigung der Gesundheit infolge Armut, Unbildung, Verelendung, denen die wirtschaftliche Entwicklung und die Sozialpolitik bisher nicht zu wehren vermocht haben. Von einer durchgreifenden Veränderung der Lage, die eine Kontrolle der verbreitetsten und gefährlichsten Infektionskrankheiten gestattete und die die Ernährung auch der untersten Einkommensklasse vom Mangel befreite, können wir in Deutschland erst seit etwa zwei Jahrzehnten sprechen. Dabei ist es kaum möglich, diesem sozialen Wandel *einzelne* Ursachen zuzuordnen. Sind es die Ergebnisse der medizinischen Forschung? Ist es die Umsetzung der Forschungsergebnisse in die Allgemeinheit über Ärzte, Sozialversicherung, Öffentlichen Gesundheitsdienst und Arbeitsschutz? Ist es das wirtschaftliche Wachstum? Ist es eine Herabsetzung der Merkschwellen in der Bevölkerung für

---

[46] Zitiert nach Mosse, M., Tugendreich, G. „Einleitung" zu: dies. (Hg.): Krankheit und soziale Lage, a.a.O., S. 12, 13.

Gefährdungen ihrer Gesundheit? Sind es die hygienisch verbesserten Sozialisationsbedingungen der Heranwachsenden durch Familienplanung, Wohnungswirtschaft und durch den Ausbau des Bildungswesens? Es fehlt uns gegenwärtig an einer angemessenen begrifflichen Fixierung, um das Zusammenwirken der wieder in sich höchst komplex zusammengesetzten Faktoren zu beschreiben, die wir hier aufgezählt haben. Jedoch, gleich wie wir uns das Zustandekommen der gegenwärtigen, gegenüber der Vergangenheit entscheidend veränderten Situation vorzustellen haben, bleibt die Frage nach der Gegenwartsbedeutung des Zusammenhanges von Gesundheit, Krankheit, Sterblichkeit und sozialer Ungleichheit bestehen. Denn ungeachtet der Kontrolle der Infektionskrankheiten und ungeachtet eines breiten Massenwohlstandes ist die gesellschaftliche Ungleichheit geblieben, sind die gesellschaftlichen Verhältnisse durch die Existenz sozialer Klassen und Schichten gekennzeichnet. Wir können es auch anders formulieren: gewandelt hat sich die Krankheitssituation, gewandelt hat sich auch die Beherrschung der elementaren Lebensbedingungen für den überwiegenden Teil der Bevölkerung: ihre Arbeit, ihre Ernährung, ihre Wohnungen, die Sicherheit ihres Einkommens über Vollbeschäftigung und Ausbau der Altersversorgung (Ausdehnung des versicherungspflichtigen Personenkreises, Angleichung der Renteneinkommen an die allgemeine Einkommensentwicklung), ihre medizinische Versorgung und ihre Bildung. Ausgedehnt hat sich auch ihre eigenbestimmte Zeit mit dem Rückgang der betriebsgebundenen Arbeitszeit. Während die Arbeiter in der deutschen Großindustrie kurz vor dem 1. Weltkrieg bei einer 60stündigen Wochenarbeitszeit und schwerer körperlicher Arbeit in der Mehrzahl nicht zwischen Zeit für Erholung und Freizeit unterscheiden konnten[47], hat sich seitdem die Zeitver-

wendung stark differenziert. Dabei ist die tatsächlich disponible Zeit zu einer gesellschaftspolitischen Zielgröße geworden (als tatsächlich disponible Zeit können wir die Zeitspanne im Tages- oder Wochenrhythmus bezeichnen, die nach Abzug der Zeiten, die auf Berufsarbeit, Hausarbeit, auf Wege, Einkauf, auf Mahlzeiten, Körperhygiene, und Schlaf entfallen, verbleibt).

Mit dem sozialen Wandel hat sich zugleich das Risiko für einige Krankheitsgefahren verringert. Die Folgen von Unterernährung, mangelnder Hygiene, der Verschleiß durch schwere und gesundheitsgefährdende körperliche Arbeit sind geringer geworden. Ein spezifischer Zusammenhang zwischen Umweltbedingungen (wie Arbeit, Ernährung, Wohnung, Einkommenssicherheit) und Krankheitsgefahren (wie Mangelzustände, Infektionen) hat mit dem Wandel der Lebensverhältnisse und mit dem medizinischen Fortschritt an Bedeutung verloren. Den in dem beschriebenen Sinne gesundheitsgefährdenden Umweltbedingungen waren vor allem die einkommensschwachen, sozial weniger geschützten und angesehenen Bevölkerungskreise ausgesetzt.

Typisch für eine gesundheitsgefährdende Soziallage war die Situation der Industriearbeiter in den großen Städten. Sie waren zur Sicherung ihrer materiellen Existenz auf ihren Arbeitslohn angewiesen, sie konnten auf kein Natural- oder Vermögenseinkommen zurückgreifen. Ihre Beschäftigung und damit ihr Arbeitseinkommen war starken konjunkturellen Schwankungen ausgesetzt. Die Höhe der Einkommen war abhängig von ihrer körperlichen Leistungsfähigkeit, die mit dem 40. Lebensjahr zurückging und sie zum Berufswechsel in ,,Minderberufe" (Alfred Weber) zwang. Sie lebten in ungesunden Mietskasernen, in denen Krankheitsgefahren wie Rachitis und Tuberkulose endemisch waren. Ihre Alterssicherung war bescheiden.

Eine *Alters*rente wurde erst vom 70. Lebensjahr an gewährt, wenn die Versicherten 30 Beitragsjahre erreicht hatten (1916

---

[47] Bernays, M.: Auslese und Anpassung der Arbeiterschaft der geschlossenen Großindustrie. In: Schriften des Vereins für Sozialpolitik, a.a.O., S. 234ff.

wurde die Altersgrenze von 70 auf das 65. Lebensjahr herabgesetzt). Die Anzahl derjenigen, die vor Erreichen der Altersgrenze infolge Invalidität (Erwerbsunfähigkeit) aus dem Arbeitsprozeß ausschieden, machte daher ein Mehrfaches der Altersrentner aus. Das Verhältnis der jährlich bewilligten Invalidenrenten zu den Altersrenten stieg laufend an. Es betrug 1900 6,1 Invalidenrenten : 1 Altersrente, 1905 11,4 : 1, 1912 12,7 : 1, ungeachtet der bescheidenen Renten, die gezahlt wurden. Der Unterschied zwischen durchschnittlicher Altersrente und der durchschnittlichen Invalidenrente war gering: 2,9% (1900), 0,6% (1905). 1912 erreichten die Invalidenrentner im Durchschnitt sogar ein 10% höheres Einkommen als die Altersrentner. Dies kann als ein Anzeichen dafür gewertet werden, daß die Altersgrenze von 70 Jahren nicht mehr als das „normale" Ruhestandsalter angesehen wurde.

Die nach 20jähriger Beitragszahlung veranschlagte „Normalrente" von DM 270,— wurde bei weitem nicht erreicht, die durchschnittliche Altersrente betrug 1900 144,54 Mark, die durchschnittliche Invalidenrente 1912 183,49 Mark[48].

3.2.2 Krankheit und Soziale Lage – Versuch einer Systematisierung

Aus der gesundheitlichen Gefahrenzone des Industrieproletariats sind die einkommensschwachen, sozial weniger geschützten und angesehenen Bevölkerungsschichten nicht deswegen schrittweise herausgetreten, weil die gesellschaftliche Ungleichheit (Einkommensverteilung, Prestigeverteilung) aufgehoben worden ist. Vielmehr hat sich das Wohlstandsniveau insgesamt verändert und konnte sich der medizinische Fortschritt für alle Bevölkerungsschichten auswirken. Die Tatsache ungleicher Einkommens- und Prestigeverteilung ist geblieben, auch wenn sich ihre Er-

scheinungsformen und ihre politische Deutung verändert haben. Die Frage, wie sich die gesellschaftliche Ungleichheit im Gesundheitssystem auswirkt, bleibt daher von den eingetretenen Veränderungen unberührt. Allerdings muß sie unter den gewandelten Bedingungen, die für die Gesellschaft insgesamt gelten: höheres Realeinkommen, wirksamere medizinische Therapie, neu formuliert werden. Sie erhält einen anderen Sinn, wenn die Gesellschaft aus dem Pauperismus des Früh- und Hochkapitalismus (für Deutschland die Epoche von 1850 bis in die 20er Jahre dieses Jahrhunderts) in die Situation hochentwickelter Industriegesellschaften, wie sie die Gegenwart kennzeichnet, eintritt. Das Ziel der Mediziner, ihre Forschungsergebnisse, ihre beruflichen Fähigkeiten und ihr technisches Potential wirksam zu entfalten und den individuellen Bedürfnissen nach kompetenter Hilfe zum Schutz der Gesundheit möglichst unverkürzt um wirtschaftliche oder gesellschaftliche Widerstände gerecht zu werden, muß sich mit den Erscheinungsformen gesellschaftlicher Ungleichheit auseinandersetzen.

Die Widerstände, die sich einer unverkürzten Wirksamkeit der Medizin aus der gesellschaftlichen Ungleichheit entgegenstellen, sind vielfältig. Sie können aus der *Armut* hervorgehen, die einen wirksamen Schutz gegen Krankheitsgefahren nicht erlaubt, sie können eine Folge *mangelnder Bildung* sein, die eine wirksame Aufklärung über die Zusammenhänge nicht gestattet, die zwischen Umweltbedingungen und Verhalten auf der einen und Gesundheitsgefahren auf der anderen Seite bestehen, sie können eine *Folge von Konflikten* sein, die die Lebenssituation von Bevölkerungskreisen belastet, sei es, weil ihr Lebensalltag konfliktreicher ist und/oder sie weniger darauf trainiert sind, mit Konflikten fertig zu werden – die Konsequenzen können hier verschieden sein, Vernachlässigung der Gesundheit oder Ausarbeiten der Beschwerden – oder sie können die *Folgen von geringeren Chancen der Befriedigung im Leben* bilden, Verlust des Selbst-

---

[48] Tennstedt, F.: Geschichte und Gliederung der Krankenversicherung ..., a.a.O.

vertrauens, Gleichgültigkeit, Vernachlässigung usf.

Schon diese kurze Erörterung verdeutlicht, daß die Beziehungen von Krankheit und Sozialer Lage ein sehr komplexes Verhältnis bilden. Wir müssen die Veränderungen der Gesellschaft insgesamt (Realeinkommen, medizinisch-technischer Fortschritt) berücksichtigen und *wir müssen den Beobachtungen und Deutungen Rechnung tragen, mit denen verschiedene gesellschaftliche Instanzen die Sachverhalte darstellen,* die unter dem Aspekt Krankheit und Soziale Lage zueinander in Beziehung gesetzt werden. Wir können fünf solcher Sachverhaltsbeschreibungen unterscheiden (s. Übersicht).

a) Die Soziale Lage. Sie kennzeichnet einmal das Niveau der erreichten Umweltbeherrschung. Wir haben hierfür als Kurzausdruck das Volkseinkommen eingesetzt. Zum andern ist die soziale Lage durch die Einkommensverteilung und durch die Verteilung des Sozialprestige bestimmt, die gesellschaftlichen Großgruppen unterschiedliche Soziallagen (soziale Schichten und Klassen) zuteilt.

b) und c) Auf Grund der Ergebnisse sozialmedizinischer Forschung können wir allgemeine Bedingungen (Situationen) und individuelle Folgezustände bzw. Reaktionen ausgrenzen, die Krankheiten begünstigen oder die Gesundheit gefährden. Die Abgrenzung zwischen allgemeinen Bedingungen (Situationen) und Folgezuständen bzw. Reaktionen ist der Sache nach fließend. Soziale Situationen sind immer schon interpretierte, gedeutete Lebensbedingungen. Individuelle Reaktionen enthalten stets auch überindividuelle Elemente und stehen unter gesellschaftlichen Einwirkungen. Die Verfügbarkeit selbst der *eigenen* Reaktion auf eine Situation ist nur bedingt gegeben. Die Unterscheidung zwischen Situationen und Reaktionen muß stets im Auge behalten, daß die Situationen ein „subjektives" Element der Interpretation, der Deutung enthalten, während die Reaktionen durch ein „objektives" Element, nämlich kollektives Handeln und gesellschaftlich geprägte Mechanismen bestimmt werden. Ungeachtet des Fehlens einer präzisen Abgrenzung ist es zweckmäßig, die Unterscheidung zwischen allgemeinen Bedingungen (Situationen) und Reaktionen beizubehalten. Einmal sind Situationen methodisch leichter zugänglich und können für vergleichende Untersuchungen eindeutiger beschrieben werden. Die Präzisierung von Situationsaspekten ist methodisch einfacher zu leisten. Zum andern weisen die individuellen Folgezustände und Reaktionsweisen eine erhebliche Streubreite auf. Ihre Verallgemeinerung in sozial typischen Erscheinungsformen läßt sich daher stets nur als

Tabelle 19. Krankheit und soziale Lage

Soziale Lage	Situationen, die die Gesundheit gefährden oder Krankheiten begünstigen	Individuelle Folgezustände bzw. Reaktionen	Morbidität/Mortalität	Sozialmedizinische Therapie
Volkseinkommen als Indikator der Umweltbeherrschung Soziale Schichten und Klassen	– Armut – Unbildung – Unbewältigte Konflikte – Mangel an positiven, das Selbstgefühl bestärkenden Erfahrungen (ego-nurturing climate)	– Unterernährung – Mangelnde Hygiene – Mangelnde Vorsorge – Resignation – Verlust der Orientierung/situationsinadäquates Handeln – Anomie – Deformation der Persönlichkeitsentwicklung (z.B. Soziopathien, Süchte)	– Krankheiten	– Einkommensicherung durch Sozialversicherung und Fürsorge – Sozialhygiene – Ernährungsprogramme – Krankheitsfrüherkennung – Gesundheitsvorsorge – Gesundheitserziehung – Psychohygiene

statistische Häufigkeit, also als vorherrschende Tendenz in einem größeren Personenkollektiv aufweisen. Die soziologische Beschreibung individueller Folgezustände und Reaktionen erfaßt stets nur einen *Ausschnitt aus der Gesamtverteilung* tatsächlichen Verhaltens.

d) Die Deutung der Morbidität und Mortalität fällt in den Beobachtungsraster der Medizin. Er wird bestimmt durch die medizinische Krankheitslehre (Nosologie), die die Krankheitsbilder beschreibt, an denen der Arzt sein diagnostisches und therapeutisches Handeln orientiert. Ergänzend tritt die ärztliche Erfahrung aus dem Umgang mit den Patienten hinzu. Denn diese konsultieren den Arzt auch mit anderen Beschwerden als mit den „Krankheitszeichen", die zu den Krankheitsbildern der medizinischen Nosologie gehören. Braun hat hierfür den treffenden Ausdruck „Beratungsursachen" geprägt. Der Zusammenhang, in dem die von den Ärzten beobachteten Krankheiten zu den Gesundheit gefährdenden/Krankheiten begünstigenden Situationen bzw. zu den individuellen Folgezuständen und Reaktionen stehen, ist interpretationsbedürftig. Er ist nicht für alle Krankheitsbilder ausgearbeitet. Nur dort, wo die sozialmedizinische, einschließlich der sozialpsychiatrischen Forschung die Soziogenese (also die Entstehung aus den gesellschaftlichen Umweltbedingungen) von Krankheiten erforscht hat, treten Sozialsituationen und Reaktionsweisen in das Blickfeld der Medizin. Beispiele hierfür sind der Typhus, die Tuberkulose, die Rachitis, der chronische Alkoholismus, der Lungenkrebs, die Herz-Kreislauferkrankungen, die Psychosen, insbesondere die Schizophrenie, die Neurosen und psychosomatischen Krankheiten. Diese Forschung hat in zweifacher Hinsicht eine Grenzüberschreitung von einem durch wissenschaftliche Verfahren abgesteckten Beobachtungsfeld in ein anderes zu leisten. Sie gibt die in der Medizin vorherrschende Orientierung am Einzelfall zugunsten einer Beschäftigung mit Personenkollektiven auf, und sie ergänzt die naturwissenschaftlich-klinische Betrachtungsweise durch eine sozialwissenschaftliche. Die Grenze zwischen den bisher betrachteten Beobachtungsfeldern und der Medizin stellt eine Systemgrenze (im Sinne der soziologischen Systemtheorie) dar. Denn das Beobachtungsfeld der Medizin ist durch die wissenschaftliche Verfahrensweise (Nosologie) und durch die berufliche Organisation ausgearbeitet und abgesteckt. Die anderen bisher betrachteten Beobachtungsfelder sind teils durch die Alltagserfahrung, teils durch die Sozialpolitik und durch die Sozialwissenschaften (insbesondere Schichtungs- und Klassentheorien) bestimmt. Hier ist der wissenschaftliche Aspekt (ein einheitliches Denksystem) und die Organisation nicht in vergleichbarer Weise verfestigt.

e) Die sozialmedizinische Therapie richtet sich auf die Korrektur der erkannten, wahrscheinlich gemachten oder auch vermuteten Zusammenhänge, die zwischen Krankheiten und Sozialer Lage bestehen. Sie ist zum Teil eng verknüpft mit der staatlichen Sozialpolitik, in der sie ihren organisatorischen Rückhalt findet. Die Einkommenssicherung, mit der die Sozialpolitik schrittweise im Zuge der Realeinkommenssteigerung die Armut einzugrenzen bemüht war, stand in enger Beziehung zu den sozialmedizinischen Erkenntnissen über die gesundheitlichen Folgen der Armut. Die staatliche Einkommenspolitik, die das Ziel verfolgte, die Lebenshaltung von Haushalten und Personen kontinuierlich zu sichern und zumindest ein Absinken in Verelendung zu verhindern, deckte sich daher auch mit sozialmedizinischen Absichten.

Von ausdrücklichen sozialmedizinischen Vorstellungen sind die anderen Programme geleitet, die teils über das öffentliche Gesundheitswesen, teils über die Einrichtungen der Sozialversicherung verwirklicht werden. Die Einrichtungen der staatlichen Sozialpolitik haben auch heute noch ihren Schwerpunkt in der Einkommenssicherung und in der Finanzierung der Sachleistungen, insbesondere der des

Gesundheitswesens. Ihre sozialmedizinische Orientierung steckt noch in den Anfängen. Eine sozialmedizinische Steuerung der Sozialpolitik wird zweifellos erschwert durch die Komplexität der Beziehungen, die zwischen Krankheit und sozialer Lage bestehen. Andererseits hat die Sozialpolitik die gesellschaftliche Ungleichheit nicht aufgehoben, auch hat sie sich bisher neben der Einkommenssicherung kaum weitere Einwirkungsmöglichkeiten auf die Gestaltung der sozialen Lage erschlossen.

Versuchen wir, nach dieser Übersicht die Einflußgrößen zu systematisieren, die in dem Verhältnis von Krankheit und sozialer Lage wirksam sind, dann schälen sich vier Gesichtspunkte heraus:

- Die Realeinkommensentwicklung, also das Wohlstandsniveau, das die Lebenshaltung bestimmt.
- Der Stand der medizinisch-wissenschaftlichen Erkenntnisse und ihrer Umsetzung.
- Die staatliche Sozialpolitik, einschließlich der angewandten Sozialmedizin.
- Die gesellschaftliche Ungleichheit (soziale Schichtung und Klassenbildung).

Die Entwicklung der drei erstgenannten Einflußgrößen läßt sich als Expansion charakterisieren. Ihre Selbstdarstellung bedient sich ansteigender Indikatoren wie steigendes Realeinkommen, kumulativer medizinisch-wissenschaftlicher Fortschritt, steigende Zahl der Ärzte, wachsender Anteil des Sozialbudgets am Brutto-Sozialprodukt, Einbeziehung immer weiterer Bevölkerungsschichten in den von der Sozialpolitik betreuten Personenkreis usf. *Der Wandel der Einkommens-, Vermögens- und Prestigeverteilung ist demgegenüber vergleichsweise gering.* Wir treffen in der gesellschaftlichen Ungleichheit (soziale Schichten und Klassen) auf ein relativ konstantes Element im sozialen Wandel, auf einen Bestandteil der Sozialstruktur.

3.2.3 Klassenlage und Klassentheorie

Soziale Schichten und Klassen entstehen mit der Organisation des Produktionsprozesses und der Güterverteilung in einer arbeitsteiligen Wirtschaftsgesellschaft. Kennzeichen der Zurechnung von Personen zu sozialen Schichten und Klassen sind ihre

- „Stellung im Beruf", wie sie die Wirtschafts- und Sozialstatistik ausweist: Selbständige, Mithelfende Familienangehörigen, Arbeiter, Angestellte und Beamte. Eine Feinunterteilung nimmt noch die Unterscheidung nach Wirtschaftsabteilungen hinzu, da das Merkmal Selbständiger oder Arbeiter für Landwirtschaft und Forsten etwas anderes besagt als für Industrie und Handwerk.
- Einkommensklasse.
- Berufsbezeichnung als Indikator des Sozialprestige.

Eine unmittelbare Zurechnung von Personen ist daher nur für die erwerbstätige Bevölkerung möglich. Die Nichterwerbstätigen werden über ihre Zugehörigkeit zum Haushalt eines Erwerbstätigen oder auf Grund ihrer früheren Erwerbstätigkeit zugerechnet. Wir wollen die Bedeutung dieser Merkmale für die sozialwissenschaftliche Konstruktion sozialer Schichten und Klassen anhand von Beispielen verdeutlichen.

Betrachten wir zunächst die alters- und geschlechtsspezifischen Erwerbsquoten der Bevölkerung.

In der Tabelle 20 sind für unsere Überlegungen drei Ergebnisse wichtig.

1. 77 v. H. der erwachsenen Männer und 38 v. H. der erwachsenen Frauen sind in den Erwerbsprozeß an einem Stichmonat des Jahres eingegliedert, können also unmittelbar einer Schicht- oder Klassenlage zugeordnet werden.

2. Der Familienstand übt auf die Erwerbstätigkeit der Frauen den bestimmenden Einfluß aus. Die altersspezifischen Erwerbsquoten der ledigen Frauen unterscheiden sich von denen der Männer vergleichsweise wenig. Die Unterschiede nehmen mit dem Alter zu, d.h. vor der Heirat gleicht sich das Verhalten der Frauen dem der Männer weitgehend an.

Tabelle 20. Erwerbspersonen im April 1971 nach Altersgruppen sowie Erwerbsquoten[a]

Alter von ... bis unter ...	Erwerbspersonen (in 1000)						Erwerbsquoten[b] (in%)				
	insgesamt	männlich	weiblich				männlich	weiblich			
			zusammen	ledig	verheiratet	verwitwet/geschieden		zusammen	ledig	verheiratet	verwitwet/geschieden
15–20	2224	1181	1043	998	45	/	54,0	52,4	52,2	56,7	66,7
20–25	2964	1681	1283	747	518	18	85,4	69,6	83,5	56,0	81,4
25–30	2665	1723	941	228	672	41	92,5	53,4	86,2	46,5	79,2
30–35	3601	2497	1104	181	856	67	98,3	46,0	89,1	40,6	75,6
35–40	3066	2139	927	134	729	64	98,8	46,3	89,3	41,4	69,8
40–45	2963	2015	948	148	712	88	98,4	48,5	89,8	42,8	70,0
45–50	2724	1641	1083	189	743	151	96,9	49,7	88,7	42,7	66,4
50–55	2031	1215	817	135	507	175	95,3	46,0	85,6	39,2	53,6
55–60	1950	1238	712	121	377	215	88,7	36,7	78,0	30,7	38,6
60–65	1644	1180	464	84	217	163	73,8	21,2	44,9	18,0	20,4
15–65	25832	16511	9321	2965	5375	980	88,1	46,5	68,9	40,0	42,9
65–70	616	416	200	38	81	81	29,1	10,4	19,8	9,1	9,6
70–75	229	145	83	16	30	38	14,5	5,4	9,2	5,6	4,4
75 u. mehr	113	69	44	11	9	24	7,0	2,3	4,9	2,9	1,8
Insgesamt	26790	17142	9648	3029	5496	1123	77,4	38,0	62,1	36,2	21,1

[a] Ergebnis des Mikrozensus. – Einschl. Soldaten. – Ergebnisse für April 1972 lagen bei Redaktionsschluß noch nicht vor.
[b] Anteil der Erwerbspersonen an 100 Personen der Wohnbevölkerung entsprechenden Alters, Geschlechts und Familienstandes.
Quelle: Statistisches Jahrbuch für die BRD, 1973, S. 134.

Die altersspezifischen Erwerbsquoten der verheirateten Frauen zeigen den bekannten „Sattelverlauf", Relativ hohe Erwerbsquoten der jung verheirateten Frauen, Absinken der Erwerbsquoten bis zum 35. Lebensjahr, dann Wiedereintritt in den Erwerbsprozeß. Alva Myrdal und Viola Klein haben in ihrer Schrift über die „Doppelrolle der Frau in Familie und Beruf" von einer Dreiphasigkeit im Leben der Frauen gesprochen. Zunächst Erwerbstätigkeit, dann Jahre der „vollbeschäftigten Mutterschaft" und mit dem Ausscheiden der Kinder aus dem Familienhaushalt Wiedereintritt in den Beruf. Diese Dreiphasigkeit wird vorbereitet durch die verbesserte Lebenserwartung der Frauen, durch das sinkende Heiratsalter, durch die geringere Kinderzahl (1–3 Kinder als Normalfall) und durch die zunehmende selbständige Lebensführung der „jungen Erwachsenen" (Altersgruppe 15–21 Jahre).

3. Die altersspezifischen Erwerbsquoten erreichen ihr Maximum erst nach dem 30. Lebensjahr, also ein bis eineinhalb Jahrzehnte nach Abschluß der allgemeinbildenden Schulausbildung. Die Phase der Berufsausbildung dehnt sich aus und gewinnt zunehmend auch für die Frauen an Bedeutung (Tabelle 21).
Ihre Schicht- oder Klassenlage bildet die Grundlage für den Anteil, den die Personen an der volkswirtschaftlichen Güter- und an der gesellschaftlichen Prestigeverteilung haben. Die Schicht- oder Klassenlage bildet den zusammenfassenden Ausdruck für die Rechte (Einkommen, ausbildungsspezifischer Arbeitsplatz) und den Einfluß (Kaufkraft, Prestige), den die Personen geltend machen können. Sie sind Ausdruck ihres gesellschaftlichen Status. Grundlage des gesellschaftlichen Status bildet die Eingliederung in den Erwerbsprozeß oder die Zugehörigkeit zu dem

Tabelle 21. Erwerbstätige Frauen im Alter von 15 und mehr Jahren nach Altersgruppen in der Bundesrepublik Deutschland

Alter von ... bis unter ... Jahre	1961	1971	1961	1971
	in 1 000		Erwerbsquote in %	
15 ... 20	1 402	1 012	*77,9*	*50,8*
20 ... 30	2 615	2 201	*62,1*	*61,1*
30 ... 45	2 614	2 951	*45,3*	*46,4*
45 ... 65	2 807	3 035	*33,4*	*37,8*
65 und mehr	303	326	*8,2*	*6,1*
Insgesamt	9 745	9 543	*40,9*	*37,6*

Quelle: Wirtschaft und Statistik, Jg. 1973, H. 3, S. 150. 1961 Ergebnisse der Volkszählung, 1971 Ergebnisse des Mikrozensus April 1971.

Haushalt von Erwerbspersonen. Wir können daher zwei Formen des Sozialstatus unterscheiden: den über die Familien/Haushaltszugehörigkeit zugeschriebenen Status (ascribed-status) und den durch eigene Erwerbstätigkeit zugeeigneten Status (achieved-status). Während die Männer in der Regel nur einmal ihren Status wechseln, mit der Selbständigkeit gegenüber ihrer Herkunftsfamilie tauschen sie den elterlichen zugeschriebenen Status gegen den selbsterworbenen eigenen Status ein, vollziehen die Frauen einen mehrfachen Statuswechsel. Vom zugeschriebenen zum eigenen, mit der Heirat wieder zum zugeschriebenen (vom erwerbstätigen Ehemann) und mit dem Wiedereintritt in einen Beruf wieder zum eigenen Status.

Wir fassen den Statuswechsel auch als Status-Diskontinuität[49] auf, da die Wendepunkte oder Übergangsphasen kritische Lebensphasen bedeuten. Wir unterscheiden mehrere solcher kritischer Lebensphasen: das Selbständigwerden gegenüber der Herkunftsfamilie, den Übertritt in den Beruf, die Gründung der eigenen Familie, für die Frauen: den ·Wechsel von einer vornehmlich familienbezogenen Tätigkeit (vollbeschäftigte Mutterschaft) zu einer beruflichen Tätigkeit, das Ausscheiden aus

dem Erwerbsprozeß und den Übergang in die Rentnerexistenz, sie bedeutet für manche einen „Pensionierungsbankrott" (Jores).

Die Grundlage des gesellschaftlichen Status ist zunehmend das Arbeitseinkommen geworden. Der Anteil der selbständigen und der im Familienbetrieb mithelfenden Familienangehörigen hat sich mit dem Rückgang der landwirtschaftlichen Bevölkerung und dem des Kleingewerbes verringert (von 25,4% 1882 auf 10,2% 1971 Selbständige, von 18,8% 1933 auf 6,3% 1971 mithelfende Familienangehörige).

Die Zunahme der Bevölkerung, die von ihrem Arbeitseinkommen ihren Lebensunterhalt bestreitet und sichert, hat Konsequenzen für die Theorie sozialer Klassen und Schichten. Zunächst kann sie als eine Bestätigung der Voraussage des Marxismus gewertet werden, wonach die Selbständigen mit einem geringen Geschäftsumfang von der Polarisierung in kapitalistische Unternehmer und Lohnarbeiter zerrieben werden. Die Konzentration der produzierten Produktionsmittel (Kapital) in der Hand immer weniger Personen auf Grund der wirtschaftlichen Überlegenheit von Großbetrieben und -unternehmen zwingt das kleinbetriebliche Gewerbe zur Geschäftsaufgabe und stellt die selbständigen Handwerker, die Kleingewerbetreibenden und Einzelhandelskaufleute, aber auch die kleinen Landwirte und Bauern vor die Alternative, in das kapitalistische Unternehmertum aufzusteigen oder in die Lohnarbeit abzusteigen. Wie es beispielsweise Ferdinand Lassalle schon 1863 in seinem „Offenen Antwortschreiben an das Central-Comité zur Berufung eines Allgemeinen Deutschen Arbeiter-Congresses zu Leipzig" formuliert hatte, das als die „Stiftungsurkunde" der Sozialdemokratischen Partei Deutschlands gilt: „... ist es die notwendige Bewegung unserer Industrie, täglich immer mehr den fabrikmäßigen Großbetrieb an die Stelle des handwerksmäßigen Kleinbetriebes oder des Zwerggewerbes ... zu setzen und folglich täglich eine immer größere Anzahl von

---

[49] Vergl. zum Begriff der Status- oder Rollendiskontinuität Srole, L., u.a., S. 164 ff.

Handwerkern in den in der fabrikmäßigen Großproduktion beschäftigten eigentlichen Arbeiterstand hinüberzutreiben. England und Frankreich, die uns in der ökonomischen Entwicklung voran sind, zeigen dies in noch höherem Grade als Deutschland, welches übrigens täglich mächtige Fortschritte auf demselben Wege macht" (S. 61).

Zum andern aber zeigt die Analyse dieser Entwicklung, daß die entstehende arbeitslohnabhängige Bevölkerung keineswegs homogen war. Sie war vielfach geschichtet nach arbeitsrechtlichen Merkmalen in Arbeiter, Angestellte und Beamte, nach der Qualifikation (ungelernte, angelernte, gelernte Arbeiter, einfache, mittlere, gehobene, höhere/leitende Beamte und Angestellte), nach dem Einkommen, nach der Stellung im Betrieb (ausführende, leitende Kräfte), nach der Art der Tätigkeit (Produktion, Verwaltung, Handel, Versicherung und Banken), nach der politisch-gesellschaftlichen Orientierung (Gesellschaftsbilder).

Die Statusdifferenzierung der arbeitslohnabhängigen Bevölkerung sperrte sich einer vereinfachenden Abbildung im Klassenbegriff des Proletariats und zwang zu einer Theorie der sozialen Schichtung. Ein eindrückliches Bild der sozialen Klassen und Schichten in Deutschland in der Periode des Hochkapitalismus entwirft Theodor Geiger in seiner sorgfältigen Untersuchung über die soziale Schichtung des Deutschen Volkes auf der Grundlage der amtlichen Statistik der 20er Jahre (vgl. Tabelle 22). Er unterscheidet in einer „Rohgliederung" im Sinne der marxistischen Klassentheorie zwischen Kapitalisten und Proletariat. Von diesen Klassen grenzt er den Mittelstand ab, der selbständig tätig ist, über eigene Produktionsmittel verfügt, aber nur in geringem Umfang familienfremde Arbeitskräfte beschäftigt. Die nichterwerbstätigen Personen werden als „Berufszugehörige" den Erwerbspersonen zugeordnet. Die Verteilung auf die Wirtschaftsabteilungen macht die Schwerpunkte der Klassenstruktur deutlich, den

ländlichen Mittelstand (A), das Industrieproletariat (B), die Angestellten und Beamten aus der mittelständischen staatlichen Bürokratie (D), das Industrie- und Finanzkapital (BCF).

Die „Tiefengliederung" arbeitet die Differenzierung der sozialen Klassen heraus. Der Mittelstand teilt sich auf in alten und neuen Mittelstand, wobei zu dem neuen Mittelstand die arbeitslohnabhängigen Angestellten und Beamten rechnen, die auf Grund ihrer arbeitsrechtlichen und betrieblichen Stellung, aber auch wegen ihrer politisch-gesellschaftlichen Orientierung einer mittelständischen Lage zuzuordnen sind. Das Proletariat teilt sich auf in Proletariat, neuen Mittelstand und Proletaroide, denen auch Angehörige des Mittelstandes aus der Rohgliederung zuzuordnen sind. Auch hier macht die Verteilung auf die Wirtschaftsabteilungen die Schwerpunkte der Schichten deutlich.

Die Analyse von Geiger, die eine *soziographische* Beschreibung der Klassen und Schichten vornimmt, indem sie auf Grund statistischer Merkmale Personenkollektive theoretischen Unterscheidungen zuordnet, hebt die *prinzipiellen Schwierigkeiten einer Anwendung* von Klassentheorien prägnant heraus. Sie betreffen vor allem die Abgrenzung der kapitalistischen von der mittelständischen Lage und die Einordnung des neuen Mittelstandes in die Klassentheorie (Abb. 7).

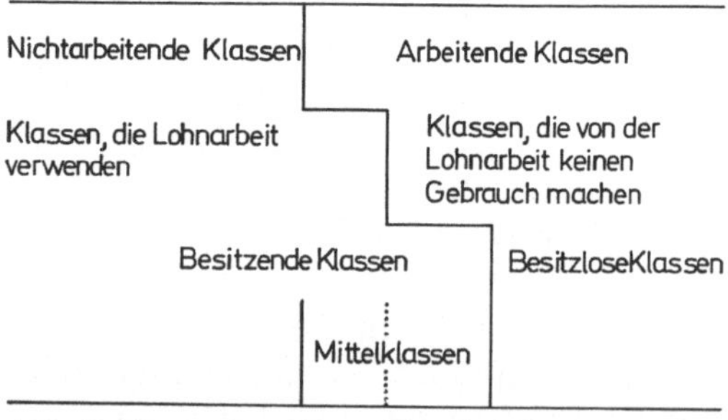

Abb. 7. Klassenbegriff und Mittelschichten (Ossowski)

Für die Abgrenzung der kapitalistischen von der mittelständischen Lage genügt das Merkmal der *Selbständigkeit* bzw. der *Be-*

Tabelle 22. Klassenlage und Soziale Schichtung nach Geiger, Th.
Rohgliederung; Relativzahlen nach Wirtschaftsabteilungen

Wirtschafts-abteilung	Erwerbstätige			Berufszugehörige		
	Kapitalisten	Mittelstand	Proletariat	Kapitalisten	Mittelstand	Proletariat
A	0,82	39,52	59,66	0,87	41,20	57,93
B	0,65	11,07	88,28	0,86	13,19	85,95
C	0,87	28,83	70,30	1,02	28,82	70,16
D	0,45	49,96	49,59	0,45	56,43	43,12
E	0,86	28,77	70,37	1,43	35,51	63,06
F	–	1,14	98,86	–	1,39	98,61
G	1,96	25,05	72,99	1,64	26,65	71,71
Summe	0,84	24,39	74,77	0,92	25,68	73,40

Tiefengliederung; Relativzahlen nach Wirtschaftsabteilungen

Wirt-schafts-abteilung	Erwerbstätige					Berufszugehörige				
	Kapi-talisten	Alter Mittel-stand	Neuer Mittel-stand	Prole-taroide	Prole-tariat	Kapi-talisten	Alter Mittel-stand	Neuer Mittel-stand	Prole-taroide	Prole-tariat
A	0,82	38,74	1,90	31,94	26,60	0,87	40,07	2,48	28,83	27,75
B	0,65	8,24	13,13	5,84	72,14	0,86	9,61	13,54	6,48	69,51
C	0,87	19,13	34,00	9,64	36,36	1,02	16,91	32,76	11,03	38,28
D	0,45	2,59	75,56	–	21,40	0,45	2,18	80,33	–	16,99
E	0,86	8,09	46,43	8,27	36,35	1,43	10,49	46,05	9,08	32,95
F	–	0,12	14,61	0,07	85,20	–	0,19	14,11	0,07	85,63
G	1,96	15,72	10,03	12,58	59,71	1,64	15,76	11,35	14,56	56,69
Summe	0,84	18,33	16,04	13,76	51,03	0,92	17,77	17,95	12,65	50,71

Quelle: Geiger, Th. a.a.O., S. 72/73.

Erläuterung: Die Tabellen fassen das Ergebnis der Untersuchung von Theodor Geiger zusammen. Bei grober Betrachtungsweise (Rohgliederung) ist die Polarisierung der Gesellschaft in die beiden sozialen Klassen, Proletariat und Kapitalisten, weit vorangeschritten, eine sozialistische Revolution im Sinne der Prognose von Karl Marx scheint von der Klassenlage her vorbereitet zu sein. Die Aufteilung auf Wirtschaftsabteilungen und soziale Schichten ergibt ein differenzierteres Bild. In der Wirtschaftsabteilung A (Landwirtschaft und Forsten) beherrschen die Bauern (alter Mittelstand) und die Tagewerker auf eigene Rechnung (Proletaroide) das Bild der Klassenlage, die unselbständigen Landarbeiter (Proletariat) bilden eine Minderheit. Entgegengesetzt ist die Klassenlage in der Wirtschaftsabteilung B (Industrie und Handwerk). Hier erreichen die Arbeiter (Proletariat) nahezu drei Viertel aller Erwerbstätigen, die mittleren Unternehmer (alter Mittelstand) sind bereits auf 8% zusammengeschmolzen. In den Wirtschaftsabteilungen C, D und E (Handel und Verkehrsgewerbe – Öffentliche Verwaltung – Gesundheitswesen) machen die Arbeiter ein Fünftel bis ein Drittel aus, während die Angestellten und Beamten (neuer Mittelstand) hier zum Teil 50–75% erreichen. Die Wirtschaftsabteilungen F und G betreffen „häusliche Dienste" sowie „Berufslose", d.h. Privatiers und Rentner.

sitz von Produktionsmitteln allein nicht. Wenn die Selbständigen für die Bestreitung ihres Lebensunterhaltes im wesentlichen auf den Einsatz ihrer eigenen Arbeit und den ihrer Familienangehörigen angewiesen sind, unterscheidet sich ihre ökonomische Lage nicht von der der Arbeitnehmer in vergleichbarer Stellung und von vergleichbarer Qualifikation. Dies hat sich vor allem in der Folgezeit in der Frage der Alterssicherung gezeigt. Zunehmend sind Gruppen von Selbständigen, Handwerker, Landwirte, freie Berufe, in die sozialstaatliche Alterssicherung einbezogen worden. Nach marxistischer Auffassung ist eine kapitalistische Lage erst dann gegeben, wenn die *Beschäftigung familienfremder Arbeitskräfte* die Erwirtschaftung eines Mehrwertes (Kapitalprofit) gestattet. Volkswirtschaftlichen Wert schöpft – nach marxistischer Lehre – nur die Gütererzeugende, die produzierende und daher allein produktive Arbeit[50]. Die Beschäftigung familienfremder Arbeitskräfte erlaubt den Besitzern von Produktionsmitteln (Kapitalisten) einen Teil des Produktionsergebnisses der Arbeiter für sich einzubehalten, einen Mehrwert zu erzielen, der ihnen nach Abzug des Arbeitslohnes und der betrieblichen Unkosten (Abschreibungen, Kosten für Roh-, Betriebs- und Hilfsstoffe etc.) als ihr Profit verbleibt.

Die nur langfristig sich verringernde Zahl der Selbständigen bedeutet mittelfristig, daß die Polarisierung der Gesellschaft in Lohnarbeit und Kapital sich noch nicht durchgesetzt hat. Zugleich aber füllt der Mittelstand als eine politische und gesellschaftliche Kategorie sich durch den Neuen Mittelstand auf, der betrieblich gebunden, in abhängiger Stellung arbeitet und seinen Lebensunterhalt aus dem Arbeitseinkommen bestreitet.

„Die mittlere Klasse in diesem Schema, die gewöhnlich mit dem Namen ‚Kleinbürgertum‘ umschrieben wird, ohne Rücksicht darauf, ob es sich um Bewohner der Stadt oder des Landes handelt, ist durch gleichzeitige Anwendung zweier Kriterien bestimmt, von welchen jedes einzeln genommen eine Grundlage für die dichotomische Abgrenzung der Gesellschaftsklassen bildet, jedes auf andere Art. das eine Kriterium ist der Besitz der Produktionsmittel. Im dichotomischen Schema teilt es

die Gesellschaft in *besitzende Klassen* und *besitzlose Klassen*. Das zweite Kriterium bildet die Arbeit, die aber, anders als bei Saint-Simon, nicht die leitenden Funktionen in kapitalistischen Betrieben umfaßt. ... Es teilt die Gesellschaft in *arbeitende Klassen* und *nichtarbeitende Klassen*. Die Mittelklasse umfaßt in dieser Konzeption die Menschen, die zu beiden sich kreuzenden Kategorien gehören. *Das sind solche Menschen, die eigene Produktionsmittel besitzen und selbst damit arbeiten.*

Der Marxismus verwendet noch eine andere Version dieser dreigliedrigen Teilung, gewöhnlich von den anderen nicht unterschieden. Das erste Kriterium der Teilung (Besitz der Produktionsmittel) bleibt hier unverändert, aber das andere Kriterium bildet hier nicht die Arbeit, sondern *die Tatsache des Nichtbenützens der Lohnarbeit.* In dieser Version ist die Mittelklasse enger gedacht als in der vorigen, sie umfaßt nicht alle arbeitenden Menschen, welche die Produktionsmittel besitzen, sondern nur solche, die bei ihrer Arbeit in der eigenen Werkstatt keine fremden Arbeitskräfte beschäftigen. In dieser Version gehört der wohlhabende Bauer, der zwei oder drei Knechte ständig beschäftigt, oder die armen Bauern, die bei ihm ‚abarbeiten‘, verwendet, schon der Klasse der Dorfkapitalisten an. In der ersten Version umfaßt das ‚Kleinbürgertum‘ beide Schichten: sowohl jene, die bei der Arbeit in der eigenen Werkstatt fremde Arbeitskräfte beschäftigen, wie auch jene, die keine beschäftigen.

Die Verbindung der beiden Versionen ergibt zwei funktionell abgesonderte Mittelklassen.

Vom Standpunkt der Marxschen Prämissen, welche sich auf die Entwicklungstendenz des Kapitalismus beziehen, wird die Stellung des Kleinbürgertums auf dem Feld der Überschneidung der zwei Hauptklassen noch anders interpretiert: das Kleinbürgertum gehört in bezug auf die aktuellen Verhältnisse zur besitzenden Klasse, und in bezug auf die Zukunftsperspektiven zum Proletariat; nicht nur der

---

[50] Vgl. Hofmann, W.: Sozialökonomische Studientexte, Band I, 1. Teil, 3. Abschnitt: Die Vollendung der Arbeitswertlehre zur Theorie der volkswirtschaftlichen Wertschöpfung: Marx, K. S. 81–111.

Band II, 3. Teil: Einkommenslehre und Sozialpolitik, 2. Abschnitt, Sozialistische Kritik: Marx, K., S. 126–159.

Band III, 2. Teil, 2. Abschnitt: Die Entwicklungsgesetze der kapitalistischen Wirtschaft: Marx, K., S. 63–90.

Politische Ökonomie des Sozialismus, Berlin/Ost (Dietz-Verlag) 1969.

Handwerker, sondern auch der Kleinbauer ist ein potentieller Proletarier [50a]."

Die Einordnung der Angestellten in das Klassenschema wirft weitere Probleme auf.

Der neue Mittelstand ist nur zum Teil in der Produktion beschäftigt, hier nimmt er jedoch leitende oder zumindest disponierende Positionen ein. Überwiegend gehört der neue Mittelstand zum Dienstleistungssektor, also zur öffentlichen Verwaltung, zum Banken-, Versicherungs- und Verkehrsgewerbe, zum Gesundheits- und Bildungswesen, zu Wissenschaft und Forschung. Seine Arbeit kann im marxistisch-politökonomischen Verständnis nur für bestimmte Sektoren (Wissenschaft und Forschung) als Wert schaffend, als produktiv bezeichnet werden. Neben dem Merkmal der Arbeitslohnabhängigkeit ist seine Arbeit durch eine Reihe von Merkmalen charakterisiert, die den Neuen Mittelstand von der Arbeiterschaft unterscheiden: disponierende, verwaltende Tätigkeit, Verarbeitung von Informationen, Erbringen von Dienstleistungen, Tätigkeit im Büro, arbeits- und sozialrechtliche Sonderstellung. Oder, wie es die scharfsinnige Untersuchung von Siegfried Braun formuliert hat: Die Verschiedenartigkeit ihrer Aufgaben im Erwerbsprozeß erschwert es – so schreibt er –, "die modernen Angestellten ... als eine auf Grund von Arbeit und Beruf einheitliche und besondere Gruppe (zu) bezeichnen ... was ihnen allen aber gemeinsam ist und eine soziale Einheit infolge gemeinsamen sozialen Schicksals konstituiert, ist die Tatsache, daß ihre Arbeit durch die Prozesse der Kommerzialisierung und Bürokratisierung der gleichen Methode der kapitalistischen Organisa-

tion der Arbeit unterworfen wurde wie die Arbeit in der Produktion ... Diese Methode traf aber hier von vornherein auf andere Gegebenheiten der Funktion im Arbeitsprozeß, der möglichen Arbeitsorganisation und der betrieblichen Stellung, und sie wurde unter anderen geschichtlich-politischen Voraussetzungen eingeführt als in der Produktion. Der Klassengegensatz Unternehmer – Arbeiter bestand bereits."
In "sinngemäßer Erweiterung und Differenzierung der Marxschen These" bestimmt Braun die Klassenposition der Angestellten im Verhältnis zur Arbeiterschaft aus einem *Unterschied der Funktion* im Arbeitsprozeß. Ihre Funktion macht die Angestellten in anderer Weise vom Kapital abhängig, hebt aber den Klassengegensatz zwischen Kapitalisten und Angestellten/Arbeitern nicht auf. "Durch die Etablierung der Angestellten als zahlenmäßig bedeutsame, organisatorisch zusammengefaßte und politisch-relevante Gruppe im modernen kapitalistischen Industriebetrieb (und in der modernen Gesellschaft) ist weder die Herrschaft des Kapitals noch die systematische und permanente Strukturierung der Beschäftigten vom Klassencharakter beseitigt, sondern eine bürokratische Über-Struktur entstanden, die den Klassengegensatz ‚versachlicht‘ und ‚vermittelt‘. Die soziale Differenz Arbeiter/Angestellte ist daher keine Klassendifferenz, sondern objektiv Folge verschiedener Funktionen im Arbeitsprozeß, die sich in einem öffentlich-relevanten Verhaltensunterschied nur deshalb anzeigt, weil beide in verschiedener Weise von einer Macht abhängig sind, die ihnen entgegengesetzt ist" (S. 120).
Während die marxistische Klassenanalyse für die westlichen Industrieländer die Besonderheit des Neuen Mittelstandes zwar anerkennt, aber die Klasseneinheit aller Arbeitslohnabhängigen und ihren Klassengegensatz zum Kapital zu bewahren sucht, wurde in den sozialistischen Ländern den Angestellten der Status einer besonderen Klasse zuerkannt. Stalin prognostizierte 1931 für die Sowjetunion:

[50a] Vgl. Engels: Die Bauernfrage in Frankreich und Deutschland. Karl Marx und Friedrich Engels: Ausgewählte Schriften, Moskau 1950, Bd. II, S. 396, 406. Bucharin gibt bei der Entwicklung der Marxschen Theorie der Gesellschaftsklassen ein anderes Unterscheidungsmerkmal für die Kategorie der Mittelklassen an als unser Schema; er unterscheidet nämlich folgende Mittelklassen: die Übergangsklassen und die gemischten Klassentypen.
Quelle: Ossowski, S.: Klassenstruktur a.a.O. S. 101.

„Keine herrschende Klasse ist je ohne ihre eigene Intelligenz ausgekommen. Es gibt keinen Grund, daran zu zweifeln, daß die Arbeiterklasse der UdSSR ebenfalls nicht ohne ihre eigene, produktionstechnisch geschulte Intelligenz auskommen kann. Das bedeutet, daß unser Land in eine Entwicklungsphase eingetreten ist, in der sich die Arbeiterklasse ihre eigene, produktionstechnisch geschulte Intelligenz schaffen muß, die fähig ist, die Interessen der Arbeiterklasse in der Produktion als die Interessen der herrschenden Klasse zu vertreten." Bereits 1939 wurde die „werktätige Intelligenz" mit 9,6 Millionen gesondert ausgewiesen. Zu ihr wurden gerechnet: Leiter gesellschaftlicher Wirtschaftsbetriebe, technische Spezialisten, kaufmännische Fachkräfte, geistige Arbeiter und Mediziner, gehobene Kräfte der Justiz, Studenten, sonstige Intelligenz (einschließlich Armeeoffiziere). Ihre Zahl ist seitdem laufend gestiegen (1949 waren es schätzungsweise bereits 15–16 Millionen). Als Dienst-Elite wurden sie auch rechtlich herausgehoben. Sie sind „Amtspersonen", d.h. „Personen, die dauernd oder zeitweilig Funktionen in Behörden, staatlichen Betrieben, Organisationen oder anderen Einrichtungen bekleiden, auf welche durch Gesetz staatliche Pflichten, Rechte und Vollmachten zur Erfüllung wirtschaftlicher, verwaltungsmäßiger, gewerkschaftlicher oder anderer öffentlicher Aufgaben übertragen worden sind[51]". In der offiziellen Lesart wird zwischen Arbeitern, Bauern und der werktätigen Intelligenz als den im Sozialismus verbündeten Klassen unterschieden, wobei der Partei der Arbeiterklasse die Führung zuerkannt wird.

Die Klassentheorie wertet die *Merkmale der Stellung im Produktionsprozeß* aus. Dabei werden für die theoretische Konstruktion bedeutsam

– die funktionelle Eigenart des arbeitsteiligen Produktionsprozesses selbst. Seine Gliederung in Produktionszweige: Landwirtschaft und Industrie als der produzierende Sektor und Verwaltung und Verteilung als der „reproduzierende" Bereich, wobei in neuerer Zeit der Wissenschaft eine produktive Rolle zuerkannt wird. Hieraus folgt eine Klassengliederung in Bauern, (Industrie)-Arbeiter und werktätige Intelligenz.

– Die Machtverteilung im arbeitsteiligen Produktionsprozeß. Sie beruht in den westlich-kapitalistischen Ländern auf dem Privateigentum an den Produktionsmitteln, auf der Herrschaft im Unternehmen bzw. im Betriebe und auf der Vermögenskonzentration, in den sozialistischen Ländern auf der „Lenkung und Leitung" des Produktionsprozesses.

Das Privateigentum an Produktionsmitteln bedingt eine „Heterogenität des Einkommensprinzips", da das Einkommen der Produktionsfaktoren Arbeit, produzierte Produktionsmittel (Kapital) und Boden aus verschiedenen, interessenmäßig einander entgegengesetzten Grundlagen hervorgeht. Die Kapitalbesitzer können einen Überschuß über die Produktionskosten erwirtschaften (nach marxistischer Auffassung „Mehrwert" aus der Verwendung von Lohnarbeit – nach nationalökonomischer Auffassung unternehmerischer Innovationsgewinn (Schumpeter)[52] und/oder Ausschöpfen von Marktlagen und Machtstellungen). Den Besitzern von Grund und Boden fällt die „Grundrente" zu, die sich teils aus der generellen Knappheit von Grund und Boden, teils aus der unterschiedlichen Produktionseignung von Böden bei gleichen Marktpreisen für landwirtschaftliche und forstwirtschaftliche Erzeugnisse ableitet. Das Arbeitseinkommen ist das Ergebnis von Marktlagen für die Beschäftigung und von Verhandlungen zwischen Gewerkschaften und Berufsverbänden einerseits und den Arbeitgebern andererseits.

Die Interessen der Besitzer der drei hauptsächlichen Produktionsfaktoren sind einander entgegengesetzt. Dieser Gegensatz wird nach marxistischer Auffassung mit

---

[51] Hofmann, W.: Die Arbeitsverfassung der Sowjetunion, a.a.O., S. 494/495.

[52] Schumpeter, J.A.: Theorie der wirtschaftlichen Entwicklung, a.a.O., ders.: Konjunkturzyklen, a.a.O.

der Überführung der Produktionsmittel in Gemeineigentum aufgehoben. Es bleibt allerdings offen, nach welchen Prinzipien sozialer Gerechtigkeit die Repräsentanten der Arbeiterklasse, denen der Besitz der Produktionsmittel und damit die Verfügung über den „Mehrwert" zufällt, das Lohneinkommen der Arbeiter bestimmen[53].

Neben der Heterogenität des Einkommensprinzips kommt der Verfügungsmacht im Unternehmen und in den Betrieben eine gesonderte Bedeutung zu. Da Großunternehmen und -betriebe die Beschäftigungssituation charakterisieren, bildet die Organisation der Leitung auch ein Problem der Klassentheorie. Denn Unternehmens- und Betriebsleitung fallen mit zunehmender Größe immer weniger mit

[53] Materialien zum Bericht zur Lage der Nation, 1974, Tz. 842–847 und 853–868.

der Eigentumsmacht zusammen, die Unternehmungen und Betriebe werden von Angestellten/Managern geführt. Das Unternehmens-Management (die leitenden Angestellten, die Unternehmerfunktion ausüben, aber auch die Leiter staatlicher Wirtschaftsbetriebe) können auf Grund ihrer Stellung im Produktionsprozeß nicht den Arbeitern zugerechnet werden, auch haben sie sich in den sozialistischen Ländern gegenüber den Parteifunktionären verselbständigt[54].

Und schließlich erfordert die Vermögenskonzentration[55] (Tabelle 23 und 24) des

[54] Dahrendorf, R.: Soziale Klassen und Klassenkonflikt, a.a.O. v. Krockow, Ch.: Soziologie des Friedens, a.a.O.

[55] Siebke, J.: Die Vermögensbildung der privaten Haushalte in der Bundesrepublik Deutschland (Forschungsbericht für das Bundesministerium für Arbeit und Sozialordnung), Bonn, Mai 1971.

Tabelle 23. Anteil der oberen Vermögensgruppen am Vermögen der privaten Haushalte zum 1.1.1960[a] und 1.1.1966

Ausgewählte Vermögensarten

Gesamt-vermögen über DM	Anzahl der Haushalte		Landwirt-schaftliches Vermögen		Grund-vermögen		Geld-vermögen		Betriebs-vermögen		Kapital-anteile	
	1960 %	1966 %	1960 %	1966 %	1960 %	1966 %	1960 %	1966 %	1960 %	1966 %	1960 %	1966 %
über 10 Mill.	0,003	0,004	0,9	1,1	0,2	0,3	1,9	1,9	6,7	9,9	15,7	18,5
über 1 Mill.	0,078	0,140	2,9	3,7	2,2	3,2	6,3	7,7	25,5	38,1	43,2	49,6
über 150000	–	1,700	–	9,4	–	14,4	–	20,2	–	74,9	–	71,5
Über 100000	1,700	2,020	10,7	10,4	16,0	15,7	20,3	21,6	70,6	76,6	69,4	72,6
unter 100000	98,300	97,980	89,3	89,6	84,0	84,3	79,7	78,4	29,4	23,4	30,6	27,4

[a] Quelle: Krelle, W. u.a. Überbetriebliche Ertragsbeteiligung, a.a.O. Tabelle 23.II, S. 379.

Erläuterung: Tabelle 23 zeigt an, wie groß der Anteil der Privathaushalte, die ein Vermögen (DM 100000 und mehr) oder ein sehr großes Vermögen (DM 10 Millionen und mehr) besitzen, am privaten Gesamtvermögen einzelner Vermögensarten ist.

Also der in Spalte „Kapitalanteile 1966" in der Zeile „über 10 Millionen" ausgewiesene Prozentsatz von 18,5 v.H. besagt: 18,5 aller Kapitalanteile sind in der Hand von Privathaushalten, die ein Gesamtvermögen über 10 Millionen besitzen.

Vergleichen wir die unterste Zeile: Haushalte mit einem Gesamtvermögen unter 100000 mit der obersten Zeile Gesamtvermögen über 10 Millionen, dann zeigt sich, daß das landwirtschaftliche Vermögen am breitesten gestreut ist: fast 90% ist in den Händen von Haushalten, die ein Gesamtvermögen von weniger als 100000 D-Mark besitzen, während die Kapitalanteile am stärksten konzentriert sind. Hier verfügen 1966 2% aller Haushalte (in der Vermögensklasse DM 100000 und mehr) über 73% aller Kapitalanteile.

Im Vergleich 1960 auf 1966 können wir beim Betriebsvermögen und bei den Kapitalanteilen in der Vermögensklasse 10 Millionen und mehr eine zunehmende Konzentration beobachten. Der Vermögensanteil erhöht sich von 6,7 auf 6,9% bzw. von 15,7 auf 18,5%, während der Anteil der privaten Haushalte in dieser Vermögensklasse nur von 0,003 auf 0,004% ansteigt.

Tabelle 24. Private Vermögensbildung[a] von 1950–1969

Soziologische Schichtung

	Mrd. DM	%	Vergleichsperiode 1950 bis 1963 %[b]	Vermögen je Einkommensbezieher in DM 1950–1969
Arbeiter	73	12	10	6 000
Angestellte	95	16	11	13 000
Beamte	36	6	4	19 100
Arbeitnehmer	204	34	25	9 500
Rentner	54	9	8	6 000
Unselbständige	258	43	33	8 500
Landwirte	23	4	3	9 900
Selbständige[c]	316	53	64	121 500
Selbständige insgesamt	338	57	67	68 700
Alle	597	100	100	16 700

[a] Nominalvermögen der privaten Haushalte (s. Tabelle I.A.1) einschließlich der nichtentnommenen Gewinne[d] der Einzelunternehmen und Personalgesellschaften.

[b] Berechnet aus (1) Krelle, W. u.a. Überbetriebliche Ertragsbeteiligung, a.a.O., Tabelle 21.I, S. 326, und (2) Quelle von Anmerkung[d].

[c] Einschl. freie Berufe.

[d] Quelle: Berechnet nach den Angaben aus (1) Statistisches Jahrbuch für die Bundesrepublik Deutschland: 1960, S. 608[+]; 1963, S. 535; 1965, S. 549; 1967, S. 517; 1970, S. 483; und (2) Wirtschaft und Statistik, 1971, S. 81.

Erläuterung: Die Tabelle 24 gibt die Vermögensbildung nach der Stellung im Erwerbsprozeß: Selbständige, Arbeitnehmer und nach Sozialschichten: Arbeiter, Angestellte, Beamte wieder. Die Selbständigen (einschließlich freie Berufe) konnten sich 1950 bis 1963 67% und 1950 bis 1969 57% des Gesamtvermögens zueignen. Die Unselbständigen (Arbeitnehmer +Rentner) 33% bzw. 43%. Dabei sind allerdings die unterschiedlichen Formen der Alterssicherung zu berücksichtigen. Bei den Arbeitnehmern wäre der kapitalisierte Wert ihrer Renten- und Pensionsansprüche zu berücksichtigen, ebenso bei den Selbständigen, die Sozialversicherungsansprüche haben.

Produktionsmittelvermögens eine gesonderte Berücksichtigung. Einmal konzentrieren sich die Vermögenswerte personell in wenigen Händen, zum andern organisiert sich der Einfluß, der über den Vermögensbesitz ausgeübt wird, gesondert von der manageriellen Verfügungsmacht und von den Eigentumstiteln.

Die Beamten und Angestellten waren, gemessen an ihrem Anteil an der Erwerbsbevölkerung, erfolgreicher in der Vermögensbildung als die Arbeiter. Die Beamten erhielten aus der Vermögensverteilung pro Kopf den dreifachen Betrag wie die Arbeiter. Dies ist ein Ergebnis ihrer im Durchschnitt höheren Einkommen sowie vermutlich einer geschickteren Auswertung von Steuerersparnissen und Sparprämien.

Aus den Tabellen geht hervor, daß die Vermögensverteilung einen Nervenpunkt der Gesellschafts- und Wirtschaftsverfassung betrifft. Die Veränderung der Vermögensbildung bei dem Vergleich der Perioden 1950 bis 1963 und 1950 bis 1969 zeigt, welch starken Einfluß die staatliche Vermögenspolitik auf die Vermögensverteilung auszuüben vermag.

3.2.4 Soziale Schichtung

Die Theorie der sozialen Schichtung knüpft an die Merkmale der Einkommensverwendung und des im Sozialprestige verallgemeinerten gesellschaftlichen Einflusses an. Sie setzt die Einkommensschichtung voraus, ohne sie ihrerseits begründen zu können. Der vorwissenschaftliche und oft in ideologischer Absicht verwendete Gedanke, die Leistungskonkurrenz als Herausforderung zur Qualifikation und zu besonderen Anstrengungen mache eine Abstufung der Einkommen notwendig, übersieht zweierlei. Einmal unterscheiden sich Erwerbspositionen nicht nur durch das mit ihnen verbundene Einkommen, sondern enthalten unterschiedliche Chancen der Selbstentfaltung und der Befriedigung in der Berufsarbeit, in der Regel gehen Chancen der „Arbeitsfreude" und das Einkommensniveau parallel, wird die befriedigendere Arbeit besser bezahlt. Zum andern läßt sich die tatsächliche Stufung der Einkommen nicht mehr aus dem Anreiz zur Leistungskonkurrenz erklären. Denn wie hoch die Einkommensunterschiede sein müssen, um leistungsmotivierend zu wirken, kann aus der Theorie nicht abgeleitet werden. Daher ist die Einkommenspyramide ein Ergebnis der Auseinandersetzungen der die Einkommenspolitik beeinflussenden Organisationen und Verbände, also ein Kompromiß in der Ausübung wirtschaftlicher Macht[56]. Bemerkenswert ist die Stabilität der Einkommensverteilung auch über längere Zeit hinweg, die durch starke wirtschaftliche Veränderungen gekennzeichnet ist (vgl. Übersicht).

Tabelle 25. Struktur der Einkommensverteilung in der Bundesrepublik 1950–1970

Quintilendarstellung[a] der Einkommensschichtung aller privaten Haushalte in der Bundesrepublik Deutschland in %

Jahr	1.	2.	3.	4.	5.	Nachrichtlich:
	Quintil					Quintillenschiefe[b]
1950[c]	5,4	10,7	15,9	22,8	45,2	0,560
1955[c]	5,8	10,7	16,2	23,2	44,1	0,548
1960	6,0	10,8	16,2	23,1	43,9	0,541
1964	6,1	10,8	16,1	22,9	44,1	0,541
1968	6,2	10,5	15,7	22,5	45,1	0,552
1970	5,9	10,4	15,6	22,5	45,6	0,560

[a] Jedes Quintil umfaßt 20% der Haushalte einer Schichtung. Ausgewiesen werden die Anteile der Quintile am gesamten verfügbaren Einkommen.
[b] Summe der absoluten Abweichungen von einer Gleichverteilung.
[c] Ohne Berlin und Saarland.
Quelle: Berechnungen des DIW. – Materialien zum Bericht zur Lage der Nation 1974, Tabelle 163.

Erläuterung: Die Tabelle gibt die Verteilung der verfügbaren Einkommen (Brutto-Einkommen abzüglich Steuern und Sozialversicherungsbeiträge) für die privaten Haushalte wieder. Die Haushalte wurden auf fünf gleichbesetzte Einkommensklassen aufgeteilt und zwar enthält die Klasse 1 das Fünftel aller Haushalte mit den geringsten Einkommen, die Klasse 2 das Fünftel mit den nächst geringeren Einkommen usw. Bei einer gleichmäßigen Einkommensverteilung müßte jede Einkommensklasse auch 20% des gesamten verfügbaren Einkommens der Volkswirtschaft erhalten. Die Schichtung der Einkommensverteilung aber bewirkt einen ungleichmäßigen Anteil der Einkommensklassen am gesamten verfügbaren Einkommen. Während die 20% der Haushalte mit den geringsten Einkommen nur 6% des Gesamteinkommens ausgeben können, verfügen die 20% der Haushalte mit den höchsten Einkommen über 45%, also fast über das Achtfache dessen, was den Haushalten mit den geringsten Einkommen zur Verfügung steht. Bemerkenswert ist die Stabilität der relativen Verfügungsmacht während der vergangenen zwei Jahrzehnte, die von großen Veränderungen der Erwerbsverhältnisse (Rückgang der Landwirtschaft, Übergang zur Vollbeschäftigung) und von einer starken Erhöhung des Realeinkommens gekennzeichnet sind.

Die Einkommensverteilung stellt in den entwickelten Industriegesellschaften, die einen hohen Lebensstandard garantieren, einen wichtigen Parameter für das Verhalten auf den Konsumgütermärkten dar. Das Haushalts-Nettoeinkommen bildet für die Markt- und Meinungsforschung den entscheidenden Indikator der sozialen Schichtung. Er zeigt die Verfügungsmacht über Kaufkraft an und bestimmt die Lebenshaltung.

Menschen gelten in ihrer Umgebung jedoch nicht nur etwas, weil sie monatlich ein bestimmtes Einkommen zur Verfügung haben, sondern weil sie Angehörige eines Berufes sind, der herkömmlicherweise ein Ansehen genießt. Die Einschätzung von Menschen durch ihre Umgebung erfolgt also mittelbar aus verallgemeinernden Einschätzungen von Berufen oder Berufsklassen. Wir haben es bei diesen Bewertungen mit sozialen Vorurteilen im Sinne des Thomas-Theorems zu tun: if men define situations as real they are real in their consequences[57]. Wenn Menschen auf Grund von Annahmen, die allgemein als zutreffend angesehen werden, handeln – also Angehörigen von Berufen, z.B. Beamten oder Ärzten, eine Wertschätzung entgegenbringen und sich in ihrem Verhalten darauf einstellen – dann werden diese Annahmen von ihren Folgen her bestätigt. Solche Annahmen oder auch solche sozialen Fiktionen werden durch ein ihnen entsprechendes Verhalten eingelöst. Es tritt ein sich selbst bestätigender Zusammenhang von Fiktion und Handeln ein (self-fulfil-

---

[56] Mieth, W.: Ein Beitrag zur Theorie der Lohnstruktur, a.a.O.

[57] Merton, R.K.: The self-fulfilling prophecy, In: ders.,: Social theory and social structure, a.a.O., S. 421.

ling prophecy – natürlich gilt dies auch für soziale Diskriminierung, z.B. wenn man Angehörige einer sozialen Gruppe von vornherein für unzuverlässig oder gar hinterhältig hält).

Ähnlich wie die Einkommensverteilung besitzt auch die Verteilung des Sozialprestige eine starke Tendenz der Selbsterhaltung. Denn die Sozialgruppen, die mit einer positiven Wertschätzung bedacht werden, streben danach, dieses Ansehen sich zu erhalten. Das wird ihnen teils durch die Einkommensverteilung erleichtert, die sie über ihre Interessenorganisationen beeinflussen können. Angesehene Sozialgruppen können über ihren höheren Einkommensanteil ihr soziales Ansehen erhalten oder steigern, indem sie in der Einkommensverwendung darauf bedacht sind, ihre Vorzugsstellung durch Prestigesymbole, die anderen Einkommensklassen nicht so leicht zugänglich sind, zu unterstreichen. Wir haben es hier mit dem schon früh von Veblen beobachteten „demonstrativen Konsum" (conspicuous consumption) zu tun. Ferner hilft ihnen dabei die Herrschaftsordnung der Unternehmungen und Betriebe. Hier können sie ihre angesehene Stellung durch ihre Autorität und durch Autoritätssymbole (z.B. Kleidung, Größe der Dienstzimmer, Kantinenplätze usw.) sichtbar herausstellen. Und schließlich dient auch die Hierarchisierung der Bildungsabschlüsse (Tabelle 26), die Eingangsvoraussetzung gerade für die Besetzung herausgehobener Positionen ist, der Erhaltung des Sozialprestige.

Verallgemeinernd können wir also sagen, daß die Wertschätzung von Sozialgruppen (in der Regel Berufe und Berufsklassen) einerseits auf sozialgeschichtlichen Erfahrungen, die als Fiktionen weitergeführt werden, also auf Tradition beruht, andererseits sich auf die Verfügungsmacht gründet, die solche Sozialgruppen über knappe, aber allgemein geschätzte und für wertvoll gehaltene Güter ausüben, also über relativ exklusive Konsumchancen, über relativ exklusive Autoritätschancen, über relativ exklusive Bildungschancen.

Tabelle 26. Durchschnittliches Nettoeinkommen männlicher Haushaltsvorstände in Abhängigkeit von der erreichten Schulbildung in der Bundesrepublik Deutschland 1969

Höchste erreichte Schulbildung	Durchschnittliches Nettoeinkommen im Monat (in DM)	Vielfaches des Durchschnittseinkommens der männlichen Haushaltsvorstände mit Volksschulabschluß
Universität	1 850	1,94
Abitur	1 580	1,66
Mittlere Reife	1 337	1,41
Volksschule	953	1,0

Quelle: Berechnungen des Seminars für Sozialpolitik an der J.-W.-Goethe-Universität Frankfurt/Main (SPES-Projekt) auf der Grundlage einer Erhebung des Sparkassen- und Giroverbandes für das Jahr 1969. Materialien zum Bericht zur Lage der Nation 1974 a.a.O. Tabelle 170.

Die Leistungskonkurrenz schafft sich ihre eigenen Symbole, die durch ihre Aneignung und Demonstration nach außen ihren eigenen Wert und den ihrer Träger immer erneut bestätigen.

Zwei Eigentümlichkeiten der Sozialverfassung machen den Beruf zu einem besonders geeigneten Indikator des Sozialprestige. Bei der vorherrschenden Rolle der Erwerbsarbeit als Grundlage der Existenzsicherung kommt dem Beruf als einer vermittelnden Kategorie, die Personen und Erwerbsarbeit verknüpft, ein doppelter Aspekt, ein sozialer und ein personaler, zu: Berufszugehörigkeit bedeutet Mitgliedschaft im Erwerbsprozeß, „zugeeignete Einkommenschance" in einem Berufsfeld, und zugleich personale Identifizierung mit einer gesellschaftlichen Großgruppe – wir sprechen in dieser Hinsicht auch von sozialer Identität oder von einem Sozialisationsprozeß, durch den die Zugehörigkeit als eine personale Eigenschaft erworben wird. Der Beruf bildet daher in einer Wirtschaftsgesellschaft, die nahezu ausschließlich von Personen gebildet wird, die von dem Einsatz ihrer Berufsarbeit leben, die vorherrschende Kategorie der gesellschaftlichen Gliederung.

Zum andern aber versammelt der Beruf mehrere Sozialprestige vermittelnde Elemente: Einkommen, betriebliche Position (Autorität), allgemeine und berufsvorbereitende Bildung. Der Beruf wird daher auch zum Gegenstand gesellschaftspolitischer Gestaltung [58]. Interessenverbände organisieren sich unter einer Berufsbezeichnung mit dem Zweck, ihre Einkommenschance zu sichern und zu verbessern, das gesellschaftliche Ansehen durch Öffentlichkeitsarbeit zu modellieren und zu stärken, die Zugangsbedingungen (Ausbildung und Weiterbildung) zu kontrollieren und zu steuern. Es kann daher nicht wunder nehmen, daß die empirische Sozialforschung die Berufsbezeichnung als Instrument der Einstufung auf der Prestigeskala entdeckt und ausgebaut hat [59]. Seine Verwendung ist je verläßlicher, desto deutlicher die Berufszugehörigkeit ausgeprägt

ist und umgekehrt. Bei den Arbeiterberufen verbindet sich die Berufszugehörigkeit mit einem mehr oder weniger stark ausgeprägten Klassenbewußtsein.

Die Verteilung des Sozialprestige (Abb. 8) in der Bundesrepublik läßt fünf Statuszonen und sechs Sozialschichten erkennen. Eine eindeutige Statusfixierung läßt sich für die Extrempositionen die „Sozial Verachteten" und für die Prominenz vornehmen. Zwischen diesen Extremen erstrekken sich über mehrere Schichten die *Arbeiterschaft*, sie reicht mit ihren Spitzenpositionen in die Mittelschichten hinein, und die *Angestellten und Beamten* (der Neue Mittelstand). Sie setzen in der Unterschicht an und reichen bis in die Oberschicht hinein, gleiches läßt sich für den alten Mittelstand beobachten.

Die Klassen Arbeiter und Kapitalisten sowie die Zwischenschichten des Neuen Mittelstandes und des Kleinunternehmertums treffen wir auch in diesem Schichtungsbild wieder, jedoch verlaufen die Klassengren-

---

[58] Hesse, H.A.: Berufe im Wandel, a.a.O.
[59] Kleining, G., u. Moore, H.: Soziale Selbsteinstufung (SSE), a.a.O.

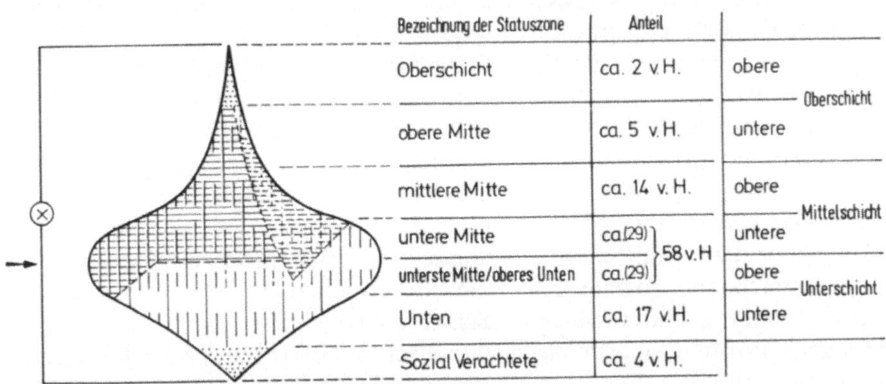

Bezeichnung der Statuszone	Anteil		
Oberschicht	ca. 2 v. H.	obere	
			Oberschicht
obere Mitte	ca. 5 v. H.	untere	
mittlere Mitte	ca. 14 v. H.	obere	
			Mittelschicht
untere Mitte	ca.(29) ⎫	untere	
unterste Mitte/oberes Unten	ca.(29) ⎬ 58 v.H	obere	
			Unterschicht
Unten	ca. 17 v.H.	untere	
Sozial Verachtete	ca. 4 v. H.		

Abb. 8. Die Verteilung des Sozialprestige in der Bundesrepublik
Quelle: Bolte, K.M. u.a.: Struktur und Wandel der Gesellschaft. Beiträge zur Sozialkunde Reihe B, 4, 1966, S. 84.

zen zum Teil *horizontal* in der gleichen Sozialschicht (z.B. unterste Mitte/oberes Unten – untere Mitte oder obere Mitte). Auch verteilen sich die Klassen über zwei und mehrere Sozialschichten. Die amerikanische Sozialforschung bedient sich in der Regel eines Sechsschichtenmodells, das die Dreiteilung der Klassenstruktur in Arbeiter (blue collar), alter und neuer Mittelstand (white collar) und kapitalistische Lage noch einmal unterteilt in untere und obere Unter- bzw. Arbeiterschicht, in untere und obere Mittelschicht sowie in untere und obere Oberschicht.

Erkennbare und einigermaßen sicher zu identifizierende Schichtgrenzen verlaufen zwischen Arbeitern und Mittelstand sowie zu den Extremgruppen. Innerhalb dieser Schichten sind die Differenzierungen fließend. Zwar ist es erhebungstechnisch möglich, die im Schema angedeutete Schichtdifferenzierung zu verifizieren, man bedient sich entweder der Methode der Einschichtung von Berufsbezeichnungen durch Experten oder der sozialen Selbsteinstufung (SSE). Letztere gibt Listen mit Berufsbezeichnungen vor, die für eine Schichtlage typisch und den Befragten in der Regel bekannt sind. Aber die soziologisch *konstruierte* Schichtung deckt sich vor allem in den unteren Schichten nicht mit der *Selbstwahrnehmung*. Teils fehlt es an der Fähigkeit, über den unmittelbaren Lebenskreis hinausreichende soziale Erfahrungen in ein Schichtungsbild umzusetzen, teils überlagern Formen eines Klassen- oder Arbeiterbewußtseins die Orientierung an sozialen Schichten[60].

Unabhängig von den Schichtgrenzen zwischen Arbeitern, Mittelstand und kapitalistischer Lage besteht eine starke Tendenz, seine eigene Position auf eine Mittellage hin zu definieren. Die Menschen setzen sich gegenüber Personen ab, denen sie sich überlegen fühlen, im Verhältnis zu denen sie aufgestiegen sind, etwas erreicht haben, sowie aber auch gegenüber Personen, de-

nen sie sich unterlegen fühlen, zu denen sie unter Umständen aufsteigen wollen, die mehr erreicht haben als sie selbst. Dies führt dazu, daß im Schichtungsbild die wahrgenommene Mitte über der tatsächlichen Mitte liegt.

Für empirische Untersuchungen ist die starke Besetzung der Mittellage zu beachten. Nahezu 60% fallen in die obere Unter- und in die untere Mittelschicht. *Repräsentative Bevölkerungsstichproben nivellieren daher das Meinungsbild zur Mitte hin.* Dies ist für Untersuchungen, die Einstellungen ermitteln wollen, die als Massenerscheinungen zu Buche schlagen, wie Konsumenten- oder Wählerorientierung wichtig. Untersuchungen jedoch, die auf die Herausarbeitung schichtspezifischen Verhaltens gerichtet sind, müssen diesen Effekt bei der Planung der Stichprobe beachten. Die starke Besetzung der Mittellage, die sich im Konsum- und im Wählerverhalten auswirkt, hat ihren ideologischen Niederschlag in der Deutung der Gesellschaft als einer „nivellierten Mittelstandsgesellschaft" (Schelsky) gefunden.

Steht für die Klassentheorie die Deutung der Stellung im Produktionsprozeß im Zentrum der theoretischen Konstruktion, so bildet für die Theorie sozialer Schichten die Bestimmung von *Verfügungsniveaus* über Einkommen und Prestige vermittelnde Güter (wie Bildung oder Autorität) die beherrschende Rolle. Als soziale Schichten bezeichnen wir daher in einer Gesellschaft industrieller Arbeitsteilung Bevölkerungsteile, die einander als zugehörig ansehen und sich von anderen Bevölkerungsteilen distanzieren, ohne formell organisiert zu sein. Das schließt allerdings nicht aus, daß es schichtspezifische Organisationen (z.B. Berufsverbände) und Einrichtungen (z.B. Schulen) gibt. Die Zusammengehörigkeit gründet sich auf gemeinsame Überzeugungen, die im Vergesellschaftungsprozeß internalisiert und im gesellschaftlichen Verkehr bestätigt und verstärkt werden. Überzeugungen beziehen sich auf die Grundlagen der gesellschaftlichen Selbstidentifizierung und -einstu-

---

[60] Popitz, H., Bahrdt, H.P. u.a.: Das Gesellschaftsbild des Arbeiters, a.a.O.

fung wie Einkommensniveau, Lebenshaltung, Berufsprestige, Bildungsniveau. Die Übereinstimmung greift daher nahezu schicksalhaft in die menschliche Lebenspraxis ein. Die Distanz der Sozialschichten geht einmal aus den konkurrenzbeschränkenden Wirkungen des arbeitsteiligen Produktionsprozesses hervor. Konkurrenzbeschränkend wirken insbesondere: die Vermögenskonzentration, Besitz, unterschiedliche Produktionsbedingungen, die Professionalisierung (Verschulung von Leistungskriterien) und berufliche Monopole (Privilegierung von Lehrzeiten). Zum andern distanziert die ungleiche Verteilung von Erfolgen die Schichten voneinander. Das System sozialer Schichten verinnerlicht und verstärkt die „Leistungswerte" des arbeitsteiligen Produktionsprozesses. Schichtungszugehörigkeit und Schichtdistanz bilden die Komplementärerscheinungen der Fremdheit, die den Verkehrsbeziehungen der industriellen Arbeitsteilung innewohnt.

3.2.5 Sozialstaat und Klassen- bzw. Schichtungstheorie

Begriffe und Theorien von sozialer Schichtung und sozialer Klassenbildung gelten jedoch für einen historisch sich verändernden Gesellschaftsprozeß. Sie sind wie dieser in einem Wandel begriffen und bedürfen daher immer wieder einer Neuformulierung unter den eingetretenen veränderten Bedingungen. Die in beiden Theorien unzureichend berücksichtigte Strukturwandlung ist die wachsende Tätigkeit des Staates als Verteiler- oder Leistungsstaat. Die Lebenslage der Bevölkerung wird durch die Einkommensumverteilung und durch die Gewährung von Sachleistungen von seiten staatlicher oder öffentlicher Einrichtungen (Sozialgüterverteilung) nachhaltig beeinflußt (Tabelle 27).

Als *Einkommensumverteilung* bezeichnen wir die Ausschüttung von Alters-, Hinterbliebenen-, Erwerbs- bzw. Berufsunfähigkeits- und Sozialhilferenten aus dem Einkommen der erwerbstätigen Bevölkerung über Sozialabgaben und Steuern. Hinzutreten Einkommensergänzungen in Gestalt von Kinder- und Wohngeld und Einkommensersatz bei Arbeitslosigkeit und Berufsfortbildung.

Unter die *Sozialgüterverteilung* fallen die medizinischen Leistungen bei Krankheit, zur Krankheitsvorbeugung und bei Mutterschaft, die vornehmlich über die Sozial-

Tabelle 27. Der Zusammenhang von volkswirtschaftlicher Verteilung und Lebenslage.

Gegenstand der Verteilungen	Leitende Prinzipien	Entscheidungsträger	Empfänger	Lebenslage der Bevölkerung	
				Verteilungsergebnis	Ergebnis der Einkommensverwendungen bzw. der Inanspruchnahme der Sozialgüter
Erwerbseinkommen	Äquivalenz	Tarifautonomie Markt	Erwerbsbevölkerung	Verfügbares Einkommen der Haushalte (Haushaltsnettoeinkommen pro haltsmitglied)	Wirtschaftliche Lage oder Lebenshaltung
Einkommen Sozialeinkommen		Gesetzgeber Leistungsverwaltung (soweit Sozialversicherung	Rentenempfänger		
	Bedarf	und Hochschulen beteiligt sind:			
Sozialgüter Sach leistungen		Selbstverwaltung)	Personen in bedarfsspezifischen Lebenssituationen	Versorgungsniveau von Personen und Haushalten (Soziale Indikatoren)	soziale Lage

Quelle: Materialien zum Bericht zur Lage der Nation 1974, S. 448.

versicherung und den Öffentlichen Gesundheitsdienst bereitgestellt werden, aber auch die Leistungen des Bildungswesens und der kommunalen Infrastruktur (Nahverkehr, Erholungsgebiete und Sportgelände).

Allein die Leistungen aus dem Sozialbudget, also Einkommensumverteilung und Sozialgüter aus der Sozialversicherung, der Sozialhilfe und der Kriegsopferversorgung machten 1973 26% des Brutto-Sozialproduktes aus oder 3963,- DM pro Kopf der Bevölkerung. Im Jahre 1970 betrug das jährliche Durchschnittsbruttoeinkommen pro Haushaltsmitglied rund 7000,- Mark, während die Leistungen aus dem Sozialbudget pro Kopf der Bevölkerung DM 3152,- (1971) erreichten. Wählen wir eine andere Darstellung und rechnen wir die Pro-Kopf-Ausgaben für die in der Tabelle 28 ausgewiesenen Sozialgüter zusammen, dann ergibt sich ein Betrag von DM 1744,-. M.a.W. die Wirkungen der staatlichen Einkommensumverteilung und der Gewährung von Sozialgütern sind erheblich und können bei der Ermittlung der sozioökonomischen Lage nicht ausgeblendet bleiben.

Tabelle 28. Pro-Kopf-Ausgaben für ausgewählte Sozialgüter (1970)

Öffentlicher Beitrag zur sozialen Sicherung	656 DM pro Kopf
Ausgaben für Forschung, Hochschul- und Schulwesen	462 DM pro Kopf
Ausgaben für Verkehr und Nachrichtenwesen	280 DM pro Kopf
Ausgaben für Wohnungswesen und Raumordnung	179 DM pro Kopf
Ausgaben für Gesundheit, Erholung und Sport	167 DM pro Kopf

Quelle: Materialien zum Bericht zur Lage der Nation 1974 a.a.O. Tz 506.

Hieraus folgt für die Theorie der sozialen Schichtung: sie muß neben dem Einkommen auch die Versorgung mit Sozialgütern (Gesundheit, Bildung, kommunale Infrastruktur) berücksichtigen, während die

Theorie sozialer Klassen den Verteilungskonflikt für die weitverzweigte staatliche und öffentliche Verteilungstätigkeit untersuchen muß. Die Beschränkung auf den Kapitalprofit oder die schlichte Gleichsetzung von Staat = bürgerlicher oder kapitalistischer Staat in der eleganten Formulierung vom „organisierten Kapitalismus" reicht nicht zu. Es wird daher im Neomarxismus zunehmend die Frage nach der von Klassenkonflikten nur partiell berührten Eigenwirkung des Staates gestellt[61]. Auch erscheint die Klassentheorie von Karl Marx für die Analyse der Gesellschaft der Bundesrepublik nicht länger „umstandslos" anwendbar[62].

Insbesondere für die Messung der sozialen Schichtung entstehen mit dieser Situation schwierige, noch ungelöste Probleme, die auf die Begriffsbildung zurückwirken. Reichte es bis dahin aus, die Einkommensgruppe zu bestimmen und den Ort der Erwerbsposition auf der Skala des Sozialprestige zu ermitteln, meist ergänzt durch Angaben über Haushaltsvermögen und Schulbildung, so wird es nunmehr erforderlich, den Ort der Haushalte und der Haushaltsmitglieder im Versorgungsnetz der Sozialgüterverteilung festzustellen. Neben die Bewertung der Erwerbsposition tritt damit die Bewertung der räumlichen Lage des Haushalts.

Als einfachster methodischer Weg bietet sich an, über eine Klassifizierung von Wohngebieten oder Versorgungsräumen die Zugehörigkeit des Haushalts zu Versorgungsniveaus zu bestimmen, z.B. Baujahr der Wohnung, Ausstattung mit sanitären Einrichtungen, Erreichbarkeit von Einrichtungen medizinischer Versorgung, von Erholungsgebieten, von Einrichtungen des Bildungswesens usf. Ansatzweise ist dieser Weg in der amerikanischen Sozialforschung bereits beschritten worden, die die Zugehörigkeit zu Wohnquartieren

---

[61] Offe, C.: Tauschverhältnis und politische Steuerung. Zur Aktualität des Legitimitätsproblems, a.a.O.
[62] Habermas, J.: Technik und Wissenschaft als Ideologie, a.a.O., S. 84.

als Indikator der schichtspezifischen Lage mitverwendet. Ferner werden in ökologischen Studien solche Methoden eingesetzt[63].

Theoretische Konsequenzen wirft auch die der Sozialgüterverteilung innewohnende Tendenz auf, gruppenspezifische Bedarfssituationen zum Kriterium zu machen. Sie unterläuft damit zum Teil die Entscheidungen innerhalb der Familienhaushalte, indem sie den Kindern und Frauen, unabhängig von ihrem zugeschriebenen Status, Chancen im Bildungswesen oder im Erwerbsprozeß einzuräumen sucht. Sie wirkt damit den traditionellen Benachteiligungen (z.B. Bildungsdefizit von Kindern aus unteren Sozialschichten oder aus ländlichen Gegenden oder Defizit an beruflicher Orientierung der Frauen) entgegen. Auf diese Weise ergeben sich *Statusinkonsistenzen* unter den Mitgliedern eines Haushaltes, die in der bisherigen Theorie sozialer Schichtung nicht bedacht sind. Ferner sprechen gewisse Anzeichen dafür, daß die Schichtgrenzen innerhalb sozialer Klassen stärker ausgearbeitet werden, etwa durch eine Anhebung der Qualifikation der Facharbeiter – sie hat auch einen entsprechenden politischen und gesellschaftlichen Führungsanspruch zur Folge – oder durch den Zuzug von Gastarbeitern – sie verstärkt die Schichtdifferenzierung um ethnische und kulturelle Kriterien, wie auch in der Sozialschichtung der Gesellschaft in den USA die untersten Sozialschichten sich vorwiegend aus den Angehörigen einiger ethnischer Minoritäten zusammensetzen.

3.2.6 Medizinsoziologische Auswertung

Welche allgemeineren Aussagen leiten sich aus den Theorien der sozialen Schichtung und der sozialen Klassenbildung für die Medizinsoziologie ab?

1. Die Bindung an soziale Klassen und an soziale Schichten bewirkt unterschiedliche Kommunikations- und Interaktionsmuster. Es gibt klassen- bzw. schichtspezifische Sozialisationsprozesse in den Familien und in der Berufsvorbereitung. Das unterschiedliche Sprachverhalten prägt schichtspezifische „Sozialdialekte" (L. v. Ferber) aus. Das Laiensystem, das als Filterungs- und Steuerungsorgan der medizinischen Versorgung vorgeschaltet ist, unterscheidet sich nach Sozialschichten. Der Umgang mit der Krankheit und die lebenspraktischen Definitionen kranker Personen sind verschieden. Die soziale Distanz zur Medizin als einer gesellschaftlichen Institution ist nach sozialen Schichten und Klassen geringer oder größer.

2. Soziale Schichten und Klassen verfügen über spezifische Organisationen zur Durchsetzung ihrer Interessen. Staatliche und öffentliche Einrichtungen, die einer politischen und einer Verbandskontrolle unterliegen, äußern daher auch sozialschichtspezifische Wirkungen. Zum Beispiel gibt es für die Angestellten- und für die Arbeiterrentenversicherung verschiedene Rehabilitationseinrichtungen oder richtet sich die kommunale Schulpolitik nach schichtspezifischen Unterschieden der Schulbezirke aus.[64].

3. Die ärztlichen Berufe und die medizinischen Einrichtungen sind über die schichtspezifischen Ausbildungswege ihrer Berufsangehörigen oder der bei ihnen Beschäftigten, aber auch durch deren Position in der Verteilung von Einkommen und Sozialprestige in die soziale Schichtung einbezogen (Tabelle 29).

Nicht nur die Patienten nehmen Ärzte und Heilberufe auf Grund ihrer Schichtzugehörigkeit verschieden wahr, auch Ärzte und Heilberufe haben schichtspezifische Zugangsweisen zu ihren Patienten, die eine Therapie erleichtern bzw. erschweren oder zu einer schichtspezifischen Ausrichtung der therapeutischen Arbeit zwingen.

Es sind also drei Gesichtspunkte, die der Theorie sozialer Schichten und Klassen

---

[63] Albrecht, G.: Soziologie der geographischen Mobilität, a.a.O.

[64] Peisert, H.: Soziale Lage und Bildungschancen in Deutschland. München (Piper) 1967.

Tabelle 29. Elternberufe von Medizinbewerbern nach der Zahl ihrer Bewerbungen

	Vater			Mutter		
Mit Studium	Gesamt (%)	Sofort zuge-lassen (%)	Wieder-holungs-bewerber (%)	Gesamt (%)	Sofort zu-gelassen (%)	Wieder-holungsbe-werber (%)
Arzt selbständig	1131 (23,9)	308 (15,7)	823 (29,7)	141 (3,2)	55 (3,0)	86 (3,3)
Arzt angestellt	109 (2,3)	45 (2,3)	64 (2,3)	66 (1,5)	28 (1,5)	38 (1,4)
Arzt beamtet	151 (3,2)	76 (3,9)	75 (2,7)	7 (0,2)	– –	7 (0,3)
Sonst. Akad. selbständig	172 (3,6)	79 (4,0)	93 (3,4)	22 (0,5)	16 (0,9)	6 (0,2)
Sonst. Akad. angestellt	275 (5,8)	126 (6,4)	149 (5,4)	85 (1,9)	37 (2,0)	48 (1,8)
Sonst. Akad. beamtet	573 (12,1)	281 (14,3)	292 (10,5)	89 (2,0)	49 (2,7)	40 (1,5)
Ohne Studium						
Selbständige(r)	728 (15,4)	295 (15,0)	433 (15,6)	197 (4,4)	80 (4,4)	117 (4,4)
Angestellte(r)	845 (17,8)	375 (19,1)	470 (16,9)	1123 (25,2)	489 (26,9)	634 (24,0)
Beamte(r)	507 (10,7)	243 (12,4)	264 (9,5)	58 (1,3)	30 (1,6)	28 (1,1)
Arbeiter(in)	199 (4,2)	112 (5,7)	87 (3,1)	93 (2,1)	53 (2,9)	40 (1,5)
Mithelf. Fam. Angehörige(r)	10 (0,2)	5 (0,3)	5 (0,2)	1018 (22,8)	353 (19,4)	665 (25,2)
sonstiger Beruf	36 (0,8)	18 (0,9)	18 (0,6)	97 (2,2)	53 (2,9)	44 (1,7)
nie berufstätig gewesen	1 (–)	– (–)	1 (–)	1463 (32,8)	576 (31,7)	887 (33,6)
Gesamt	4737 (100,0)	1963 (100,0)	2774 (100,0)	4459 (100,0)	1819 (100,0)	2640 (100,0)
Keine Angabe	45	25	20	323	169	154

Quelle: Bochnik, Donike, Pittrich, Numerus clausus in der Medizin, a.a.O. S. 63.

ihren Platz in der Medizinsoziologie sichern:

– Die sozialbiographische Dimension (also schichtspezifische Sozialisationen und Identifikationen, gesellschaftliche Selbst- und Fremdwahrnehmung), einschließlich der Zugangswege der Patienten zu den medizinischen Diensten. Sie betrifft den Kontakt zu den Patienten und die Arbeit mit ihnen und ihren Familienangehörigen.

– Die Dimension der Durchsetzung von Interessen in der Sozialstruktur. Sie betrifft die Wahrnehmung von Gesundheitsbedürfnissen im Felde organisierter schichtspezifischer Interessenverfolgung (z.B. Analyse von schichtspezifischen Wirkungen von Sozialversicherungseinrichtungen).

– Die Dimension der Schichtgebundenheit medizinischer Dienste selbst. Sie betrifft die Verwirklichung der „Sachbezogenheit" und „Kulturneutralität", die ein Verhaltenskriterium medizinischer Hilfeleistungen bildet. Dieses Kriterium erfordert, daß medizinisches Handeln sich von den Verzerrungen befreit, die aus Verkennung der schichtspezifischen Selbst- und Fremdwahrnehmung hervorgehen. Der medizinsoziologisch geschulte Arzt oder Therapeut sollte nicht nur die Grundlagen der eigenen Schichtzulage kennen, sondern auch danach streben, die Einflüsse zu kontrollieren, die aus seiner Soziallage heraus das Verhältnis zu seinen Klienten bestimmen (z.B. sprachliche Kommunikation oder Fremdheit der Arbeits- und Berufswelt anderer Sozialschichten usf.).

Die Komplexität des Schicht- und Klassenbegriffes selbst sowie die Vielschichtigkeit seiner Bedeutung für die Medizin macht für eine wissenschaftliche Bearbeitung der Beziehungen, die zwischen Schicht- oder Klassenlage und Erscheinungen im Beobachtungsfeld der Medizin bestehen, die *Formulierung von spezi-*

fischen Hypothesen erforderlich. Zwar ist es erhebungstechnisch relativ einfach, einen Index sozialer Schichtung anzuwenden und medizinisch beobachtbare Erscheinungen (wie z.B. das Vorkommen oder das Neuauftreten von Krankheiten oder das Patientengut von Arztpraxen und Kliniken) unter Schichtkriterien aufzugliedern, doch bedarf es zur theoretischen Interpretation der statistisch gefundenen Zusammenhänge der Bildung gezielter Hypothesen. Damit soll die Bedeutung des ersten Untersuchungsschrittes, nämlich statistische Beobachtungen über den Zusammenhang von sozialer Schichtung und medizinisch beobachtbaren Erscheinungen zu sichern, keineswegs verkleinert werden. Solche Untersuchungen erfordern eine erhebliche Sorgfalt in ihrer Planung und Durchführung. Sie haben in der Sozialpsychiatrie für die psychiatrische Versorgung z.T. revolutionierende Änderungen eingeleitet. Die wohl eindrücklichste Verifizierung des Zusammenhanges, der im Vorkommen von klinisch-psychiatrisch behandlungsbedürftigen Zuständen, ihrer medizinisch-fachlichen Betreuung einerseits und der sozialen Schichtung andererseits besteht, ist der sogenannten Midtown Manhattan-Studie von Rennie, Srole und Mitarbeitern gelungen. Sie wurde in einem Stadtteil New Yorks in den 50er Jahren durchgeführt, der zu den psychiatrisch bestversorgten Gebieten auf der ganzen Welt gehört. Es handelt sich um eine repräsentative Bevölkerungsstichprobe. Die Untersuchungsergebnisse decken sich mit einer Reihe ähnlicher sozialpsychiatrischer Studien (Übersicht).

Das Diagramm verdeutlicht das Auseinanderklaffen von Behandlungsbedürftigkeit und Behandlung. Mit sinkender Sozialschicht steigt der Anteil unbehandelter Personen auf 79% und nimmt das Verhältnis von behandlungsbedürftigen zu gesunden Personen erschreckend zu.

Auf Grund dieser sozialpsychiatrischen Untersuchungen kann kein Zweifel darüber bestehen, daß mit der Ungleichheit im Einkommensbezug und in der Zutei-

Tabelle 30. Psychisch Kranke nach eigenem sozioökonomischen Status und Behandlungsvorgeschichte (Midtown Manhattan Studie)

	Own SES		
	Upper (A–B)	Middle (C–D)	Lower (E–F)
Gegenwärtig ambulant behandelte Patienten	19,1%	4,5%	1,1%
Vor dem Untersuchungszeitpunkt ambulant oder stationär behandelte Patienten	32,4%	18,0%	19,9%
Behandelte Patienten überhaupt	51,5%	22,5%	21,0%
Nicht behandelte Patienten	48,5%	77,5%	79,0%
Absolute Zahlen =100%	(68)	(134)	(187)

Erläuterung: Es wurde ein 6-Schichten-Modell (A, B, C, D, E, F) entwickelt, das in der vorstehenden Tabelle zu drei Sozialschichten zusammengefaßt wurde: Oberschicht (Upper A–B), Mittelschicht (Middle C–D), Unterschicht (Lower E–F).
SES = socio economic status.

lung von Sozialprestige Unterschiede des sozialpsychiatrisch bedeutsamen Sozialverhaltens von Schichten und Klassen verbunden sind. Über die Erklärung dieser Unterschiede sind die Meinungen kontrovers. Insbesondere sind die folgenden Fragen strittig.

– Welche Rolle spielt die Schicht- oder Klassenzugehörigkeit bei der *Entstehung* psychischer Erkrankungen? Gibt es eine Soziogenese in Alternative zur Somatogenese psychischer Erkrankungen oder wenigstens einiger Krankheiten oder Krankheitsgruppen? Oder aber spielen gesellschaftliche Bedingungen eine mitverursachende, z.B. auslösende oder verstärkende Rolle im individuellen Krankheitsprozeß? Bei der Erörterung dieser Fragen wird in der Regel der methodologisch wichtige Unterschied zwischen sozial- und individualmedizinischer Betrachtung nicht beachtet. Von Beobachtungen über Großgruppen (hier soziale Schichten) ist ein Schluß auf den Einzelfall nicht erlaubt („ökologischer Fehlschluß").

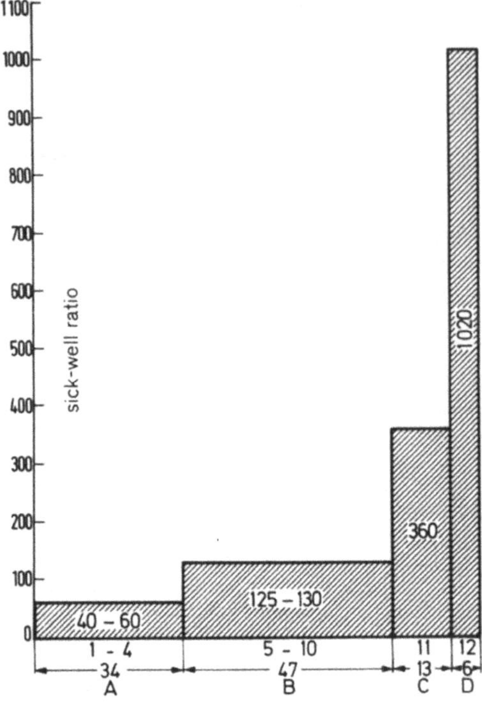

Abb. 9. Geisteskrankheit und soziale Schichtung (Midtown/Manhattan-Studie). *Erläuterung:* Das Diagramm bezieht sich auf die gleiche Stichprobe wie in der Tabelle mit der Ausnahme, daß nicht nur die im psychiatrisch-klinischen Sinne kranken, sondern auch die gesunden und die psychiatrisch auffälligen Untersuchungspersonen einbezogen sind. Die psychiatrische Beurteilung ergab insgesamt 4 Hauptgruppen: Die *Gesunden* (Well), die *Auffälligen* (mild symptom formation – moderate symptom formation) und die *Kranken* (impaired). Im Diagramm werden die Kranken (impaired) zu den Gesunden (Well) in Beziehung gesetzt (sick-well ratio) und die Verteilung der sich ergebenden Meßzahlen auf 12 unterschiedene Sozialschichten untersucht. Dabei ergeben sich vier typische Beziehungen zwischen Morbidität (gemessen in der sick-well ratio) und Sozialschicht. Die oberen vier Sozialschichten: Die Gruppe *A*; zu ihr zählen die Oberschicht und ein Teil der Mittelschicht (1–4), sie umfaßt 34 Prozent der gesamten Stichprobe, sie hat den günstigsten Morbiditätsindex (sick-well ratio). Eine zweite Gruppe *B*; zu ihr gehören die übrige Mittelschicht und ein Teil der Unterschicht (5–10), sie umfaßt 47 Prozent der Stichprobe. Und schließlich die beiden untersten Schichten *C* und *D* (11–12); zu ihnen gehören noch insgesamt 19 Prozent der Stichprobe, sie haben den weitaus ungünstigsten Morbiditätsindex. (Quelle: Leo Srole, a.a.O.)

– Gelten die beobachteten Unterschiede für *alle* psychischen Erkrankungen oder nur für einige von ihnen? Für das Auftreten der Neurosen und psychosomatischen Störungen, die in epidemiologischen Untersuchungen kaum vergleichbar zu messen sind, wird eine Beziehung zur Sozialschicht auch verneint, während bei den großen psychiatrischen Erkrankungen (insbesondere bei der Schizophrenie) ein erhöhtes Vorkommen in den unteren Sozialschichten in mehreren Untersuchungen festgestellt wurde.

– Welche Bedingungen, die mit der Ungleichheit der Einkommensverteilung oder einem unterschiedlichen Sozialprestige verbunden sind, tragen zu den sozialpsychiatrisch bedeutsamen Verhaltensunterschieden bei? Ist es der Lebensstandard, also das für den Konsum verfügbare Einkommen? Ist es die Art des Einkommensbezuges, also Sicherheit und Unsicherheit der Erwerbsposition, oder die Eigenart schichtspezifischer Arbeitsplätze? Oder ist es die mit der Einkommenslage typisch verbundene Zuteilung von Sozialgütern wie Bildungs-, Erholungs- und Selbstverwirklichungschancen? Ist es die Selbstbestätigung oder die Geringschätzung, die die gesellschaftliche Umgebung im Sozialprestige zum Ausdruck bringt? Ist es der Mangel an positiven Anreizen oder die Verstärkung negativer Sanktionen, die mit der Prestigeordnung verbunden ist? Ist es der Ausdruck unterschiedlicher Interessendurchsetzung, wie er mit der schichtspezifischen Organisation verbunden ist und auf die Verteilung des Einkommens, der Sozialgüter und des Sozialprestige zurückwirkt?

Auf diese Fragen gibt es noch keine gesicherten Antworten. Ihre Beantwortung ist nur über Folgeuntersuchungen mit gezielter Hypothesenbildung zu erwarten. Allerdings dürfen wir dabei die Länge des Weges von den Schichtungs- und Klassentheorien bis zur Erklärung schicht- oder klassenspezifischer Beobachtungen im Gesundheitswesen nicht unterschätzen. Es bedarf einer Zurichtung der Schichtungs- und Klassentheorien auf die zu erklärenden Beobachtungen im Gesundheitswesen, und es bedarf andererseits einer Formulierung solcher Beobachtungen im Aspekt soziologischer Theoriebildung. Zwischen allgemeiner Theorie und empirischer Beobachtung müssen Vermittlungen, Bindeglieder gesucht oder entwikkelt werden. Ein anschauliches Beispiel für den Weg, den die Hypothesenbildung zurückzulegen hat, gibt die Anomietheorie von Robert K. Merton[65]. Sie stellt den zu erwartenden Zusammenhang zwischen Sozialschichtung, allgemein geltenden Gesellschaftszielen und Formen individueller Reaktion in einem Modell vor. Die Anomietheorie gehört zu den am meisten diskutierten Theorien sozialabweichenden Verhaltens. Wir wollen diese Theorie auf den hier diskutierten Zusammenhang zwischen sozialer Lage und Krankheit anwenden, um einige prinzipielle Fragen der Anwendung soziologischer Theorien auf die Probleme des Gesundheitswesens zu erörtern.

3.3 Gesellschaftliche Ungleichheit: Die Anomietheorie

3.3.1 Die Anomietheorie

Ziel der Anomietheorie ist es, Verhaltensweisen als gesellschaftlich bedingt und geformt zu identifizieren, die in der laienhaften oder nichtsoziologischen Beobachtung als *„abweichend"* von erwarteten oder vorausgesetzten Verhaltensstandards angesehen werden. Sie will eine Erklärung dafür liefern, daß Verhaltensweisen erwartbar, regelhaft strukturiert sind, obwohl sie, von den Ordnungsvorstellungen her betrachtet, unter denen wir für gewöhnlich unsere Umgebung wahrnehmen, unsere Mitmenschen beurteilen und unser eigenes Verhalten ausrichten, als *nicht* erwartungsgemäß und damit als abweichendes Verhalten eingestuft werden. Die zusammenfassende Bezeichnung für solche Verhaltensweisen

als „anomisch" bringt zum Ausdruck, daß sie von den geltenden Ordnungsvorstellungen her als nicht normentsprechend, als außerhalb der Ordnung stehend angesehen werden. Die soziologische Erklärung sucht demgegenüber nachzuweisen, daß die anomischen Verhaltensweisen *nicht zufällig verteilt* oder *nur aus den individuellen Eigenschaften der beteiligten Personen* zu erklären sind, sondern daß sie regelhaft strukturiert sind und kollektiven Charakter tragen. Sie sind Leerformen des Verhaltens, die unter einsehbaren gesellschaftlichen Bedingungen von Individuen angeeignet und übernommen werden. Der Begriff der Norm oder der Ordnung (als eines Zusammenhanges von Normen), den die Soziologen verwenden, ist also weiter als der der geltenden Norm oder Ordnung, unter denen wir unsere Umgebung und unsere Mitmenschen beurteilen und unter die wir unser eigenes Verhalten stellen. Er schließt auch die Gegenordnung und das normabweichende Verhalten ein, soweit es als regelhaft erwartbar erklärt werden kann. Die soziologische Regel und Erwartung bezieht sich jedoch nicht auf jedes individuelle Verhalten, sondern auf die *Regelmäßigkeit im Verhalten von Personenkollektiven*. Sie drückt eine statistische Wahrscheinlichkeit aus, daß Personen, die unter einen soziologischen Begriff fallen und über entsprechende Verhaltensmerkmale als Sozialkategorien abgegrenzt werden können, sich im vorausgesagten Sinne verhalten werden. Die soziologische Theorie kann keine Voraussagen für das Verhalten von bestimmten Einzelpersonen treffen, sondern nur für das Verhalten von Personenkollektiven. Ihren Voraussagen im Gesundheitswesen kommt daher immer nur eine sozialmedizinische, keine individualmedizinische Bedeutung zu.

Die Anomietheorie kommt mit wenigen begrifflichen Unterscheidungen aus. Sie unterscheidet zwischen *Kultur und Sozialstruktur* einerseits und Mitteln und Zielen des Handelns andererseits. Die Unterscheidung zwischen Kultur und Sozialstruktur betrifft generelle Eigenschaften

---

[65] Merton, R.K.: Social structure and anomie – Continuities, in the theory of social structure and anomie. In: ders. Social theory and social structure, a.a.O., S. 131–194.

der Situationen, auf die hin Personen handeln. Diese sehen sich den Deutungen und Werten ausgesetzt, die eine Kultur ihnen anbietet, und sie sind auf die Verteilung von Chancen angewiesen, mit der die Sozialstruktur sie ausstattet. Die Unterscheidung zwischen *Mitteln und Zielen* betrifft eine analytische Grundstruktur menschlichen Handelns. „Jede denkende Besinnung auf die letzten Elemente sinnvollen menschlichen Handelns ist zunächst an die Kategorien ‚Zweck‘ und ‚Mittel‘ gebunden"[66]. Menschen orientieren ihr Handeln an Zielen oder Zwecken und sind für deren Verwirklichung auf Mittel angewiesen, die ihnen nicht frei zur Verfügung stehen, sondern die sie sich in einer arbeitsteiligen Gesellschaft beschaffen müssen.

Die Rechtfertigung der sozialen Schichtung und Klassenbildung in der Idee einer gegenüber jedermann offenen Leistungskonkurrenz führt zu einem konflikterzeugenden Widerspruch zwischen den kulturellen Forderungen und der gesellschaftlichen Ausstattung der Individuen, über die sie diese Forderungen für sich verwirklichen können. Die Idee der offenen Leistungskonkurrenz kann die ungleiche Verteilung von Einkommen und Ansehen nicht zureichend begründen, muß aber zum Zweck ihrer eigenen Wirksamkeit und Glaubwürdigkeit eine ungleiche Verteilung voraussetzen, die das Ergebnis leistungsbedingter Unterschiede ist. Um ein gesellschaftlich nützliches Prinzip durchzusetzen, wird also bereits unterstellt, daß die Wirkungen, die von ihm erwartet werden, schon eingetreten sind. Von der offenen Leistungskonkurrenz wird erwartet, daß sie

- die Fähigkeiten der Einzelnen herausfordert und entwickelt,
- über objektive Kriterien eine Auslese der jeweils Befähigten herbeiführt und
- über die soziale Mobilität der Erwerbspersonen tendenziell eine Besetzung der

Positionen in der Gesellschaft nach der persönlichen Eignung garantiert.

Insoweit, als wir diese Erwartungen bereits als erfüllt ansehen, verleihen wir der ungleichen Verteilung von Einkommen und Ansehen den Charakter des Notwendigen und zugleich Gerechten. Denn Leistungskonkurrenz sichert – bei konsequenter Verwirklichung dieses Sozialmodells – der gesellschaftlichen Arbeitsteilung ein hohes Niveau, weil es zu einer relativ günstigen Verteilung der persönlichen Fähigkeiten im gesellschaftlichen Erwerbsprozeß führt. Zugleich entspricht die Leistungskonkurrenz einem Gerechtigkeitspostulat der Verteilung, jeden entsprechend seinen Fähigkeiten, mit denen er zum Gesamtertrag beiträgt, zu entlohnen. Sehr treffend hat für die Entstehungsperiode dieses Sozialmodells W.H. Riehl das Prinzip einer Entsprechung von Leistungsbeitrag und Entlohnung formuliert, nämlich „daß der Wert und also auch die Würde der Arbeit nicht nach der *zufälligen sozialen Stellung der Arbeitenden zu messen sei, sondern nach dem in der Arbeit* ruhenden Gehalt der Tatkraft und des Erfolges"[67] (Hervorhebung im Text von mir, v. F.). Riehl tritt sogar dafür ein, daß Einkommen und Ansehen in ein gegenläufiges Verhältnis zueinander gebracht werden. Je wertvoller die Leistung, desto geringer darf die Entlohnung in Geld sein. Die höchsten Ämter im Staat sollen zum Beispiel als Ehrenämter vergeben werden, während der niederen Handarbeit ihre Leistung voll in Geldeswert aufgewogen wird. Dieser nur noch historisch zu verstehenden Ansicht liegt der Gedanke zugrunde, anders als in der ständischen Gesellschaft *über die Qualität der Leistung den gesellschaftlichen Rang zu bestimmen,* weil der Berufsarbeit eine persönlichkeitsbildende, die Anlagen und Fähigkeiten entwickelnde Rolle zukommt.

Die historische Erfahrung hat gelehrt, daß das Prinzip der Leistungskonkurrenz für die Gesellschaft als Ganzes nicht zu ver-

---

[66] Weber, M.: Gesammelte Aufsätze zur Wissenschaftslehre, a.a.O., S. 149.

[67] Riehl, W.H.: Die deutsche Arbeit, a.a.O., S. 26.

wirklichen ist. Die Fähigkeiten, die im gesellschaftlichen Erwerbsprozeß statusbildend zu Buche schlagen, werden in komplexen Vergesellschaftungsprozessen erworben, an denen die Aufwuchsfamilien, die primäre Umgebung, die Schulen und die Einrichtungen der Berufsausbildung und -vorbereitung beteiligt sind. Der Vergesellschaftungserfolg – gemessen in der statusbildenden Arbeits- oder Berufseignung — hängt nur zum Teil von dem Konkurrenzstreben der Heranwachsenden ab. Ganz entscheidend tragen die Sozialisationsbedingungen, nämlich die Partner in der Familie und in der primären Umgebung, die Schulen und Schulsysteme zu dem Erfolg bei. Positive Wirkungen äußern kumulierende Tendenzen, z.B. wer gute Abitursnoten hat, dem traut man eher einen entsprechenden Studienerfolg zu und billigt ihm einen Studienplatz zu[68]; wer ein gutes Examen macht, den hält man auch für anspruchsvollere Berufspositionen für geeignet. Wer anspruchsvollere Berufspositionen eingenommen hat, kommt auch leichter zu einer Beförderung usf. Ferner ist der Einfluß von Verbandsmacht im Produktionsprozeß für die Einkommensbildung unbestritten. Auch richtet sich die Gestaltung der Arbeits- und Berufsbedingungen keineswegs bevorzugt danach aus, der Persönlichkeitsentfaltung der Arbeitenden zu dienen. Und schließlich sind die Auslesekriterien, nach denen der Erfolg festgestellt und prämiert wird, nur bedingt zuverlässig und nur soweit objektiviert, wie es den jeweils in der Situation Beteiligten wichtig erscheint (z.B. Lohnsysteme oder Ausbildungszeugnisse).

Wir müssen also unterscheiden zwischen

– der Realisierung von Leistungskonkurrenz und -auslese in spezifischen Situationen, z.B. in den Prämierungssystemen von Schulen, Betrieben und Märkten,
– einem Sozialmodell, bei dem die Verteilungsunterschiede das Ergebnis einer umfassenden, durch objektive Kriterien kontrollierten Leistungskonkurrenz bilden sollen und
– der tatsächlichen Statusbildung, die den Menschen ihren Ort in der Verteilung von Einkommen und Sozialprestige gibt. Letztere kann nur bedingt als Ergebnis der Leistungskonkurrenz und damit als Ausweis persönlicher Befähigung gelten.

Das heißt aber, der in der Idee der gegenüber jedermann offenen Leistungskonkurrenz erhobene Anspruch, die gesellschaftliche Statuszuweisung auf eine objektivierte, die persönlichen Fähigkeiten bewertende Leistungsauslese zu gründen, kommt mit der Primärerfahrung nur dann zur Deckung, wenn die Bereitschaft besteht, seine Primärerfahrung in der Idee der Leistungskonkurrenz zu deuten.

Bei diesem in dem Verhältnis von kultureller Deutung und Primärerfahrung angelegten Widerspruch setzt die Anomietheorie von Merton ein. Er kann zeigen, daß in der nordamerikanischen Kultur der wirtschaftliche Erfolg als statusbildendes Element stark herausgearbeitet wird. Wirtschaftlichen Erfolg zu haben, ist jedermann zugänglich, der leistungsmotiviert und tüchtig ist. Die Leistungsauslese führt die Tüchtigen zum Erfolg. Die Einkommensschichtung ist eine soziale Stufenleiter wirtschaftlicher Tüchtigkeit.

„Zu sagen, daß das Einkommen als Erfolgsziel in der amerikanischen Kultur fest verankert ist – so schreibt Merton – soll heißen, daß die Amerikaner von allen Seiten mit Handlungsanweisungen zugedeckt werden, die es ihnen als Recht und oft als Pflicht anempfehlen, an diesem Ziel selbst angesichts wiederholten Scheiterns festzuhalten. Angesehene Repräsentanten der Gesellschaft verstärken das Herausstellen der Einkommensorientierung in der amerikanischen Kultur. Die Familie, die Schule und der Arbeitsplatz – die haupt-

---

[68] In medizinischen Staatsexamen schneiden die Schüler mit schlechten Abiturnoten ebenso gut ab, wie die mit guten Abiturnoten. Bochnik, Donike, Pittrich, Numerus clausus in der Medizin, S. 60 und 117.

sächlichen Mächte, die die Persönlichkeit und die Lebensziele der Amerikaner formen – wirken zusammen, um die *starke Selbstdisziplinierung* zu erzeugen, die nötig ist, damit ein Individuum an einem Ziel festhält, das trügerisch außer Reichweite bleibt, bzw. daß es durch das bloße Versprechen eines Erfolges, der nicht eingelöst wird, motiviert bleibt. ... Eltern dienen als Mittler für die Werte und Ziele der sozialen Gruppen, zu denen sie gehören – vor allem ihrer Sozialschicht oder der Schicht, mit der sie sich identifizieren. Und die Schulen sind die gegebenen öffentlichen Einrichtungen, um die vorherrschenden Werte weiterzugeben, zusammen mit einem großen Teil der gebräuchlichen Schulbücher, die unausdrücklich oder ausdrücklich feststellen, daß ‚Erziehung zu Intelligenz führt und infolgedessen zu Beruf und Einkommenserfolg'. In diesem Prozeß, der die Menschen daraufhin abrichtet, ihr unerfülltes Erfolgsstreben beizubehalten, spielen kulturelle Vorbilder des Erfolgs eine wichtige Rolle. Lebende Zeugnisse verbürgen, daß the American Dream verwirklicht werden kann, falls jemand nur die geforderten Fähigkeiten besitzt" (S. 136 u. 137).

Die Verselbständigung von Erfolgszielen in der Kultur gegenüber der tatsächlichen mit der Soziallage gegebenen Ausstattung, solche Erfolgsziele auch zu erreichen, bedeutet nach Merton einen folgenschweren Bruch zwischen Kultur und Sozialstruktur, zwischen Zwecken und Mitteln. Der Konflikt, in den die Menschen mit dem Auseinanderklaffen von Idee und Wirklichkeit, von Zielen und Mitteln ihres Lebens versetzt werden, führt zu einem Spektrum von Verhaltensweisen. Diese können in einem Modell abgebildet werden. Merton stellt die folgenden Typen individueller Anpassung an die beschriebene Situation heraus (Tabelle 31).

Sozialkonformes Verhalten (I) spielt sich ein, wenn die allgemein als verbindlich angesehenen Ziele mit den in der Sozialstruktur gegebenen legitimen Mitteln erreichbar sind.

Tabelle 31. Typen individueller Anpassung an anomische Situationen (R.K. Merton)

Modes of Adaptation	Culture Goals	Institutionalized Means
I. Conformity	+	+
II. Innovation	+	−
III. Ritualism	−	+
IV. Retreatism	−	−
V. Rebellion	±	±

Quelle: Merton, R.K. a.a.O., Seite 140

Innovatorisches Verhalten (II) „erfindet" für das Verfolgen der allgemein als verbindlich angesehenen Ziele neue und daher (noch) nicht legitimierte Mittel. Ein wichtiges Beispiel hierfür sind für Merton das unternehmerische Handeln der Wirtschaftskriminalität (white collar crime), aber auch die Mafiosi.

Ritualistisches Verhalten (III) verselbständigt die Konformität im Gebrauch legitimer Mittel unter Verzicht auf das Verfolgen der allgemein als verbindlich angesehenen Ziele („Ehrlich hungert am längsten!"). Es findet sich – wenn das Zielsystem wirtschaftlicher Erfolg ist – vornehmlich bei den kleinbürgerlichen Sozialschichten. Für sie haben sich „Ehrlichkeit" und Konformismus als eigene Werte ihrer wirtschaftlichen Erfolgslosigkeit verselbständigt.

Rückzugsverhalten (IV) wird von den Personen praktiziert, die die allgemein als verbindlich angesehenen Ziele und die zu ihrer Erreichung als legitim betrachteten Mittel nicht länger für sich anerkennen. Sie haben sich aus der geltenden Gesellschaftsordnung im Ziel- und im Mittelbereich zurückgezogen. Zu ihnen rechnet Merton: Psychotiker, Autisten, Parias, sozial Verachtete, Land- und Stadtstreicher, Obdachlose, chronische Alkoholiker und Drogensüchtige.

Die Gegenkategorie zu den ordnungs-konformen bilden diejenigen, die eine Gegenordnung durchzusetzen streben, es sind dies *revolutionäre Gruppen* (V), die in der

Konsequenz der Theorie von Merton auf legitime politische Mittel verzichten.

Schon in Mertons Typologie findet sich eine sozialpsychiatrisch bedeutsame Kategorie. Zum „Rückzugsverhalten" rechnet er Psychotiker, chronische Alkoholiker und Drogensüchtige, aber auch in den übrigen von ihm genannten Gruppen sind psychiatrische Fälle stark vertreten, da sich hinter sozialpolitischer Auffälligkeit (z.B. Obdachlosigkeit) häufig eine psychiatrische verbirgt.

Nun ist das Anomietheorem von Merton ersichtlich nicht auf die Verselbständigung des wirtschaftlichen Erfolgszieles in einer nach wirtschaftlichen Erfolgen geschichteten Gesellschaft beschränkt. Die Verselbständigung gesellschaftlicher Ziele gegenüber den Mitteln zu ihrer Verwirklichung stellt sich allgemein als Problem. Denn in einer Gesellschaft, die die Lebenshaltung der Bevölkerung „schichtet", andererseits aber allgemeine Lebensziele als verbindlich verbreitet, tritt anomisches Verhalten endemisch auf. Neben dem wirtschaftlichen Erfolg als einem angeblich jedermann zugänglichen und zugleich im Sinne des Leistungsanreizes erwünschten Ziel können wir Gesundheit, Bildung, gesellschaftliche Teilhabe, freie Entfaltung der Persönlichkeit bzw. die Vermeidung ihrer logischen Gegensätze wie Krankheit, Unbildung, Isolierung, repressive Einengung als verallgemeinerte Ziele einstellen.

Solche Ziele haben einige Eigenschaften gemeinsam. Ihnen wird ein *gesellschaftlicher Funktionswert* beigelegt. Sie bezeichnen eine *Qualität individuellen Verhaltens*. Sie werden durch institutionalisierte *wissenschaftliche Denksysteme gestützt,* durch die Wirtschaftswissenschaften, durch die Medizin, die Pädagogik, die Sozialpolitik. Es handelt sich also um Ideologien, die aus den Erfahrungen und aus dem Funktionieren gesellschaftlicher Teilsysteme (Wirtschaft, Gesundheits- und Bildungswesen, Sozialpolitik) abgeleitet, um ihres gesellschaftlichen Funktionswertes (ihrer Nützlichkeit) willen verallgemeinert und den Individuen als ihre persönliche Qualität angesonnen werden.

Ungeachtet ihres gesellschaftlichen Funktionswertes fehlt es diesen Zielen jedoch an wesentlichen Grundlagen ihrer Verwirklichung. Die Umsetzung von Gesundheits-, Bildungs- und Sozialpolitik stößt in der Regel an die Grenzen, die einer Veränderung des Sozialverhaltens gesetzt sind. Wandel von Lebensgewohnheiten, geistige Mobilisierung, soziales Lernen – wie sie den Gesundheits-, Bildungs- und Sozialpolitikern vorschweben – werfen gegenwärtig mehr ungelöste als gelöste Fragen auf.

Wir wollen die anomische Wirkung des Gesundheitszieles nach zwei Richtungen hin hier verdeutlichen. Einmal wirkt die Gleichsetzung von Gesundheit und Arbeitsfähigkeit sowie die von Arbeitsunfähigkeit und Krankheit anomisch, weil sie die Realität künstlich vereinfacht. Zum andern bewirkt die Gesundheitspropaganda eine anomische Situation. Denn sie definiert ein soziales Problem einseitig als ein individuelles Verhaltensproblem. Wenden wir uns zunächst der Gleichsetzung von Arbeitsunfähigkeit und Krankheit zu, wie sie das Arbeits- und Sozialrecht postuliert.

3.3.2 Der Arzt als Kontrolleur der Arbeitsfreude

Aus zunächst einleuchtenden Gründen bindet das Arbeits- und Sozialrecht die Befreiung von der Arbeitspflicht und die Fortzahlung des Arbeitsentgelts an eine ärztliche Beurteilung der Arbeitsfähigkeit. Der Arzt ist eine gegenüber dem Arbeitsverhältnis neutrale Instanz. Er ist bei seiner Beurteilung einer wissenschaftlichen Verhaltenskontrolle unterworfen, die im Prinzip eine identische Beurteilung gleicher Fälle durch verschiedene Gutachter garantiert. Vorübergehende oder dauernde Einschränkung der Arbeitsfähigkeit scheinen einer ärztlichen Beurteilung in ausreichendem Maße zugänglich zu sein.

Nicht bedacht in dieser Konstruktion ist der im Arbeitsverhältnis angelegte Interessenkonflikt, der durch die kollektive Interessenwahrnehmung über Tarifverbände und innerbetriebliche Konfliktregelungen nicht voll ausgeschöpft wird. Neben kollektiven Strategien wie Tarifverhandlungen, Streiks, Tätigwerden des Betriebsrats, Verabredungen über Leistungsbegrenzung („Bremsen", „Arbeiten nach Vorschrift") gibt es Verhaltensstrategien, durch die eine Unzufriedenheit mit den Arbeitsbedingungen individuell zum Ausdruck gebracht wird. Dazu gehören der Betriebswechsel (Fluktuation), der „verhaltensbedingte Arbeitsunfall" (Baldamus), das durch Krankheit entschuldigte sowie das unentschuldigte Fehlen am Arbeitsplatz. Gegenüber den individuellen Verhaltensweisen, mit denen die Unzufriedenheit gegenüber den Arbeitsbedingungen zum Ausdruck gebracht wird, ist die ärztliche Beurteilung der Arbeitsunfähigkeit in mehrfacher Hinsicht geöffnet. Sie kann in der Masse der Fälle bei der Erstberatung nur eine „Beratungsursache", also die Beschwerden der Patienten, feststellen. Eine eingehende diagnostische Abklärung erfordert mehr Zeit als die Arbeitsunfähigkeit dauert und wird nur in wirklich ernsteren Fällen eingeleitet. Zum anderen ist es dem Arzt nur schwer möglich, das Gewicht der Beschwerden für die Einschränkung der Arbeitsfähigkeit einzuschätzen, weil ihm hierfür die Kenntnis der Arbeitsplätze fehlt. Er wird also im Zweifelsfall durchaus in Übereinstimmung mit dem Krankheitsbegriff des Sozialrechts zugunsten der Beschwerden der Patienten entscheiden. Und schließlich wächst mit der Ausweitung diagnostischer Verfahren einerseits und mit zunehmendem Alter andererseits die Zahl der „Befundträger". Es fällt daher auch nicht schwer, subjektive Beschwerden mit medizinischen Befunden zu begründen. Die Ärzte sprechen daher von ihren Arbeitsunfähigkeitsdiagnosen auch von „Rechtfertigungs"-Diagnosen. Auf diesem Wege drängt sich in die ärztliche Beurteilung der Arbeitsfähigkeit ein „systemfremdes" Element ein, das von der rechtlichen Ordnung nicht bedacht und daher auch nicht legitimiert ist.

Formulieren wir die Zielerwartung der geschilderten Verknüpfung von Arbeits- bzw. Sozialversicherungsverhältnis und Medizin, so können wir sagen: wer gesund ist, soll auch arbeiten. Wer von der Arbeitspflicht befreit werden will, soll nach medizinischem Urteil arbeitsunfähig (krank) sein.

Schon die Anwendung dieses Grundsatzes geschieht unter schichtspezifischen Kriterien. Angestellte und Beamte unterliegen im Nachweis ihrer Arbeitsunfähigkeit geringeren Anforderungen als die Arbeiter. Während für erstere die kürzeren Arbeitsunfähigkeiten zum Teil überhaupt nicht ärztlich belegt werden müssen, werden letztere schon vom ersten Tag an verpflichtet, eine ärztliche Bescheinigung einzuholen, wenn sie ihr Krankengeld bzw. ihren Lohn beziehen wollen. Ferner gab es ursprünglich für die Arbeiter die sogenannten Karenztage, für die ersten drei Tage der Arbeitsunfähigkeit gab es in der Regel kein Krankengeld. Für die Arbeiter bestand mit der Einführung des Vertrauensärztlichen Dienstes neben der hausärztlichen Beurteilung noch die Nachprüfung durch einen Gutachterdienst der Krankenversicherung. Dieser wurde häufig in der Weise eingesetzt, daß alle arbeitsunfähigen Kranken zur Untersuchung vorgeladen wurden. Dies führte bereits dazu, daß bis zu 50% die Arbeit wieder aufnahmen, ohne zur Untersuchung zu erscheinen. M. a. W. die Anwendung des Grundsatzes: Wer von der Arbeitspflicht befreit werden will, soll nach medizinischem Urteil arbeitsunfähig (krank) sein, aber auch die Kontrolle seiner Verwirklichung waren und sind für die Sozialschicht der Angestellten und Beamten und die der Arbeiter unterschiedlich geregelt [69].

---

[69] Bauer, E., Kohlhausen, K., Lekon, E.: Soziale Sicherung und sozialmedizinische Dienste – dargestellt am Beispiel des Vertrauensärztlichen Dienstes, a.a.O.

Analysieren wir nach dieser Erläuterung die Situation unter dem Anomie-Schema von Robert K. Merton.

1. In die Kategorie der „Konformen" fallen alle diejenigen, bei denen ärztlicher Befund und Arbeitsunfähigkeit- bzw. -unfähigkeit einander entsprechen.

2. In der Kategorie der „Innovatoren" treffen wir diejenigen, die auf eine ärztliche Beurteilung verzichten können, indem sie in ihrem Arbeitsverhältnis ihre Unzufriedenheit auch auf andere Weise individuell zum Ausdruck bringen können, als in die Krankheit ausweichen zu müssen, oder die sich eine „unangreifbare" Position an ihrem Arbeitsplatz gesichert haben, die es ihnen gestattet, Unzumutbarkeiten von Vorgesetzten oder Mitarbeitern von sich abzuwehren.

3. Zu der Kategorie der „Ritualisten" rechnen wir die Patienten (und Ärzte), die die ungelösten Probleme ihrer Arbeits- und (Sozial-)situation in eine Krankheit übertragen, die also mit den Formen und Gestaltungsmöglichkeiten des Arbeits- und Sozialrechtes ungelöste Konflikte einer Scheinlösung zuführen. Nach eigenen Erhebungen waren es mehr als 10% aller „Arbeitsunfähig Kranken", die einer Vorladung zur Vertrauensärztlichen Untersuchung Folge geleistet hatten.

4. Ein Rückzugsverhalten (retreatism) legen die Arbeitnehmer an den Tag, die auf eine Rechtfertigung ihrer Unzufriedenheit durch eine ärztliche Diagnose verzichten und damit auf die arbeits- und sozialrechtlichen Vorteile, die an das „Wort des Arztes" geknüpft sind. Nach Untersuchungen von Zimmermann findet sich ein „Rückzugsverhalten" gehäuft bei Arbeitern der unteren Lohn- und Statusgruppen. Dieses Ergebnis bestätigt die hier entwickelte Hypothese.

5. Als „Rebellion" sind die Versuche anzusprechen, die das eingefahrene Verfahren einer ärztlichen Kontrolle der Arbeitsfreude abschaffen und die ärztliche Beurteilung der Krankheit aus der Verstrickung mit dem Arbeits- und Sozialrecht herauslösen wollen. Voraussetzung hierfür

wäre allerdings eine Gestaltung der Arbeitsverhältnisse, die ein Austragen auch individueller Konflikte am Ort ihres Auftretens erleichterte. Sie könnte durch ein Verhaltens- oder soziales Training eingeleitet werden, das auf eine adäquate Bewältigung der typischen Problemsituationen des Alltags und der Arbeitsverhältnisse vorbereitete. Um ein mögliches Mißverständnis gar nicht erst aufkommen zu lassen: die Durchlässigkeit der ärztlichen Beurteilung für außermedizinisch begründete Befindlichkeitsstörungen wird sich *nicht* aufheben lassen, das entbindet aber nicht von der Aufgabe, andere und konfliktadäquatere Problemlösungen neben dem Ausweg in die Krankheit zu entwikkeln.

Wir haben das Beispiel der Arbeit gewählt, weil es vergleichsweise gut durchuntersucht und einem fest umrissenen Bezugsrahmen zuzuordnen ist. Abschließend ist jedoch darauf hinzuweisen, daß auch andere Sozialverhältnisse wie die Familie oder Gruppen, Vereine und Verbände von ihren Mitgliedern Leistungen erwarten, denen im Gruppen- oder Verbandszusammenhang ein Funktionswert zukommt. Eine Auseinandersetzung über die Zumutbarkeit solcher auf Mitarbeit gerichteter Erwartungen ist auch hier gegeben und damit ein Verfehlen situationsadäquater Konfliktlösungen in einem „ritualisierten" Krankheitsverhalten.

3.3.3 Das moralische Vorurteil in der Gesundheitserziehung

Wenden wir uns jetzt dem zweiten Beispiel zu: der anomischen Situation der Gesundheitserziehung. Angesichts der großen sozialmedizinischen Erwartungen, die in die denkbaren Erfolge der Gesundheitserziehung gesetzt werden, ist es nicht erstaunlich, daß die gesundheitliche Aufklärung, die Gesundheitserziehung und -propaganda in westlichen oder in sozialistischen Ländern starke öffentliche Aufmerksamkeit findet. Die Zieldimension wird daher in beiden deutschen Staaten offiziell herausgearbeitet. So zählt der Gesundheitsbericht der Bundesregierung die gesundheitliche Aufklärung zu den Schwerpunkten der Gesundheitspolitik.

Tz. 7 Zfr.2: „Moderne Gesundheitspolitik bedingt die wissenschaftlich fundierte gesundheitliche Aufklärung ... Auf die Bildung des auch in gesundheitlichen Fragen mündigen, seiner und seiner Mitmenschen Gesundheit gegenüber selbstverantwortlich handelnden Bürgers gerichtet, ist die gesundheitliche Aufklärung verantwortbare gruppenspezifische Verhaltensbeeinflussung.“

Tz. 167: „Ohne gesundheitliche Aufklärung kann Gesundheitsvorsorge nicht erfolgreich sein. Wenn früher die gesundheitliche Aufklärung vor allem auf die Verhütung von Krankheiten abzielte, muß sie jetzt zusätzlich das gesundheitliche ‚Normalverhalten‘ erfassen und zeitgerechte Verhaltensmuster prägen.“

Tz. 168: „... Die Gesundheitserziehung in Schulen und Hochschulen ist eine besonders aktuelle Aufgabe der gesundheitlichen Aufklärung. Sie hat nach den gegebenen sozialkulturellen Bedingungen Bildungsinhalte und Lehrmethoden auszuwählen sowie hierzu Modelle von Curriculum-Einheiten zu entwickeln. Gesundheitserziehung ist ein Unterrichtsprinzip.“ Auch in einer sozialistischen Gesellschaft ergibt sich die Gesundheitserziehung nicht von selbst als Folge einer Abschaffung des Kapitalverhältnisses und des Klassengegensatzes[70]. „Fehlernährung und Übergewicht, Bewegungsmangel und Leistungsminderung, psychonervale Dysregulationen, Genuß-, Arzneimittelabusus sind bedenkliche Anzeichen für das Unvermögen vieler Menschen auch in unserer Gesellschaft, ihre Lebensgewohnheiten der Änderung der Arbeits- und Lebensbedingungen (z.B. Übergang zum Mehrschichtsystem) sowie neuen gesellschaftlichen Anforderungen und Möglichkeiten anzupassen“ (S. 15). Deshalb bildet es ein „zentra-

les Anliegen des sozialistischen Gesundheitsschutzes, sowohl die in der individuellen als auch die in der gesellschaftlichen Sphäre liegenden gesundheitlich wichtigen Faktoren mit dem Ziel der Erhaltung und Förderung von Gesundheit und Leistungsfähigkeit zu beeinflussen“ (S. 18). Der VIII. Parteitag der SED (1971) hat daher im Bericht des Zentral-Komitees unter dem Thema „Die Herausbildung der sozialistischen Persönlichkeit — Eine Hauptaufgabe der Partei bei der Gestaltung der sozialistischen Gesellschaftsordnung“ als Ziel formuliert: „Das Streben nach Gesundheit, Leistungsfähigkeit und Lebensfreude bis ins hohe Alter wird immer mehr zum Bestandteil einer von der ganzen Gesellschaft getragenen, vom sozialistischen Staat geförderten und vom Bürger selbst mitgestalteten Lebensweise“ (S. 30). Dementsprechend „werden von der SED auf der Grundlage einer wissenschaftlichen Analyse der gesellschaftlichen Entwicklungsgesetzmäßigkeiten und -erfordernisse, die aus der Sicht der Gesundheit von Bedeutung sind, wissenschaftlich begründete Aussagen über gesellschaftlich notwendige Verhaltensweisen gegeben, die allgemein verbindlichen Charakter tragen“ (S. 32/33). Die gesundheitserzieherische Führungsrolle der SED leitet sich nicht allein aus ihrer zentralen Stellung im sozialistischen Einheitsstaat ab, sondern entspricht auch der Wichtigkeit, die der Gesundheitserziehung im Sozialismus beigelegt wird. Denn bei der Gesundheitserziehung „handelt es sich ... um einen festen Bestandteil der Leitung und Planung der geistigen und materiellen Prozesse zur Entwicklung der Persönlichkeit im Sozialismus, ihrer sozialistischen Denk- und Verhaltensweisen.“ „Die Verantwortung für die Verwirklichung der Gesundheitspropaganda und Gesundheitserziehung haben daher die zentralen Staatsorgane in ihrem Verantwortungsbereich“ (S. 80). Ferner sind die „Betriebsleiter ... dafür verantwortlich, daß die staatlich festgelegten Aufgaben zur Förderung der gesunden Lebensweise, zur Erhöhung des Bildungs-

---

[70] Zum folgenden vergl. Ludwig W. (Hg.): Grundriß der Gesundheitserziehung, a.a.O.

niveaus der Werktätigen in gesundheitlichen Fragen und zur effektiven Nutzung der betrieblichen Einrichtungen für die Gesunderhaltung und aktiven Erholung planmäßig realisiert werden" (S. 90).

Zwar wird die Gesundheitserziehung in der Bundesrepublik und in der DDR entsprechend den politischen Grundüberzeugungen verschieden nuanciert „Gesundheitliche Aufklärung" als eine „verantwortbare gruppenspezifische Beeinflussung" vs. „Gesundheitspropaganda und Gesundheitserziehung" als „ein fester Bestandteil der Leitung und Planung der geistigen und materiellen Prozesse zur Entwicklung der Persönlichkeit im Sozialismus, ihrer sozialistischen Denk- und Verhaltensweisen". Auch werden die Wege zu ihrer Verwirklichung entsprechend den konkreten Einwirkungsmöglichkeiten staatlicher Instanzen verschieden definiert. Dennoch ist das Kernproblem in beiden deutschen Staaten das gleiche. Wie lassen sich die im Zuge der Steigerung des Realeinkommens seit dem 2. Weltkrieg massiert aufgetretenen zivilisatorischen Gewohnheiten beeinflussen, denen nach epidemiologischer Erfahrung ein gesundheitsgefährdender Wert beizumessen ist, also Überernährung, Bewegungsmangel, Genuß- und Arzneimittelabusus? Auf die Veränderung solcher Lebensgewohnheiten zielt die Gesundheitserziehung ab. Über ihre Verbreitung und die zu erwartenden Folgen bestehen nur ungefähre Vorstellungen. Doch unterstreichen solche Schätzungen den möglichen gesundheitspolitischen Ertrag einer erfolgreichen Gesundheitserziehung.

Der Anteil überernährter Personen an der Gesamtbevölkerung wird für die Bundesrepublik und für die DDR auf 30% geschätzt. Holtmeier fand bei einer ausgelesenen Gruppe von Antragstellern auf Heilmaßnahmen bei Männern 41% Übergewicht (10% und mehr des Sollgewichts), 19,5% Fettsucht (20% und mehr des Sollgewichts), bei Frauen 56,3% bzw. 38,4%. Untersuchungen in Industriebetrieben der DDR kamen zu ähnlichen Ergebnissen.

Männer 24,4% übergewichtig, 16,6% fettleibig; Frauen 22,7% übergewichtig, 43,4% fettleibig[71].

In der DDR „ist der Verbrauch von sogenannten Schmerzmitteln beispielsweise auf 50 Tabletten pro Kopf und Jahr angestiegen. Auch der Verbrauch von Schlaftabletten nahm in den letzten Jahren zu"[72]. Das wären demnach 850 Millionen Stück Schmerztabletten im Jahr. In der Bundesrepublik wurden „1968 30 Millionen Packungen barbiturathaltiger Schlafmittel und 50 Millionen Tranquilizer verschrieben. 250 Millionen Stück konsumierten die Bundesbürger 1967 allein von dem Präparat ‚Valium'"[73].

In beiden deutschen Staaten, wie in vergleichbaren Industriegesellschaften, steht die Gesundheitspolitik vor der Aufgabe, das Verhalten von Millionen von Haushalten oder von einzelnen Personen auf gesundheitsbezogene Standards hin zu orientieren. Die Umsetzung der Gesundheitserziehung in konkrete Schritte ihrer Verwirklichung rechnet in der Regel nicht mit der Sozialstruktur als einer Bedingung und Grenze auch des gesundheitspolitischen Handelns. Die Gesundheitserziehung übersieht die Einbindung des „mündigen, seiner und seiner Mitmenschen Gesundheit gegenüber selbstverantwortlich handelnden Bürgers", des seine „Lebensweise selbst mitgestaltenden Bürgers" in konkrete Sozialverhältnisse und Handlungsabläufe. Um ein „gesundheitliches Normalverhalten" oder eine „sozialistische Denk- und Verhaltensweise in Bezug auf seine Gesundheit" im Alltag zu leben, müssen einige Bedingungen gegeben sein, die aus angebbaren gesellschaftlichen Gründen keineswegs gleich verteilt sind.

Der „mündige Bürger" oder die „sozialistische Persönlichkeit" müssen z.B. verstehen können, daß die ihnen von verschiede-

---

[71] Möhr, M., Pose, G. Birnstiel, F.: Tendenzen der Ernährungssituation in der DDR, a.a.O., S. 350.
[72] Ludwig, W. (Hg.): Grundriß der Gesundheitserziehung, a.a.O., S. 75.
[73] Stössel, J.P.: Psychopharmaka – die verordnete Anpassung, a.a.O., S. 13.

nen Seiten angesonnenen „Sozialordnungen" ihres Alltagslebens keineswegs miteinander vereinbar sind, sondern Widersprüche enthalten, denen gegenüber sie sich selbst entscheiden müssen. So rät ihnen der Gesundheitspolitiker zu einer enthaltsamen bis mäßigen Lebensweise, zu regelmäßigem körperlichen Training, zu ärztlicher Überwachung seines Gesundheitszustandes.

Der Wirtschaftspolitiker und seine „Multiplikatoren" (die Werbung, es gibt auch eine sozialistische Werbung!) dagegen weisen ihn nachdrücklich darauf hin, daß er den Erfolg der Politik an seiner wachsenden Verfügung über Konsumgüter ablesen kann. Die Verfügung über immer mehr und immer hochwertigere Güter sind der Lohn der Arbeit und das Ergebnis der kapitalistischen bzw. sozialistischen Akkumulation von Produktionsmitteln.

Der Sozialpolitiker spricht von Humanisierung der Arbeitswelt und demonstriert seinen Erfolg auch an dem Rückgang körperlicher Belastungen in der Arbeit, aber auch unter Umständen an der Reichhaltigkeit des Kantinenessens.

Der Wohnungsbaupolitiker muß sich wegen der Mietpreise rechtfertigen, er muß Rücksicht nehmen auf die Zeitbilanz, die durch arbeits- und haushaltsarbeitsgebundene Zeiten belastet wird. Daher wird er die Bebauungsdichte erhöhen, d.h. die Spielflächen für Kinder, die Breitensport- und Erholungsflächen für Erwachsene verringern.

Der Verkehrspolitiker wird den Autoverkehr oder die Nahverkehrssysteme zu Lasten von Radwegenetzen entwickeln und ausbauen.

Die Planer von Erholungsgebieten wollen ihre Einrichtungen und Anlagen auslasten und sind daher an einer Besucherfrequenz interessiert, die Freude an Bewegung und Spiel gar nicht erst aufkommen läßt (wer spielt, konsumiert nicht!).

Die Anforderungen der Berufsarbeit, des Straßenverkehrs, aber auch des Einkaufens sind auf Fitness, auf spezifische Funktionsleistungen, auf Aufmerksamkeit, auf störungsfreien Ablauf ausgerichtet. Der *Aufrechterhaltung von Präsenz* dienen Nikotin und Coffein, der *Abschattung von affektiven Widerständen* gegen die geforderte Präsenz dienen Tranquilizer, der *Aufhebung von störenden körperlichen Symptomen* wie Kopf-, Glieder- und Rückenschmerzen dienen Schmerztabletten – und sie werden von der Umgebung, aber auch von den Ärzten gegeben, weil man sie für das kleinere Übel gegenüber dem Versagen des Probanden vor den Ansprüchen seiner Umgebung bzw. für den einfacheren Weg anstelle einer kausalen Therapie hält. Mißbrauch entsteht in der Regel nur auf einem Kontinuum des Gebrauchs, und wer dem Mißbrauch wehren will, muß zuvor wissen, bei welchen Gelegenheiten der Gebrauch in Mißbrauch umschlägt bzw. ob die Unterscheidung von Gebrauch und Mißbrauch weniger auf einen *Unterschied in der Sache* als auf eine *unterschiedliche Beurteilung* von Personen (z.B. Arzt vs. Gesundheitspolitiker) zurückgeht. Unter dieser Perspektive ist es lehrreich zu wissen, daß 85% der erwachsenen Bevölkerung im Laufe eines Jahres einen Arzt sieht. Die bemerkenswerte Nähe zum ärztlichen Rat bleibt aber für die alltäglichen gesundheitsgefährdenden Risiken der Bevölkerung folgenlos. Die Annahme, daß der Arzt und der Gesundheitspolitiker das Verhalten der Patienten/Bevölkerung, z.B. das Einnehmen von Schmerz- und Beruhigungstabletten oder die Ernährung, verschieden beurteilen, ist nicht von der Hand zu weisen.

Die Entscheidungen, die der „mündige Bürger" oder die „sozialistische Persönlichkeit" angesichts divergierender Angebote und divergierender Bezugssysteme zu treffen haben, sind konkrete Entscheidungen. Sollen sie auf die Annehmlichkeiten, mit denen ihre Arbeit belohnt wird, verzichten, zum „einfachen Leben" zurückkehren? Sollen sie den an sie gerichteten Erwartungen auf Präsenz nicht entsprechen und den Unmut ihrer Umgebung auf sich laden? Sollen sie ihrem Doktor sagen: „Nun verschreiben Sie mir mal keine Beruhigungs- oder Schmerztabletten, sondern sagen Sie mir, wie ich besser mit meinen quälenden Affekten oder meinen Gliederschmerzen fertigwerden kann?" Und, da die eingefahrenen Alternativen gesellschaftlich präformierte Wege, vorprogrammierte Lösungen sind, auf welche Unterstützung kann der „mündige Bürger" oder die „sozialistische Persönlichkeit" hoffen, um ihre gesundheitsfreundlichen Verhaltensweisen zu realisieren? Welcher Wirtschafts-, Sozial-, Wohnungsbau- und Verkehrspolitiker, aber auch welcher Arzt wird sich vom schlichten Bürger belehren lassen wollen, was er tun sollte, um seine Politik gesundheitsfreundlicher zu gestalten?

Der „mündige Bürger" oder die „sozialistische Persönlichkeit" müssen aber auch den Zusammenhang verstehen lernen, der zwischen bestimmten Verhaltensweisen und den in der Zukunft liegenden Gesundheitsgefährdungen gegeben ist, ihnen müssen konkrete Beweise dafür auf den Tisch gelegt werden, daß gesundheitsfreundliche Verhaltensweisen auch eine gesundheitsfördernde bzw. Krankheiten vermeidende oder zumindest Risiko verringernde Wirkung äußern, und sie müssen erfahren können, daß die ihnen abverlangte Verhaltensänderung und Enthaltsamkeit nicht nur das Leben langweiliger macht und deswegen verlängert, sondern daß sie ihnen eine neue Lebensqualität ermöglicht. Ein Verständnis der epidemiologischen Zusammenhänge zwischen Verhalten und gesundheitlichem Ertrag setzt eine medizindidaktische Aufbereitung und eine bildungsmäßige Vorbereitung voraus. Ein Verständnis der neuen Lebensqualität wird nur über ein entsprechendes Angebot an Alternativen zu wecken sein. Solche Alternativen sind von entsprechenden Umweltgegebenheiten und -gestaltungschancen, z.B. Freizeitflächen, abhängig.

Der „mündige Bürger" und die „sozialistische Persönlichkeit" haben zur Verwirklichung der ihnen angesonnenen gesundheitsförderlichen Verhaltensweisen nicht alle den gleichen Weg zurückzulegen.

Nicht alle sind im Laufe ihres Lebens von schwerer körperlicher Arbeit in leichte oder gar sitzende Tätigkeiten übergewechselt mit einer entsprechenden Verminderung ihres Kalorienbedarfs. Und unter diesen haben vermutlich nur wenige eine systematische Anleitung bei der notwendigen Umstellung ihrer Ernährungsweise erhalten.

Nicht alle können ihr Ernährungsregime frei wählen. Der Standard der Werkskantinen läßt ernährungswissenschaftlich zu wünschen übrig. Die Ernährungssituation der Arbeiter auf wechselnden Betriebsstellen zwingt oft zu einem ernährungswissenschaftlich unerwünschten Rhythmus, eine kalorienreiche warme Hauptmahlzeit am Spätnachmittag oder gar abends nach Schicht einzunehmen [74].

Nicht alle üben in gleicher Weise eine befriedigende Berufsarbeit aus. Der Anteil eintöniger, stark fremdbestimmter Arbeit nimmt mit sinkendem Sozialstatus zu. Ersatzbefriedigungen wie Zigarettenrauchen, Bier und scharfe Getränke oder gar euphorisierende Tabletten bieten sich in dieser Situation an und werden von der Umgebung angesonnen (emotional engineering). Die Suche nach Ersatzbefriedigungen bei monotoner Arbeit gehört zu den durch zahlreiche Untersuchungen gesicherten Erkenntnissen der Arbeitssoziologie [75].

Nicht alle verfügen in ihrer Wohnung oder in ihrer näheren Umgebung über die gleichen Chancen, um kreislaufaktivierende Übungen zu machen. Ungeachtet einer Modernisierung des Wohnungsbestandes in der Bundesrepublik verfügen die 58% der Wohnungen, die vor 1948 errichtet wurden, bestenfalls zur Hälfte auch über ein Bad (Tabelle 32). Andererseits aber

---

[74] Wirtschaft und Statistik, Jg. 1970, S. 367ff.
[75] Friedmann, G.: Der Mensch in der mechanisierten Produktion, a.a.O., Ryan, Th.A.: Work and effort, a.a.O.

Kornhauser, A.: Mental health of the industrial worker, A Detroit study, a.a.O.

Runde, P.: Sozialpsychiatrische Untersuchungen am Arbeitsplatz, a.a.O.

Tabelle 32. Wohnungen in Wohngebäuden nach Baualter und Ausstattungsmerkmalen (BRD 1968[a], DDR 1971[b])

Von jeweils 100 Wohnungen der Baujahrsgruppe waren ausgestattet mit ...

Ausstattungs-merkmal	Woh-nungen insgesamt	Nach Baujahrsgruppen der Gebäude						
		vor 1900		1900–1945[c]/48		nach 1945[c]/48		
		BRD	DDR	BRD	DDR	BRD 1949 und später	DDR 1946 bis 1960	DDR nach 1960
Insgesamt	100	20,9	38,3	37,0	40,9	51,1	10,1	10,7
Darunter mit Zentralheizung		12,3	2,7	23,0	8,5	45,8	11,3	45,8
Bad		34,4	16,9	53,2	34,7	89,2	76,5	97,0
Innentoilette		49,0	14,0	73,0	45,1	95,1	76,3	96,5

[a] Ergebnis der Gebäude- und Wohnungszählung am 25. Oktober 1968.
[b] Ergebnis der Wohnraum- und Gebäudezählung 1971.
[c] DDR.
Quelle: Wirtschaft und Statistik 1971, Heft 7, S. 428–433. Statistische Praxis 1972, Heft 9, S. 373, Tabelle 5. Materialien zum Bericht zur Lage der Nation 1974 a.a.O. S. 471.

wohnen in solchen Wohnungen in weit stärkerem Maße ältere Personen, die weniger bereit oder fähig sind, öffentliche Badeanstalten aufzusuchen, für die aber regelmäßiges Baden gesundheitsförderlich sein würde.

Unterstellen wir, daß Eigenheim (Tabelle 33) oder daß Wohnen in einem Ein- oder Zweifamilienhaus eine größere Bewegungsfläche, aber auch eine größere Freizeitfläche in Verfügungsnähe zum Tagesablauf garantiert, zumindest im Vergleich mit dem Wohnen in einem Mehrfamilienhaus, dessen dichtere Überbauung vor allem zu Lasten der Freizeitflächen geht,

Tabelle 33. Anteil der Eigentümerwohnungen nach Wohnungsgröße in der Bundesrepublik Deutschland

Wohn-einheiten mit ... Räumen	Wohn-parteien insgesamt in 1000	Davon waren (in %)		
		Eigen-tümer	Mieter	Unter-mieter[a]
Insgesamt	20664	34	61	5
1 oder 2	3384	7	66	27
3	5364	18	81	1
4	6092	30	70	–
5 und mehr	5824	68	32	–

[a] Für Untermieter 3 und mehr Räume zusammen.
Quelle: Wirtschaft und Statistik, Jg. 1971, H. 1, S. 757.

dann sind auch in dieser Beziehung die Gelegenheiten für gesundheitsfördernde Verhaltensformen ungleich verteilt. Dabei müssen wir jedoch berücksichtigen, daß das Wohnen im Eigenheim und zur Miete sich im Laufe des Lebenszyklus wandelt.

Aus einer von uns durchgeführten Erhebung bei Lohnempfängern in Niedersachsen können wir entnehmen:

Im Alter bis zu 24 Jahren wohnen zwei Drittel und mehr der männlichen Lohnempfänger im Haushalt ihrer Eltern oder Schwiegereltern.

Im Alter von 25 bis 44 Jahren wohnen 50 bis 60% zur Miete.

Erst im Alter von 45 Jahren und älter erreicht der Anteil der im Eigenheim wohnenden Lohnempfänger über 45%. Dieser Anteil steigt von 2,4% in der Altersgruppe 20 bis 24 Jahre zunächst rasch an, der größte Sprung erfolgt von der Altersgruppe 30 bis 34 Jahre (21,8%) um 14 Prozentpunkte in die Altersgruppe 35 bis 39 Jahre (35,5%) (Tabelle 34).

Neben Erbschaft sowie Geld- und Arbeitsleistungen aus der weiteren Familie liegen die Quellen für den Erwerb eines Eigenheimes im Arbeitseinkommen und in der eigenen Mitarbeit am Bau während der Freizeit, ferner in der Berufsarbeit der Ehefrau,

Tabelle 34. Lohnempfänger[a] nach Alter und Wohnstatus

Lebensalter z.Zt. der Befragung	Befragter wohnt				
	im Eigenheim	zur Miete	zur Untermiete	im Haushalt der Eltern, Schwiegereltern oder Kinder	in sonstigen Unterkünften
19 Jahre und jünger	–	–	3,0	96,3	0,7
20–24	2,4	23,1	5,9	67,4	0,2
25–29	12,5	52,6	7,5	27,6	0,4
30–34	21,8	60,7	5,4	10,9	0,9
35–39	35,5	56,1	3,0	4,7	0,4
40–44	41,6	52,1	2,9	2,2	0,8
45–49	45,6	48,3	3,7	2,2	0,2
50–54	45,1	48,8	3,8	0,7	1,4
55–59	45,7	46,6	4,5	1,3	1,9
60–64	44,3	50,2	3,2	1,8	0,5
64 Jahre und älter	36,5	54,2	5,6	2,8	0,9
Summe	30,5	48,8	4,6	15,2	0,7

[a] Vertrauensärztlich untersuchte Patienten der LVA Hannover 1966/67 (Männer. N = 5.205). Da die Patienten in den wesentlichen demographischen und sozioökonomischen Merkmalen mit der entsprechenden männlichen Erwerbsbevölkerung Niedersachsens übereinstimmen, können die Ergebnisse verallgemeinert werden.

also in einem verstärkten Einsatz der haushaltseigenen Arbeitskräfte. Die im Lebenszyklus eintretende Differenzierung in der Verfügung über Wohn- und Freizeitflächen wird also stark von der eingebrachten (aus der Herkunftsfamilie) oder durch eigene Arbeit geschaffenen Vermögensbildung beeinflußt. Dabei dürfen wir sicher die staatliche Förderung der Vermögensbildung und die regional verschiedene Preisbildung für baureife Grundstücke nicht außer acht lassen.

Aber auch der Wohnkomfort der Mietwohnungen wird eindeutig über den Mietpreis und damit letztlich über die Einkommenshöhe verteilt. In die beiden niedrigsten Mietklassen fallen in unserer Erhebung 42,6% der Arbeitnehmer. Ihre Wohnungen liegen weit unter den durchschnittlichen Wohnstandards in der Bundesrepublik hinsichtlich Ausstattung mit Bad und mit Innentoilette. Während der am schlechtesten ausgestattete Wohnungsbestand aus den Baujahren vor 1900

zu 34,4 v.H. mit Bad versehen ist und zu 51,0 v.H. die Toilette außerhalb der Wohnung liegt,

haben nur 20,9–34,2% der Arbeitermietwohnungen in den beiden untersten Mietklassen ein Bad und liegt in 40 bis 60,5% die Toilette außerhalb der Wohnung (Tabelle 35).

Unterstellen wir, daß Bildung, Wohnungskomfort und mit der Wohnung verbun-

Tabelle 35. Lohnempfänger[a] (nur Mieter) nach Wohnkomfort und Mietklasse

Miethöhe nach Klassen	Auf die jeweilige Mietklasse (=100%) entfallen Wohnungen		Anteil der Mietklassen
	mit Bad	ohne Bad und mit Toilette außerhalb der Wohnung	
	%	%	%
I (niedrigste)	20,9	60,5	18,8
II	34,2	40,0	23,8
III	59,2	22,9	19,1
IV	71,4	13,1	15,3
V	91,6	3,1	13,0
VI (höchste)	93,9	0,8	10,0
			100

[a] Das gleiche Sample wie in Tabelle 34 (N = 2.490).

dene Freizeitflächen für ein gesundheitsförderliches Verhalten komplementäre Bedingungen darstellen, die es erleichtern, sich die Programme der Gesundheitserziehung zu eigen zu machen, und unterstellen wir weiter, daß eintönige, stark fremdbestimmte Arbeit zu Ersatzbefriedigungen, insbesondere zu Genuß- und Arzneimittelabusus disponiert, dann ist zu erwarten,

daß wichtige komplementäre Bedingungen gesundheitsförderlichen Verhaltens und
daß gesundheitsschädliche Bedingungen der Arbeitssituation

mit der sozialen Schichtung in der folgenden Weise korrelieren. Mit sinkender Sozialschicht (sinkenden Einkommen) sinkt die Verfügung über komplementäre Bedingungen (Bildung, Wohnungskomfort, Freizeitflächen) gesundheitsförderlichen Verhaltens. Mit sinkender Sozialschicht (Ansehen der ausgeübten Tätigkeit) häufen sich die gesundheitsschädlichen Bedingungen der Arbeitssituation.
Fassen wir die vorgetragenen Argumente zusammen, dann sind in der Gesundheitserziehung die Voraussetzungen gegeben, die für eine Anwendung der Anomietheorie erforderlich sind: gleiche Erwartungen richten sich an ein individuelles Verhalten, dem ein gesellschaftlicher Funktionswert beigelegt wird, während die Chancen (komplementäre Bedingungen des Verhaltens), um diesen Erwartungen zu entsprechen, in der Sozialstruktur ungleich verteilt sind. Wir können daher die der Theorie entsprechenden Reaktionsweisen erwarten.

1. Die erwartungskonform Ausgestatteten. Ihnen stehen die Mittel für ein gesundheitsförderliches Verhalten in ausreichendem Maße zur Verfügung. Die Mittel entsprechen den Gesundheitsgefährdungen, denen sie unter ihren Arbeitsbedingungen ausgesetzt sind. Für diesen Personenkreis ist die Gesundheitserziehung ein *Problem der individuellen Motivierung*. Sie ist die

Zielgruppe, die in den Modellen der Gesundheitserziehung meist vorausgesetzt wird.

2. Die „Innovatoren" benutzen die Ziele der Gesundheitserziehung als Legitimation, um ihre eigene Lebenslage zu verbessern, indem sie die ihnen ohnehin zur Verfügung stehenden Chancen aus der sozialpolitischen Verteilung des Staates vermehren. Sie bedienen sich der steuerlichen Begünstigung von Kuren oder der von den Sozialversicherungen gewährten Leistungen, sie bauen ihre Urlaubsansprüche aus oder nehmen an Fortbildungstagungen teil, die meist in Erholungsgebieten stattfinden und deren Zweck sich unschwer mit der Gesundheitsförderung verbinden läßt. Die gesundheitspolitische Zielbestimmung wird auf diese Weise zum Vehikel, um aus öffentlichen Mitteln die eigene Lebenslage zu verbessern. Die Absicht der sozialpolitischen Verteilung, die aus den Zwangsabgaben (Steuern und Sozialversicherungsbeiträgen) gebildeten Finanzmittel nach einem individuellen oder gruppenspezifischen Bedarf neu zu verteilen, wird damit durchkreuzt. Eine vertikale Umverteilung, d.h. also von höheren zu niederen Einkommensklassen wie sie in der proportionalen Staffelung des Sozialversicherungsbeitrages und in dem progressiven Steuertarif angelegt ist, kommt nicht zustande. Eine stärkere Zuwendung von öffentlichen Mitteln an die unteren Sozialschichten, deren *Bedarf* an komplementären Mitteln für die Gesundheitserziehung *vergleichsweise größer* ist, tritt nicht ein. Die höheren Einkommensklassen erhalten bei einem tendenziell geringeren Bedarf einen tendenziell höheren Anteil aus der sozialpolitischen Umverteilung.

3. Die „Ritualisten" nehmen das Angebot an gesundheitsfördernden Gütern und Dienstleistungen an. Sie kaufen die ihnen als gesundheitsdienlich angepriesenen Nahrungsmittel. Sie lassen sich zur Kur verschicken und passen sich dem Kurregime an. Sie können aber von dort keine

Brücke zu ihrem Lebensalltag schlagen, weil Kursituation und Alltag zwei verschiedene Welten bedeuten. Wohnblocks ohne Freizeitflächen — die wenigen vorhandenen Grünflächen werden meist in ihrer Nutzung auf das Zurschaustellen eines äußerlich in Ordnung gehaltenen Wohnobjektes beschränkt, die gemeinsame Grünfläche soll wenig Instandhaltung kosten und allen in gleicher Weise, d.h. niemandem nutzen - stehen in unvermitteltem Kontrast zu der spätbürgerlichen oder modernistisch aufgezogenen sozialtouristischen Kuratmosphäre. Wohnblocks, deren Wohnwert auf Essen, Schlafen und Herumsitzen reduziert ist, und - wie wir gesehen haben - vielfach auch des Wohnkomforts entbehren, bieten keine Anregung, die in der Kur oder im Urlaub angelernten Verhaltensweisen weiterzuführen. Wer aus dieser Wohnatmosphäre zur Kur oder in einen gesundheitsfördernden Urlaub fährt, nimmt von dort die Ahnung einer gesundheitsförderlichen Lebensqualität mit nach Hause, ohne seine Lebenssituation ändern zu können. Die der Gesundheit abträglichen Ersatzbefriedigungen, welche schon die monotonen Arbeitsverhältnisse erträglich machen, helfen auch die *reduzierte Lebenssituation des Wohnbereichs* überwinden, der sogenannte Wohlstandsalkoholismus findet hier seine Ausbreitung.

4. „Rückzugsverhalten" äußert sich in der Unempfindlichkeit oder in einer nihilistischen Einstellung gegenüber den Zielen der Gesundheitserziehung sowie in dem Verzicht auf gesundheitsförderliche Angebote. Vorsorgeuntersuchungen und Gesundheitserziehung werden als nutzlos abgelehnt. Die Lebensführung bleibt traditionalen oder der jeweiligen Situation folgenden Interpretationen anheim gegeben. Gesundheit und Krankheit werden als weitgehend unbeeinflußbare, naturgesetzlich bestimmte Gegebenheiten hingenommen.

5. Eine Aufhebung der Situation der Gesundheitserziehung (rebellion) streben die Personen an, die die Verteilung der Mittel der Gesundheitsförderung stärker auf den gruppenspezifischen Bedarf ausrichten wollen. Für sie ist die Gesundheitserziehung nicht ausschließlich eine Frage der richtigen individuellen Motivierung, sondern sie gehen von einem sozialwissenschaftlichen Modell aus, in dem *Umweltgegebenheiten, Verhaltenschancen* und *individuelle Bereitschaft untereinander zusammenhängen.* Umweltgegebenheiten und Verhaltenschancen werden durch die Sozialstruktur ungleich verteilt. Ein grobes Maß für die Ungleichheit der Verteilung gibt die soziale Schichtung. Die Menschen neigen in der Regel dazu, sich den vorgefundenen Umweltgegebenheiten anzupassen, sie orientieren ihre Ziele, ihr Anspruchsniveau, an den Verhaltenschancen. Eine Gesundheitserziehung, die nur die individuelle Bereitschaft zu aktivieren strebt, ohne die Verhaltenschancen zu verbessern und die Umweltgegebenheiten in einem gesundheitsfreundlicheren Sinne zu verändern, treibt eine anomische Situation hervor. Die rebellion richtet sich also gegen eine Gesundheitserziehung, die gegenüber der Sozialstruktur blind ist.

Wir sind in unseren Anwendungsbeispielen für das Anomietheorem nicht zufällig auf Wirkungen sozialstaatlicher Ordnungen gestoßen. In beiden Beispielen werden von der Sozialpolitik sozialwissenschaftlich unschwer zu erhärtende Gegebenheiten übersehen. Die Gleichsetzung von Krankheit als einer medizinisch abzuklärenden und mit hinreichender Sicherheit festzustellenden Erscheinung mit der Arbeitsunfähigkeit, die Element einer komplexen und konfliktbeladenen Sozialsituation bildet, überschätzt die Handlungs- und Entscheidungsmöglichkeiten des Arztes. Eine Neutralisierung der Konflikte am Arbeitsplatz, aber auch der einer schichtgebundenen Sozialsituation, ist über den Arzt oder über das medizinische Denk- und Beurteilungssystem nicht möglich. Die sozialrechtlich vorausgesetzte Ordnung findet in der sozialen Realität nur bedingt einen Widerhalt, sie verwirklicht sich unter starken Verzerrungen, die jedoch sozialwissenschaftlich vorhersehbar sind, *weil die Regel, nach der sie entstehen, bekannt ist.*

Die Gesundheitserziehung stellt in ihren Überlegungen nicht in Rechnung, daß Sozialverhalten in engem Austausch zu seiner Umgebung, zu anderen Menschen, aber auch zur materiellen Kultur steht. Sozialverhalten ist materiell bedingtes Verhalten und Sozialverhalten orientiert sich an Definitionen einer Sozialsituation, die in einem Lebenskreis gelten. Die materielle Kultur, also Arbeitsplätze, Wohnungen, Wohnkomfort, Freizeit- und Erholungsflächen, folgen in ihrer Verteilung der Sozialschicht. Die Definitionen, durch die die Situationen verstanden werden, die mit der materiellen Kultur gegeben sind, dienen der Identifizierung eines Sozialzusammenhanges. Menschen gleicher Lage werden nicht nur durch ihre *Anwesenheit in der gleichen Situation* erkannt, sondern auch an ihrer *übereinstimmenden Auslegung* der Situationen in ihrem Verhalten. Definitionen von Situationen gelten daher auch für einen größeren Lebenskreis, für Angehörige einer Sozialschicht, für Bewohner eines Stadtteils. Da die Verteilung der materiellen Kultur eindeutig determiniert ist, nämlich durch die Einkommensverteilung, durch den Arbeits-, den Wohnungs- und Grundstücksmarkt, durch die städtischen Bebauungspläne, können wir damit rechnen, daß *schichtspezifische Situationen vorgegeben sind, die zu ihnen entsprechenden Definitionen führen.* Eine Gesundheitserziehung, die an den schichtspezifischen Determinanten des Sozialverhaltens vorbeisieht und die keinen Gedanken auf die Veränderung der materiellen Kultur verschwendet, handelt blind und ruft mit der Verstärkung ihrer eigenen Aktivitäten anomische Reaktionsweisen hervor. Auch ihr Ordnungsbild findet in der Realität keine Stütze und führt zu einer ideologischen Verzerrung der Wirklichkeit. Wichtig ist auch hier das Aufdecken der Regelhaftigkeit des Entstehens solcher Verzerrung.

4. Familie und Haushalt

Der Familie und dem Privathaushalt kommt für die Medizin eine nicht zu überschätzende Bedeutung zu.

– Die Medizin ist auf die Pflegeleistungen im Haushalt angewiesen. Die Bettlägerigkeit von Patienten verteilt sich auf Krankenanstalten und Haushalte im Verhältnis 1:3, vor allem Kinder und alte Menschen werden überwiegend zu Hause gepflegt[76].

– Die Medizin ist auf die Unterstützung ihrer Therapie durch den Haushalt und die Familienangehörigen angewiesen. Zwei Drittel aller *leichten* Beschwerden behandelt die Bevölkerung selbst, ohne Patient zu werden. Aber auch bei der ärztlichen Behandlung müssen die Diagnosen und die therapeutischen Maßnahmen der Ärzte für die Patienten und ihre Angehörigen verständlich sein. Diese müssen die Anweisungen des Arztes in ihren Lebensalltag übertragen und hineinnehmen können. Man hat die Diagnosen daher auch als Handlungsanweisung bezeichnet[76a].

– Die Medizin wird mit den unaufgearbeiteten und ungelösten Konflikten aus der Familie konfrontiert[77]. Eheprobleme, Erziehungsfragen, die Bewältigung schwerer oder unheilbarer Krankheit des Ehepartners, der Kinder oder Eltern bilden Gegenstand oder Hintergrund für den Besuch beim Arzt.

– Die Medizin spürt die Folgen eines Versagens der Familie, wenn unheilbar kranke Familienmitglieder „abgeschoben" werden, wenn Menschen in und an ihrer Familie zerbrechen, wenn die Persönlichkeitsentwicklung von Kindern und Jugend-

---

[76] Wirtschaft und Statistik, Jg. 1968, S. 310 (Mikrozensus April 1966).

[76a] Hartmann, F.: Öffentliches Gespräch: Diagnose als Problem ärztlichen Erkennens und Handelns, a.a.O., S. 33, ders. Begriff und Funktion der Diagnose, a.a.O.

[77] Richter, H.E.: Eltern, Kind, Neurose, a.a.O. Röttger, W.A.: Mütter, Emanzipation und Kinder, a.a.O.

lichen bleibend gestört wird, wenn Alte isoliert leben.

In den genannten Beziehungen von Medizin und Familie sind verschiedene Aspekte angesprochen.

– Die Familie als Basis der Laienmedizin. Mit dem Kostendruck der Anstaltsbehandlung, aber auch mit der Anerkennung präventivmedizinischer Gesichtspunkte gewinnt die Familie zunehmend an Bedeutung. Eine Aufgabenteilung zwischen professioneller und Laienmedizin muß aber die Belastungsfähigkeit des Familienhaushalts kennen. Sie muß wissen, welche Personen bilden eine Familie? Welcher Art sind die regelmäßigen Kontakte unter den Familienmitgliedern? Welche Personen wohnen zusammen? Wie ist der Tagesablauf durch Berufsarbeit, Hausarbeit, Schulbesuch der Kinder gegliedert?
– Die Familie als Partner der Medizin. Die Behandlung des Arztes setzt sich in der Familie fort. Das von ihm verordnete therapeutische Regime (Verhalten, Diät, Einnahme von Medikamenten) muß von der nächsten Umgebung des Patienten mitgetragen werden. Das liegt bei der Behandlung der Kinder und der chronisch Kranken auf der Hand. Es besitzt bei der Krankheitsfrüherkennung, der Gesundheitsvorsorge und -erziehung eine Schlüsselsituation. Die Kenntnis der Familiensituation, die Kommunikation mit den Familienmitgliedern seiner Patienten, aber auch die Vermittlung präventivmedizinischer Verhaltensregeln gehört daher zu den Grundlagen ärztlicher Tätigkeit.
– Die Familiendynamik als verstärkendes, auslösendes oder gar bestimmendes Element der Krankheit[78]. Der Arzt muß auf die psycho- oder soziodynamischen Prozesse in der Anamnese, in der Diagnostik und im ärztlichen Gespräch vorbereitet sein. Dies kann desto leichter geschehen, je mehr der Arzt die Familie als Part-

ner seiner therapeutischen Tätigkeit versteht. Allerdings liegt in diesem Aspekt gegenwärtig ein ungelöstes, vielschichtiges Problem ärztlicher Berufsarbeit. Der zunächst konsultierte Arzt oder Therapeut muß seine Kompetenz im Verhältnis zu den Spezialisten (dem Psychiater, dem Psychotherapeuten, dem Psychosomatiker) und zur Laienmedizin (dem Familien- und Eheberater, dem Pfarrer, den beteiligten Personen selbst, den Freunden des Patienten) abstecken können. Er muß um die Grenzen seines eigenen Engagement wissen. Er muß von seinen Verwaltungs- und Managementaufgaben, die er für die Sozialversicherung, für seine diagnostische Arbeit, für seinen „Betrieb" erfüllt, entlastet werden, um Zeit und Aufmerksamkeit der Beratung solcher Problempatienten zuwenden zu können. Das Problem betrifft also auch das Berufsbild des Arztes, wo liegt der Schwerpunkt seiner Tätigkeit? und die Arbeitsteilung im ärztlichen Beruf, für welche Patienten müssen welche Spezialisten konsultiert werden?
– Die Familie als Quelle sozialpolitischer Probleme. Erwartungen, die sich aus der Umgebung an die Familie richten, werden nicht eingelöst. Familien bleiben hinter den vorausgesetzten Ordnungen zurück. Die Familie „sollte" ihre kranken Angehörigen pflegen, sie „sollte" ihre Mitglieder in ihrem Selbstwert stärken, ihre Persönlichkeitsentfaltung fördern oder zumindest nicht unterdrücken. Der Arzt oder Therapeut muß die Grenzen solcher Erwartungen und Ordnungsansprüche kennen. Er muß darum wissen, daß ihre Erfüllung an Voraussetzungen gebunden ist, die nur in Grenzen persönlich zugerechnet werden können. Er muß daher lernen, die Diskrepanz zwischen vorausgesetzter Ordnung und Wirklichkeit von Familien nicht als moralisches Versagen zu werten, sondern als soziales Problem zu diagnostizieren. Er muß sich damit vertraut machen, daß soziale Ordnungen die von ihnen abweichenden, ihnen entgegengesetzten Zustände zum Teil mitverursachen.

---

[78] Myers, J.K., und Roberts, B.H.: Family and class dynamics in mental illness, a.a.O.

Auf die den Mediziner angehenden Fragen ist die sozialwissenschaftliche Familienforschung nur zum Teil vorbereitet, da sie in ihrer bisherigen Entwicklung andere Wege gegangen ist. Eine medizinsoziologische Familienforschung, wie sie beispielsweise Kisker und Strötzel schon vor Jahren gefordert haben, gilt es allererst zu entwickeln. Im Vordergrund sozialwissenschaftlicher Interessen stand bisher

– die Veränderung der Familie im gesamtgesellschaftlichen Differenzierungsprozeß, der durch die Industrialisierung eingeleitet wurde und der die vom Familienhaushalt wahrgenommenen Produktionsaufgaben verselbständigte. In ihm trennten sich Familienhaushalt und Produktionsbetrieb mit weitreichenden wirtschaftlichen und gesellschaftlichen Konsequenzen.

– Der Familienhaushalt, also die gemeinsam wirtschaftende und wohnende, arbeitslohnabhängige (in der Regel städtische) Kleinfamilie. Auf ihn richten sich die Erhebungen der amtlichen Statistik[79]. Er ist der Adressat wirtschafts- und sozialpolitischer Maßnahmen, z.B. Besteuerung, Kindergeld, Wohngeld.

– Die Familie als kleine Gruppe und als Sozialisationsinstanz. Hier begegnen sich vielseitige Forschungsinteressen von Sozialpsychologie und -psychiatrie, von Psychoanalytikern und theoretischen Soziologen, von Sozialpädagogen und Sozialarbeitern.

Wir werden im folgenden die wichtigsten Ergebnisse der sozialwissenschaftlichen Familienforschung unter einem medizinsoziologischen Erkenntnisinteresse vorstellen. Wir werden den soziogenetischen Hintergrund der gegenwärtigen Familien- und Haushaltsformen aufzeigen, Familie und Haushalt im Spiegel der Sozialstatistik darstellen und schließlich an einigen Funktionen, die die Familie für die Ge-

samtgesellschaft erfüllt, die Verflechtung von Familie und Sozialstruktur verdeutlichen. Zu den gesamtgesellschaftlichen Funktionen zählen wir: die Plazierungsfunktion im Statussystem, die Reproduktion im Alltagshandeln und die Sinnverwirklichung (personale und soziale Identität).

4.1 Kleinfamilie und Privathaushalt als Ergebnis sozialen Wandels

Die für die Gegenwart vorherrschende Familienform ist die Kleinfamilie. Sie besteht aus den Eltern und den heranwachsenden Kindern. Als *soziale Gruppe* wird sie durch die mit dieser Situation geschaffenen sowie mit den aus ihr abgeleiteten Sozialbeziehungen (Eltern und erwachsene Kinder oder Beziehungen unter den Geschwisterfamilien usf.) gebildet.

Die Kleinfamilie findet ihre wirtschaftliche Grundlage im Privathaushalt:

– in den Mehrpersonenhaushalten, in denen Eltern und heranwachsende Kinder zusammenleben,
– in den Mehrpersonenhaushalten, in denen die Ehepartner ohne Kinder leben,
– in den Einpersonenhaushalten Lediger, Geschiedener oder Verwitweter.

Die Kleinfamilie und die genannten Formen des Privathaushalts entsprechen unserer Primärerfahrung von Familie und Haushalt. Die gegenwärtigen Sozialformen verdanken ihre Existenz jedoch Prozessen der Auflösung überkommener, sogenannter vorindustrieller Familienverfassungen – wir können diese Prozesse sozialhistorisch als Entdifferenzierung und Vereinheitlichung der Familie bezeichnen – und Prozessen der Neuverteilung von gesamtgesellschaftlichen Aufgaben auf verschiedene im Industrialisierungsprozeß entstandene Institutionen – wir haben es hierbei mit einer gesellschaftlichen Differenzierung zu tun. Gesamtgesellschaftliche Aufgaben werden von mehreren In-

<hr>

[79] Sieben Jahrzehnte Wirtschaftsrechnungen in der Amtlichen Statistik, in: Wirtschaft und Statistik, Jg. 1969, S. 592–595.

stitutionen wahrgenommen, sie werden arbeitsteilig spezialisiert und damit der Sache nach ausdifferenziert.

Der amerikanische Soziologe McIver hat diese seit dem Ausgang des 18. Jahrhunderts zu beobachtenden Wandlungen der Familie auf die prägnante Formel zu bringen versucht: As the Family lost function over function it found its own [80]. Er meinte damit folgendes: die Familien haben im Zuge der arbeitsteiligen Ausdifferenzierung ihre beherrschende Stellung in der wirtschaftlichen Produktion eingebüßt. Bäuerliche, handwerkliche, aber auch kaufmännische Betriebe waren Familienbetriebe, die Arbeitskräfte der Familie wurden durch familienfremde Arbeitskräfte *ergänzt*. Der kapitalistische Betrieb, der auf der Lohnarbeit Familienfremder beruht, bildet zunächst die Ausnahme. Auch gaben die Familien ihre Erziehungsaufgabe an die Schulen und an die Einrichtungen der Berufsausbildung ab. Mit der Übertragung von Aufgaben an die Erwerbswirtschaft und an staatliche Bildungs- und Ausbildungseinrichtungen aber „spezialisierte" sich die Familie selbst. Sie wird jetzt eine Kleingruppe, für die die Kultivierung privater persönlichkeitsbestimmter Sozialbeziehungen kennzeichnendes Merkmal wird. Das Verständnis der Ehe als einer Institution der gegenseitigen Förderung der Persönlichkeitsentfaltung und dementsprechend ihre Auflösbarkeit im Falle einer gegenseitigen Zerstörung der personalen Kräfte der Ehepartner stützt diese Deutung ebenso wie die Entdeckung der Schicksalhaftigkeit

der frühkindlichen und kindlichen Sozialisation. Daß die Kleingruppe eine notwendige Vorbedingung für das Erlernen grundlegender sozialer Verhaltensweisen ist, daß in der Kleinfamilie die teilhabefähige, soziokulturelle Persönlichkeit entsteht bzw. ihre Teilhabefähigkeit verfehlen kann, teilt der Familie eine wichtige gesellschaftliche Rolle zu. Sie scheint die Funktionseinbuße auf anderen Gebieten, in der wirtschaftlichen Produktion und in der Bildung, wettzumachen.

Die Deutung McIvers, der die Familiensoziologie lange Zeit hindurch widerspruchslos gefolgt ist, enthält jedoch eine trügerische Vereinfachung. Sie unterstellt, daß die Spezialisierung der Familie auf die Kultivierung kleingruppenhafter, persönlichkeitsbestimmter und der Persönlichkeitsentwicklung bzw. -stabilisierung dienender Sozialbeziehungen die Familie für ihre eigentliche Aufgabe (found its own) freigesetzt habe. Einem solchen Gewinn an sozialer Bedeutung gegenüber wiegt die Abgabe von Aufgaben, die der Produktionsbetrieb und das Bildungssystem weit wirksamer erfüllen, leicht. McIver und mit ihm viele Familiensoziologen unterschlagen bei diesem Vergleich, daß die Spezialisierung der wirtschaftlichen Arbeit, der Bildung und Berufsausbildung von einer wissenschaftlich-technischen Revolution begleitet wurde. Die Wirtschaftswissenschaften sowie die Pädagogik und die in den Schulcurricula vertretenen Fachwissenschaften tragen, unterstützen und kontrollieren die arbeitsteilige Spezialisierung in Produktionsbetriebe, Schulen und Hochschulen. Sie ermöglichen auch eine wirksame öffentliche Kontrolle. Sozial- und Bildungspolitik gehören zu den wichtigsten innenpolitischen Themen der Politiker und der Tagespresse. Die Spezialisierung der Familie auf die persönlichkeitsbildende und -stabilisierende Kleingruppe war in weit geringerem Maße von einer sozialwissenschaftlichen Forschung begleitet. Diese Forschung hat vor allen Dingen zu keiner nennenswerten praktischen Umsetzung geführt. Gruppendynamik ist

---

[80] "As the family lost function after function it found its own. It became an association, the primary association within which husband and wife became father and mother, bound by a simple tie, animated by a clarified emotion which begins in the love of the sexes and develops into the affection, intimacy, and devotion of parents and children. Only in this unitary family can these emotions find free expression, and as the community grows the family takes this unitary form. What it looses in extent it may more than regain in quality."
McIver, R. zitiert nach König, R.: Soziologie der Familie, a.a.O., S. 174.

ein Lehrgegenstand für Führungskräfte, während die Bevölkerung zur Lösung ihrer Familiendynamik auf ihre Primärerfahrung und die Massenmedien verwiesen bleibt und erst bei ernsten Krisen fachlich kompetenten Rat findet (Tabelle 1).

Die Familienpolitik, ohnehin eine Schwachstelle im politischen Konzert, konzentriert sich weitgehend auf die Einkommensfrage des (Familien-)Haushalts. Während wir in den Techniken der wirtschaftlichen Produktion auf hohem Standard angelangt sind und uns in der Entwicklung des Bildungswesens um eine Modernisierung bemühen, bleiben wir in der Bewältigung der Situationen, vor die uns das Miteinanderleben in der Familie stellt, auf dem Niveau von Analphabeten. Verhaltensstörungen, Defizite der Erlebnisverarbeitung sowie ein gefährliches Potential an ungerichteter Aggression, das durch Krisen und Manipulation unschwer zu mobilisieren ist, sind der Preis für einen unkoordinierten gesellschaftlichen Differenzierungsprozeß, der Teilbereiche zu Lasten anderer technisch hochentwickelt hat. Die These McIvers leistet also einer Ideologisierung Vorschub und verdeckt wesentliche Probleme der Gesellschaftsentwicklung. Wir werden daher die Sozialprozesse einer Entdifferenzierung der überkommenen Familienformen und der arbeitsteiligen Ausdifferenzierung, die der Kleinfamilie und dem Privathaushalt ihre Rolle zuweisen, gesondert betrachten. Zunächst allerdings müssen wir einige demographische und ökonomische Veränderungen beschreiben, an denen das Ergebnis sozialer Prozesse deutlich wird.

4.1.1 Der Wandel der Bevölkerungsweise

Zwischen dem Beginn der Industrialisierung, die in England um die Mitte des 18. Jahrhunderts einsetzt und von da zunächst auf den west- und mitteleuropäischen Kontinent und auf Nordamerika übergreift, und der Gegenwart haben sich die Bevölkerungsweise und die Subsistenzbasis der Bevölkerung grundlegend gewandelt.

Unter Bevölkerungsweise[81] verstehen wir den Zusammenhang von Heirats-, Fortpflanzungs- und Absterbeverhalten der Bevölkerung. Die Bevölkerungsweise der vor- und frühindustriellen Epoche ist gekennzeichnet durch hohe Geburten- und Sterberaten sowie durch Heiratsbeschränkungen. Hohe Sterberaten und Heiratsbeschränkungen sind durch die geringe Umweltbeherrschung (Gesundheits- und Transportwesen, Kapitalausstattung, Stand der Produktionstechnik) bedingt. Noch bis in die Mitte des 19. Jahrhunderts schlugen sich Mißernten und strenge Winter sofort in erhöhten Sterbeziffern nieder.

Möller berichtet in seiner grundlegenden Untersuchung über „die kleinbürgerliche Familie im 18. Jahrhundert", daß die Durchschnittszahl der Kinder pro Familie in Durlach während des 18. Jahrhunderts zwischen 4,11 und 5,82 schwankte. Die Geburtenziffer auf Tausend der mittleren Bevölkerung betrug $41,4^0/_{00}$. Für andere Städte errechnen sich während der gleichen Zeit geringere Werte: für Berlin $34,6^0/_{00}$, für 20 kleinere Städte und Marktflecken der Kurmark $40,2^0/_{00}$, für Calw $40,1^0/_{00}$ und Wildberg $39,6^0/_{00}$. Allerdings war die Sterbequote der Lebendgeborenen sehr hoch. In Durchlach starben $330^0/_{00}$ der Lebendgeborenen innerhalb des ersten Jahres, $520^0/_{00}$ wurden nicht älter als 5 Jahre (S. 31). Ähnliche Angaben werden für Nürnberg gemacht. Dort starben $486^0/_{00}$ der Kinder vor ihrem sechsten Geburtstag, $527^0/_{00}$ vor Vollendung des 13. Lebensjahres (S. 189).

In der Gegenwart gehören Haushalte, in denen mehr als drei Kinder leben, zu den Ausnahmen. Nur ein Zehntel aller Mehrpersonenhaushalte und nur ein Fünftel aller Familienhaushalte mit Kindern haben drei und mehr Kinder (Tabelle 43). Die Situation der heranwachsenden Kinder ist daher schon von der Anzahl der Beziehungspersonen, mit denen sie in Kontakt treten, eine gänzlich andere. Eine Haushalts-

---

[81] Mackenroth, G.: Bevölkerungslehre, a.a.O.

größe „von fünf, auf jeden Fall aber von sechs und sieben Personen" bildete für die vorindustrielle Epoche die Regel (S. 35), während sie heute nur noch von einer Minderheit der Familien erreicht wird.

Aber auch die Überlebenswahrscheinlichkeit lebendgeborener Kinder ist mit der Situation von vor 200 Jahren nicht mehr vergleichbar. Im ersten Lebensjahr sterben noch $26{,}5^0/_{00}$ der Jungen und $20{,}3^0/_{00}$ der Mädchen, bis zum fünften Lebensjahr sind es $27{,}5^0/_{00}$ bzw. $21{,}1^0/_{00}$[82]. Welche Standards der Umweltbeherrschung wir heute für diese Situation setzen, erhellt aus der Tatsache, daß wir diese Sterbequote bei einem gesundheitspolitischen Vergleich als zu hoch beurteilen.

Der Strukturwandel der Bevölkerungsweise hat sich in den Ländern der ersten großen Industrialisierungsphase nur sehr allmählich vollzogen. Die starke Beschränkung der Kinderzahl hat sich in Deutschland erst nach dem Ersten Weltkrieg vollzogen und mit der Einführung der Ovulationshemmer noch einmal entscheidend verstärkt. Die Bevölkerungswissenschaftler sprechen für die Zeitreihe der Geburtsziffern vom „Pillenknick".

Für die Veränderung der Parameter, die die Bevölkerungsweise bestimmen, können wir mit Mackenroth die folgende zeitliche Reihenfolge beobachten. Die Entstehung der Industriearbeiterschaft bringt eine Zunahme der Heiratshäufigkeit und eine Senkung des Heiratsalters, weil diese Bevölkerungsgruppe aus den überkommenen Heiratsbeschränkungen der vorindustriellen ständischen Gesellschaft freigesetzt wird, oder wie Wilhelm Heinrich Riehl, der um die Mitte des 19. Jahrhunderts die ständische Gesellschaft des vor- und frühindustriellen Deutschlands idealisierend schildert, es formuliert: „Wo hier (in der Arbeiterschaft) die Familie auftritt, ist sie meist zur Existenz gar nicht berechtigt", weil sie sich nicht mehr auf das „ganze Haus" gründet. Der Arbeiterfamilie fehlt die Verbindung von Familienhaushalt und Produktionsbetrieb, ihr liefert kein Grund- und Hausbesitz die Selbstversorgungsbasis, für sie bleibt der Familienverband auf die Eltern und die heranwachsenden Kinder beschränkt[83]. Allerdings folgt die Arbeiterfamilie zunächst dem Fortpflanzungsverhalten der übrigen Gesellschaft. Der Ausdruck Proletariat veranschaulicht die Kinderfreudigkeit im Mangel als „Brot der Armen" im materiellen (Kinderarbeit), wie im immateriellen Sinne (einziger Besitz und Lebensfreude).

Die erfolgreiche Bekämpfung der Infektionskrankheiten durch die Medizin und die Hebung des Lebensstandards führten zu einer Senkung der Kleinkinder- und Säuglingssterblichkeit (Tabelle 36) und vermittelten den Familien die sozialhistorisch neue Erfahrung, daß einmal lebendgeborene Kinder auch am Leben bleiben. Das Verbot der Kinderarbeit und wachsende Ansprüche an den Lebensstandard, vor allem an die Kontinuität und Sicherheit des einmal erreichten Status begünstigten eine Beschränkung der Kinderzahl. Eine Familienplanung setzte sich, von den Mittel- und Oberschichten ausgehend, allmählich durch. Geplant wurde zunächst – wie Mackenroth zu Recht unterstellt – nicht die Kinderzahl als solche, sondern die für den Unterhalt der Kinder erforderlichen Mittel. Kleidung, Wohnraum, Beschränkung der Erwerbstätigkeit der Mütter, (das gilt zunächst für das Kleinbürgertum, die Handwerker und Kaufleute, und für die Industriearbeiter, in der Gegenwart für alle Sozialschichten) werden zu den für die eigene Lebenshaltung als wichtig angesehenen Mitteln in Beziehung gesetzt. Dementsprechend finden wir die stärkste Beschränkung der Kinderzahl in der oberen Unterschicht und in der unteren Mittelschicht, während zu den Oberschichten hin mit steigendem Lebenshaltungsniveau die Kinderzahl zunimmt. Auf der anderen Seite findet der Gedanke einer planenden

---

[82] Statistisches Jahrbuch 1973, S. 62.

[83] Riehl, W.H.: Die Naturgeschichte des deutschen Volkes, a.a.O., S. 335.

Tabelle 36. Sterblichkeit auf 100000 der Bevölkerung 1900–1959 und Todesfälle 1959 nach ausgewählten Todesursachen (USA)

Cause of death	1900	1930	1959	1959 abs.
All causes	1719,1	1132,1	941,7	1659000
Infectious diseases				
Tuberculosis, all forms	194,4	71,1	6,7	11730
Syphilis and its sequelae	12,0	15,7	1,8	3190
Typhoid fever	31,3	4,7	–	–
Dysenterie, all forms	12,0	2,8	0,2	290
Diphteria	40,3	4,9	0,0	60
Wooping cough	12,2	4,8	0,2	280
Acute poliomyelitis	–	1,2	0,3	540
Measles	13,3	3,2	0,2	380
Influenza and pneumonia (except pneumonia of newborn)	202,2	102,5	32,5	57320
Chronic diseases				
Malignant neoplasms	64,0	97,4	147,1	259090
Diabetes mellitus	11,0	19,1	16,0	28160
Major cardiovascular renal diseases	345,2	414,4	519,7	915610
Ulcer of stomach and duodenum	2,7	6,2	5,9	10460
Accidents				
Motor-vehicle accidents	–	26,7	20,0	35320
All other accidents	72,3	53,1	30,7	54030

Quelle: Freeman, Levine, Reeder, a.a.O. S. 69. – Leider fehlt eine vergleichbare Tabelle für Deutschland.

Gestaltung der eigenen Lebensführung und damit einer Familienplanung in der Situation der untersten Sozialschichten nur geringe Ausbreitungschancen.

Eine solche theoretische Deutung sieht das Fortpflanzungsverhalten nicht in der Isolierung, die durch die bevölkerungsstatistische Beobachtung und die von ihr verwendeten Parameter suggeriert wird, sondern im Zusammenhang der Sozialsituation der Familienhaushalte. Die Gegebenheitsweise, die eine sozialwissenschaftliche Bevölkerungstheorie nachzubilden trachtet, betrifft die Lebenshaltungsvorstellungen, die orientierend auf das Verhalten der Personen einwirken, die einen gemeinsamen Haushalt führen.

Die durch die Familienplanung herbeigeführte Beschränkung der Bevölkerungszahl folgt also einmal einer starken Vermehrung der Bevölkerung nach, sie reagiert auf die Erfahrung, daß die Geburt auch ein hohes Überlebensrisiko einschließt. Zum anderen aber tritt sie nach einer Verbesserung der Lebenshaltung ein. Erst wenn sich auch die Erfahrung für breite Schichten der Bevölkerung bestätigt, daß die Lebenshaltung vor ruinösen Einbrüchen sicher, also planbar ist und mit zunehmenden Erwerbsjahren steigt, dann besteht eine hohe Wahrscheinlichkeit, daß eine Familienplanung aus der Vorsorge für die Lebenshaltung heraus einsetzt. Wir treffen also in dem Wandel der Bevölkerungsweise auf die Verarbeitung von Umwelterfahrungen der Familie und auf die Umsetzung solcher Erfahrungen in Verhaltenskriterien. Das Ergebnis ist eine gewandelte, die „industrielle Bevölkerungsweise": Geburts- und Sterberaten liegen auf einem niedrigen Niveau. Die Heiratshäufigkeit ist hoch, in der Altersgruppe der 25–35-jährigen erreicht die altersspezifische Verheiratetenquote 90% (Tabelle 37), und das durchschnittliche Heiratsalter (Erstheirat) liegt niedrig: Männer 1971 = 25,5 (1953 = 27,4), Frauen 22,9 (25,0)[84].

Rein statistisch steigt damit das Risiko der Fehlplanung. „Unerwünschte" Schwan-

---

[84] Statistisches Jahrbuch 1973, S. 56.

Tabelle 37. Wohnbevölkerung am 31. 12. 1970 nach Altersgruppen und Familienstand[a]

Alter von … bis unter … Jahren	Ledig				Verheiratet				Verwitwet				Geschieden			
	männlich		weiblich		männlich		weiblich		männlich		weiblich		männlich		weiblich	
	1000	%	1000	%	1000	%	1000	%	1000	%	1000	%	1000	%	1000	%
unter 15	7 229,6	100	6 873,4	100	—	—	—	—	—	—	—	—	—	—	—	—
15 – 20	2 053,8	99,8	1 883,1	95,9	3,5	0,2	79,8	4,1	6,8	0,1	26,6	0,3	71,4	0,8	145,0	1,8
20 – 25	1 600,7	79,2	926,2	48,3	416,3	20,6	968,8	50,5								
25 – 30	761,4	35,9	291,2	14,9	1 333,9	62,9	1 606,0	82,1								
30 – 35	439,6	16,6	205,8	8,6	2 155,0	81,5	2 111,5	87,8								
35 – 40	196,0	9,4	142,9	7,5	1 850,7	88,5	1 684,5	88,0	12,9	0,3	84,5	2,2	79,0	1,9	128,5	3,3
40 – 45	118,6	6,0	165,7	8,4	1 822,7	91,7	1 671,5	85,2								
45 – 50	70,6	4,3	212,2	9,8	1 512,2	92,9	1 725,9	79,7	30,5	1,1	356,9	9,6	54,4	2,0	157,5	4,2
50 – 55	37,4	3,3	138,4	8,9	1 039,3	93,1	1 134,3	72,7								
55 – 60	56,2	3,8	167,4	8,0	1 369,6	91,5	1 319,5	63,3	104,9	3,4	1 206,7	28,6	69,9	2,3	170,6	4,0
60 – 65	61,9	4,0	184,3	8,6	1 378,6	89,2	1 175,8	54,9								
65 – 70	54,9	4,0	184,8	10,1	1 173,3	86,1	847,5	46,2	242,3	10,8	1 485,1	45,5	39,7	1,8	101,8	3,1
70 – 75	31,6	3,6	157,7	11,0	704,3	79,8	489,8	34,2								
75 und mehr	29,5	3,3	197,8	11,5	547,8	61,7	291,8	17,0	300,6	33,8	1 195,1	69,6	10,3	1,2	33,4	1,9
Insgesamt	12 741,8	43,8	11 730,9	36,7	15 307,2	52,7	15 106,9	47,3	698,0	2,4	4 355,0	13,6	324,7	1,1	736,8	2,3

[a] Vorläufiges Ergebnis. — Die Familienstandsgliederung wurde nach den altersspezifischen Familienstandsquoten des Mikrozensus vom April 1971 errechnet.

Quelle: Statistisches Jahrbuch 1973, S. 48.

gerschaften werden zum Problem einer geplanten Lebensweise, die auf die Verwirklichung differenzierter Lebenshaltungsvorstellungen gerichtet ist. Die Schwangerschaft konkurriert mit der Berufsausbildung, mit der Berufstätigkeit, sie entspricht nicht der gegenwärtigen Wohn- oder Familiensituation, sie überfordert die Kräfte einer Frau oder einer Familie usf. Die Umweltänderung: statistische Zunahme der empfängnisbegünstigenden Situationen trifft in der Sozialsituation der Familien auf ein sensibilisiertes Empfinden für die Gefährdung der Lebensziele, die durchaus in Übereinstimmung mit den Erwartungen der Umgebung angestrebt werden. Die gesellschaftspolitische Alternative, vor der die Gesundheitspolitiker nach einer Entkriminalisierung des Schwangerschaftsabbruchs stehen, lautet daher: Änderung der Lebensziele und damit generalisierter Erwartungen (z.B. qualifizierte Berufsausbildung und Berufstätigkeit auch der Frauen, gute Sozialisationsbedingungen für die Kinder in der Familie, rentabler Wohnungsbau, der die Drei- bis Vierzimmerwohung bevorzugt und die Wohnfläche zu Lasten von Spielflächen beschneidet), oder Verringerung des Empfängnisrisikos. Letztere Alternative setzt eine bessere Kenntnis der Empfängnisrisiken voraus.

Betrachten wir den Wandel der Bevölkerungsweise seit dem 18. Jahrhundert, so können wir für die Bevölkerungsbewegung der Gesellschaften der ersten Industrialisierungsepoche drei Zustände unterscheiden.

– Eine stationäre Bevölkerungsbewegung auf hohem Geburten- und Sterbeniveau mit niedriger durchschnittlicher Lebenserwartung,
– eine stationäre Bevölkerungsbewegung auf niedrigem Geburten- und Sterbeniveau mit hoher durchschnittlicher Lebenserwartung und
– eine expansive Bevölkerungsbewegung mit hohem Geburten- und fallendem Sterbeniveau mit steigender durchschnittlicher

Lebenserwartung. Diese Bevölkerungsbewegung wird sozialwissenschaftlich auch als Übergangsphase bezeichnet.

Der amerikanische Soziologe David Riesman hat den drei Phasen der Bevölkerungsbewegung vorherrschende Typen des Sozialcharakters zugeordnet. Unter Sozialcharakter versteht er Kriterien der persönlichen Orientierung des Sozialverhaltens. Der stationären Bevölkerungsweise auf hohem Geburten- und Sterbeniveau ordnet er einen traditionalen Sozialcharakter zu, der Übergangsphase einen an starren sozialethischen Maximen orientierten Charakter (z.B. das puritanische Leistungsethos der „innerweltlichen Askese") und der der industriellen Bevölkerungsweise der Gegenwart das Orientierungsmuster der other-directedness, d.h. die flexible Übernahme von Verhaltensstandards, die in der Öffentlichkeit, in den Massenmedien, der Mode, dem Verkehrskreis jeweils gelten. Riesman, dessen soziologische Aussage vor allem zur other-directedness der städtischen Gesellschaft des neuen Mittelstandes nachhaltige Aufmerksamkeit gefunden haben, stellt einen direkten Bezug zwischen der vorherrschenden Verhaltensorientierung der Individuen und der Bevölkerungsweise her.

4.1.2 Der Wandel der Subsistenzbasis

Die Industrialisierung bedeutet Verstärkung der gewerblichen (nicht-landwirtschaftlichen) Produktion. Nach dem Schema, das Colin Clark und Jean Fourastié entwickelt haben, verändert sich der relative Anteil der erwerbstätigen Bevölkerung, der auf die drei Sektoren der Volkswirtschaft entfällt,

– auf die landwirtschaftliche Produktion (einschließlich Forstwirtschaft und Fischerei) (Primärer Sektor),
– auf die gewerbliche Güterproduktion (Handwerk, Industrie) (Sekundärer Sektor),

– auf die Dienstleistungen bereitstellenden und Informationen verarbeitenden Wirtschaftszweige und öffentlichen Einrichtungen (Handel, Banken, Versicherungen, Gesundheitswesen, Rechtspflege, Schulen und Hochschulen, Allgemeine Verwaltung, Polizei und Militär) (Tertiärer Sektor) (Tabelle 38, Abb. 10).

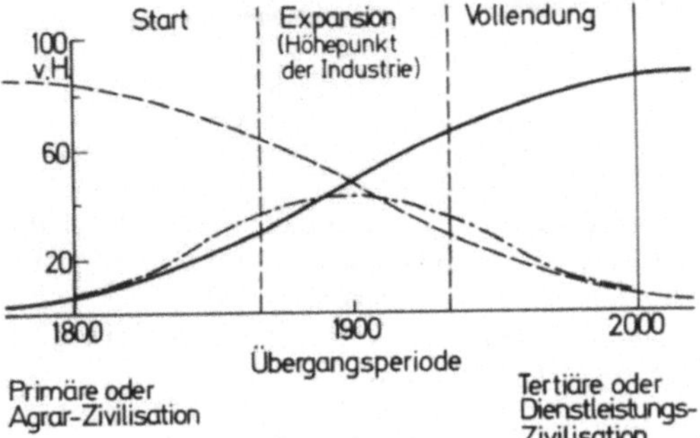

Abb. 10. Von der Agrarzivilisation zur Dienstleistungszivilisation. Die Zeit vom Ende des 18. bis zum Beginn des 20. Jahrhunderts umfaßt damit den ersten Teil der von Fourastié als Übergangsperiode von der primären zur tertiären Zivilisation bezeichneten Phase. Quelle: Henning, F.W., Die Industrialisierung in Deutschland 1800–1914, a.a.O. S. 20/21

Tabelle 38. Entwicklung der Beschäftigtenzahl in den einzelnen Wirtschaftssektoren in Prozent aller Beschäftigten

Jahr	Sektoren in Prozent aller Beschäftigten			Beschäftigte insgesamt
	primärer	sekundärer	tertiärer	in Millionen
1780	65	19	16	10,0
1800	62	21	17	10,5
1825	59	22	19	12,6
1850	55	24	21	15,8
1875	49	30	21	18,6
1900	38	37	25	25,5
1914	34	38	28	31,3
1935	30	38	32	29,9
1970	5	48	47	30,1

Anmerkung: 1935 = Deutsches Reich;
1970 = Bundesrepublik Deutschland
Quelle: Vgl. Abb. 10.

Sie können für die zurückliegenden 200 Jahre eine in den Ländern der ersten Industrialisierungsepoche ähnlichen Verlauf beobachten. Sie erklären ihn aus dem Zusammenwirken von zwei Faktoren: der steigenden Arbeitsproduktivität durch Mechanisierung und Automatisierung der Produktionsprozesse und den Schwellen der Bedürfnissättigung.

Die *Mechanisierung* der menschlichen Arbeit und technisch reifere Produktionsverfahren bedingen zunächst eine versteckte Arbeitslosigkeit in der Landwirtschaft, die in dem Schema von Fourastié 80% der verfügbaren Arbeitskräfte der vor- und frühindustriellen Volkswirtschaft bindet. Der Industrialisierung geht also eine Revolutionierung der Agrartechnik und der ländlichen Besitzverhältnisse voraus[85]. Sie führt zur Freisetzung von Arbeitskräften und zur Proletarisierung der Kleinbauern, Pächter und Tagewerker auf eigene Rechnung. Die Mechanisierung der gewerblichen Produktion, der Handwerke, zerstört den handwerklichen Kleinbetrieb und treibt das Kleinbürgertum in des Industrieproletariat. Insgesamt tritt eine allmähliche Steigerung der Güterproduktion ein, die sich rascher entfaltet als die Bevölkerung und daher volkswirtschaftlich zu einer Zunahme des Realeinkommens pro Kopf der Bevölkerung führt. Die bescheidenen Bedürfnisse der breiten Volksschichten, das zunächst gegebene ökonomische Gefälle von Industriearbeitern zu Landarbeitern[86] sowie die stärkere soziale Abhängigkeit der ländlichen Unterschichten (Gutsbetrieb, Pachtverhältnisse, Gesindeordnung) erleichtern die Abwanderung landwirtschaftlicher Arbeitskräfte in die Industrie. Die bescheidenen Bedürfnisse der Arbeiter („die verdammte Bedürfnislosigkeit des deutschen Arbeiters" Lassalle) begünstigen die Bildung von Realkapital (Abb. 11–13). Der industrielle Wachstumsprozeß (die kapitalistische oder später in sozialistischen Ländern die sozialistische Akkumulation, d.h. die Netto-Investition) spielt

[85] Whitman, W., Rostow: Stadien des wirtschaftlichen Wachstums, a.a.O. Henning, F.W.: Die Industrialisierung in Deutschland 1800–1914, a.a.O.
[86] Achinger, H.: Sozialpolitik als Gesellschaftspolitik, a.a.O. S. 12.

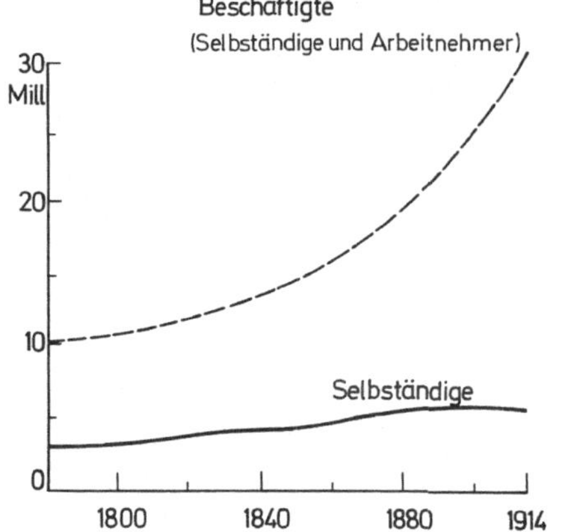

Abb. 11. Zahl der Selbständigen und der Beschäftigten insgesamt im 19. Jahrhundert in Deutschland

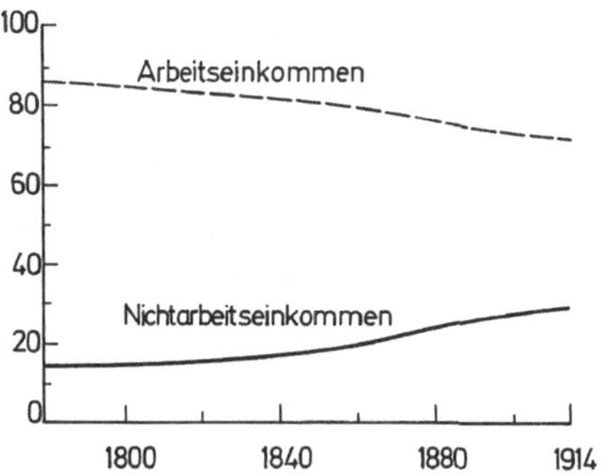

Abb. 12. Die Verteilung des Volkseinkommens auf Arbeits- und Nichtarbeitseinkommen im 19. Jahrhundert in Prozent des gesamten Volkseinkommens. Quelle: Henning, F.W.: Die Industrialisierung in Deutschland 1800–1914, a.a.O. S. 30 u. 32

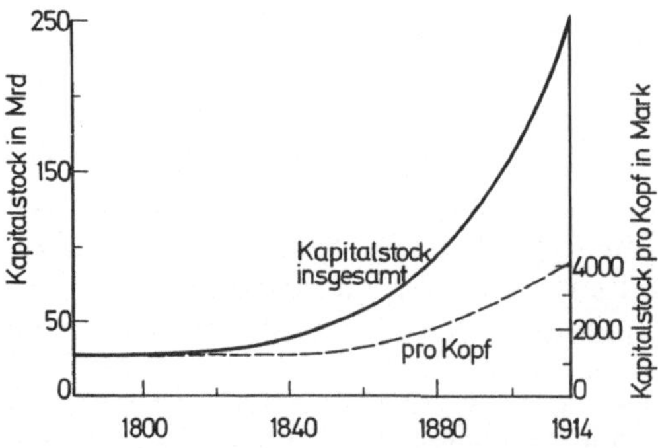

Abb. 13. Entwicklung des Kapitalstockes insgesamt und pro Kopf der Bevölkerung in Deutschland von 1780 bis 1914 in Preisen von 1913

Tabelle 39. Die Entwicklung des Nettosozialproduktes

Jahr	Nettosozialprodukt in Preisen von 1913	
	Insgesamt in Mrd. Mark	pro Kopf der Bevölkerung in Mark
1780	5,0	240
1800	5,7	250
1825	7,3	260
1850	9,4	265
1875	17,7	427
1900	33,2	593
1914	49,0	728

Die Entwicklung des *Nettosozialproduktes* (zu Faktorkosten = Volkseinkommen = Summe der Wertschöpfung in den einzelnen Sektoren).
Quelle: Henning, F.W.: Die Industrialisierung in Deutschland 1800–1914, a.a.O. S. 25.

Erläuterung zu Abb. 11–13 und Tabelle 39
Wie Abb. 11 zeigt, steigt im 19. Jahrhundert die Anzahl der Erwerbstätigen insgesamt stark an, vor allem, weil die Anzahl der Arbeiter zunimmt. Der Zuwachs der Selbständigen ist vergleichsweise gering.

Abb. 12 macht deutlich, daß der Zuwachs im Volkseinkommen vornehmlich Selbständigeneinkommen wird, der Anteil der Nicht-Arbeitseinkommen erhöht sich auf 30%, der Anteil der Arbeitseinkommen verringert sich – bei steigender Beschäftigtenzahl – auf 70% des gesamten Volkseinkommens.

Die Erklärung hierfür gibt Abb. 13. Der Zuwachs des Volkseinkommens wird zur Bildung von Realkapital verwendet, dessen Ertrag das Nicht-Arbeitseinkommen entsprechend erhöht.

Tabelle 39 zeigt den Zuwachs des Volkseinkommens insgesamt und pro Kopf der Bevölkerung, standardisiert in den Preisen von 1913. Das Volkseinkommen hat sich bis 1914 gegenüber 1780 verzehnfacht, pro Kopf der Bevölkerung nahezu verdreifacht.

sich ein und führt zu Nettoinvestitionsraten von 10–15% des Brutto-Sozialprodukts[87].
Verlängern wir diesen Prozeß in die Gegenwart hinein und betrachten ihn von seinem Ergebnis her, dann stellen wir fest, daß die Steigerung der landwirtschaftlichen Erzeugung und der gewerblichen

---

[87] Hoffmann, W.G.: Das Wachstum der deutschen Wirtschaft seit der Mitte des 19. Jahrhunderts, a.a.O., S. 104.

Güterproduktion in den westlichen Industrieländern auf *Sättigungsgrenzen* stößt. Die Aufnahmefähigkeit der inländischen Märkte wächst nicht mehr, sie verlangsamt sich, stagniert, oder wird für manche Produkte sogar rückläufig. Die Folge ist ein steigendes Beschäftigungsrisiko in den Branchen, die an die Marktsättigungsgrenzen stoßen. Denn die Mechanisierung und Automatisierung, die Fortschritte der Produktionstechnik, die im Prinzip eine Ersetzung menschlicher durch technische Arbeit bedeuten, schreiten weiter voran. Aus der Situation der entwickelten Industrieländer folgt zugleich ein bisher ungelöstes Problem der heutigen Industrialisierungsländer. Die aus der weltwirtschaftlichen Verflechtung zwangsläufig folgende Übernahme der Produktionstechniken der fortgeschrittenen Länder bringt nur für einen relativ kleinen Teil der Bevölkerung Arbeitsplätze. Aus dem Arbeitseinkommen der Industriearbeiter entsteht also nur eine volkswirtschaftlich bescheidene Kaufkraft. Die Bedürfnisse und die Märkte für Konsumgüter können nicht expandieren. Die Armut stagniert neben dem Wohlstand kleiner Minderheiten.

Mit der industriell-gewerblichen Produktion werden aber auch Dienstleistungen und die Verarbeitung von Informationen notwendig. Das wachsende Güterangebot sowie die räumliche Konzentration der Produktionsstätten bedingen einen entsprechenden Handelsverkehr. Mit zunehmendem Wohlstand (Gütervielfalt und Sättigungsgrenzen) gewinnt die Absatzwirtschaft (Werbung, Kundendienst) eine zusätzliche Bedeutung. Die Finanzierung der Unternehmungen, vor allem ihr Kreditbedarf, aber auch die Sicherung gegen unvorhergesehene Verluste führen zur Entwicklung des Banken- und Versicherungswesens. Nachrichtenverkehr und Transport beteiligen den Staat (Post, Eisenbahn) an der Bereitstellung von Dienstleistungen und Informationen. Die arbeitsteilige Spezialisierung und ihre Verflechtung über den Handel unter der Bedingung der Kalkulierbarkeit ihrer Wirkungen erfordert ein Rechtssystem. Formale Rechtsbegriffe, Schlichtungsregeln und -instanzen schaffen ein Betätigungsfeld für die Rechtsberufe. In einer Gesellschaft, in der die Menschen ihren Lebensunterhalt überwiegend aus dem Arbeitseinkommen bestreiten und die „Entschädigung" für ihre Arbeitsleistungen aus einem wachsenden Realeinkommen erwarten, erfährt die Gesundheit als Grundlage der Erwerbsfähigkeit und als Bedingung der Freizeit, um sich für seine Arbeit auch „entschädigt" zu wissen, eine starke Aufwertung. So postulierte schon Solomon Neumann (1848) ein Recht auf Gesundheit, indem er dem Staat die Verpflichtung auferlegte, „die Gesundheit aller derjenigen, die kein anderes Eigentum als nur ihre Gesundheit haben, zu schützen". Ein Recht auf medizinische Versorgung in erreichbarer Nähe für alle Bürger gehört heute ebenso zu den sozialstaatlichen Selbstverständlichkeiten wie die Organisation einer wirksamen Gesundheitsvorsorge. Die Kosten für die medizinische Versorgung beanspruchen einen beachtlichen Teil (10%) aus dem Brutto-Sozialprodukt. Aber auch der Anteil der Ärzte und Pflegeberufe an allen Beschäftigten ist bemerkenswert (1,5%) und wird vermutlich in Zukunft noch zunehmen.

Starke Tendenzen wirken auf eine wachsende Bedeutung der Bildung hin. Der wissenschaftliche und der technische Fortschritt erschließen neue Berufsfelder, ohne bestehende völlig zu entwerten. Das Ersetzen menschlicher durch mechanische Arbeit bedingt ein Umlernen, das desto leichter gelingt, je breiter die Berufsgrundausbildung bzw. die Allgemeinbildung ist. Da unsere Zivilisation auf einer erfahrungsgeleiteten Kultur beruht, nehmen die Erfahrungen, die wir mit der Beherrschung der natürlichen und gesellschaftlichen Umwelt machen, zu, ohne daß frühere Erfahrungen völlig entwertet werden. Wie die Aufarbeitung historischer Erfahrungen unter der Perspektive der Gegenwart lehrt, dient ein soziogenetischer Aspekt dem besseren Verständnis sozialer Strukturen. Hinzu treten die Erfahrungen fremder Kulturen, mit denen wir politisch, wirtschaftlich und kulturell in Beziehung treten. Die Teilhabe möglichst aller Bürger an den wichtigen Ereignissen in der Gegenwart setzt eine individuelle Aneignung der geschichtlich wirksamen Erfahrungen, also Bildung voraus. Inzwischen hat der Ausbau des Bildungswesens seine Kosten zu einer Schlüsselposition in den öffentlichen Haushalten werden lassen.

Neben den genannten Aufgaben fallen dem Staat also – konkret für die Bundesrepublik gesprochen – dem Bund, den Ländern und den Gemeinden, aber auch der mittelbaren Staatsverwaltung der Sozialleistungsträger, die auf dem Prinzip der Selbstverwaltung beruhen, aber gesetzliche Aufgaben erfüllen, wichtige Funktionen zu. Der Staat muß die öffentlichen Dienstleistungen, Recht, Gesundheit, Bildung, innere und äußere Sicherheit über Steuern und Abgaben nach rechts- und sozialstaatlichen Grundsätzen finanzieren. Er muß die wirtschaftliche Verantwortung für den volkswirtschaftlichen Gesamtprozeß wirksam ausfüllen. Er muß gesellschaftspolitisch zwischen Sozialgruppen einen Ausgleich schaffen, z.B. von Erwerbstätigen zu Rentnern, von der übrigen Wirtschaft zur Landwirtschaft, von der übrigen Gesellschaft zu den Behinderten usw. Er muß Zukunftsplanung und -sicherung betreiben. Denn wie die Strukturkrisen verschiedener Wirtschaftsbranchen (Landwirtschaft, Hochbau und Automobil-Industrie) zeigen, planen die Unternehmungen nur partikular und, soweit branchenbezogen, bestenfalls mittelfristig.

Wir können hier keine Aufzählung staatlicher Funktionen geben, aber die Beispiele verdeutlichen zur Genüge, in wie starkem und tendenziell zunehmendem Maße der Staat öffentliche Dienstleistungen bereitstellt und Informationen für die politische Planung sammelt und aufbereitet (Abb. 14).

Insgesamt aber geht aus dieser Übersicht hervor, wie der Bedarf an Dienstleistungen und Informationen mit dem Ausbau der

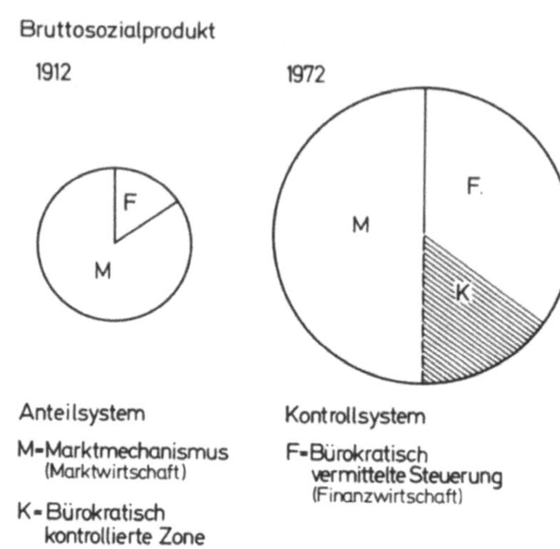

Abb. 14. Öffentliche Haushalte und Bruttosozialprodukte

Erläuterung: Den Bedeutungswandel der Öffentlichen Haushalte in der Volkswirtschaft hat Mann, F.K. auf die Formulierung gebracht: vom Anteil- zum Kontrollsystem. Während vor dem Ersten Weltkrieg die Öffentlichen Haushalte 10–12% aus einem vergleichsweise kleineren Bruttosozialprodukt beanspruchten, hat sich dieser Anteil nach dem Zweiten Weltkrieg bei einem wesentlich größeren Bruttosozialprodukt auf 36–40% erhöht. Mit diesem staatlichen Ausgabevolumen wird die private Wirtschaftstätigkeit (öffentliche Aufträge) beeinflußt. Im Markt entsteht eine „bürokratisch kontrollierte Zone".

industriellen Güterproduktion wächst. Fourastié prognostiziert aus den Beobachtungen der bisherigen Entwicklung den Übergang zu einer Dienstleistungsgesellschaft, in der die Bevölkerung überwiegend helfend, beratend, Informationen aufbereitend, lehrend, verwaltend, planend und regierend tätig ist und damit ihren Lebensunterhalt bestreitet. Er leitet das Recht zu seiner Prognose aus zwei Bedingungen ab. Einmal kann der Dienstleistungssektor im Vergleich zur Güterproduktion nur in geringerem Maße menschliche Arbeit durch technische Produktionsverfahren ersetzen. Zum andern stehen die entwickelten Industriegesellschaften vor einem offenen Horizont ungedeckter Bedürfnisse. Persönliche Hilfe und Beratung, Bildung und Gesundheitsvorsorge, stärkere Beteiligung der Bürger an der politischen Planung und die Demokratisierung der Gesellschaft beherrschen das Zukunftsbewußtsein in stärkerem Maße als die Verbesserung der Güterversorgung. Die Schwächen seiner Argumentation liegen einmal in der Unterschätzung einer möglichen technischen Rationalisierung im Dienstleistungsbereich. Der Umsetzung einer anwendungsbereiten Technik steht der Widerstand der betroffenen Berufsgruppen, der Angestellten und Beamten entgegen. Sie stehen in der Prestige- und Einkommensskala über den Industriearbeitern. Auch begünstigt die Schwerfälligkeit des politischen Apparates nicht gerade den Fortschritt. Denn technische Rationalisierung, vor allem durch den Aufbau von Informationssystemen auf der Grundlage der automatischen Datenverarbeitung, bedeutet mehr Transparenz der Verwaltung und der Entscheidungen. Sie bringt eine Verlagerung von Autorität und Sachkompetenz. Sie verändert das Herrschaftsgefüge innerhalb von Verwaltungen und im Verhältnis zu den Bürgern. So erwarten Fachleute, wie z.B. Adalbert Podlech, von der Einführung integrierter Informationssysteme für die öffentliche Verwaltung einschließlich der Rechtsprechung und der Gesetzgebung eine völlig neue Struktur mit der Folge, daß „nahezu alle an klassischem Behördenverhalten orientierte Institute des ... Rechtsstaates in ihrer Effektivität stark gemindert" oder nahezu überflüssig werden (S. 2). Auch für die Qualifikation der in der automatisierten Verwaltung Beschäftigten ergeben sich einschneidende Veränderungen in der Ausbildung und in der Positionszuweisung.

Zum andern aber gilt die Prognose von Fourastié nicht ausnahmslos. In der Bundesrepublik ist bisher, wegen ihres starken Exports an industriellen Gütern, der nach der Prognose zu erwartende Rückgang des Anteils der in der Industrie Beschäftigten ausgeblieben. Er stieg seit 1950 = 41,6% auf 48,4% 1961 an und hält sich seitdem auf diesem Niveau[88].

Und schließlich berücksichtigt Fourastié

nicht das Verhältnis der Industriegesellschaften zu den Industrialisierungsländern. Ob die Modelle der Industrialisierung, wie sie von der westlichen Welt unter dem politischen System des Liberalismus und des Reformsozialismus und von Sowjetrußland unter dem Leninismus und Stalinismus historisch ausgebildet worden sind, ein Modell für die Industrialisierung überhaupt darstellen, muß angesichts der Erfahrungen in den Industrieländern bezweifelt werden.

Dem geschilderten Wandel der Struktur der Arbeitsplätze kommt für die Familienverfassung eine wichtige Bedeutung zu. Neben den bäuerlichen, den kleinbürgerlichen und den großbürgerlichen Haushalt, die ihre Lebenshaltung neben Gewerbe und Handel noch auf agrarische Selbstversorgung gründeten und neben den Feudalhaushalt der Gutsbesitzer und Fürsten treten die Haushalte der Industriearbeiter, der Angestellten und Beamten. Ihre Existenzgrundlage ist das Arbeitseinkommen und seine Verwendung auf den Gütermärkten. Mit den Arbeitnehmerhaushalten der entstehenden Industriegesellschaft setzt sich der auf Verwendung des Arbeitseinkommens sich gründende Haushalt gegenüber den vorindustriellen, auf Selbstversorgungsbasis beruhenden Haushaltstypen durch. Mit dem Vordringen der Industrialisierung wird jedoch nicht nur die Selbstversorgungsbasis verlassen – sogar der Bauernhaushalt in der Gegenwart erzeugt nicht einmal mehr alle von ihm verbrauchten Nahrungsmittel selbst – sondern auch das quantitative Gewicht der Haushaltstypen ändert sich. Die Haushalte der Bauern, der selbständigen Handwerker und Kaufleute, die in der vor- und frühindustriellen Zeit den überwiegenden Anteil ausmachten, geraten in eine Randstellung bei gleichzeitiger Strukturänderung. Während die Haushalte der Industriearbeiter, der Angestellten und Beamten sowie die der freien Berufe vordringen und heute das Erscheinungsbild bestimmen. Wir beobachten einen Wandel der Subsistenzbasis der Familien

---

[88] Materialien zum Bericht zur Lage der Nation, 1974, S. 327.

– in der Stellung im Produktionsprozeß. Aus Selbständigen-Haushalten werden Arbeitnehmerhaushalte,
– in der Eigenart der unterhaltsvermittelnden Berufstätigkeit. Aus Landwirtschaft betreibenden Haushalten werden Haushalte, in denen ein oder mehrere Familienmitglieder im Industrie- oder im Dienstleistungssektor arbeiten,
– im Übergang zur Marktversorgung. Die Selbstversorgungsbasis der vorindustriellen Haushalte wird schrittweise verlassen. Die arbeitsteilige, marktvermittelte Produktionsweise setzt sich für alle Bedarfsgüter der Haushalte durch. Die Verwendung des Arbeitseinkommens auf den Märkten für Güter und Dienstleistungen bestimmt die Lebenshaltung.

Werfen wir von hier aus einen Blick zurück auf die kleinbürgerliche Familie des 18. Jahrhunderts. Das Kleinbürgertum wurde in jener Zeit als der „gesittete Mittelstand" (ihm wurden „mehr richtige Begriffe und Einsicht" zugebilligt), der „große Haufen oder im wahren Verstande das Volk" bezeichnet, dem man den „geringeren Kaufmann, den Künstler in kleinen Orten, den bemittelten Handwerker und den angesehenen Bürger in größeren Städten mit ihren Familien und Professionsgehilfen" zurechnete. Es setzte sich nach unten gegen den „Landmann, Dienstboten und Tagelöhner, den ganz gemeinen Handwerker in Städten und die meisten Einwohner kleiner Flecken" ab, während er sich nach oben gegen die Patrizierfamilien, das bildungs- und besitzstolze Bürgertum, abgrenzte[89].
Die Lebenshaltung der kleinbürgerlichen Familie des 18. Jahrhunderts war nach allem, was sich den Quellen entnehmen läßt, bescheiden. Einen guten Vergleichsmaßstab bietet der Anteil am Familienbudget, der für Nahrungsmittel aufgewendet werden mußte. Denn er zeigt an, in welchem Ausmaß die tägliche Arbeit der physischen

Reproduktion dient. Er betrug mehr als 70%[90], eine Angabe, die insoweit für das Minimum nicht zu hoch gegriffen erscheint, als Ermittlungen für deutsche Arbeiterfamilien für die zweite Hälfte des 19. Jahrhunderts noch zu Anteilen von 59%[91] und mehr kommen. „Ein bis ins Detail durchgeführter Vergleich von Haushaltsrechnungen von Heimarbeitern 1847 bis 1878 zeigt, daß der Nahrungskostenanteil je nach Einkommen, Familiengröße und Lebensansprüchen zwischen 50 und 80% schwankte. Ein verhältnismäßig hoher Anteil der Ernährungsausgaben wurde freilich noch durch die Eigenproduktion gedeckt. Man kann sogar überspitzt sagen, daß Speise und Trank des sich urbanisierenden Fabrikarbeiters in Deutschland bis zum Bismarck-Reich noch erstaunlich weit der Kost des ländlichen Heimarbeiters und städtischen Handwerkers glichen. Darauf deuten jedenfalls die überlieferten Haushaltsrechnungen mit großer Regelmäßigkeit"[92] hin.
Entscheidend für die Lebenslage des Kleinbürgertums war die Gesellenfrage, wie es ganz offenherzig in einer zeitgenössischen Quelle heißt: „Sobald der Handwerker keinen Gesellen halten kann und mit den Seinigen bloß von seiner eigenen Hände Arbeit leben muß, so ist er ein sehr armer Mann. Feuer, Licht, Hausmiete, herrschaftliche Abgaben usw. bleiben bei mehreren Gesellen immer die nämlichen. Denn diese müssen dem Meister seinen Gewinn bringen". Doch nach den statistischen Angaben müssen wir diese Situation eher als die Ausnahme betrachten[93]. „Die Anzahl der Gesellen, Lehrjungen, Knechte und Dirnen betrug, auf die Anzahl erwachsener männlicher Personen umgerechnet,

---

[89] Möller, H.: Die kleinbürgerliche Familie im 18. Jahrhundert, a.a.O., S. 7.

[90] ebenda S. 106/107.
[91] Schmucker, H.: Die langfristigen Strukturwandlungen der privaten Haushalte, a.a.O., S. 158.
[92] Teuteberg, H.J., Wiegelmann, G.: Der Wandel der Nahrungsgewohnheiten unter dem Einfluß der Industrialisierung, a.a.O. S. 85.
[93] Weiß, J.A.: Über das Zunftwesen und die Frage: Sind die Zünfte beizubehalten oder abzuschaffen? Frankfurt 1798 – zitiert nach Möller, H., S. 108.

in größeren Städten wie Berlin (22,3%) oder Darmstadt (29,0%) über 20%, in kleineren Städten dagegen zwischen 8 und 17% [94]. Möller kommt auf der Grundlage solcher Angaben zu dem Ergebnis, daß die Kopfzahl pro Haushalt eher zwischen 4,0 und 4,5 Personen angesetzt werden muß (S. 33) [95]". Die kleinbürgerliche Familie war größer als heute, aber sie unterschied sich doch nicht grundlegend von modernen Verhältnissen" (S. 34). Die ersten uns für das deutsche Reichsgebiet zur Verfügung stehenden statistischen Angaben ermitteln für 1871 und 1900 – allerdings unter Einschluß der bäuerlichen Haushalte – eine durchschnittliche Personenzahl von 4,87 bzw. 4,76 für einen Mehrpersonenhaushalt (Tabelle 11).

Die Idealisierung des Kleinbürgerhaushaltes, wie sie sich immer wieder in der Familienliteratur findet, ist also unzutreffend. „Der wohlhabende Handwerkermeister in seiner Werkstatt, umgeben von drei oder vier Gesellen und einem Lehrlinge ... das ist das schöne Bild gewerblicher Thätigkeit und anständiger Häuslichkeit verbunden" – entsprach nur für eine Minderheit in günstiger Wirtschaftslage auch der Wirklichkeit. Die „Selbständigkeit" des Kleinbürgerhaushaltes bedeutete also, daß der Handwerksmeister oder Krämer seinen Lebensunterhalt aus eigener bzw. seiner mithelfenden Familienangehörigen Arbeitskraft verdiente. Dabei bildete der Besitz des eigenen Hauses und die Spezialisierung auf seine gewerbliche Tätigkeit durchaus keine Selbstverständlichkeit. „Ein Viertel bis ein Drittel der Kleinbürger dürfte zur Miete gewohnt haben" (S. 116). „In kleinen Städten ist es gemeinhin schwer, bestimmt anzugeben wieweit das

Handwerk seinen Mann nähre. Zu den mehresten Häusern gehört Acker und Braugerechtigkeit. Der Bürger ist Landwirth, Brauer und Handwerker zugleich, und weil er Alles nur gelegentlich ist, gemeinhin in Allem ein Stümper. Es ist eine sehr gemeine Erfahrung, daß diejenigen kleinstädtischen Handwerker, welche Häuser ohne Pertinenzen (d.h. ohne Landwirtschaft) besitzen, sich durch bessere Arbeit und größere Wohlhabenheit auszeichnen. Ohne Zweifel könnten die 15 Bäcker oder Schmiede in jenem Städtchen nicht leben, wenn nicht der Ertrag ihrer Felder und ihrer Brauereien den mangelnden Erwerb ersetzte [96]." Die „kleinen Städte" waren aber im 18. Jahrhundert die Regel, „hatten doch um 1800 rund 90% der preußischen Städte weniger als 3 000 und rund 40% unter 1 000 Einwohner. Stadtbeschreibungen jener Zeit versäumen es dann auch nicht, auf die Güte der Äcker oder Weidegerechtigkeiten hinzuweisen" (S. 113).

Da handwerkliche und landwirtschaftliche Tätigkeiten ineinander übergingen, konnten die Kleinbürger den Ertrag ihrer Arbeit nicht kalkulieren. So ergaben z.B. Schlachtproben, daß „die Metzger ... einen Verlust ... erlitten und in Kauf nahmen. Und in einem Gutachten aus der Zeit um 1785 schrieb der Bürgermeister, ‚daß die Bäcker nicht in der Lage seien, die Art der Abhängigkeit zwischen den augenblicklichen Fruchtpreisen und dem Gewicht zu berechnen, sie merkten also, ob sie mit Verlust arbeiteten, erst nach längerer Zeit daran, daß der Geldbeutel leer werde'" (S. 115). Die Selbstversorgung der kleinbürgerlichen Haushalte war Ausdruck der Armut einer unentwickelten Arbeitsteilung. Der mangelnde Ertrag gewerblicher Spezialisierung erzwang den Rückgriff auf die eigene Landwirtschaft. Selbst in dem städtisch gewerblichen Sektor der Gesellschaft blieben die Familien in ihrer Subsistenz dem landwirt-

---

[94] Möller, H.: Die kleinbürgerliche Familie, a.a.O., S. 32/33.

[95] „... daß eine Kopfzahl von fünf Personen pro Haushalt, mit der zeitgenössische Autoren operierten, und die noch in neuerer Zeit in der Fachliteratur begegnet, indiskutabel ist. Süßmilch setzte dagegen ‚die Zahl der Personen so zu einer Familie nach einem Mittel zu rechnen' mit 4,5 an, ohne allerdings diesen Wert für Deutschland belegen zu können." Ebenda S. 33.

[96] Hoffmann, J.G.: Das Interesse des Menschen und Bürgers bei den bestehenden Zunftverfassungen, Königsberg 1803, zitiert nach Möller, H. S. 114.

schaftlich nutzbaren Boden verhaftet. Eine Lebensunterhalt gewährende berufliche Spezialisierung bildete die Ausnahme, insoweit können wir den agrarischen Charakter der vorindustriellen Gesellschaft eigentlich kaum überschätzen. Selbständigkeit, Bindung an die Landwirtschaft auch bei gewerblicher oder Dienstleistungsproduktion sowie Selbstversorgung charakterisieren den kleinbürgerlichen Haushalt vor der Industrialisierung. Der Haushalt umfaßt mehr Personen, vor allem mehr Kinder als die Haushalte heute. Jedoch gehören weniger Angehörige der erweiterten Familie (Eltern und unverheiratete Geschwister der Eheleute) und weniger in den Familienverband einbezogene Arbeitskräfte (Gesellen, Lehrlinge, Dienstboten) zum Haushalt als gemeinhin in der Familienliteratur unterstellt wird.

4.2 Funktionale Spezialisierung der Familie in der Gesamtgesellschaft? – Theoretische Deutungen des sozialen Wandels

In der vorindustriellen Gesellschaft fielen bei der gering entwickelten Arbeitsteilung dem Familienhaushalt vielfältige Produktionsaufgaben zu. Wie wir gesehen haben, blieb auch in der gewerblichen und Dienstleistungsproduktion des Kleinbürgertums die Verantwortung für die Versorgung mit Nahrungsmitteln oder mit Rohstoffen für die Güter des täglichen Bedarfs (Wolle, Leinen, Leder, Holz) weithin bei den Familienhaushalten. Die Lebenslage der Menschen jener Zeit war daher durch die „Wirtschaftskraft" des Haushaltes bestimmt, dem anzugehören sie das Glück oder das Unglück hatten. Fürsorgeverband waren die Familienhaushalte bzw. die Heimatgemeinden. Die betriebliche Verselbständigung der Konsumgüterherstellung im Zuge der Industrialisierung bedeutete daher aus der Perspektive des Familienhaushaltes eine Entdifferenzierung. Seine Zuständigkeit und Verantwortlichkeit verringerte sich. Die gesamtgesell-

schaftliche Ausdifferenzierung der Produktion und Verteilung von Gütern und Dienstleistungen in Produktionsbetrieben, Handel, Geldverkehr und Märkten entzog dem Familienhaushalt bisher von ihm wahrgenommene Aufgaben. Sie löste ihn vom landwirtschaftlich genutzten Boden, sie trennte ihn von den gewerblichen Produktionsmitteln, sie verringerte die Chance der Selbsthilfe und setzte an deren Stelle die Abhängigkeit von der Wirtschaft, ihrer Eigendynamik, ihren Erfolgen und Krisen. Die Soziologie hat die gesamtgesellschaftliche Ausdifferenzierung des Wirtschaftssystems, die eine gegenläufige Entdifferenzierung des Familienhaushaltes bewirkte, in verschiedenen theoretischen Ansätzen zu fassen versucht.

4.2.1 Die „Verlängerung der Handlungsketten" (G. Simmel)

Georg Simmel hat für die gesamtgesellschaftliche Ausdifferenzierung des Wirtschaftssystems die anschauliche Formulierung von der Verlängerung der Handlungsketten geprägt. Sie bringt zum Ausdruck, daß ein und derselbe Erfolg – also die Lebenslage eines Haushaltes oder konkreter gesprochen, seine Versorgung mit Nahrungsmitteln – aus einem komplexeren Realisierungszusammenhang hervorgeht. Zu dem Ziel, einer Personengruppe eine den Umständen entsprechende Lebenshaltung zu ermöglichen, tragen im Zuge der betrachteten Gesellschaftsentwicklung mehr und mehr Teilzusammenhänge bei, die zum Teil als Unternehmungen verselbständigt sind. In der Ernährung treten z.B. an die Stelle der hauswirtschaftlichen Selbstversorgung landwirtschaftliche Betriebe, die industrielle Weiterverarbeitung landwirtschaftlicher Produkte (Schlachthäuser, Fleischwaren- und Konservenindustrie), Transport, Groß- und Kleinhandel usf. Zwischen Erzeugung und Verzehr schiebt sich die arbeitsteilige Organisation der erwerbsorientierten Verkehrswirtschaft ein. Die Ernährungsgewohnheiten wurden aus überkommenen Verhaltenssequenzen der Selbstversorgung der Haushalte bzw. aus dem jahreszeitlichen Angebot an Nahrungsmitteln herausgelöst[97]. Sie wurden aus der Verbindung mit dem Arbeitsrhythmus, mit der jahreszeitlichen Festtagsfolge, mit dem religiösen Verhaltenskodex entlassen, schrittweise ausgegliedert und freigesetzt. Selbst die Einkommens- und Preisregulierung hat mit der Realeinkommenssteigerung stark an Bedeutung eingebüßt. Das Verhalten hat sich geöffnet für einen weiten Spielraum alternativer Stilisierung. Es können bei dem erreichten Zustand sehr verschiedenartige Ernährungsstile verwirklicht werden. Nicht der Mangel an Alternativen, sondern die Wahl zwischen einer Vielzahl an Ernährungsstilen macht die Ernährungsweise problematisch. Nicht der Ausgleich eines technischen oder ökonomischen Defizits wirft die epidemiologisch bedeutsamen Fragen auf, sondern die mangelnde Transparenz gegebener Ernährungsstile und ihre Bewertung im Lichte der Erhaltung und Förderung der Gesundheit. Wir sind also nicht mit einem faktischen, durch den Zwang der Versorgungslage determinierten Ernährungsverhalten konfrontiert, sondern mit seinem normativen Aspekt. Das Wahlverhalten in einer aus den naturwüchsigen Zwängen der Versorgung entlassenen Gesellschaft stellt uns die Frage nach den prognostischen Kriterien, die eine Bewertung von Ernährungsstilen ermöglichen.

Eine Analyse der Arbeit unter den Bedingungen hochindustrialisierter Gesellschaften führt zu dem gleichen Ergebnis. Die Sicherung der materiellen Existenz, die durch die tägliche Arbeit erreicht wird, geht den komplizierten Weg der Einkommenssicherung: Geldeinkommen, das in abgestufter Weise zur Verfügung steht. Die Veränderungen des Geldwertes bestimmen die jeweilige Versorgungslage. Das Netto-Einkommen gestattet die Be-

friedigung der wiederkehrenden Bedürfnisse. Die Sozialabgaben dienen der pauschalen Abdeckung der Bedürfnisse, die aus der gewählten Organisationsform der Arbeit erwachsen: Ablösung der Haushalte der arbeitenden Bevölkerung vom Produktionsmittelvermögen. Die Vermögenslosigkeit der Arbeitenden zwingt zur Befriedigung ihrer Bedürfnisse aus Sozialhaushalten für den Fall der wirtschaftlichen Arbeitslosigkeit, für Krankheit, Unfall, Alter und – für die unterhaltsberechtigten Angehörigen – Tod. Die Steuern dienen u.a. der Erhaltung und dem Ausbau der Infrastruktur, die in der modernen Form eines Naturaleinkommens die spezifischen Bedürfnisse befriedigt, die sich einer privatwirtschaftlichen Organisierung entziehen: Dienst- und Nutzleistungen im Bereich von Bildung, Gesundheit, Erholung, Kommunikation, räumliche Mobilität. Vermittelt und gespalten durch die gesellschaftliche Organisation präsentiert sich das Ergebnis der Arbeit: die materielle Existenzsicherung, die den Mitgliedern der erwerbstätigen Bevölkerung als Gegenwert in Gestalt des Netto-Einkommens, der Sozialabgaben und Steuern zuteil wird (vgl. Tabelle 27). Entsprechendes gilt für die Arbeits- und Berufseignung, die zur Aufnahme in die erwerbstätige und Einkommen erzielende Bevölkerung führt. Schulische und berufliche Sozialisationsprozesse sind der Berufsarbeit vorgeschaltet; Fort- und Weiterbildung, Arbeitsplatzwechsel und Umschulung, die den Erfahrungshintergrund der Alltagsarbeit verändern, begleiten die Berufsausübung, die mit dem ökonomischen und technischen Wandel risikoreicher geworden ist. Die Qualitäten, die den gesellschaftlichen Individuen die Teilnahme am arbeitsteiligen Produktionsprozeß garantieren, werden über Lernprozesse erworben sowie gegenüber Umweltveränderungen erhalten und durchgesetzt. Sie können als *Eigenschaften von Personen* nur über die ständige Auseinandersetzung mit der Umwelt, also prozeßhaft stabilisiert werden. Arbeits- und Be-

---

[97] Teuteberg, H.J., Wiegelmann, G.: Der Wandel der Nahrungsgewohnheiten unter dem Einfluß der Industrialisierung, a.a.O.

rufseignung stellen umweltbezogene und gesellschaftlich abhängige persönliche Eigenschaften dar, da sie die *Mitgliedschaftsvoraussetzungen* für eine einkommen- und sozialstatusvermittelnde Teilhabe am gesellschaftlichen Produktionsprozeß enthalten. Der Doppelaspekt, Eigenschaft von Personen und zugleich Mitgliedschaftsbedingungen der arbeitsteiligen Sozialorganisation zu sein, macht sie mehr oder weniger planvoller gesellschaftlicher Gestaltung fähig und erzwingt bei den Individuen eine mehr oder weniger systematische Anpassung, nämlich Lernen.

In diesem Doppelverhältnis von variabler gesellschaftlicher Gestaltung und als Lernprozeß angelegter individueller Aneignung kommt die Struktur sich verlängernder Handlungsketten in der menschlichen Arbeit zum Vorschein. Die geläufige Interpretation stellt die Veränderungen der menschlichen Arbeit im Zuge des Industrialisierungsprozesses als ein Auseinanderrücken von Arbeitsaufwand und Arbeitsertrag dar, das die arbeitsteilige Tauschwirtschaft hervorbringt. Dabei wird der Wandel der Arbeits- und Berufseignung übersehen. Er entfernt ihren personalen Aspekt zunehmend von dem Mitgliedschaftsaspekt. Die Mitgliedschaftseigenschaft kann nur durch einen intensiven, in sich gesellschaftlich abgestützten Lernprozeß von den Individuen eingeholt, die entstehende Distanz zwischen dem personalen und dem Mitgliedschaftsaspekt der Arbeits- und Berufseignung kann nur durch soziales Lernen überbrückt werden. Terminologisch gesprochen: Die Handlungsketten, über die die gesellschaftlichen Individuen sich ihre Arbeits- und Berufseignung, also ihre Mitgliedschaft im gesellschaftlichen Produktionsprozeß zueignen, verlängern sich. Wir müssen es uns hier ersparen, die strukturelle Veränderung leibnaher Verhaltensweisen auch noch für das Sich-Erholen und für das Wohnen zu skizzieren. Die exemplarischen Analysen für Ernährung und Arbeit machen hinreichend deutlich, wie die anschaulichen

Aspekte sich dem Strukturmodell einfügen.

Der Simmelsche Ansatz hält die für die Lebenshaltung bedeutsamen Ziele und Zwecke fest und analysiert die Formen ihrer Verwirklichung. Er erkennt sehr wohl, daß es neben der Verlängerung auch eine Verkürzung von Handlungsketten gibt, z.B. durch Mechanisierung, doch erstreckt sich diese Verkürzung auf Zwischenglieder, die zu Teilzwecken verselbständigt wurden. Simmel hat dies auf die Formel gebracht: „Die Kulturentwicklung geht ... auf Verlängerung der teleologischen Reihen für das sachlich Naheliegende und Verkürzung derselben für das sachlich Fernliegende" (S. 203).

Versuchen wir, diesen Gedanken an einem Schema zu verdeutlichen. In der volkswirtschaftlichen Verteilung hängt die *Lebenslage eines Haushaltes* in der Gegenwart von drei in sich höchst komplexen Verteilungsformen ab.

– Von der Einkommensverteilung.
– Von der Verteilung der Sozialeinkommen, z.B. Renten, Wohngeld, Krankengeld.
– Von der Sozialgüterverteilung (also z.B. der Struktur der medizinischen Versorgung, dem Bildungssystem, dem Nahverkehrssystem, der kommunalen Infrastruktur usf.).

Die Handlungsketten, deren Ergebnis sich in der Lebenslage von Privathaushalten als „Niveau der Lebensqualität" niederschlagen, haben sich ungeachtet der technischen und organisatorischen Effizienz ihrer Zwischenglieder differenziert und werden hinsichtlich der zu ihrer Steuerung erforderlichen Handlungswissenschaften tendenziell komplexer. Die gesamtgesellschaftliche Ausdifferenzierung und Komplexität kann aus der *Primärerfahrung der Privathaushalte nicht mehr nachvollzogen* werden. Sie bedarf der wissenschaftlichen Erklärung und der politischen Legitimation. Denn die Verteilungsprinzipien für Einkommen, „Renten" und Sozialgüter müssen in besonderen Verfahren normativ festgelegt und gegenüber den Empfängern verbindlich gemacht werden. Für die Einkommensverteilung gilt die Tarifhoheit der Gewerkschaften und Arbeitgeberverbände. Die Verteilung der „Renten" und Sozialgüter unterliegt der Gesetzgebung politischer Körperschaften. Ob die Ergebnisse dieser Verteilungen die Existenzbedürfnisse befriedigen und als verteilungsgerecht empfunden werden, hängt neben dem sichtbaren Erfolg auch von der Überzeugungskraft der Verteilungsvorgänge selbst ab. Der theoretische Ertrag des Simmelschen Ansatzes liegt zweifellos in der Aufdeckung dieser Probleme. Indem Simmel die „naheliegenden Zwecke", die Existenzbedürfnisse der Bürger, die Lebenslage der Privathaushalte als Ziel der gesellschaftlichen Ausdifferenzierung fixiert, macht er die Komplexität der Bedürfnisbefriedigung zum Problem und legt er die *Tendenzen zur Verselbständigung der Teilziele* in der arbeitsteiligen Organisation der Bedürfnisbefriedigung offen. Die verfremdende Perspektive seines Ansatzes liegt gerade in der Wirkung, daß er die Bedürfnisse der Privathaushalte und Bürger wieder als Ziele bewußt macht, die durch das Effizienzstreben der Zwischenglieder und durch die Komplexität des Gesamtzusammenhanges verdeckt werden. Die Entdifferenzierung des Familienhaushaltes erweist sich in Simmels Perspektive als eine Schwäche, seine (die für ihn „naheliegenden) Zwecke" gegenüber den „fernerliegenden" (also gegenüber dem Eigeninteresse der verselbständigten Institutionen) wirksam zur Geltung zu bringen. In unserem Schema (Tabelle 27) ist die Lebenslage das Ergebnis gesamtgesellschaftlicher Verteilungen. Für dieses Ergebnis gibt es gegenwärtig nur wohlklingende Umschreibungen wie „Lebensqualität" oder unvollkommene Messungen (Netto-Haushaltseinkommen pro Kopf oder soziale Indikatoren). Auch die Umsetzung von Existenzbedürfnissen der Privathaushalte in politische Programme der politischen Parteien und dieser wiederum in die Gesetzesformulierung ist ein

schwerfälliger Weg, nicht zuletzt, weil die Wirkungen, nämlich die Lebenslage, nur unzureichend an die politischen Instanzen rückgemeldet werden. Obwohl der Privathaushalt weiterhin Ziel der komplexen Produktions- und Verteilungsvorgänge geblieben ist, hat er doch mit der Abgabe seiner Zuständigkeiten an die arbeitsteilige Organisation seine Einwirkungschancen auf die Zielfindung und Orientierung der zwischengeschalteten Organisationen eingebüßt. Die Orientierung der ausdifferenzierten hochkomplexen Produktions- und Verteilerinstitutionen an den Existenzbedürfnissen der Privathaushalte bildet gerade mit wachsender technischer und organisatorischer Effizienz ein wichtiges, zureichender Lösung noch bedürftiges Problem.

4.2.2 Der strukturelle Wandel der Familie in systemtheoretischer Perspektive (Smelser)

Der systemtheoretische Ansatz von Smelser fügt zu der Zweck-Mittel-Dimension eine weitere hinzu: die der soziokulturellen Normen oder des „Sinnes". *Unter der Annahme, daß soziale Systeme sich durch die Tendenz der Selbsterhaltung kennzeichnen lassen,* können wir erwarten, daß soziale oder Handlungssysteme sich auf die Lösung von vier Problemen konzentrieren. Sie bilden zum Zweck ihrer Selbsterhaltung vier Funktionen aus.
Sie streben danach, sich vom Umwelt- und Situationszwang unabhängig zu machen, indem sie sich die Verfügung über Mittel, über möglichst vielseitig verwendbare Mittel (Verfügung über Arbeitsleistungen, über Geld, über Vorräte usf.), sichern. Es ist leicht einzusehen, daß mit sinkendem „Vorrat" der Zugzwang eines Handlungssystems gegenüber seiner Umwelt zunimmt.
Sie müssen auf die Erfüllung der gesetzten Ziele bedacht sein. Da Handlungssysteme auf die Realisierung von Zwecken gerichtet sind, ist es ein Kriterium für ihre Selbsterhaltung, ob die gesetzten Ziele auch erreicht werden.

Handlungssysteme grenzen sich durch einen spezifischen Sinn aus ihrer Umwelt ab. Er ermöglicht die Identifizierung von Handlungen als systemzugehörig und stützt die Motivation. Sinnvermittlung, -tradierung und -artikulation machen daher eine essentielle Funktion von Handlungssystemen aus.

Handlungssysteme bedürfen *in der Situation* einer Lenkung und Steuerung, sie müssen angesichts aktueller Erwartungen stabilisiert und integriert werden. Die situationsbezogene Integration bildet eine weitere notwendige Funktion für die Selbsterhaltung von Handlungssystemen.

Eine Parallelisierung der beiden Dimensionen zeigt, daß die Sinnvermittlung, -tradierung und -artikulation eine ähnliche „Vorrats"-Aufgabe erfüllt wie die der Mittelbereitstellung. Zielverwirklichung und Integration beziehen sich auf aktuelle Situationen, sie sind auf einen konkreten Erwartungshorizont bezogen, während Mittelbereitstellung und Sinntradierung latente Möglichkeiten enthalten, auf einen offenen Horizont zukünftiger Situationen verweisen.

Das analytische Schema für die theoretische Fixierung von Handlungssystemen dient Smelser als Leitfaden für eine soziogenetische Darstellung der strukturellen Wandlungen der Kleinbürger- zur Industriearbeiterfamilie in der Industrialisierung der englischen Baumwollproduktion. Er wählt damit den sozialhistorisch ersten Industrialisierungsprozeß als Anwendungsbeispiel moderner systemtheoretischer Überlegungen.

Da das Schema eine iterative (wiederkehrende) Verwendung auf soziale Systeme unterschiedlicher Größenordnung zuläßt, erscheint die Familie als soziale Gruppe unter einem Doppelaspekt. Betrachten wir die Gesamtgesellschaft im analytischen Schema, dann rückt die Familie in das Feld der Sinntradierung und -artikulierung, terminologisch bei Smelser mit „*latent* tension-management and pattern maintenance" bezeichnet. Unter diese

Funktion fallen konkret: Sozialisation und Erziehung der Individuen, soziales Training und soziale Kontrolle auf die Erwartungen hin, die der Sinn des Handlungssystems an das Individuum richtet. Die Familie wird damit zu einem wichtigen Funktionsträger, dem die Vermittlung des gesamtgesellschaftlichen Wertsystems an die Individuen übertragen ist: in der Sozialisation der Kinder und Heranwachsenden, in der Aufarbeitung der Sinnprobleme Erwachsener. Die Aufgaben sind – so lange der Familienverband besteht – nie abgeschlossen, sie kennen auch kein festes Programm oder Ziel. Die gegenseitigen Erwartungen der Familienmitglieder wechseln mit der Situation des Alltags, sie sind offen für Interpretationen der Familienwirklichkeit und daher nicht abgeschlossen. Die normative Struktur einer Familie läßt sich daher als „negotiated order", als eine durch Interaktion und durch prekäre gegenseitige Festlegung geschaffene und wechselnde Ordnung kennzeichnen. Sinnvermittlung stellt daher eine Daueraufgabe dar, die in wechselnden Situationen ständig erfüllt werden muß (*latent* function).

Betrachten wir die *Familie* als soziales System, dann kehren dieselben vier für die Selbsterhaltung wichtigen Funktionen wieder. Auch die Familie muß sich durch einen Mittelvorrat gegenüber dem Umweltzwang absetzen (Haushaltsvermögen, Einkommen, Rente). Sie muß „termingerecht" bestimmte Zwecke erreichen (eine ungefähre Vorstellung von der Vielfalt zweckgerichteter Tätigkeiten eines Familienhaushaltes geben ihre Zeitbudgets, Tabelle 40, 41). Jede Familie besitzt eine ihr spezifische Sinnvermittlung: ihre Lebenshaltungsvorstellungen, ihre Standards hinsichtlich des Berufserfolges ihrer Mitglieder, moralische und ästhetische Kriterien, unter denen sie ihre soziale und materielle Umwelt beurteilt. Und schließlich entwickelt jede Familie Formen der Entscheidungsfindung, Mechanismen der Koordinierung und Wege des Austragens, Vermeidens oder des Schlichtens von Konflik-

Tabelle 40. Die Verwendung von Zeit für verschiedene Tätigkeiten in verschiedenen Ländern 1966 (durchschnittlicher Zeitaufwand pro Tag einer Woche für alle Erwachsenen in Stunden und Dezimalen von Stunden)

Kategorie	Land							
	Belgien	Frank-reich	Ungarn	Polen	BRD	UdSSR	USA	Jugo-slawien
Schlaf	8,6	8,8	8,2	8,1	8,6	8,1	8,2	8,2
Persönliche Pflege	0,7	0,9	1,0	0,9	1,0	0,8	1,0	0,8
Mahlzeiten	1,6	1,7	1,1	1,1	1,6	0,8	1,1	1,1
Arbeitszeiten	4,5	4,5	4,6	5,2	4,0	6,0	4,6	4,8
Arbeitsweg	0,4	0,4	0,3	0,6	0,3	0,6	0,3	0,5
Hausarbeit	2,6	2,9	2,2	2,7	3,0	2,4	2,2	4,2
Einkäufe	0,3	0,4	0,6	0,5	0,5	0,4	0,6	0,3
Versorgung von Kindern	0,3	0,6	0,4	0,4	0,3	0,4	0,4	0,4
Fortbildung	0,3	0,2	0,1	0,3	0,2	0,6	0,1	0,3
Mitgliedschaft in Vereinen und Organisationen	0,2	0,1	0,3	0,1	0,1	0,1	0,3	0,1
Massenmedien	2,1	1,4	2,3	1,9	1,8	1,7	2,3	1,2
Geselligkeit	1,0	0,9	1,5	0,8	1,2	0,5	1,5	0,8
Spazieren	0,2	0,2	0,0	0,2	0,5	0,2	0,0	0,3
Sport (Aktiv)	0,1	0,0	0,1	0,0	0,1	0,1	0,1	0,1
Hobbies	0,5	0,4	0,3	0,2	0,3	0,2	0,3	0,2
Veranstaltungen	0,2	0,1	0,1	0,1	0,1	0,3	0,1	0,1
Wegzeiten (außer für Beruf)	0,4	0,5	0,9	0,6	0,4	0,8	0,9	0,6
Sonstiges	0,0	0,0	0,0	0,3	0,0	0,0	0,0	0,0
Summe	24,0	24,0	24,0	24,0	24,0	24,0	24,0	24,0

Quelle: Scheuch, Soziologie der Freizeit, a.a.O. S. 759.

ten. Den für die Selbsterhaltung des Handlungssystems Familie wichtigen Funktionen können wir dann die Rollen oder Handlungen der Familienmitglieder zuordnen. Familiensoziologen neigen dazu, die Ehefrau und Mutter primär unter der Funktion des „latent pattern maintenance and tension management" zu sehen und den Ehemann und Vater als Repräsentanten der Mittelbeschaffung und Zweckerreichung zu betrachten.

Auf der Ebene einer gesamtgesellschaftlichen Betrachtung betont das analytische Schema den *Wandel gesamtgesellschaftlicher Funktionen der Familie.* Während vor der Industrialisierung die Familie an allen für die Selbsterhaltung der Gesellschaft wichtigen Funktionen wesentlich beteiligt war, hat sich seitdem ihr Schwerpunkt verlagert. Die Familie ist zum Vermittler des soziokulturellen Wertsystems geworden. Sie trägt wesentlich die Auseinandersetzung der Menschen mit den Ansprüchen ihrer sozialen Umgebung. Sie hat z.B. die Leistungsanforderungen der Schulen und Arbeitsplätze, die Lebensstandards, mit denen eine Familie ihre Zugehörigkeit zu einer Sozialschicht sichert und demonstriert, sowie die moralischen und ästhetischen Werte, die in ihren Verkehrskreisen gelten, im Gruppenhandeln umzusetzen ("handling and resolving individual disturbance relating to the values", S. 11). Ihr wird daher auch ein „Versagen" ihrer Mitglieder vor den gesamtgesellschaftlichen Normen angelastet. Abweichendes Verhalten wie Kriminalität, chronischer Alkoholismus, Drogensucht, Fettsucht, psychosomatische und psychische Erkrankungen werden aus der theoretischen Modellvorstellung heraus interpretiert, daß die Aufwuchs- oder Herkunftsfamilie oder die eigene Familie für ein „Sozialisationsdefizit" verantwortlich sind.

Diese Erklärung übernimmt das hier wiedergegebene analytische Schema, das

Tabelle 41. Aufteilung des Zeitpotentials der Familie

	USA	BRD[d]	DDR	UdSSR
N (Verheiratete)	981	714	1886	2089
Zeitaufwendungen beider Ehepartner pro Tag (Std)				
Ort:				
1. zu Hause	32,8	35,1	33,0	29,1
Zusammensein mit: [a]				
2. Gatte	6,6	12,2	7,4	8,1
3. Kinder	5,7 (8,4)	6,3 (11,0)	6,1 (7,4)	6,2 (7,8)
4. Erwachsene im Haushalt	0,4	0,5	0,3	0,5
5. Bekannte, Verwandte, Nachbarn	3,0	2,7	1,7	0,6
Haupttätigkeiten				
6. Berufsarbeit	9,6	8,8	11,0	14,0
7. Haushalt: m.[b]	0,7	1,4	0,9	1,0
8. Haushalt: w.[c]	4,2	4,8	5,7	3,9
9. Einkauf, Wege	2,6	1,7	1,8	2,3
10. Kinderpflege	1,0 (1,5)	0,7 (1,2)	1,3 (1,6)	0,9 (1,1)
11. Mahlzeiten	2,4	3,3	2,4	1,7
12. Schlaf, Pflege	18,1	19,2	17,5	17,4
13. Bildung, Organisation, Kirche	0,8	0,5	0,8	1,1
14. Massenmedien	4,5	3,8	3,6	3,7
15. Freizeit	4,1	3,9	2,8	2,0
16. Summe	48,0	48,1	47,8	48,0
Davon der Anteil der Frau, in %				
17. Berufsarbeit	21	18	31	45
18. Haushalt: m.	60	36	33	26
19. Haushalt: w.	93	98	84	90
20. Einkauf, Wege	55	65	56	61
21. Kinderpflege	90	100	85	66
22. Mahlzeiten	50	55	54	47
23. Schlaf, Pflege	51	51	51	49
24. Bildung, Organisation, Kirche	50	36	25	27
25. Massenmedien	44	45	44	38
26. Freizeit	59	52	50	42

[a] Dabei ist die Schlafenszeit immer „als ohne anwesende Personen" verschlüsselt worden.
[b] Traditionell „männliche" Haushaltstätigkeiten: Gartenarbeit, Heizung besorgen, Reperaturen etc.
[c] Traditionell „weibliche" Haushaltstätigkeiten: Kochen, Abwaschen, Putzen, Wäsche.
[d] Osnabrück.
Quelle: von Rosenbladt, B., Tagesläufe und Tätigkeitssysteme a.a.O., S. 77.

die Familie zum Mittler des gesamtgesellschaftlichen Wertsystems einsetzt. Wenn Menschen mit den ihnen angesonnenen Verhaltensstandards offensichtlich nicht zurechtkommen und vor ihnen ausweichen, dann haben ihre Familien versagt, weil sie ihre Vermittlungsaufgabe zwischen gesamtgesellschaftlichen Werten und individueller Wertverwirklichung nur unzureichend erfüllt haben. Die Familien haben z.B. in die Auseinandersetzungen, in die jeder mit den an sich gerichteten Ansprüchen seiner Umgebung eintritt, nicht konkretisierend, interpretierend oder ausgleichend eingegriffen. Die gesamtgesellschaftlichen Ordnungen, denen das einzelne Familienmitglied in seinen familienexternen Rollen (z.B. Schüler, Beruf) unterworfen ist, sind in den Familien nicht ausreichend Gegenstand einer „negotiated order" geworden. Obgleich im analytischen Schema auch das Bildungssystem zur Sinntradierung und -verwirklichung beiträgt (es tradiert die kognitiven Elemente der Kultur), werden ihm die Sozialisationsdefizite in der Regel nicht angelastet. Zwar wird in der Literatur zur Devianz (zum abweichenden Verhalten) auf den unregelmäßigen oder gar erfolglosen Schulbesuch hingewiesen, aber meist schon als Ergebnis mangelnder Sozialisationsleistungen der Familie gewertet. Das Abweichen von den gesamtgesellschaftlichen Erwartungen wird also kaum als Problem der kognitiven Verarbeitung der sozialen Umwelt verstanden – auf die kognitive Bewältigung von Lebenssituationen soll das Bildungssystem vorbereiten – sondern als mangelndes soziales Training, für das die Familie als primär zuständige gesamtgesellschaftliche Institution angesprochen ist.

Nehmen wir für das analytische Schema nicht die Gesamtgesellschaft, sondern die Familie zum Bezugsrahmen, dann wird das gewandelte Verhältnis der Familie zu ihrer Umwelt deutlich. Die Familie in der industrialisierten Gesellschaft tritt in eine Vielzahl von Umweltbeziehungen ein, Innen und Außen der Familie werden sichtbar konturiert. Der Bestand des Familienhaushalts beruht auf unzähligen Fremdleistungen, die er aus seinem Einkommen bezahlen muß. Sein Einkommen wiederum erwirbt der Familienhaushalt durch die Arbeits- oder Vermögensleistungen, die er Familienfremden zur Verfügung stellt. Die Geldtauschwirtschaft erleichtert diese Verwandlung von Arbeits- und Vermögensleistungen in Mittel der Lebenshaltung. In der Familie setzt sich eine Rollendifferenzierung zwischen familienexternen Erwerbsrollen und Familienrollen durch. Die Familienmitglieder führen nebeneinander eine private (Familien-) und eine öffentliche (extrafamiliale) Existenz. Es trennen sich die familiale (primäre) und die extrafamiliale (sekundäre) Vorbereitung auf diese Rollen. Die Sozialisation für die öffentlichen Rollen wird gesellschaftlichen Institutionen wie Schulen und Betrieben zugewiesen, sie wird hinsichtlich

Zugangsbedingungen, Curricula und Abgangsberechtigungen formalisiert. Die familiale Sozialisation bleibt der Primärerfahrung überlassen. Die Trennung von familialer und extrafamilialer Sozialisation bringt in der Aufteilung auf Familie und Bildungssystem auch eine Trennung von kognitiver und affektiver Sinntradierung bzw. von technisch-instrumenteller und persönlichkeitsbezogener Sinnverwirklichung hervor.

Die Grenze zwischen den beiden Sozialisationsfeldern ist soziogenetisch gesehen tief verankert. Sie verläuft längs der Scheitellinie von „innerem" und „äußerem" Verhalten, wie sie die abendländische Kultur seit den Religionskriegen und ihrem Ergebnis dem Bürgerrecht auf Religionsfreiheit ausgebildet hat [98]. Das äußere Verhalten zeichnet sich durch eine hohe gesellschaftliche Bearbeitungsfähigkeit aus. Es ist der wissenschaftlichen Bearbeitung, der technischen Vermittlung und Potenzierung, der organisatorischen Gestaltung sowie der öffentlichen Kontrolle zugänglich. Zum äußeren Verhalten gehören die kognitiven Elemente der Kultur, die Arbeitsprozesse, das Organisationshandeln und die rechtliche, demokratische oder polizeiliche Kontrolle des Verhaltens. Das Lernen bildet die typische Form der Aneignung der Verhaltensstandards, also der sekundären Sozialisation. Das innere Verhalten wehrt sich gegen seine gesellschaftliche Bearbeitung. Es bezeichnet den individuellen Aspekt des Sozialen Handelns. Es betrifft seine Gesinnung, seine Motive, seine persönliche Bedeutung, auch seine ethische oder religiöse Orientierung. Als Gewissensfreiheit, als private Sphäre, als Intimbereich, aber auch als Meinungsfreiheit und als Recht der individuellen Sinngebung wird das innere Verhalten gegenüber dem öffentlichen Zugriff abgegrenzt und verteidigt. Da in der Praxis Lernen und Motivation zusammengehören, die Kultivierung des äußeren Verhaltens zu Höchstleistungen oder seine Verfremdung zu beliebigen Organisationszwecken (z.B.

[98] v. Krockow, Ch.: Soziologie des Friedens, a.a.O.

Teilarbeit) auf die subjektive Sinngebung angewiesen sind, ergeben sich zwangsläufig Tendenzen, das innere Verhalten dem äußeren manipulativ dienstbar zu machen, emotional engineering zu betreiben oder über gesteuerte Gruppenprozesse die Potenz individueller Sinngebung zu kollektivieren. Auch die in den Devianztheorien enthaltene Erwartung, die Familie möge als Kleingruppe ihre Sozialisation darauf ausrichten, sozialabweichendes Verhalten präventiv zu verhindern, gehört hierher. Die Familie soll das innere Verhalten ihrer Mitglieder, also deren persönliche Sinngebung in der Kleingruppe so gestalten, daß ein Konflikt zwischen den gesamtgesellschaftlichen Kriterien individuellen Verhaltens und dem tatsächlichen Sozialverhalten der Individuen vermieden wird. Die gesamtgesellschaftliche Funktion der Gesinnungs- und Motivbildung für soziales Verhalten wird mit einer solchen Aufteilung auf die Familie übertragen.

Die Abhängigkeit der Familienhaushalte von ihren Umweltbeziehungen hat diese zum Gegenstand der Familienpolitik gemacht. Im analytischen Schema gesprochen: gesamtgesellschaftlich werden die Umweltbeziehungen des Handlungssystems Familie, das wesentlich die gesamtgesellschaftliche Funktion der Sinntradierung und -verwirklichung erfüllt, zum Gegenstand der Politik. Letztere nimmt die gesamtgesellschaftliche Integrationsfunktion wahr. Wegen der Schlüsselstellung des Geldeinkommens für die Lebenshaltung hat die Familienpolitik sich weitgehend als Familien-Einkommenspolitik, einschließlich der Beschäftigungs- und der Wohnungsbaupolitik verstanden. Sie hat ferner – das gilt vor allem für die früh- und hochindustrielle Phase – die Rollendifferenzierung innerhalb der Familie gefördert, durch Verbot der Kinderarbeit und durch Beschränkung der Frauenarbeit sowie über das Bildungswesen, also durch den Ausbau sekundärer Sozialisationsprozesse.

Unsicherheit besteht in der Familienpolitik gegenüber der Gesinnungs- und Motiv-

bildung für soziales Verhalten durch die Familie. Die Einführung einer öffentlich getragenen Vorschulerziehung z.B. wird durch das sozialstaatliche Postulat der Chancengleichheit im Schulsystem motiviert. Kognitive Defizite, die auf schichtspezifische Sozialisationsprozesse zurückgeführt wurden, insbesondere die Schichtunterschiede im Sprachverhalten, die sich auf den Schulerfolg nachteilig auswirken, sollen abgebaut bzw. nivelliert werden[99]. Insoweit hält sich eine öffentliche Vorschulerziehung auf der Seite des „äußeren" Verhaltens, indem sie das Erlernen des kognitiven und instrumentell-technischen Handelns lediglich in die Kleinkinderphase hineinverlagert. Allerdings werden etwa in der Bewegung der anti-autoritären Kinderläden ganz gezielt, aber auch sonst in der Diskussion um die Vorschulerziehung untergründig auch eine Motiv- und Gesinnungsbildung des Sozialverhaltens angestrebt.

Die Unsicherheit der Familienpolitik kann jedoch nicht allein auf die politische Konstellation zurückgeführt werden. Eine unausweichliche Rücksichtnahme auf die nationalsozialistische Vergangenheit oder auf die DDR-sozialistische Gegenwart, die beide aus einem politischen Integrationsanspruch gegenüber der Gesellschaft die „völkische" bzw. „nationalsozialistische Gesinnung" oder die Heranbildung einer „sozialistischen Persönlichkeit" zu erzeugen und durchzusetzen sich bemühen, vermag die Zurückhaltung der Familienpolitik in der Bundesrepublik allein nicht zu erklären. Im Absetzen der freiheitlich-demokratischen Grundordnung, die der freien Entfaltung der Persönlichkeit verpflichtet ist, gegenüber Verfassungen, die die Motiv- und Gesinnungsbildung der Individuen der gesamtgesellschaftlichen Zielsetzung unterordnen, kommt – in unserem analytischen Schema gesprochen – eine in den westlichen Industrieländern fehlende Umweltbeziehung zwischen Fa-

---

[99] Oevermann, U.: Sprache und soziale Herkunft, a.a.O.

milie und sozio-kultureller Sinnsphäre zum Vorschein. Die sozio-kulturelle Sinnsphäre als Inventar von Leerformen aktueller Sinnverwirklichung unterliegt hier keiner Kulturorganisation. Jedenfalls rechtfertigen die hier vorhandenen Organisationen der Kulturvermittlung wie die Massenmedien, die Kinos, Theater, Museen, die Denkmalpflege oder die kulturellen Vereinigungen es nicht, im Sinne der Systemtheorie ihnen eine gesamtgesellschaftliche Integrationsfunktion zuzuteilen. Daher gibt es keine „Umweltbeziehung" zwischen Familie und sozio-kultureller Sinnsphäre. Anders stellt sich die gleiche Situation jedoch für die sozialistischen Länder dar. Hier beansprucht die Politik der kommunistischen Parteien einen gesamtgesellschaftlichen Integrationsanspruch auch für die sozio-kulturelle Sinnsphäre. Dies zeigt sich – häufig zur Überraschung westlicher Beobachter – in der orthodoxen Kulturpolitik gerade der Ostblockländer, die einen selbständigen Kurs gegenüber dem Hegemonie-Anspruch der Sowjetunion anstreben. Die Beziehung der Familie zur soziokulturellen Sinnsphäre wird hier zur Umweltbeziehung von Familie und Politik.

Systemtheoretisch stoßen wir daher auf ein ungelöstes Problem. Der Familie fällt im Bereich der Motiv- und Gesinnungsbildung für das Sozialverhalten eine wesentliche Aufgabe innerhalb der gesamtgesellschaftlichen Funktion der Sinntradierung und -verwirklichung zu. Die Aktualisierung dieser gesamtgesellschaftlichen Aufgabe liegt jedoch in der Integrationsfunktion des Teilsystems selbst, nämlich in der der Familie. Das gesamtgesellschaftliche Integrationsteilsystem, die Politik, hält sich – in den westlichen Industrieländern – zurück und beschränkt sich auf die Integration der Lernprozesse, also auf Schul-, Vorschul- und Berufsausbildungspolitik. Für die Aktualisierung der Sinntradierung und -verwirklichung gibt es demnach keine gesamtgesellschaftliche Unterstützung. Während in allen anderen Teilsystemen (Wirtschaft, Bildung, Wissenschaft) die integrative Funktion auf die Politik, also auf eine integrierende gesamtgesellschaftliche Funktion zurückgreifen kann, gilt dies für die Integrationsleistung der Familie nicht, weil das sozio-kulturelle Wertsystem sich selbst nicht organisiert. Beziehungen zwischen der Familie und einer „Kulturorganisation" können nicht Gegenstand der Familienpolitik werden. Der gesamtgesellschaftlichen Erwartung, eine Motiv- und Gesinnungsbildung entsprechend den gesamtgesellschaftlichen individuellen Verhaltenskriterien zu leisten, d.h. „Sozialisationsdefizite" zu vermeiden, steht also keine „Gegenleistung" für die Familie gegenüber. Die Gesinnungs- und Motivbildung des Sozialverhaltens muß die Familie aus eigener Kraft leisten, sie kann hierfür auf keine wie auch immer geartete sie unterstützende Familienpolitik hoffen.

Im Ergebnis zeigt eine systemtheoretische Analyse, daß die Schwerpunktverlagerung in den gesamtgesellschaftlichen Aufgaben der Familie zu einer programmatischen Spezialisierung geführt hat. Während die gesamtgesellschaftlichen Funktionen, die die Familie verloren hat, wirtschaftliche Produktion und sekundäre Sozialisation, zum Ausbau großer gesellschaftlicher Institutionen geführt haben, die der öffentlichen Kontrolle und Förderung unterliegen, hat die Schwerpunktbildung der Familie zu keiner Institutionalisierung geführt. Es gibt hier keine vergleichbare wissenschaftliche Forschung, aber auch keinen Transfer der vorliegenden Forschungsergebnisse. Die Sinntradierung und -verwirklichung, die Motiv- und Gesinnungsbildung für Sozialverhalten muß die Familie aus ihrer Primärerfahrung leisten, auch eine familiensoziologische Zuweisung der familialen Integrationsfunktion an die Rollen Ehefrau und Mutter ist folgenlos geblieben. Es gibt in unserem Bildungssystem keine Vorbereitung auf diese Rollen. Im Gegenteil, die Bildungspolitik ist bestrebt, das Defizit der Frauen hinsichtlich der Dauer und Qualität ihrer Schul- und Berufsausbildung abzubauen. Eine solche Bildungspolitik wird auch nicht durch eine

Vorbereitung von Männern *und* Frauen auf ihre familialen Rollen begleitet. Was eine Familie als Kleingruppe bedeutet, welcher Art die gruppendynamischen Prozesse sind, mit denen die Familien im Alltag konfrontiert werden, wie interpersonale Konflikte adäquat bewältigt werden, bleibt einer zufälligen Lebenserfahrung anheim gegeben. Die gesellschaftlich verantwortlichen Instanzen verhalten sich reaktiv. Nur bereits eingetretene Störungen des Sozialverhaltens werden – häufig nach inadäquater Diagnose – einer Therapie zugeführt. Die geringen therapeutischen Erfolge verstärken jedoch die Erwartungen gegenüber einem präventiven sozialen Training, das gegenwärtig allerdings Programm ist.

4.2.3 Ungelöste Probleme

Die theoretischen Analysen Simmels und Smelsers verweisen auf ungelöste Probleme einer gesamtgesellschaftlichen Plazierung der Familie im strukturellen Wandel der Industrialisierung. Die Familie hat wesentliche Aufgaben verloren und das, was sie gewonnen hat, sich nur unzureichend angeeignet. Der Familienhaushalt hat keinen Einfluß auf den Güter- und Arbeitsmärkten. Güterangebot und Beschäftigungschancen werden von der Produktion bestimmt, überhaupt wirksamer Einfluß ist Verbandseinfluß (Gewerkschaften, Konsumentenvereinigungen) und organisiert sich nicht auf Haushaltsbasis.

Der Familie wird – wie die familiensoziologischen Theorien, aber auch die Devianztheorien sowie die sozialpolitische Diskussion zeigen -- die Gesinnungs- und Motivbildung für das Sozialverhalten angesonnen. Sie muß diese Aufgabe aber ohne Rückgriff auf gesellschaftliche Institutionen, ohne Unterstützung durch wissenschaftliche Vorleistungen oder durch institutionalisierte Lernprozesse erfüllen. Es ist daher eine offene Frage an die Familiensoziologie, ob Spontaneität und Primärerfahrung eine ausreichende Basis sind, um der Familie in einer verwissen-

schaftlichten, technisch und organisatorisch hoch entwickelten Umwelt die Erfüllung der hierzu komplementären Aufgaben zu ermöglichen. Denn das Sozialverhalten, das die Familien von der Motivation und von der wertbezogenen Orientierung her ausfüllen, stützen und modellieren sollen, ist das Handeln ihrer Angehörigen in den gesellschaftlichen Institutionen des Bildungs- und Wirtschaftssystems sowie der Politik [100].

Die ungelösten Probleme, die eine gesamtgesellschaftliche Analyse des strukturellen Wandels der Familie aufdeckt, bilden den Kern einer weitverzweigten sozialwissenschaftlichen Literatur, die sich mit einer als kritisch bewerteten Situation der Familie und des Familienhaushalts beschäftigt. Wir wollen zwei repräsentative Äußerungen hier wiedergeben und daran die abschließende Frage nach den erfahrungswissenschaftlichen Grenzen dieser Problematik knüpfen.

Erich Egner, dem wir eingehende sozialhistorische und kulturvergleichende Untersuchungen zum Familienhaushalt verdanken, stellt die völlige Vernachlässigung des Privathaushaltes in der wirtschaftswissenschaftlichen Forschung fest. Zugleich wertet er die Paradoxie eines wachsenden Unbehagens an der Konsumsituation bei steigendem Realeinkommen als Anzeichen für das gestörte Verhältnis von Erwerbswirtschaft und Privathaushalt. Er schreibt:

[100] "As a result, family members are thrown back upon each other as a small group of overdependent personalities who must work out a common destiny in a family situation which has lost many of its functions and, hence, forces them to rely overmuch upon intimacy. When the values of a culture are split into two sharply conflicting systems, with each sex assigned the role of carrying one system, the family becomes perforce, as Horney points out, the battleground not merely for the resolution of differences among the individual personalities of family members but also for the attempted resolution of the larger conflicts of the entire culture. Too little stress has been laid upon this toll which the casualness of our culture exacts of persons at the point of greatest potential richness in personal intimacy." Robert S. Lynd, zitiert nach René König, Soziologie der Familie, a.a.O., S. 173, 174.

„Die gängigen Vorstellungen kreisen um Marktzusammenhänge und Marktinstitutionen, um Preise und um erwerbswirtschaftliche Ziele wie Produktion, Rentabilität und Einkommen. Produktions- und Einkommenssteigerungen gelten als selbstverständliche Ziele der wirtschaftlichen Entwicklung.

Das Eigengewicht der Erwerbswirtschaft ist im industriellen Zeitalter so groß geworden, daß man in weiten Kreisen der Öffentlichkeit und selbst in den Wirtschaftswissenschaften unter dem Begriff der Wirtschaft nur sie versteht und die Existenz der Unterhaltswirtschaft ganz aus den Augen verloren hat. So bedarf es heute umständlicher Darlegungen, um ihre Wirklichkeit und Eigenart überhaupt erst sichtbar und begreifbar zu machen. Ohne ein solches Verständnis kann man den Problemen des modernen Wirtschaftslebens nicht gerecht werden, besonders nicht der Frage, wie eine sinnvolle Ausrichtung der Erwerbswirtschaft auf die Unterhaltswirtschaft erreicht und gesichert werden kann (S. 32).

Einzelne Stimmen des Zweifels gegenüber dem einseitig erwerbswirtschaftlichen Denken haben sich wiederholt geltend gemacht. Eine solche Kritik setzte meist bei der Stellung des Menschen oder des Konsumenten in der modernen Wirtschaft an. Das führte auch in Arbeiterkreisen zur Entstehung der Konsumgenossenschaftsbewegung seit den 30er und 40er Jahren des 19. Jahrhunderts. Die Kritik erhielt im 20. Jahrhundert stärkeren Auftrieb dadurch, daß man sich auf die Schwächungen besann, welche die industrielle Entwicklung für die Stellung der Konsumenten mit sich gebracht hatte, obwohl es ihnen nach herrschenden Vorstellungen wirtschaftlich besser als je zuvor ergehen sollte (S. 33).

Mit der Oligopolisierung wichtiger Konsumgütermärkte ist die Marktstellung der Konsumenten und ihrer Haushalte erheblich geschwächt worden. Oligopole setzen in der Regel große kapitalintensive Unternehmungen, oft Konzerne, mit hohen Marktanteilen voraus. Sie sind in der neueren industriellen Entwicklung durch die scharfe nationale und internationale Entwicklungskonkurrenz befördert worden, hinter der ein beschleunigter technischer Fortschritt und ein riesiger damit einhergehender Kapitalbedarf gestanden haben.

So hat diese moderne Entwicklung des Industrialismus eine starke Gewichtsverlagerung zwischen Erwerbs- und Unterhaltswirtschaft mit sich gebracht. Aus dieser Lage wird auch die Entstehung der modernen Verbraucherbewegung im Zeitalter der Interessenorganisationen verständlich (S. 35).

Aus solchen Anstößen erwuchs, zunächst mit bescheidener Ausstrahlung, zehn Jahre nach dem ersten Weltkriege sowohl in den USA als auch in Europa die moderne *Verbraucherbewegung*. Im Gegensatz zur alten Konsumgenossenschaftsbewegung hat sie grundsätzlich auf eine Eigenproduktion verzichtet, die eine gewisse erwerbswirtschaftliche Ausrichtung in sich schloß, und sich statt dessen auf eine Aufklärungstätigkeit in Konsumentenkreisen und Inititativen gegenüber den staatlichen und parlamentarischen Instanzen konzentriert. Nach dem 2. Weltkriege hat diese Bewegung, nicht zuletzt durch ihre internationale Ausbreitung, einen überraschenden Aufstieg genommen.

Solche Bestrebungen sind nicht vergeblich geblieben. Aus ihen sind manche Maßnahmen zur Stärkung der Stellung des Verbrauchers hervorgegangen, wie z.B. der Schutz vor Übervorteilung bei Ratengeschäften, vor irreführender Werbung, vor Unterschreitung von Mindestnormen bei technischen Geräten. Trotzdem ist das Problem des Konsumentenschutzes keineswegs erledigt, man steht in dieser Hinsicht noch durchaus in den Anfängen (S. 33).

Die Hast in der Jagd nach wirtschaftlichem Fortschritt läßt die Oberflächlichkeit und an vertieften menschlichen Maßstäben gemessen, die Sinnlosigkeit eines solchen Strebens nicht zum Bewußtsein kommen. Immerhin deuten die Lauheit und Unlust, welche je länger desto mehr die Überfluß- oder Konsumentengesellschaft begleiten, auf ein sich ausbreitendes vages Bewußtsein von der Unstimmigkeit der herrschenden Wirtschaftszustände hin. Man kann vermuten, daß viele Haushalte trotz der erlangten Einkommensverbesserungen durch ihre gegenwärtigen Lebensbedingungen nicht zufrieden gestellt werden. Darin kommt das gestörte Verhältnis von Erwerbs- und Unterhaltswirtschaft zur Geltung" (S. 37).

Ingeborg Weber-Kellermann hat in ihrem „Versuch einer Sozialgeschichte der deutschen Familie" die Verinnerlichung beschrieben, die mit der Entlastung der Familie von Produktionsaufgaben und mit der Differenzierung familialer und extrafamilialer Rollen einsetzte. Ihre Beschreibung macht die Grenzen deutlich, die einer Verallgemeinerung dieser für die bürgerliche Kleinfamilie sozialhistorisch gut belegten Entwicklung durch die *Verschiedenartigkeit der Klassenlagen* gesetzt sind.

„Viele Einflüsse wirkten mit an dem Bild der bürgerlichen Familie, das seit dem 19. Jahrhundert so eindringlich das gesellschaftliche Leben gefärbt hat. Da waren zunächst die neuen wirtschaftlichen Bedingungen. Abgeschlossen von der beruflichen und politischen Lebenswelt ihres Mannes widmete sich die Frau den Hausgeschäften und zwar vornehmlich als Verbraucherin. Denn es bleibt festzuhalten, daß sich die Familie, die innerhalb des alten oikos, des großen Haushaltes, weitgehend auch im Besitz eigener Produktionsmittel gewesen war, zu einer Familie des Konsums wandelte und daß es von nun an zu ihrer wesentlichen Funktion gehörte, diesen Konsum zu gestalten, nachdem die Produktion von den verschiedenen Institutionen der Wirtschaft übernommen wurde.

Waren also auf dem Gebiet der wirtschaftlichen Produktion die Funktionen weitgehend aus der Familie hinausverlagert, so galt das in gleichem Maße auch für die institutionalisierten Formen der Erziehung in Form der allgemeinen Schulpflicht und der ständig wachsenden Zahl von Bürgerschulen. Damit erlitt die Familie einen Schwund ihrer Erziehungs-, Ausbildungs- und Sozialisationsfunktionen.

Als Folge der häuslichen Zurückgezogenheit der bürgerlichen Frau und ihrer wachsenden Entmündigung im öffentlichen Leben ergab sich aber nun im Ausgleich eine unerwartete sentimentale Auffüllung des innerfamiliären Bereiches, wie sie das Biedermeier entschieden auszeichnet und charakterisiert. Die Gedanken der Ehe als einer geistigen und gefühlsmäßigen Gemeinschaft, der Familie als Ort für die Erziehung des Menschen zu einem sozial-kulturellen Wesen waren Produkte jener Epoche. Auf ihrem Grunde wuchs das 19. Jahrhundert-Leitbild der Bürgerfamilie als gutsituierte Kleinfamilie, in welcher der Vater die gesellschaftliche Stellung bestimmte, die Mutter die Häuslichkeit gestaltete, beide verbunden in ehelicher Liebe (was immer das auch sein mochte), verbunden im Interesse an der Aufzucht wohlgeratener und wohlerzogener Kinder, die sich bei Berufs- und Gattenwahl nach den Wünschen der Eltern zu richten hatten. – Dieses Leitbild wurde immer mächtiger, immer fixierter und statischer, je stärker sich die tragende Schicht des Bürgertums entfaltete und je mehr sich nun wiederum die Kirche an seiner Prägung beteiligte. Die Werte des Gefühls und der Liebe erhielten eine Aufwertung für Eheschließung und Familienleben, wie sie ihnen vorher nie beschieden gewesen war. Neben dem mit allen patriarchalischen und vormundschaftlichen Rechten ausgestatteten pater familias, der außerhalb des Hauses dem Berufe und Gelderwerbe nachging, waltete als Gegenpol am häuslichen Herd die Mutter, die züchtige Hausfrau, deren Aufgaben sich auf die Pflege des Haushaltes und die Aufzucht der Kinder konzentrierten. Es entstand die differenzierte und spezialisierte Wohnkultur des Biedermeier mit Wohnzimmer und „Kinderstube" –, ein Begriff, der in seiner vielfältigen Bedeutung aus dem 19. Jahrhundert stammt: „gute Kinderstube" als Synonym für klassenspezifische gute Erziehung – aber auch für das Kinderzimmer als Reich des Kindes mit seinen Spielen und seinen typisch kindlichen Beschäftigungen (S. 106–108).

Als Gegenbild zur bürgerlichen Kleinfamilie zitiert Weber-Kellermann Rühles Schilderung des proletarischen Familienlebens.

„Im tiefsten Morgengrauen verläßt der Fabrikproletarier sein Bett und seine Behausung. Sein Arbeitstag beginnt meist sehr früh. Zwischen schlafenden Kindern beim Schein der Funzel hat er sich notdürftig angekleidet, dann rasch einen Schluck Kaffee hinuntergestürzt, auch das vielleicht nicht einmal, nun eilt er dem riesigen Moloch, der Fabrik, in die Arme, deren schriller Pfiff um sechs verkündet, daß nun das Einzelleben der Insassen für viele Stunden aufgehört, daß die Herrschaft des Kapitals über Leib und Seele für diesen Tag wieder begonnen hat. Der ganze lange Arbeitstag hält ihn von den Seinen fern. Kaum daß er zu Mittag ein kurzes, flüchtiges Beisammensein mit ihnen ergeizen und erhetzen kann. In zahllosen Fällen bekommt er auch da Weib und Kinder nicht zu Gesicht. In der Kantine, im Maschinensaal, in der Baubude oder in einem Schuppen wird Mittag gemacht; oft genug muß er auf einer Promenadenbank, einem Haufen Späne oder der blanken Erde sein armseliges Mahl zu sich nehmen. Die dicke Suppe im Blechtopf, ein Stück Brot, einen Fetzen Wurst, einen Schluck Kaffee oder Bier. Dann ein Viertelstündchen Schlaf. Die Fabrikpfeife ruft. Nun wieder Arbeit bis der Abend kommt. Endlich Feierabend! Müde schleppt sich der entkräftete Körper der Behausung zu. Die Kinder sind längst zu Bett; wie sie den Tag verbracht – wer sollte sich jetzt noch darüber den Kopf zerbrechen? Von seiner Arbeit haben sie nichts gesehen; er selbst hat alle Verrichtungen nur mechanisch, ohne innere Anteilnahme und Freude vollbracht. Wie er leer und kalt dabei blieb, konnte er keine belebende Wärme, keine erzieherischen Einflüsse auf sie überströmen lassen. Zudem hat die öde und schwere Körperarbeit auch die Gedanken träge gemacht. Ist das schmale Abendbrot verzehrt, bringt vielleicht ein Pfeichen noch Genuß. Der organisierte und aufgeklärte Arbeiter liest noch seine Zeitung, seltener ein Buch, vorausgesetzt, daß nicht Sitzungen oder Versammlungen seiner warten. Dann kehrt er erst spät nachts heim. Ein paar kurze Stunden bleiernen Schlafes – im engen Raume und in schlechter Luft –, bis allzubald die harte Pflicht wieder ruft. Und so Tag für Tag, Woche für Woche, Jahr für Jahr ..." (S. 133–134).

Rühles Schilderung bestätigt ein sächsischer Lehrerbericht aus dem Jahre 1902.

„Den Lehrern an der einfachen Volksschule entrollt sich da oft ein trauriges Bild des großstädtischen Lebens. Vater und Mutter gehen früh, oft ehe die Kinder erwachen, bis abends, wenn diese schon schlafen, dem täglichen Erwerbe nach und haben wenig Zeit ... zur eigentlichen Kindererziehung. Die kleinen vorschulpflichtigen Kinder sind sich auf diese Weise oft selbst überlassen, niemand öffnet ihnen die Sinne, löst ihnen die Zunge. So darf es denn nicht wundernehmen, wenn beim Eintritt in die Schule ihr Vorstellungskreis überaus beschränkt ist, das Denken und Sprechen eine bemitleidenswerte Unbeholfenheit zeigt. Ein großer Teil der Schüler in den Mittel- und Oberklassen ferner ist darauf angewiesen, außerhalb der Schulzeit durch ihrer Hände Arbeit Geld zu verdienen" (S. 137).

Das Bild, das die *Sozialstatistik* über Haushalt und Familie der *Gegenwart* zeichnet, verdeutlicht die Grenzen, die einer Verallgemeinerungsfähigkeit der dargestellten theoretischen Analysen durch die Realität gezogen werden.

4.3 Haushalt und Familie der Gegenwart in der Sozialstatistik

Theoretische Aussagen über Haushalt und Familie beziehen sich auf eine miteinander wohnende, gemeinsam wirtschaftende, in einer alltäglichen Interaktion stehende Personengruppe.

Der *soziologische* Begriff der Familie setzt eine strukturelle Differenzierung in die Positionen Ehefrau – Mutter, Ehemann – Vater und Kind, zumindest aber in die Positionen Mutter – Kind voraus[101]. Die Mindestbedingung für den soziologischen Familienbegriff erfüllen die von den alleinstehenden Müttern als „Familie" gegen eine ablehnende Umwelt durchgesetzte Existenzform. Überraschend ist an dieser Definition, eine wie geringe Bedeutung den Geschwisterbeziehungen beigelegt wird. Die Familiensoziologie setzt also eine überdauernde, durch die Sozialordnung (Familienrecht und Verkehrsanschauung) garantierte Differenzierung voraus, die komplementäre Interaktionen heterosexueller Art und/oder zwischen den Generationen im Interesse personeller Selbstverwirklichung ermöglicht.

Der *sozial- und wirtschaftsstatistische* Haushaltsbegriff wird definiert als „die zusammen wohnende und gemeinsam wirtschaftende Personengruppe, die sowohl verwandte als auch fremde Personen, Familien im engsten und im weiteren Sinne, häusliches Dienstpersonal, gewerbliche oder landwirtschaftliche Arbeitskräfte usw. umfassen kann"[102].

Jeweils bezogen auf einen anderen Aspekt, der die Einheit, Dauerhaftigkeit und die alltägliche räumliche Bindung des Verhaltens betont, orientieren sich die Soziologie und die Wirtschafts- und Sozialstatistik an der „Personengruppe". Diesem Begriff entspricht *zu einem Stichtag* jeweils nur ein Teil der Bevölkerung. Anders stellt sich die Situation im *zeitlichen Ablauf* betrachtet dar. Nur eine kleine Personengruppe wächst nicht in einer Familie auf (Heimkinder) und/oder heiratet nicht (Ledigbleibende) und/oder lebt in Anstaltshaushalten (Pflege-, Ledigenheime).

Zu einem Stichtag wird gegenwärtig ein Viertel der Privathaushalte von Einpersonenhaushalten gebildet. Jedoch leben 90% der Bevölkerung in Mehrpersonenhaushalten (Tabelle 11). Die Statistiker erwarten eine weitere Zunahme der Einpersonenhaushalte, da der Wunsch, einen eigenen Haushalt zu führen, für manche Personengruppen, z.B. Jugendliche im Berufsausbildungsalter oder für ältere Menschen noch nicht erfüllt ist.

Tabelle 42. Einpersonenhaushalte (Bundesrepublik 1971[a]) nach Geschlecht und Altersklassen

	in 1 000	%
Personen	6 106	100
Männer	1 623	26,6
Frauen	4 484	73,4
Von den Personen sind		
unter 25 Jahre	356	5,8
25 bis unter 45 Jahre	984	16,1
45 bis unter 65 Jahre	1 837	30,1
65 Jahre und älter	2 930	48,0

[a] Mikrozensus April 1971.
Quelle: Statistisches Jahrbuch BRD 1972, S. 39 Tabelle 14.

Aus der Verteilung der Einpersonenhaushalte nach Lebensalter und Geschlecht (Tabelle 42) geht hervor, daß nahezu 50% der alleinlebenden Personen 65 Jahre und älter sind, von diesen sind 85% Frauen. Der Einpersonenhaushalt ist also die Existenzform älterer Frauen jenseits des Erwerbsalters, die meist verwitwet sind, oder von Personen, die in der Berufsausbildung bzw. im Erwerbsprozeß stehen und meistens ledig sind. *Ihre Haushaltssituation läßt jedoch keinen Schluß auf die Familienbeziehungen zu.* Nur ein sehr kleiner Prozentsatz lebt in völliger Isolierung ohne Kontakt zu Kindern, Enkelkindern oder Geschwistern.

Einer international vergleichenden Untersuchung, deren Ergebnisse für die Bundesrepublik in etwa auch zutreffen werden, entnehmen wir, daß nur 3–5% der Menschen, die älter sind als 65 Jahre, weder Kinder noch Geschwister besitzen. 80%

---

[101] Winch, R.F.: Theoretische Ansätze in der Untersuchung der Familie, a.a.O.
[102] Wirtschaft und Statistik, Jg. 1965, Heft 7, S. 427.

der alten Menschen, die Kinder hatten, haben eines ihrer Kinder im Verlaufe der der Befragung vorangegangenen Woche gesehen. Nur 2% geben an, sie wären während eines Jahres mit keinem ihrer Kinder zusammengewesen[103].

Es fehlen entsprechende Befragungen von alleinstehenden jugendlichen oder erwachsenen Personen im Erwerbsalter. Jedoch dürfen wir bei diesem Personenkreis in ähnlicher Weise Kontakt zu Familienmitgliedern, auch „künftigen", erwarten. M. a. W. eine rigide Orientierung an der zusammenwohnenden, -wirtschaftenden, ständig interagierenden Personengruppe blendet viele für die tatsächliche Haushalts- und Familiensituation wesentlichen Beziehungen der gegenseitigen Hilfe und der Kommunikation aus. Ferner verbirgt uns die statistische Zählung, die Personen und Haushaltsvorstände einander zuordnet, den Umfang der Vergesellschaftung von Tätigkeiten, die wir gemeinhin dem Haushalt zurechnen. Das gilt z.B. für die „warme Hauptmahlzeit" des Tages. Nach dem Ergebnis der Einkommens- und Verbrauchsstichproben 1969 nehmen 41% aller Einpersonenhaushalte von Arbeitnehmern am Kantinenessen teil. Dieser Prozentsatz steigt bei den Angestellten auf 50%. Erhebungen über die Anzahl der warmen Mahlzeiten, die in Kantinen und Gaststätten ausgegeben werden, kommen auf 12 Millionen Mittagessen. Auf die Wohnbevölkerung umgerechnet würden danach fast 20% der Bevölkerung an Arbeitstagen außer Hause zu Mittag essen. Die „Vergesellschaftung des Essens" hat daher bereits einen meist unterschätzten Umfang angenommen. Sie betrifft vorzugsweise die erwerbstätige Bevölkerung und unter dieser die Alleinstehenden[104].

Untersuchungen über die Freizeitgewohnheiten könnten das Bild ergänzen. Denn viele Personen verbringen ihre Freizeit mit anderen außerhalb des Haushalts.

Legen wir für den Begriff der Gruppe die Mindestzahl von drei Personen oder mit der Familiensoziologie die Mindestbedingung einer strukturellen Differenzierung nach Generationen zugrunde, also auch zwei Personen Mutter/Kind bzw. Vater/Kind, dann zeigt die Betrachtung der Mehrpersonenhaushalte, daß nur 50% von ihnen eine Gruppe darstellen (Tabelle 43). Natürlich dürfen wir auch hier nicht die Sozialbeziehungen zu Familienmitgliedern, die außerhalb des Haushalts leben, übersehen. „Soziale Nähe bei räumlicher Distanz" wird von vielen Untersuchungen zur Lebenssituation der alten Menschen als typisch für das Verhältnis der Generationen untereinander angesehen. Nur lassen sich solche Beziehungen kaum einem Begriff von sozialer Gruppe subsumieren, der soziale Nähe durch räumliches Miteinander definiert.

Zwei weitere Überlegungen unterstreichen die begrenzte Anwendbarkeit des Begriffs der kleinen Gruppe. Der Bestand einer Kleinfamilie wird durch den Familienzyklus (Abb. 15) bestimmt. Jede Person, die eine eigene Familie gründet, gehört zwei Familien an: der Herkunftsfamilie und der selbst gegründeten Familie. Jede Familie durchläuft daher drei Phasen: die Gründung, das Aufziehen von Kindern und die Altersphase, wenn die Kinder den Familienhaushalt verlassen haben.

Tabelle 43. Mehrpersonenhaushalte (Bundesrepublik 1971[a]) nach Anzahl der Kinder unter 18 Jahren

	in 1000	%
Mehrpersonenhaushalte insgesamt	16 746	100
ohne Kinder (unter 18 Jahren)	8 357	49,9
mit 1 Kind	3 747	22,4
mit 2 Kindern	2 867	17,1
mit 3 und mehr Kindern	1 775	10,6

[a] Mikrozensus April 1971.
Quelle: Statistisches Jahrbuch BRD 1972, S. 38, Tabelle 38.

Die Kleingruppe, die einen gemeinsamen Haushalt führt und zwei Generationen umfaßt, beschreibt daher nur *eine* Fami-

<hr>

[103] Shanas, E. a.o.: Old people in three industrial societies, a.a.O., S. 428/429.
[104] Wirtschaft und Statistik, Jg. 1970, S. 367/368.

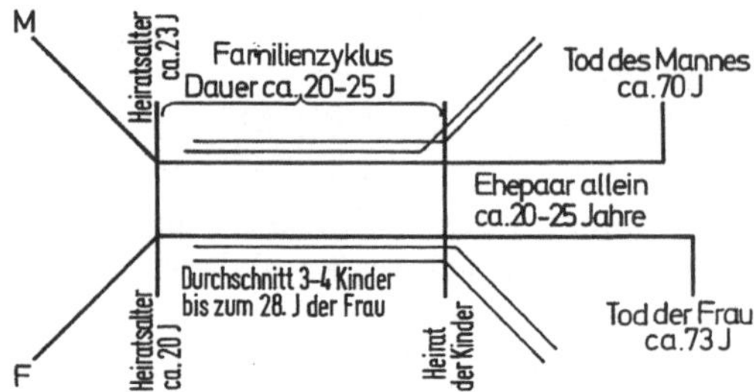

Abb. 15. Schematische Darstellung des Familien-cyclus in den Vereinigten Staaten
Schematisch dargestellt entwickelt sich der Familien-zyklus, wie in der Abbildung dargestellt. Dabei werden die kritischen Variablen leicht sichtbar, welche die verschiedenen strukturellen Ablaufsmöglichkeiten dieses Systems beeinflussen und bestimmen. Wir haben zur Illustration ein empirisch belegtes Muster genommen, nämlich die Entwicklung des Familienzyklus in den Vereinigten Staaten in der zweiten Hälfte des 20. Jahrhunderts. Man erkennt sofort als wichtige Variable: 1. Alter bei Eheschließung; 2. Geburt des ersten Kindes; 3. Geburtenfolge; 4. Stand der Ausbildung, der über den „Austritt" der Kinder aus der Familie entscheidet und der je nachdem früher (in den Unterklassen) oder später (in den Oberklassen) stattfindet; 5. Lebenserwartung von Mann und Frau, die über die Länge der Ehedauer nach Abschluß des Familiencyclus im engeren Sinne entscheidet.
Quelle: König, R.; Soziologie der Familie, a.a.O. S. 245.

lien- und Haushaltsphase. Auf ihr liegt durch die Eigenart der gesellschaftlichen Statusbildung ein besonderer Wertakzent. Die selbst begründete Familie wird im Statussystem über den erworbenen Status placiert. Der Status der Eltern teilt sich den Kindern als ihr zugeschriebener Status mit, von dem sie sich durch ihre Berufsausbildung und ihre Erwerbstätigkeit ablösen. Durch den Statuswechsel der Kinder vom zugeschriebenen zum erworbenen Status unterliegt die Kleinfamilie zwangsläufig einem sozialen Wandel. Die Gruppe entsteht und löst sich infolge der Einbeziehung der Familie in die gesamtgesellschaftliche Statusbildung wieder auf. Nicht biologische Gründe (Geburt, Tod), sondern ein in die Familie übergreifender gesellschaftlicher Zusammenhang begrenzt zwangsläufig den Bestand der Kleinfamilie.

Eine Einengung des Familienhaushaltsbegriffs auf die Kleinfamilie, wie sie das räumliche Miteinander und die Sozialisationsleistung als kennzeichnendes Merkmal nahelegen, schließt daher viele Haushaltsformen und Familienbeziehungen aus dem sozialwissenschaftlichen Begriff aus, die die Alltagserfahrung unter Familie und Haushalt versteht. Auf die gesamte Bevölkerung zu einem Zeitpunkt gesehen, deckt ein solcher sozialwissenschaftlicher Begriff nur eine Minderheit. Es stellt sich die Frage, welche Existenzformen die sozialwissenschaftliche Begriffsbildung für die Mehrheit bereithält. Ob sie die Alleinstehenden und die zusammenwohnenden Ehepartner als abgeleitete, den Begriff nur teilweise erfüllende Erscheinungsweise von Familie und Haushalt bezeichnen will.
Neben dem Familienzyklus spielt für den Familienhaushalt eine sozialstaatliche Individualisierung von Existenzbedürfnissen eine Rolle. Diese zielt ausdrücklich darauf ab, individuelle Interessenlagen aus den Gruppenentscheidungen der Familie herauszuhalten. So sucht die Bildungspolitik unter dem Postulat der Chancengleichheit das Recht auf eine der Begabung entsprechende Bildung auch gegen Vorentscheidungen der Familie zu verwirklichen, z.B. den Mädchen gleiche Bildungschancen wie den Jungen einzuräumen, den Kindern aus „bildungsfernen" Sozialschichten und -gruppen den Übergang auf weiterführende Schulen zu ermöglichen. Eine ähnliche Entwicklung bahnt sich in der Gesundheitsvorsorge bei dem Kinderprogramm an. Hier werden die Ärzte und Krankenkassen für die Kinder ein Recht auf Gesundheit, d.h. auf rechtzeitige Behandlung gesundheitlicher Schäden und Behinderungen, auch gegen die Nachlässigkeit und Uneinsichtigkeit der Eltern durchsetzen müssen.
Die Politik zur Förderung und Verbesserung der Lage der Frauen muß sich mit vielen Nachteilen auseinandersetzen, die den Frauen aus ihrer stärkeren Bindung an den Familienhaushalt gegenüber den Männern erwachsen. Die Verwirklichung

der Gleichberechtigung von Männern und Frauen bedeutet daher eine Veränderung der Sozialnormen, die die Familie als Kleingruppe zur undiskutierten Voraussetzung haben. So berücksichtigt sie z.B. bei dem Vorschlag[105], den Hausfrauen einen selbständigen Anspruch in der Rentenversicherung zu geben, die bisherigen Erfahrungen, nach der Witwen in einer nicht eben geringen Anzahl (20%) Renten unter dem Fürsorgesatz erhalten und Heilmaßnahmen für Hausfrauen und Mütter auf ungünstigeren sozialrechtlichen Voraussetzungen beruhen. In die gleiche Richtung wirken die Programme zur Krebs-Früherkennung für die Frauen. Während früher die Krankenversicherung sich darauf beschränken konnte, nur die Versicherten, also in der Regel die Ehemänner und Familienväter in ihren Karteien zu führen, müssen sie jetzt die Familienmitglieder mit aufnehmen[106], um gezielter auffordern und den Erfolg der Maßnahmen evaluieren zu können.

Verallgemeinernd können wir feststellen, daß sozialstaatliche Leistungen, die sich an bestimmte Zielgruppen wenden, dabei die Sozialnormen unterlaufen und korrigieren, die die nichterwerbstätigen Familienmitglieder in ihrer gesellschaftlichen Teilhabe bisher beschränkt haben. Die Bindung an die Kleingruppe enthält den Frauen und Kindern infolge ihres abgeleiteten Sozialstatus Bildungs- und Gesundheitsgüter vor. Wir können die sozialstaatliche Korrektur dieser Situation auch als eine Individualisierung von Bedürfnislagen gegenüber der Bindung an die Kleinfamilie bezeichnen. Das sozialstaatliche Prinzip der Chancengleichheit in der Teilhabe an öffentlichen Leistungen, das wir in der Regel unter dem Aspekt der ungleichen Verteilung nach sozialen Schichten diskutieren, wendet sich auch gegen eine ungleiche Verteilung infolge traditionaler

oder willkürlicher Gruppenentscheidungen der Kleinfamilie. In die Kleinfamilie wirken also sozialstaatliche Instanzen hinein, um Existenzbedürfnisse, deren Realisierung durch Gruppenentscheidungen gefährdet werden, zu garantieren. Die individualisierende Korrektur von Gruppenentscheidungen durch gesellschaftspolitische Zielsetzungen unterscheidet die Sozialsituation der Kleinfamilie von der anderer kleiner Gruppen. Die Verwendung des Gruppenkonzepts eignet sich daher als ein analytisches Instrument nur für die Behandlung bestimmter Aspekte der Kleinfamilie, bei denen in der Tat von außen weitgehend unbeeinflußte Gruppenprozesse in Rede stehen. Die Gleichsetzung von Familie bzw. Familienhaushalt und kleiner Gruppe erweist sich als eine unzulässige Verallgemeinerung, die die in die Kleinfamilie hineinwirkenden Garantien individueller Selbstverwirklichung ausblendet.

Versuchen wir, die vorgetragenen Einwände zu systematisieren, so können wir die Bedenken gegen eine naive Verwendung des Kleingruppenkonzepts wie folgt zusammenfassen.

1. Die sozialen Beziehungen und der wirtschaftliche Austausch zwischen den Mitgliedern einer Familie beschränken sich nicht auf die zusammenwohnende und -wirtschaftende Personengruppe. Die räumliche Verortung, die das Haushalts- und das Kleingruppenkonzept vornehmen, deckt das Netz sozialer und wirtschaftlicher Verflechtung nicht ab. Die den Konzepten zugrundeliegende Vorstellung vom *sozialen Raum* einer Familie ist unzulänglich.

2. Die sozialen Beziehungen und der wirtschaftliche Austausch unter den Familienmitgliedern erschöpfen sich nicht mit der Phase der Kleinfamilie, sondern erstrecken sich u.U. über die Lebensspanne von drei bis vier Generationen. Soziologische Untersuchungen zur Familien- und Haushaltsstruktur alter Menschen zeichnen ein

---

[105] Bericht der Sozialenquete-Kommission, a.a.O. Tz. 58.

[106] Schmidt, A.: Gleiche Gesundheitschancen für alle. Das gesundheitspolitische Programm des DGB, a.a.O.

außerordentlich vielgestaltiges Bild[107]. Neben Personen, die keine Verwandten besitzen, finden wir Menschen, die in ein komplexes Netzwerk von Familienbeziehungen eingebunden leben. Diese Beziehungen umspannen mehrere Generationen. Familien, die nicht weniger als vier Generationen umfassen, sind keineswegs selten. Die Hälfte bis drei Fünftel der alten Menschen gehören drei bis vier Generationen verbindenden Familien an und haben mehr als ein überlebendes Kind. Die meisten alten Menschen haben auch Geschwister, die noch am Leben sind. Die Vorstellung von der sozialen Zeit, in der eine Familie lebt und in der auch ein wirtschaftlicher Transfer von Natural- und Geldleistungen stattfindet, reicht über die Phase der Kleinfamilie hinaus. Die *soziale Zeit* einer Familie wird mit dem Gruppenkonzept nicht angemessen wiedergegeben.

3. Der individuelle Anspruch auf Selbstverwirklichung stellt ein Kernproblem für die Sozialverfassung der Familie dar. Als Kleingruppe wird jede Familie durch die Individualität der ihr angehörenden Personen geprägt. Ihr Bestand hängt nicht an der Besetzung der Familienrollen durch mehr oder weniger beliebige Personen, sondern an der Zugehörigkeit bestimmter Personen zur Familie. Das Konzept der Kleingruppe dagegen rechnet mit einer jederzeit möglichen Aufkündigung der Zugehörigkeit sowie mit einem Definitionsspielraum der Gruppe gegenüber ihrer Umgebung. Die für die Familie derzeit typische Situation, daß den in ihrem Status familienabhängigen Kindern und Frauen infolge Nachlässigkeit, Indolenz oder durch soziale Vorurteile wichtige Chancen der Selbstverwirklichung (Bildung, Gesundheit) vorenthalten werden, stellt sich für andere Kleingruppen nicht. Eine Aufkündigung der Zugehörigkeit zur Gruppe bildet in der Familie keine Alternative zu vorenthaltenen Chancen individueller Selbstverwirklichung. Daher bedarf diese öffentlicher Garantien. Sie dienen den Indivi-

duen und dem Bestand der Familie, indem sie eine Alternative zum Ausscheiden aus der Gruppe schaffen.

Das Konzept der Kleingruppe verkennt – so können wir es auch formulieren – die Individualität der Familienrollen und trägt der Dauer der mit einer Familie begründeten Sozialbeziehungen keine Rechnung. Es zeichnet ein unzulängliches Bild eines auf Dauer gegründeten Sozialverbandes, dessen Mitglieder über ihre Individualität miteinander verknüpft sind. In der Regel bezieht sich das Kleingruppenkonzept auf Personenverbindungen, deren Mitglieder über ihre Leistungen, mit denen sie zu einem gemeinsamen Zweck beitragen, zueinander in Verbindung treten. Hinsichtlich ihrer Leistungen können Personen einander vertreten, in ihrer Individualität können sie günstigstenfalls einander ersetzen (nach Verlust durch Tod oder durch Scheidung).

4.4 Familie und „Sozialisationsdefizit"

In einem vulgärsoziologischen Alltagsverständnis wird kriminelles oder allgemein negativ auffälliges Verhalten auf dem Hintergrund zerrütteter Familienverhältnisse gedeutet. Unvollständige Familien, Scheidung oder Trennung, Trunksucht oder Neurosen der Eltern werden für das Scheitern der Kinder verantwortlich gemacht. Immer, wenn Menschen den in sie gesetzten Erwartungen im Leben nicht entsprechen, wenn sie z.B. erfolglos sind oder daran scheitern, ihren Beruf und ihre Beziehungen zu anderen Menschen zu gestalten, wenn sie abgleiten in Trunksucht oder Drogenkonsum, wenn sie mit dem Gesetz in Konflikt geraten usf., dann wird die Erklärung in einer mangelnden Vorbereitung für das Leben durch die Herkunftsfamilie oder in einem Dauerkonflikt in der selbst begründeten Familie gesucht. Und in der Tat finden sich in der Vorgeschichte von Kriminellen, Alkoholikern, Drogenkonsumenten und „Psychopathen" gehäuft zerbrochene Familien, zerrüttete Ehen, konflikthafte und unverarbeitete Bezie-

---

[107] Shanas, E. a.o.: Old people in three industrial societies, a.a.O., S. 177ff.

hungen zu Eltern, Geschwistern oder Ehepartnern. Auch in der Theorie der „Kriminalität" hat die These von der „desorganisierten Familie" als Entstehungshintergrund für „abweichendes Handeln" ihren festen Platz. Dabei werden mit René König zwei Aspekte unterschieden[108].

Die Gruppenstruktur der Familie kann einmal durch die extrafamilialen Sozialbeziehungen der Familienmitglieder gestört werden. Mit wachsender zeitlicher und affektiver Verflechtung der Familienmitglieder in extrafamiliale Sozialbeziehungen verringert sich ihre familiale Interaktion. Mit verringertem Kontakt aber vermindert sich der Zusammenhalt.

Zum anderen kann die Gruppenstruktur durch das Ausfallen von Personen gefährdet sein: erschütterte und zerrüttete Ehe, Trennung oder Scheidung, Verlassen, Tod und uneheliche Familie. Die Desorganisation der Familie bedingt insbesondere für die Kinder und Jugendlichen ein Sozialisationsdefizit. Eine unausgebildete Grundlage der Handlungsorientierung führt in spezifischen Situationen zu abweichendem Verhalten.

Eine wissenschaftliche Bestätigung für das vulgär-soziologische Alltagsverständnis vom Ursprung abweichenden Verhaltens bzw. für die These, daß die desorganisierte Familie ein Sozialisationsdefizit verursacht, steht allerdings noch aus. Zwar gibt es eine Reihe von Untersuchungen, die sehr überzeugend nachweisen, daß psychische Störungen, chronischer Alkoholismus und Kriminalität durch pathogene Familienbeziehungen hervorgerufen werden können. Doch halten sie methodischen Einwänden kaum stand. Nahezu alle diese Studien sind *retrospektive* Untersuchungen und können die Verzerrung der anamnestischen Daten aus der Perspektive der bereits auffällig gewordenen Devianz nicht kontrollieren. Die Verbreitung von „desorganisierten Familien" in der Gesellschaft ist unbekannt. Sicher treten sie zahl-

reicher auf, als sie über „auffällige" Familienmitglieder bekannt werden. Die Frage, warum in desorganisierten Familien die einen deviant werden, die anderen aber unauffällig bleiben, läßt sich ebenso wenig beantworten wie die Frage, weshalb Menschen aus einer unauffälligen Herkunftsfamilie psychisch krank, kriminell oder in anderer Weise deviant werden. „Desorganisierte Familien" treten in der Anamnese devianter Personen nur gehäuft auf, d.h. mit einem Prozentsatz über einem Erwartungswert, der überdies der ungeprüften Alltagserfahrung entnommen wird. Der Faktor „desorganisierte Familie" kann, wenn überhaupt, daher stets nur einen *Teil* des von einer Beurteilungsinstanz (Psychiatrie, Polizei, Verkehrsanschauung) festgestellten abweichenden Verhaltens erklären. Er kann also in einem Erklärungsmodell multikausaler Genese abweichenden Verhaltens nur die Rolle einer mitwirkenden Bedingung oder eines nur Teilzusammenhänge erklärenden Faktors spielen.

Zutreffend kennzeichnet Eberhard Richter die Forschungssituation zu der Frage nach dem „empirisch beobachteten häufigen Zusammenhängen zwischen affektiven Ansprüchen der Eltern und kindlichen Neurosen". Er schreibt: „Zwar fehlt es wahrhaftig nicht an Korrelations-Versuchen zwischen elterlichen Einflüssen und kindlichen Störungen des Erlebens und Verhaltens, denen eine Fülle wesentlicher Einsichten zu verdanken sind. Indessen ist es doch ein offenkundiger Mangel, daß die differenzierten Möglichkeiten der psychoanalytischen Motiv-Forschung noch keineswegs voll ausgeschöpft worden sind, um die Beziehung der Eltern zum Kind auch nur annähernd in der Feinheit aufzuschlüsseln, wie dies Freud im umgekehrten Fall, nämlich hinsichtlich der Beziehung des Kindes zu den Eltern, vollbracht hat. Die Mehrzahl der psychoanalytischen Forscher hat den Blickwinkel Freuds übernommen und weiterverfolgt, wie das Kind auf die Eltern seine Triebwünsche, seine Identifikations-Bestrebungen und seine ‚Abwehrmechanismen' richtet und dabei

---

[108] König, R.: Soziologie der Familie, a.a.O., S. 254ff.

seine Trieb- und Ich-Organisation mehr oder weniger gelungen zur Entfaltung bringt. Von den äußeren Einflüssen, welche die kindliche Entwicklung modifizieren, hat man die sogenannten ‚unvermeidlichen Faktoren' (Abstillen, Geschwister-Konkurrenz usw.) gewürdigt, ferner bestimmte Erziehungspraktiken, aktuelle traumatische Begebenheiten (Verführungen, Kastrationsdrohungen usw.) und schließlich relativ grobe affektive Merkmale der Eltern. Eine kaum übersehbare Zahl von Pathographien gipfelt im Hinblick auf traumatische Einflüsse der Eltern in unspezifischen Allgemeinbegriffen wie: ‚Ambivalenz', ‚Härte', ‚Verwöhnung', ‚Perfektionismus', ‚Ablehnung' (‚Rejection'), ‚Über-Protektion' (‚Overprotection') und anderen. Tatsächlich weiß man aber, wenn man nur solche Tatbestände beschreibt, noch nichts weiter darüber, wie die unbewußten Phantasien eigentlich genau aussehen, welche die Eltern auf das Kind richten. Wenn man diese unbewußten Phantasien aber nicht kennt, kann man indessen überhaupt nicht verfolgen, ob und wie das Kind diese aufnimmt und sich damit auseinandersetzt. Wenn man bei einem Kind findet, daß es sich nur mit bestimmten Teilaspekten seiner Eltern identifiziert, mit anderen aber nicht, dann weiß man nicht: hat sich das Kind gerade diese Aspekte nur nach seinem ‚Belieben' ausgewählt, oder ist es dazu durch ein entsprechendes unbewußtes Verlangen der Eltern genötigt worden?" (S. 253).

„Indem man danach fragt, was für eine Rolle die Eltern von dem Kind beanspruchen, weiß man noch keineswegs, was das Kind mit dieser Forderung macht, *ob* es z.B. die Rolle assimiliert, *wie* es das gegebenenfalls tut, oder ob es sich *gegen* den elterlichen Anspruch *durchsetzt*. Das Kind wird je nach seiner Anlage, nach dem Reifegrad seines Ichs, nach dem Entwicklungsstadium seiner Trieborganisation sehr verschieden reagieren. Der soziale Einfluß seitens der Eltern ist demnach nur *eine* Bedingung aus der Gesamtheit der Bedingungen, von denen die Gestaltung des kindlichen Erlebens und Verhaltens abhängt. ... Unverändert gilt Freuds Feststellung, daß man die neurotischen Erkrankungen hinsichtlich ihrer Verursachung in einer Ergänzungsreihe anordnen könne: ‚An dem einen Ende der Reihe stehen die extremen Fälle, von denen Sie mit Überzeugung sagen können: diese Menschen wären infolge ihrer absonderlichen Libidoentwicklung auf jeden Fall erkrankt, was immer sie erlebt hätten, wie sorgfältig sie das Leben auch geschont hätte. Am andern Ende stehen die Fälle, bei denen Sie umgekehrt urteilen müssen, sie wären gewiß der Krankheit entgangen, wenn das Leben sie nicht in diese oder jene Lage gebracht hätte.' In der großen Mehrzahl der Fälle wirken beide Bedingungskomplexe indessen einander ergänzend zusammen" (S. 258).

Mit anderen Worten, wir sind von einer erklärenden Theorie des Sozialisationsdefizits noch weit entfernt! Da andererseits, wie wir gezeigt haben, der strukturelle Wandel seit der Industrialisierung der Familie die gesamtgesellschaftliche Funktion der Motiv- und Gesinnungsbildung für soziales Handeln ansinnt, liegt es natürlich nahe, sozialabweichendes Verhalten in seinen Motiven aus einer unzureichenden Sozialisationsleistung der Familie zu erklären. Dieser naheliegende Gedanke – auch das ist deutlich geworden – wird durch die bisherige Forschung nicht bestätigt. Er verkennt auch den dynamischen Charakter des Verhältnisses, indem die individuelle Motivbildung zu den gesamtgesellschaftlichen Ordnungen steht. Die These vom Sozialisationsdefizit erklärt das abweichende Verhalten aus einer unzureichenden Motiv- und Gesinnungsbildung und unterläßt es, die Frage nach der Angemessenheit der sozialen Normen zu stellen, denen die Menschen nicht entsprochen haben. Ebenso wie es ein Sozialisationsdefizit gibt, also Personen auf die Verwirklichung von Sozialnormen nicht vorbereitet wurden, gibt es ein Verwirklichungsdefizit der Sozialnormen, d.h. bei der Setzung von Normen sind ihre Verwirklichungschancen nur unzureichend bedacht worden. Die Annahme, daß es in jeder Situation, für die soziale Normen als Orientierungsregel gedacht sind, auch angemessen sei, sie zum Maßstab des Verhaltens zu machen, überschätzt die Verwirklichungspotenz von Sozialnormen. Für alle Sozialnormen lassen sich Situationen aufzeigen, in denen es angemessen ist, sich *nicht* nach ihnen zu richten. Dieser zunächst vielleicht überraschende Gedanke wird sofort verständlich, wenn wir uns vor Augen führen, welche gesellschaftlichen Verhältnisse der Begriff der sozialen Normen abdeckt, wie soziale Normen entstehen und wie sie angewendet werden.

4.5 Der Komplementärbegriff zum „Sozialisationsdefizit": das „Verwirklichungsdefizit" sozialer Normen

Ein Verhalten, das sich an der Geltung sozialer Normen orientiert, gilt unter Soziologen als beständiger, als relativ stabil, verglichen mit Verhaltensweisen, die durch Interessen oder persönliche Motive gesteuert werden. Politische Verbände und Großorganisationen sichern ihren Bestand durch Ordnungen vom Typ der Rechtsordnung oder der Satzung. Ihre Geltung beruht auf der Erzwingbarkeit. Rechtsordnungen oder Satzungen werden durch Gerichte, Polizeigewalt, durch Disziplinarmittel, z.B. ökonomischen Zwang, gesichert und gegen Widerstrebende durchgesetzt. Ferner beruhen Sozialordnungen auf dem Glauben an die Rechtmäßigkeit von seiten derjenigen, die diesen Ordnungen unterworfen sind („Legitimitätsglaube" – Max Weber)[109]. Aber auch nicht formal organisierte Vergesellschaftungen wie Verkehrskreise, Nachbarschaften und Gruppen regeln die Beziehungen ihrer Mitglieder untereinander durch soziale Normen, auch kennen sie Sanktionen, mit denen sie abweichendes Verhalten ahnden, konformes Verhalten verstärken.

Die ubiquitäre Orientierung menschlichen Verhaltens an sozialen Normen verweist auf eine anthropologische Bedingung: Die sozio-kulturelle Plastizität des Menschen enthält einen „Zwang zur Gestaltung" (Popitz[110]). Der Mensch ist ein Wesen, das sich in gegebenen Situationen „selbst festlegt und formt, sich sozial selbst definiert". „Das Sich-Selbst-Feststellen ... ist dem Gegenseitigkeitsprinzip unterworfen – also ein Sich-gegenseitig-feststellen" (S. 188).

Auf dieser soziologisch-universellen Ebene der Betrachtung können wir mit Popitz die folgenden Konsequenzen der sozialen Normierung menschlichen Verhaltens feststellen.

1. Soziale Normen „typisieren ... Handlungen und Situationen ... jede normative Interpretation von Handlungen und Situationen begrenzt die soziale Relevanz der individuellen Erlebnissphäre" (S. 189).

2. Soziale Normen kategorisieren Personen, indem sie an bestimmte Eigenschaften von Personen (z.B. Staatsbürger, Ärzte, Patienten etc.) anknüpfen. Sie „können eine *Differenzierung verschiedener Personenkategorien* mit setzen" (S. 190).

3. Da die Personen auf Grund mehrerer Eigenschaften oder Merkmale stets Adressaten verschiedener sozialer Normen (bzw. Normsysteme = soziale Ordnungen) sind, ist „die *Möglichkeit eines Normenkonflikts* prinzipiell in der *Struktur sozialer Ordnungen* angelegt" (S. 192). Denn die sozialen Ordnungen, an denen Personen oder Personengruppen ihr Handeln orientieren,

---

[109] Als Legitimitätsglauben bezeichnet Max Weber die folgende Tatsache: „Herrschaft ... kann auf verschiedenen Motiven der Fügsamkeit beruhen: sie kann rein durch Interessenlage ... seitens des Gehorchenden bedingt sein. Oder andererseits durch bloße ,Sitte' ... Eine Herrschaft, welche *nur* auf solchen Grundlagen ruhte, wäre aber relativ labil. Bei Herrschenden und Beherrschten pflegt vielmehr die Herrschaft durch *Rechtsgründe,* Gründe ihrer ,Legitimität', innerlich gestützt zu werden, und die Erschütterung dieses Legitimitätsglaubens pflegt weitreichende Folgen zu haben." Wirtschaft und Gesellschaft, 2. Teil, 2. Hbd., Kap. IX, 2. Abschn.: Die drei reinen Typen der legitimen Herrschaft.

[110] Vgl. zum folgenden Popitz, H.: Soziale Normen, a.a.O.

unterliegen nicht einer selbsttätigen Abstimmung auf Widerspruchsfreiheit (Harmonisierung). Sie sind meist historisch nacheinander unter verschiedenen Anlässen und oft unter inzwischen obsolet gewordenen Absichten entstanden. Der von ihnen erhobene Anspruch auf Verbindlichkeit und Rechtmäßigkeit kann daher nie voll eingelöst werden.

4. Die Geltung sozialer Normen kann stets nur aus der Reaktion auf normabweichendes Verhalten erschlossen werden. „Ob erwartete Regelmäßigkeiten des sozialen Verhaltens normativ interpretiert werden, läßt sich nur an der Reaktion der jeweils ‚Anderen‘, der Gruppenöffentlichkeit und evtl. ihrer Autoritäten und Instanzen ablesen ... die soziologischen Kriterien liegen allein in den Handlungen der Beteiligten.“ „Entsprechend ist der *Grad der Geltung sozialer Normen* auch nicht allein von ihrer Befolgung abhängig, sondern (ebenso) auch vom Grad der Bereitschaft, die entsprechenden Schutzfunktionen zu vollziehen“ (S. 193/194).

5. Soziale Normen werden tradiert. Die heranwachsenden oder in eine Ordnung neu eintretenden Personen verinnerlichen die an sie von außen herangetragenen Verhaltensvorschriften. Sie machen aus „Fremdzwang“ „Selbstzwang“ (Elias). Die Vorstellung, daß eine Ordnung an sich Verbindlichkeit besitzt, ist „lehrbar und lernbar“ (S. 197).

Unterhalb der Ebene universal-soziologischer Betrachtung verbindet sich das Konzept sozialer Normen mit Herrschaftsverbänden politischer, ökonomischer und religiöser Art, mit dem Ordnungsanspruch sozialer Klassen und Schichten sowie mit den „interpretativen Verfahren“, mit denen die einer Ordnung Unterworfenen soziale Normen in Situationen anwenden.

Für *Herrschaftsverbände* gilt, daß sie Normen bzw. Ordnungen oktroyieren, d.h. den Herrschaftsunterworfenen auferlegen. Daher sind die Schöpfung solcher Ordnungen, die Verfahren der Formulierung und des Erlassens von Gesetzen und Satzungen sowie ihre Durchsetzung bei den Normunterworfenen problematisch. Für die modernen Herrschaftsverbände gilt das Legalitätsprinzip, nach dem Normen in einem formal korrekten Verfahren erlassen werden, und das Bürokratieprinzip, nach dem Normen mit Hilfe eines Beamtenstabes angewendet und durchgesetzt werden. Sie sichern sich die Zustimmung der Normunterworfenen über die Beteiligung am Normerlaßverfahren, über die Kontrolle der Verfahren und der Normanwendung durch unabhängige Gerichte, über die Öffentlichkeit des Normerlaßverfahrens und der Normanwendung (Meinungs- und Pressefreiheit) sowie über die Vertretungsrechte der Normunterworfenen (Mitbestimmung). Da zunehmend die gesetzliche Normierung sozialer Verhältnisse auch wissenschaftliche Erkenntnisse und praktische Erfahrungen zur Voraussetzung hat (z.B. Gesetze zur Ordnung der medizinischen und psychiatrischen Versorgung), trägt auch die Wissenschaft eine Verantwortung für die gesetzliche Verwertung ihrer Forschungsergebnisse. Dem tragen die Anhörung von Sachverständigen, die Popularisierung wissenschaftlicher Erkenntnisse durch die Massenmedien nur bedingt Rechnung. Die Selbstorganisation der Wissenschaft zum Zweck einer rascheren, gezielteren Umsetzung ihrer Erkenntnisse läßt gerade im sozialmedizinischen Bereich zu wünschen übrig.

Die Ordnungsvorstellungen und -ansprüche *sozialer Schichten und Klassen* gehen teils in die Ordnungen der Herrschaftsverbände (staatliche Organisation, Unternehmensorganisation) ein, teils verwirklichen sie sich in der materiellen und immateriellen Kultur durch Ausprägungen des Status im Konsum und in der Freizeitgestaltung, aber auch durch schichtspezifische Bildungsverbreitung in Schulen, Massenmedien und eigenen Organen (z.B. Bildungseinrichtungen der Arbeitgeber und der Gewerkschaften oder der politischen Parteien etc.).

Beachtung hat in den vergangenen Jahren auch die nach Sozialschichten unterschiedliche sprachliche Kompetenz gefunden. Da die Kultur – als gesellschaftliches Medium von Ordnungsansprüchen – in hohem Grade sprachvermittelt ist, bedeutet eine nach Sozialschichten differierende sprachliche Kompetenz unterschiedliche Teilhabechancen an der Kultur bzw. ein Überwiegen mittelständischer Ordnungsvorstellungen in der Kultur.

Für die Umsetzung sozialer Normen in die Alltagserfahrung der Normunterworfenen sind neben dem bürokratischen Normerzwingungs- und umsetzungsstreben und neben der Tradierung durch Verinnerlichung die kommunikativen Prozesse einer situationsbezogenen Interpretation zu beachten. Der Symbolische Interaktionismus hat auf die Bedeutung von „Basisregeln" hingewiesen. Sie „verschaffen ein Gespür von sozialer Ordnung, das für die Existenz oder das Aushandeln und den Aufbau einer normativen Ordnung ... fundamental ist"[111]. „Die Basisregeln ... befähigen den Handelnden, angemessene (im allgemeinen innovative) Antworten in wechselnden Situationszusammenhängen hervorzubringen. Die interpretativen Verfahren ermöglichen dem Handelnden einen *Sinn von sozialer Struktur* im Verlauf wechselnder sozialer Situationszusammenhänge aufrechtzuerhalten[112]."

Eine soziologische Analyse des sozial abweichenden Verhaltens muß daher die Begründung sozialer Normen in ihre Überlegungen einbeziehen. Die These vom Sozialisationsdefizit antwortet allein auf die Frage, warum eine Person den an sie gerichteten Erwartungen nicht entsprochen hat. Mit dem gleichen Recht aber müssen wir die Frage stellen, auf welche Argumente sich der Anspruch auf ein normkonformes Verhalten gegenüber den Personen gründet. Wir können mit Max Weber diese Frage auch die Prüfung der „Legitimitäts-

gründe" sozialer Normen nennen. Wir erweitern allerdings seine Theorie in zweierlei Richtungen. Max Weber wollte von der tatsächlichen Geltung von Herrschaftsordnungen für ordnungskonformes Verhalten eine Vorstellung geben. Wir fragen nach dem Geltungsanspruch von sozialen Normen schlechthin, also nicht allein von Herrschaftsordnungen, für die Situationen des abweichenden Verhaltens. Die Frage nach den Legitimitätsgründen sozialer Normen steht gegenwärtig ganz im Vordergrund des Interesses.

Die Theorien abweichenden Verhaltens (Devianz)[113] setzen die Existenz miteinander konfligierender Normen und Ordnungen voraus. Vor allem die Beobachtung einer höheren Kriminalitätsbelastung der unteren Sozialschichten (aber auch ihre höhere Rate an psychotischen Persönlichkeiten) hat zur Theoriebildung angeregt. Die Normen und Ordnungen, von denen das Verhalten der Angehörigen aus den Unterschichten in weit höherem Maße abweicht, werden von Angehörigen der Mittel- und Oberschichten weit häufiger erlassen, angewendet und durchgesetzt. Die Mittel- und Oberschichten können sich leichter mit diesen Ordnungen identifizieren. Sie entsprechen tendenziell eher ihrer Interessenlage. Sie können sie mit geringerem Einsatz erfüllen. Sie können eine Normverletzung besser verbergen. Es ist für die Normanwender bzw. die Normschützer „unwahrscheinlicher", daß ein Angehöriger der Mittel- oder Oberschicht zum „Normbrecher" wird als ein Angehöriger der Unterschicht. Ihm traut man es eher zu, er wird leichter mit einem Normbruch identifiziert.

Theorien abweichenden Verhaltens wollen also in der Regel zweierlei erklären: die höhere Belastung der unteren Sozialschichten und die Verzerrung allgemeinverbindlicher Ordnungen, die durch die Schichtspezifität der sie tragenden Wertvorstellungen der Normformulierer, -an-

---

[111] Cicourel, A.: Basic and normative rules in the negotiation of status and role. Zitiert nach Arbeitsgruppe Bielefelder Soziologen (Hg.), Alltagswissen, Interaktion und gesellschaftliche Wirklichkeit, Band 1, a.a.O., S. 173.
[112] Ebenda S. 167.

[113] Springer, W.: Kriminalitätstheorien und ihr Realitätsgehalt. Stuttgart (Enke) 1973.

wender und -schützer zustande kommt. Sie wollen abweichendes Verhalten als soziologische Erscheinung interpretieren, indem sie sein Zustandekommen aus gesellschaftlichen Umständen herleiten.

Für die Hypothesenbildung grundlegende Tatsachen sind die Ungleichheit, sind soziale Schichten und Klassen sowie die konfligierenden Ordnungen verschiedener sozialer Gruppen und Verbände. Die Schicht- oder Gruppenrelativität von Ordnungen – auch und gerade die von allgemeinverbindlichen Ordnungen – und der Normenkonflikt teilen schon der Definition dessen, was als „abweichendes Verhalten" gilt, eine Schicht- oder Gruppenrelativität zu. Die Durchsetzung von Ordnungen – ihre Geltung beruht definitionsgemäß auf der Bereitschaft, Normverletzungen zu ahnden – muß diese Relativität verstärken, umso mehr, als die Struktur sozialer Ungleichheit, aber auch die von Herrschaftsverbänden nur einem geringen sozialen Wandel unterworfen ist.

4.6 Offene Fragen an die Familienforschung

Für die Familiensoziologie ergeben sich aus der Frage nach den Legitimitätsgründen sozialer Normen sowie aus der Feststellung eines Verwirklichungs- oder Legitimitätsdefizits sozialer Normen vor allem zwei Folgerungen.

1. Die These vom Sozialisationsdefizit der Familie kann empirisch stets nur im Zusammenhang mit einer Prüfung der Legitimitätsgründe der jeweils in Rede stehenden normativen Erwartungen erfolgen. Die Sozialisationsleistung von Familien läßt sich nur vor dem Hintergrund der *Überzeugungsfähigkeit* gesellschaftlicher Ordnungen untersuchen[114].

2. Die Motiv- und Gesinnungsbildung für soziales Handeln, die die Familie als gesamtgesellschaftliche Funktion wahrnimmt, muß als ein reflexiver Prozeß verstanden werden. Bezeichnen wir die Motiv- und Gesinnungsbildung für soziales Handeln als das selektive Aneignen von Werten und Verhaltensdispositionen (Merton), dann enthält ein solcher Sozialisationsprozeß auch das Prüfen der Legitimitätsgründe der Wertforderungen und Verhaltenserwartungen. Motiv- und Gesinnungsbildung für soziales Handeln kann nicht allein heißen: Aneignung einer gegebenen Sozialordnung, sondern bedeutet zugleich Abklopfen der Überzeugungskraft der erhobenen Forderungen.

Auf welche Weise aber die Familien einen solchen reflexiven Prozeß, das Prüfen der Legitimitätsgründe der Sozialordnungen leisten sollen, bleibt eine offene Frage an die sozialwissenschaftliche Forschung. Auf den notwendigen Zusammenhang von Sozialisation und Legitimitätsprüfung sozialer Normen weisen die hier dargestellten theoretischen Analysen des strukturellen Wandels der Familie und ihrer Desorganisation hin. Sie zeigen die Leerstellen unseres Wissens an, die durch weitere Forschung ausgefüllt werden müssen. Allerdings werden wir von der Familienforschung nur dann Fortschritte erwarten können, wenn die vielen Spezialdisziplinen, die gegenwärtig Familienfragen bearbeiten, bereit sind, in größeren Zusammenhängen zu denken und die Kooperation mit anderen zu suchen.

Die starke Spezialisierung der Familienforschung hat zu einer Formulierung gleicher Probleme in verschiedenen Wissenschaftssprachen geführt. Psychoanalytiker, Haushalts- und Konsumforscher, Volkskundler, Sozialpsychologen, Soziologen verschiedener theoretischer Richtungen haben die Familie zu ihrem Forschungsgegenstand gemacht. Diese diffuse

---

[114] Dem tragen die Devianztheorien in der Regel Rechnung, indem sie abweichendes Verhalten aus einem Sozialisationsdefizit von Familien der Unterschichten erklären. Diese Hypothese kann in verschiedener Weise weiterentwickelt werden: Unterschichten werden in tendenziell höherem Maße als

Adressaten sozialer Ordnungen verstanden, die von den Mittel- und Oberschichten erlassen werden oder in deren Interesse liegen. Oder: „Familie" ist eine Mittelschichtnorm, der die Unterschichten weniger entsprechen usf.

Forschungssituation hat zur Klärung gemeinsamer Erkenntnispositionen aufgerufen. Die Absichten eines solchen Vorgehens hat Reuben Hill in drei Gesichtspunkten zusammengefaßt:

1. „Wir sollten einen allgemeinen Bezugsrahmen für die Familie entwickeln, der von Vertretern der vielen Disziplinen, die sich mit dem Studium der Familie befassen, verstanden und angewandt werden kann und der sowohl gesellschaftliche Bezugsrahmen als auch solche der Persönlichkeit sinnvoll miteinander verbindet.
2. Wir sollten Übersetzungsbrücken bauen, die die verschiedenen konzeptionellen Bezugsrahmen so miteinander verbinden, daß Theorien, die in einem Rahmen entwickelt werden, in die Konzepte und in die Sprache des anderen übersetzt werden können.
3. Wir sollten Wege finden, unter beiderseitigem Nutzen von deskriptiven taxonomischen Ansätzen zu Erklärungsmodellen überzugehen" (S. 91/92).

Hill gibt selber auch eine Übersicht über die grundlegenden Dimensionen, die ein vollständig entwickelter begrifflicher Ansatz zum Studium der Familie als sozialer Gruppe decken sollte (Tabelle 44).
Zugleich gehört es zum Ehrgeiz der sozialwissenschaftlichen Familienforschung, über die Beschreibung von Erscheinungen des Familienlebens hinaus zu einer erklärenden Theorie vorzustoßen. In dieser Absicht werden die bisherigen Untersuchungen inventarisiert und kodifiziert. Ihre Auswertung hinsichtlich der angewandten Forschungsverfahren, der verwendeten Begriffssysteme und ihrer wichtigsten Ergebnisse, versprechen eine hinreichende Grundlage für die Kontruktion einer erklärenden Familientheorie abzugeben. Vorliegende Untersuchungen zu Themen wie Nachbarschaft und Gattenwahl, Heiratsalter, voreheliche Schwangerschaft, Familienplanung und familiale Autoritätsmuster scheinen solche Erwartungen zu rechtfertigen.

Allerdings sollte deutlich gemacht werden, daß diese stärker theoretisch gerichtete Familiensoziologie viele Erwartungen nicht oder nur über einen theoretischen Umweg einlösen wird, die ihr aus der Praxis entgegengebracht werden. Erwartungen richten sich vornehmlich auf die Beziehung zwischen der Familie und ihrer gesellschaftlichen Umgebung. Institutionen wie Schulen, Krankenhäuser, Rehabilitations- und Resozialisationseinrichtungen, primärärztliche Versorgung, aber auch kommunale Planungen, Wohnungswirtschaft, Arbeitsmarktpolitik müssen für die Verwirklichung der von ihnen angestrebten Ziele Verhaltensweisen von Familien voraussetzen. Mangels sozialwissenschaftlich gesicherter Grundlage werden solche Voraussetzungen häufig auf Vorurteile gegründet oder schlicht unter den Eigeninteressen der Organisation getroffen.
Beispielsweise hat die seit Ende der 50er Jahr andauernde Diskussion um die Verweilzeiten in Krankenhäusern zu keinen Forschungen über die Pflegekapazität in den Familienhaushalten angeregt[115]. Die Frage des familiengerechten Wohnens, insbesondere des Bewegungsraumes der Kinder, ist über die Problemstellung nicht hinausgewachsen[116]. Die Vermittlung ge-

---

[115] Vgl. als Planungsbeispiel die Untersuchungen von W.W. Holland, St. Thomas's health survey in Lambeth, a.a.O.

[116] „Wie wohnen Kinder in Deutschland? – Die Zeit, Nr. 39, berichtete am 20. September 74, S. 61, – Seit dem 12. September 1974 liegt die erste wissenschaftliche Untersuchung über Wohnwirklichkeit und Wohnwünsche der Kinder in der Bundesrepublik und West-Berlin vor. Es ist eine dreibändige Dokumentation, die im Auftrag der Zeitschrift „Schöner wohnen" erstellt wurde. Die umfangreiche Studie wurde unter Beteiligung des Bundesministeriums für Raumordnung, Bauwesen und Städtebau durchgeführt.
Von 8,35 Millionen Haushalten mit Kindern im Alter bis zu 17 Jahren wurden 1.500 befragt. Die Erhebung konzentrierte sich auf allgemeine Wohnbedingungen, Aktivitäten in den verschiedenen Räumen, Ist-Zustand der Kinderzimmer, Wunschvorstellungen zur Einrichtung, Verbote, Gebote, Einstellung zur Wohnung, auf das soziale Umwelt- und das Erziehungsverhalten.

Tabelle 44. Dimensionen für einen adäquaten taxonomisch-konzeptionellen Bezugsrahmen der Familie

Konzepte des sozialen Raumes

A. Grenzen, räumliche Einschränkungen des behandelten Systems:
   1. Was wird eingeschlossen?
   2. Was bleibt unberücksichtigt?

B. Struktur:
   1. Zahl der Einheiten
   2. Ort der Einheiten
   3. Hierarchie der Einheiten (Macht, Ressourcen)
   4. Konfiguration der Einheiten (Geschlossenheit, soziometrisch)
   5. Interdependenz der Einheiten (Abhängigkeit nach Funktion)
   6. Normative Forderungen an Einheiten und System

Systematische verhaltenstypische Konzepte

C. Verhaltensmuster:
   1. Das Gesamtsystems mit anderen Systemen (transaktionales Verhalten)
   2. Von Einheiten innerhalb des Systems (interaktionales Verhalten)
   3. Einer einzelnen Einheit (aktionales Verhalten)

Konzepte der sozialen Zeit

D. Geregeltes Wachstum und Entwicklung während der Lebensspanne der Gruppe:
   1. Strukturelle Veränderungen in der Gruppe
      a) Größe
      b) Alterszusammensetzung und örtliche Struktur
      c) Hierarchische Veränderungen
      d) Konstellationsveränderungen
      e) Normative Veränderungen, Rollenwechsel
      f) Veränderungen in Interdependenzen
   2. Veränderungen bei den Mitgliedern der Einheit
      a) Erwartungen, altersgestuft (kulturell)
      b) Reife, altersgestuft (biologisch)

3. Verhaltensänderungen während der Lebensspanne
   a) Gruppen in Transaktion mit der Umgebung, nach Stufen
   b) Interaktion der Mitglieder, nach Stufen
   c) Individuelle Leistungen, nach Stufen

Überbrückungskonzepte

E. Brücken zwischen Systemen:
   1. Zwischen Gruppe und größeren Systemen (z.B. Gemeinde)
   2. Zwischen Gruppe und benachbarten Systemen (Schule etc.)
   3. Zwischen Gruppe und kleineren Einheiten (Persönlichkeit, Mitglieder)

F. Brücken zwischen Beobachtetem und Erschlossenem:
   1. Aus Aktion und Interaktion
      a) Konkrete beobachtbare Verhaltenssegmente
      b) Verhaltensmuster
      c) Verhaltensmotive
   2. Aus Erwartungen und Normen
      a) Herausgestellte Wünsche, Ziele und Anliegen
      b) Geteilte Werte und Normen
      c) Rollenstruktur
   3. Zwischen Verhaltensmustern und normativer Struktur
      a) Rollenausübung
      b) Diskrepanz zwischen Leistung und Erwartung

G. Brücken von der äußeren objektiven Interaktionsebene zur subjektiven Gefühlsebene von Definition und Perzeption:
   1. Gruppendefinitionen von Situationen und Vorschriften
      a) Angewandt auf die Gruppenleistung
      b) Angewandt auf altersstufige Positionen
   2. Individuelle Perzeption
      a) Von Normen und Erwartungen der Familie und deren Mitglieder
      b) Des Verhaltens der anderen, Verzerrung der Verhaltensleistung

Quelle: Hill, R.: Gegenwärtige Entwicklungen der Familientheorie und ihre konzeptionellen Probleme, a.a.O. S. 77/78.

sundheitsgerechter Verhaltensstandards für elementare Lebensgewohnheiten wie Essen, Sich-bewegen, Konsum von Genußmitteln, Einnahme von Medikamenten wird meist auf einem vulgären individualpsychologischen oder lerntheoretischen Niveau betrieben und bezieht nur in seltenen Fällen die Familiensituation ein. Aus dem Wandel der primär-ärztlichen Versorgung werden für die Gesundheitsberatung der Familie keine Schlüsse gezogen. Das Laiensystem der medizinischen Versorgung ist in den medizinisch fortgeschrittensten Ländern weniger bekannt und erforscht als für Entwicklungsländer und primitive Kulturen. Vergleichsweise am besten untersucht sind die Voraussetzungen sozialpsychiatrischer Erwartungen gegenüber der Familie. So gibt es Untersuchungen über die Definitionsprozesse in Familien mit psychisch gestörten Mitgliedern[117] und über die Wiederaufnahme von Patienten in Abhängigkeit von ihrer Familiensituation[118] oder über die geringen Einwirkungsmöglichkeiten von Sozialarbeitern auf den Erziehungsprozeß in „Problemfamilien".[119]

---

[117] Laing, B.R., and Esterson, A.: Sanity, madness and the family. Vol. I, Families of Schizophrenics, a.a.O.

[118] Reinhardt, F.W.: Landeskrankenhaus und karitative Anstalt – Unterschied im „Krankengut" zweier psychiatrischer Krankenhäuser im Raum Düsseldorf, a.a.O. Rüther, W.: Soziale Determinanten der „Produktion und Weiterverarbeitung" von LKH-Patienten und ihre sozialen Folgen, a.a.O.

[119] William and Joan McCord: Origins of alcoholism, a.a.O.

Der Mangel an einschlägigen Untersuchungen über das Verhältnis der Familien zu den sie umgebenden gesellschaftlichen Institutionen, die auf ihre Mitwirkung angewiesen sind oder zumindest das Verhalten von Familien als Datum für ihre eigenen Planungen einkalkulieren müssen, geht zweifellos auch auf die gesellschaftsabgewandte, eine geistige Nabelschau geradezu hervorrufende wissenschaftliche Arbeitsteilung zurück. Alle genannten Fragen können nur in Zusammenarbeit von Wissenschaftlern verschiedener fachlicher Kompetenz bearbeitet werden. Auch setzen sie eingehende mehrstufige empirische Erhebungen voraus. Eine Bereitschaft zu solchen Forschungen erfordert bei den Politikern, aber auch bei den Angehörigen der etablierten Wissenschaften mehr Vertrauen in den Beitrag der Sozialwissenschaften sowie bei allen Beteiligten eine Absage an ein Denken in Kästchen, in denen die soziale Realität unter dem Blickwinkel von Institutionen oder spezialwissenschaftlichen Etikettierungen eingesperrt wird.

E. Exkurs in soziologische Grundbegriffe

1. Soziale Rolle und Interaktion

Wohl kaum eine andere Schrift hat die soziologisch-theoretische Diskussion in der Bundesrepublik so nachhaltig angeregt, wie der Beitrag von Ralph Dahrendorf, *homo sociologicus* (1959). Wie bereits der Titel andeutet, konstruiert Dahrendorf ein Modell des Sozialverhaltens. Er meint, mit dem Begriff der sozialen Rolle ein Grundverhältnis zu treffen, das Person und Gesellschaft miteinander verklammert. „Es muß ... darauf ankommen, eine Elementarkategorie zu finden, in der der Einzelne und die Gesellschaft vermittelt erscheinen ... Am Schnittpunkt des Einzelnen und der Gesellschaft steht *homo scoiologicus,* der Mensch als Träger sozial vorgeformter Rollen. Der Einzelne *ist* seine sozialen Rollen, aber diese Rollen *sind* ihrerseits die ärgerliche Tatsache der Gesellschaft. Die Soziologie bedarf bei der Lösung ihrer Probleme stets des Bezuges auf soziale Rollen als Elemente der Analyse; ihr Gegenstand liegt in der Entdeckung der Strukturen sozialer Rollen" (S. 19/20). Wie einer seiner Kritiker, Helmuth Plessner, es sehr treffend gesagt hat: Die soziale Rolle ist ein Gelenk, mit dem die Person gesellschaftliche Bewegungen ausführt[1]. In der Tat, gibt man dem Begriff der sozialen Rolle eine umfassende Bedeutung, dann wird jedes soziale Handeln zu einem Rollenhandeln. In der Familie ist das Verhaltensinventar jedes Mitglieds auf ein Rollenspiel zwischen Ehegatten, zwischen Eltern und Kindern sowie zwischen Kindern aufgeteilt. Die berufliche Tätigkeit ist ein Rollenhandeln, ebenso werden der Schulbesuch, die gesellig-gesellschaftlichen Beziehungen zu Rollenverpflichtungen, auch die Staatsbürgerschaft erscheint als Staatsbürgerrolle usf. Nach der totalen „Verrollung" aller zwischenmenschlichen Beziehungen stellt sich für Dahrendorf und für viele, die seinem Modell gefolgt sind, die Frage nach dem Rollenträger: wer ist das soziale Wesen, das allerwärts in Teilen seiner selbst sich als ein „als ob" präsentiert? Die mangelnde Unterscheidung zwischen der sozialen Rolle als einem *analytischen Modell* und der sozialen Rolle als einer *anthropologischen Kategorie* der Vergesellschaftung hat viel Verwirrung gestiftet und ideologischen Absichten den Einstieg eröffnet[2].

Als analytisches Modell ermöglicht der Begriff der sozialen Rolle eine Zusammenfassung und Kodifizierung der Verhaltensvorschriften, die in einer auf Dauer gerichteten sozialen Beziehung typisch, also *unabhängig von den jeweils handelnden Individuen, gelten*[3]. Voraussetzung für die Anwendbarkeit ist eine Verfestigung der Sozialverhältnisse, auf die hin Verhaltensvorschriften ausgearbeitet werden, und die gesellschaftliche Wichtigkeit solcher Sozialbeziehungen, die eine Verstärkung konformen bzw. eine Abwehr abweichenden Rollenhandelns begründen kann. Soziale Rollen beziehen sich auf Positionen in Grup-

---

[1] Plessner, H.: Soziale Rolle und menschliche Natur, a.a.O. S. 105.

[2] Zum Beispiel Haug, F.: Kritik der Rollentheorie, a.a.O.

[3] Merton, R.K.: Continuities in the theory of reference groups and social structure. Problem 7. Structural context of reference group behavior: Role-sets, status-sets and status-sequence, a.a.O., S. 368–384.

pen oder formalen Organisationen, aber auch auf Berufspositionen[4], für die ein „professional code" (eine Berufs- oder Standesethik gilt, in denen der Positionsinhaber einer Verhaltenskontrolle unterliegt. Für solche Positionen ist es analytisch hilfreich, die Verhaltensvorschriften zu ermitteln, die unabhängig von den jeweiligen Positionsinhabern gelten. Solche Verhaltensvorschriften können in Gesetzen oder Satzungen kodifiziert sein. Sie können aber auch – und das ist der soziologisch meist bedeutsamere Aspekt – in den *Erwartungen* bestehen, die von anderen Positionen aus oder von Klienten (z.B. Patienten) geltend gemacht werden. Rollenanalyse zielt also auf die Darstellung eines Beziehungsgefüges, wie es durch die Handlungsmuster vorgegeben ist, die Gesetze, Organisationssatzungen und Alltagsgewohnheiten entstehen lassen. Sie ist ein Instrument der Systematisierung des sozialen Handelns in seinen typischen, durch die gesellschaftliche Organisation präformierten Abläufen. Angewendet auf Organisationen, die einem verändernden Zugriff zugänglich sind, stellt die Rollenanalyse ein hilfreiches Instrument dar, um Rollenkonflikte bewußt zu machen und Organisations- bzw. Verhaltensänderungen einzuleiten. Die Soziometrie und das Rollenspiel haben sich als geeignete Verfahren erwiesen, um Rollenbeziehungen dazustellen sowie um Rollenverhalten zu problematisieren

Die Anwendung des Rollenbegriffs zur Erschließung von *Sozialbeziehungen außerhalb von Organisationen* stößt jedoch auf erhebliche methodische und begriffliche Schwierigkeiten. Wir wollen diese Probleme an der Patientenrolle verdeutlichen.

Wer ist „Patient"? Genügt bereits die subjektive Feststellung einer Befindlichkeit, die das normale Befinden beeinträchtigt, und ihre Anerkennung als „krank" durch die nächste Umgebung etwa in der Form:

„Mein Mann fühlt sich krank, er sieht ganz schlecht aus und ist auch schlecht mit sich zufrieden". Oder muß die Feststellung ein Arzt treffen, der die subjektive Selbstauffassung als Zustand von Krankheitswert bestätigt und Verhaltensvorschriften gibt? (Lebenspraktische vs. Expertendefinition der Patientenrolle). Und weiter: Ist bei der Expertendefinition ein „Patient" überhaupt jeder Mensch, der einen Arzt aufsucht, auch der, der sich subjektiv gesund fühlt und sich seiner Gesundheit versichern lassen will: „Heute habe ich Zeit, Herr Doktor, untersuchen Sie mich mal recht gründlich!"

Welche Verhaltensweisen rechnen zur Patientenrolle? Die Entlastung von alltäglichen Pflichten, z.B. Hausarbeit, Berufsarbeit, die „Arbeit" an der eigenen Wiederherstellung, z.B. Einstellen des Zigarettenrauchens, Einhalten der Diät, regelmäßige Einnahme von Medikamenten? Auch die Übernahme in den „Krankenstand" (Lohnfortzahlung)? Die Kostenübernahme in der Krankenversicherung (Sachleistungsprinzip)? Oder gehört letzteres zur Arbeinehmerrolle (Arbeitsrecht, sozialversicherungspflichtiges Beschäftigungsverhältnis)? Aber wie ist das mit einem nicht erwerbstätigen mitversicherten Familienangehörigen, geht seine finanzielle Sicherung im Krankheitsfall aus der Familienrolle (Ehefrau, Kind eines Sozialversicherten), aus einer „Mitgliedschafts"-rolle zur Sozialversicherung hervor oder gehört sie zur Patientenrolle, die Ärzte und andere Heilberufe als komplementäre Rollen in ihrer Klientel voraussetzen (denn die erste Frage an der Pforte jeder Praxis: „Wo sind Sie versichert?")

Welches sind die komplementären Rollen zur Patientenrolle? Der Arzt? Pflegepersonen? Aber ist die häusliche Pflege, die ein Familienmitglied übernimmt, eine Pflegerolle oder Teil der Familienrolle? Wie ist das bei den Nicht-Pflegerollen der Krankenkassenbeamten, der Arbeitgeber? Gehören ihre Rollen zum Beschäftigungsverhältnis und stellen die Beziehungen zu Krankenversicherten und ihren Familien-

---

[4] Popitz, H.: Der Begriff der sozialen Rolle als Element der soziologischen Theorie, a.a.O.

angehörigen nur spezifische Ausprägungen der aus dem Beschäftigungsverhältnis hervorgehenden Rollen dar?

M.a.W.: Sobald das Stützkorsett der Positionen entfällt, die durch Organisationen oder durch andere *gegen eine Umwelt abgrenzbare* Sozialbeziehungen definiert sind, gerät eine Anwendung des Rollenbegriffs ins Schwimmen. Eine Fixierung rollenkonformen und -abweichenden, rollenzugehörigen und -nichtzugehörigen Verhaltens wird zunehmend erschwert, wenn nicht ganz unmöglich. Daher ist vor einer Verwendung des Rollenkonzeptes außerhalb eines definierten Bezugsrahmens (Gruppe, Organisation, soziales System) zu warnen.

Mit dem analytischen Rollenkonzept sollte die *„anthropologische Grundfigur* des menschlichen Doppelgängertums" nicht verwechselt werden, obwohl diese eine Rollenanalyse menschlichen Verhaltens vorbereitet[5]. Die Entzweiung menschlicher Selbstvergewisserung in Ich und Mich, in Ich und Selbst, in Persönlichkeit und Träger von arbeitsteiligen Funktionen, in Selbstzweck und Mittel für fremdgesetzte Zwecke, in Spiel und Arbeit, in Privatheit und Öffentlichkeit stellt eine Grundfigur gesellschaftlicher Selbstdeutung dar, zu der das analytische Rollenkonzept nur *eine* spezielle Anwendung bringt. Das Rollenkonzept bringt einen arbeitsteiligen Gesellschaftszusammenhang zum Bewußtsein, in dem menschliches Verhalten in Organisationsvollzügen fest eingebunden wird. Menschliche Leistungen stehen in einem vorgeplanten Zweck-Mittel-Zusammenhang und erfüllen Funktionen für die Bestandserhaltung organisierter gesellschaftlicher Strukturen. Soziale Rollen geben eine Selbstdeutung einer „rationalen Funktionärgesellschaft", die sich „ihr soziales Wirken in Bildern von Maschinen verdolmetscht" (S. 108). Allerdings gilt auch für dieses Konzept, „daß die Deutung, die wir unserer

sozialen Existenz geben, nämlich Träger von Rollen, von Funktionen zu sein", unser „Verhalten nicht deckt" (S. 111). Die durchgängige Kritik an Dahrendorfs Rollentheorie[6], die analytisches und anthropologisches Rollenkonzept miteinander vermischt, konvergiert gerade in dem Gesichtspunkt, daß Rollen, Rollenerwartungen, also rollennormiertes Sozialverhalten und tatsächliches menschliches Verhalten nicht miteinander identifiziert werden dürfen. Rollenerwartungen werden von den Adressaten interpretiert. Rollen werden von der Individualität ihres Trägers geprägt und umgeformt. Die Entgegensetzung von fremdbestimmter Rolle, die sich als Zwangsjacke autonomer Gestaltungsabsichten (die „ärgerliche Tatsache der Vergesellschaftung") erweist und einer nicht rollengebundenen Subjekthaftigkeit als Ort der Freiheit, ist ein ideologischer Trugschluß. Denn wo anders sollte sich soziale Freiheit verwirklichen als in der Gestaltung gesellschaftlicher Verhältnisse, also auch in der Auseinandersetzung mit den einem Individuum in Organisationen oder Gruppen angesonnenen Erwartungen? „Dem Doppelgängertum des Menschen als solchem, als einer jedwede Selbstauffassung ermöglichenden Struktur darf die eine Hälfte der anderen keineswegs in dem Sinne gegenübergestellt werden, als sei sie ‚von Natur' die bessere. Er, der Doppelgänger, hat nur die Möglichkeit, sie dazu zu machen." Es gilt also zu beachten, daß „unser rationales Selbstverständnis ... seine Formalisierbarkeit" (z.B. im Rollenkonzept, aber auch in der Entgegensetzung von Privatheit und Öffentlichkeit) „aus der Idee des Menschen als einer zwar auf soziale Rollen überhaupt verwiesenen, aber nicht durch eine bestimmte Rolle definierten Wesens ... gewinnt (S. 111)". Mit dieser Unterscheidung legt Plessner den ideologischen Kern jeder *inhaltlichen* Verwendung des Rollenkonzepts jenseits

---

[5] Vergl. zum folgenden Plessner, H.: Soziale Rolle und menschliche Natur, a.a.O.

[6] Bahrdt, H.P.: Zur Frage des Menschenbildes in der Soziologie, a.a.O.

Tenbruck, F.H.: Zur deutschen Rezeption der Rollenanalyse, a.a.O.

seines *analytischen* Gebrauchs zur Untersuchung des Beziehungsgefüges von Gruppen, Organisationen und sozialen Systemen offen. Auch dürfte die starke Resonanz, die dem Rollenbegriff als einem soziologischen Grundbegriff in der deutschen Soziologie der Nachkriegszeit zuteil geworden ist [7], mit der Tradierung eines gebrochenen Gesellschaftsbegriffes zusammenhängen, der Individuum und Gesellschaft, Freiheit und Entfremdung, Führerpersönlichkeit und bürokratische Herrschaft gegeneinander ausspielt. [8]

Einen sehr viel massiveren Angriff gegen die Rollentheorie und gegen die von ihr suggerierte Verfestigung sozialer Beziehungen trägt der Symbolische Interaktionismus vor. Rechnet die Rollentheorie mit verfestigten Erwartungen, die dem Inhaber einer Position von der Rechtsordnung, von Satzungen und typischerweise von den Inhabern komplementärer Positionen entgegengebracht werden, hält der Symbolische Interaktionismus die Interpretationsfähigkeit, die Offenheit und Wandelbarkeit sozialer Beziehungen für gegeben. Nach Herbert Blumer [9] gründet sich die Theorie auf drei grundlegende Prämissen:

- Menschen handeln in Bezug auf ihre Umwelt „auf der Grundlage von Bedeutungen".
- Handlungsorientierende Bedeutungen entstehen „aus der sozialen Interaktion, die man mit seinen Mitmenschen eingeht, oder werden daraus abgeleitet".
- Handlungsorientierende Bedeutungen werden in „einem interpretativen Prozeß ... gehandhabt und abgeändert".

Mit diesem Zugriff auf gesellschaftliche Strukturen wird gegenüber den bisher betrachteten Zugangsweisen sichtbar eine Individualisierung eingeleitet. Soziale Positionen oder Verhaltensvorschriften und typische Erwartungen gegenüber den Inhabern solcher Positionen können auf relativ allgemeinem Niveau fixiert werden. Sie können aus Gesetzen und Organisationssatzungen abgeleitet oder mit Hilfe von Repräsentativbefragungen ermittelt werden. Bedeutungen dagegen sind aus einem anderen Stoff geschneidert, sie gelten in einem sprachlich oder durch andere Symbole abgegrenzten kommunikativen Zusammenhang. Was „Arzt" bedeutet, kann nicht aus Berufsordnungen oder durch Repräsentativbefragungen erschlossen, sondern muß in der Interaktion zwischen Ärzten und Laien festgestellt werden. [10] Die Art und Weise zwischenmenschlichen Verkehrs, die *Selbst- und Fremddeutung des Umgangs miteinander,* wird zum zentralen Thema gemacht. Kritisch werden die Definitionen untersucht, mit denen Verhaltensabläufe gesteuert, durch die Menschen kategorisiert und formale Regeln unterlaufen werden (Kriminalisierung, Definitionsprozesse in Anstalten [11]). Teils werden die Nischen ausgeleuchtet, die in formalen Organisationen gerade für die ausführenden Mitarbeiter Ermessens- und Entscheidungsspielräume eröffnen, teils wird mit der Sensibilisierung für die Bedeutungsoffenheit sozialer Verhältnisse und die damit gegebene *eigene* Chance der Bedeutungszuschreibung die Wandlungsfähigkeit zwischenmenschlicher Beziehungen gesteigert. „Das Individuum schöpft und modifiziert ... Rollen, wie es sie ... bei dem Versuch ... ans Licht bringt, von Zeit zu Zeit Aspekte der Rollen explizit zu machen ... Der Handelnde ist nicht der Inhaber einer Position, für die es ein sauber geordnetes Set von Regeln gibt – eine Kultur oder ein Set von Normen – sondern eine Person, die unter der Perspektive handeln muß, welche teilweise durch seine Be-

---

[7] Gerhardt, U.: Rollenanalyse als kritische Soziologie, a.a.O.

[8] Plessner, H.: Die verspätete Nation, a.a.O.

[9] Blumer, H.: Symbolic interactionism. Perspective and method, zitiert nach Arbeitsgruppe Bielefelder Soziologen (Hg.), Alltagswissen, Interaktion und gesellschaftliche Wirklichkeit, Band I, a.a.O., S. 81.

[10] Lüth, P.: Sprechende und stumme Medizin, a.a.O. v. Ferber, L.: Die Sprachsoziologie als eine Forschungsmethode in der Medizinsoziologie, a.a.O.

[11] Runde, P.: Die soziale Situation der psychisch Behinderten, a.a.O.

ziehung zu anderen bestimmt wird, deren Handlungen Rollen spiegeln, die er identifizieren muß. Da die Rolle von alter durch ego nur indirekt geschlossen, nicht aber direkt gewußt werden kann, sind prüfende Schlußfolgerungen für die Rolle von alter ein beständiges Element in der Interaktion. Deshalb wird der tentative (tastende) Charakter der eigenen Rollendefinition des Individuums und ihre Verwirklichung niemals aufgehoben"[12] ... „Der Gebrauch abstrakter theoretischer Konzepte – wie Rolle – durch den Sozialwissenschaftler verdeckt in Wirklichkeit die induktiven Verfahren oder interpretativen Regeln, wodurch der Handelnde Verhaltensdarstellungen produziert, die von anderen und dem Beobachter ‚Rollenverhalten' genannt werden ... der Handelnde (ist) als jemand zu begreifen, der im Besitz induktiver (interpretativer) Verfahren ist, Verfahren, die entworfen sind, um als eine Grundstruktur zur Erzeugung und Erfassung der beobachtbaren Verhaltensdarstellungen (verbaler und nichtverbaler Art) zu dienen"[13].

Das im Symbolischen Interaktionismus enthaltene Programm läßt sich nur durch eine umfassende Soziologisierung aller Sozialverhältnisse einlösen. Denn „prüfende Schlußfolgerungen über die Rolle von alter" sind ubiquitär. Der sozialwissenschaftliche Forscher wird sie nur mit einem unverhältnismäßig hohen methodischen Aufwand an unmittelbarer (teilnehmender) Beobachtung und an Analysen von Dokumenten (z.B. auch Tonband-Protokolle) aufdecken können. Ein Verfahren, das bei der Knappheit an Forscherzeit nur bei wichtigen Interaktionen (z.B. bei Einweisungen in psychiatrische Anstalten, in therapeutischen Situationen, bei politischen Entscheidungen) eingesetzt werden kann. Eine *Aufarbeitung des Alltagshan-*

delns überhaupt – nicht nur des alltäglichen Handelns in sozialwissenschaftlich bedeutsamen Situationen – kann nur über eine ebenso ubiquitäre soziologische Aufklärung eingeleitet werden. Ob allerdings bei der Willkürlichkeit der Zuschreibungen von Bedeutungen das Ergebnis eine aufgeklärtere, differenzierter handelnde Gesellschaft sein würde, kann nicht mit Sicherheit vorausgesagt werden. Denn wir wissen nicht, welche Interessen oder welche vorbewußten Motive die Zuschreibungen von Bedeutungen steuern werden.[14] Die abschätzige Beurteilung, die psychoanalytische und sozialwissenschaftliche Modelle des Verhaltens von den Theoretikern des Symbolischen Interaktionismus erfahren, nimmt sich unter dieser Perspektive eher naiv und dogmatisch aus. Ein optimistisches Vertrauen in das „Aushandeln" der Regeln des Sozialverkehrs, in die Einwirkungschancen von Aufklärung auf Macht- und Triebstrukturen und in die Veränderung von Sozialverhältnissen durch rationale Diskussion ist kennzeichnend für die Theorie des Symbolischen Interaktionismus. Auf der anderen Seite darf jedoch nicht verkannt werden, daß dem Symbolischen Interaktionismus für die Analyse des Verhaltens in Organisationen, aber auch in den gesellig-gesellschaftlichen Bereichen eine wachsende Bedeutung zukommt. Die individuellen Verhaltensspielräume nehmen mit der Komplexität von Organisationen zu. Die Mitarbeit in Organisationen kann nur über das Einräumen autonomer Gestaltungschancen gesichert oder aktiviert werden. Aber auch die Vermehrung der Interaktionschancen im gesellig-gesellschaftlichen Bereich eröffnet für eine mobile Gesellschaft einen Definitionsspielraum in der Gestaltung sozialer Beziehungen, der mit den Konzepten Rolle oder Gruppe sozialwissenschaftlich nicht adäquat eingefangen wird. Auch als einer Gegenstrategie zur manipulativen

---

[12] Turner, R.: Role-taking: Process versus conformity, zitiert by Cicourel, A. Basic and normative rules in the negotiation of status and role, hier nach Arbeitsgruppe Bielefelder Soziologen, a.a.O., S. 166.
[13] Cicourel, A.: Basic and normative rules in the negotiation of status and role, a.a.O., S. 167.

---

[14] Vergl. Brocher, T.: Gruppendynamik und Erwachsenenbildung, a.a.O., Richter, H.E.: Eltern, Kind und Neurose, a.a.O.

Ausfüllung dieser Verhaltensspielräume im Dienste ökonomischer oder politischer Interessen kommt dem Symbolischen Interaktionismus eine wichtige Rolle zu, soweit diese theoretische Richtung in eine sozialpädagogisch-politische Bewegung umschlagen sollte. Hierfür gibt es gegenwärtig einige Anzeichen.[15]

2. Kleingruppen und Bezugsgruppen

Die Bezeichnung Gruppe wird im vorwissenschaftlichen Sprachgebrauch auch als Zählbegriff verwendet, etwa für die Zwecke, für die die Mengenlehre den Ausdruck Menge gebraucht: eine Gruppe von Personen, Ärzten, Kindern usf. Auch war bis in die Zeit nach dem zweiten Weltkrieg in der Soziologie eine sehr weite Verwendung des Begriffes Gruppe gebräuchlich. Berufsgruppen, Völkerstämme, Familienclans, Kasten wurden soziologisch unter dem Gruppenbegriff zusammengefaßt.
Erst die praktische Bedeutung der kleinen Gruppe, wie sie durch die industriesoziologische Forschung und durch sozialpsychologische Experimente sichtbar wurde, hat eine an sich sehr alte terminologische Unterscheidung, die Primär- und Sekundärgruppen gegeneinander absetzte, zu mehr Bedeutung verholfen, allerdings mit der Folge, daß die Forschung sich hauptsächlich der kleinen Gruppe zuwandte[16].
Die soziologisch-theoretischen Fragen, die sich mit der Existenz von zunächst klassifikatorisch beschriebenen, nicht verbandsmäßig oder formal organisierten Gruppen wie Hausfrauen, Jugendlichen, aber auch Risikogruppen (z.B. Raucher, Alkoholiker) verbinden, wurden weithin vernachlässigt, obwohl solche Klassifikationen oder Kategorisierungen nicht zu reinen Zählzwecken vorgenommen werden. Die sozialmedizinische Bedeutung solcher Gruppen, z.B. Krebsgefährdete, Hypertoniker usf., ist erheblich. Chancen einer gruppenbezogenen Beeinflussung ihres Verhaltens sind so gut wie unbekannt.
Ihre Bedeutung verdankt die Theorie der Kleingruppe der Beobachtung, daß das Verhalten von Personen durch ihre Zugehörigkeit zu einer Gruppe bestimmt wird. Aus solchen Beobachtungen leitete sich die Erwartung ab, das Verhalten von Personen über Gruppen in einem gewünschten Sinne zu beeinflussen. Eine Verhaltenssteuerung und -beeinflussung ist aber nur von Gruppen zu erwarten, deren Mitglieder „in einer bestimmten Zeitspanne häufig miteinander Umgang haben und deren Anzahl so gering ist, daß jede Person mit allen anderen Personen in Verbindung treten kann, und zwar nicht nur mittelbar über andere Menschen, sondern von Angesicht zu Angesicht"[17]. Gruppen – so definiert z.B. Homans – zeichnen sich von anderen Ordnungen gesellschaftlicher Beziehungen durch ihre (allerdings begrenzte) Dauerhaftigkeit, durch ihre Überschaubarkeit und durch das Fehlen formaler Organisation („Verwaltungsstab" im Sinne Max Webers) aus.
Ungeachtet der Ursprünglichkeit und Spontaneität des von den Mitgliedern eingebrachten Verhaltens entwickeln Gruppen eine soziale Struktur. Zum Beispiel können Positionen in der Gruppe definiert, Gruppenprozesse prognostiziert und unter therapeutischen und experimentellen Zielen beeinflußt werden[18]. Gruppen stehen unter einer Ordnung des Verhaltens. Sie legen sich eine Identität bei, die den Mitgliedern erlaubt, zwischen ingroup- und outgroup-Beziehungen zu unterscheiden. Neben äußeren Zwecken (z.B. Lern- oder therapeutische Gruppen) und neben gewissen Umweltzwängen (z.B. informelle Gruppen in formalen Organisationen), die aus der Umgebung heraus auf

---

[15] v. Hentig, H.: Die Wiederherstellung der Politik, a.a.O.
[16] Bernsdorf, W., Art. Gruppe, a.a.O.

[17] Homans, G.C.: Theorie der sozialen Gruppe, a.a.O.
[18] Hofstätter, P.R.: Gruppendynamik – Kritik der Massenpsychologie, a.a.O. Richter, H.E.: Die Gruppe, a.a.O.

die Entstehung von Kleingruppen, ihre Zusammensetzung und ihre Dauer einwirken und die Richtung ihrer Aktivitäten bestimmen, liegt der Gruppenbildung ein spezifisch-soziologisches Prinzip zugrunde. Die Bildung von Gruppen beruht auf der Fähigkeit, gesellschaftliche Zusammenhänge zu stiften, Gemeinschaften zu bilden auch unabhängig von der Verfolgung spezifischer Zwecke. Dadurch üben Gruppen Wirkungen auf ihre Umgebung aus, wie es Thomas treffend formuliert hat: „If men define situations as real, they are real in their consequences". Der Interpretation der Realität kommt jenseits der Dimension „wahr" oder „falsch" ein schöpferischer Spielraum zu, der durch ein gemeinsames Selbstverständnis, durch eine soziale Identitätsbildung ausgefüllt werden kann. Diese stiftet ihrerseits über ihre *Folgewirkungen* Realität. Das Prinzip der kommunikativen Gruppenbildung hat unter verschiedenen Bezeichnungen in die Theorie Eingang gefunden, als „Thomas-Theorem"[19], als „definition of the situation"[20], als „kommunikative Wirklichkeit"[21].

Ein theoretisches Modell für das Verständnis der Prozesse, die in Lerngruppen ausgelöst werden, hat Tobias Brocher vorgelegt. Danach erneuern Lernsituationen in Gruppen Erfahrungen aus der primären Sozialisation.

„Jedes Individuum entwickelt sich innerhalb einer Primärgruppe" (S. 31). Diese „anthropologische Realität" gibt der primären Gruppenbeziehung „Modellcharakter für alle späteren psychosozialen Beziehungen" (S. 31). „Beim Eintritt in eine neue Gruppe wiederholt sich unbewußt das Modell der frühen Sozialbeziehungen, solange, bis eine befriedigende und angstfreie Kommunikationsmöglichkeit der Gruppenmitglieder untereinander und ge-

genüber dem Gruppenleiter gefunden ist." Die Lebensgeschichte der „persönlichen, intellektuellen und affektiven Entwicklung eines Individuums" prägt seine Aufnahmebereitschaft für neue Erfahrungen und ihre Verarbeitung." „Neues ist für das Individuum zunächst nur hinsichtlich seiner eigenen, rein persönlichen Erfahrungen von Bedeutung, während alles andere gleichsam ausgeblendet wird, bis die unbewußten Lernwiderstände gegenüber diesem Neuen überwunden sind (S. 32)." „Jede neue Lebenssituation wird damit für das Individuum mit den Erfahrungen vergleichbar, die in seinem biographischen... Identitätsbewußtsein vorhanden sind, auch wenn solche vergleichenden Kontrollen unbewußt bleiben" (S. 33). Jedes Lernen verknüpft sich daher auf der „Ebene innerpsychischer, unbewußter und vorbewußter Motivation" mit einer Identitätsveränderung oder -erweiterung. Das Verlassen der Primärgruppe der Familie und die Aufnahme von Beziehungen zu Sekundärgruppen (Kindergarten, Schule, Berufsausbildung, Arbeitsplatz) leitet eine „Identitätskrise" ein, „denn die Personen der neuen Umgebung reagieren anders als die bisher vertrauten Gestalten der primären Objektbeziehungen" (S. 34). Für die Erwachsenenbildung in den Bereichen der Selbsterfahrungsgruppen, der Lerngruppen und Arbeitsgruppen, ergeben sich aus einer tiefenpsychologischen Perspektive wichtige Konsequenzen:

— „Mit Sicherheit will der Teilnehmer... sein bestehendes Identitätsbewußtsein durch die Assimilation von neuen Inhalten verändern."

— In seinen Vorstellungen von den Lernzielen „ist der Entwurf eines Ich-Ideals enthalten, das über das bisherige reale Ich, also über die bestehende Identität hinaus führen soll". Denn es „läßt sich leicht feststellen, daß für den einzelnen Teilnehmer Beziehungspersonen oder Bezugsgruppen bestehen, mit denen er sich in seinem Bildungswunsch negativ oder positiv identifiziert. Er will so sein oder nicht so sein

---

[19] Merton, R.K.: The self-fulfilling prophecy (The Thomas Theorem), in: ders. Social theory and social structure, a.a.O. S. 421.
[20] Sherif, M.: The psychology of social norms, a.a.O.
[21] Siberski, E.: Untergrund und offene Gesellschaft, a.a.O.

wie dieser oder jener, der ihn besonders beeindruckt hat" (S. 35).
– „Der Lehrende sollte sich der Tatsache bewußt sein, daß diese vorgeprägten Gefühlsanteile früherer sozialer Situationen mit intensivem Aufforderungscharakter zum Lernen auf ihn selbst und andere Teilnehmer übertragen werden können." Die „affektiven Reaktionsmöglichkeiten des Gruppenleiters" werden mitbestimmend „für den Lernprozeß einer Gruppe". „Der Gruppenleiter sollte die erforderliche Reflexionsfähigkeit besitzen, um wahrnehmen zu können, was zwischen ihm selbst und den Teilnehmern sowie in den Beziehungen der Gruppenmitglieder untereinander vorgeht" (S. 36).

Brochers Modell der Lernprozesse in Gruppen gibt der Pädagogik eine soziale Dimension und erlegt dem Pädagogen eine Verantwortung für die Steuerung sozialer Prozesse auf. Dieser Aspekt wird voraussichtlich an Bedeutung zunehmen. Denn die Pädagogisierung vieler Verhaltensbereiche wird weiter Fortschritte machen: mit der Berufsfort- und Weiterbildung, mit der Gesundheitsbildung in der Vorsorge und Rehabilitation[22], mit der verhaltenstherapeutischen Beratung von Rauchern und Drogenabhängigen, mit der Einbeziehung von „bildungsabstinenten" Sozialschichten in den Bildungsprozeß. Auch die Formalisierung der Bildungsziele, die das „Lernen des Lernens" neben spezifischen inhaltlichen Lernzielen betont, wirkt auf eine verstärkte Beachtung des Sozialverhaltens in der Pädagogik hin. Und schließlich zeigen psychologische Experimente die größere Effektivität der Arbeit in Gruppen bei der Lösung von Problemen sowie die Überlegenheit bestimmter Führungsstile in der Gruppenarbeit.
Die Kleingruppenforschung reicht in ihrer praktischen Bedeutung jedoch über die Pädagogik hinaus. Bürokratische Großorganisationen wenden die Erkenntnisse

über Gruppenprozesse bei der Managementschulung und bei der Rationalisierung der Industriearbeit an. Die zunehmende Komplexität der Entscheidungs- und Führungsprobleme in den Großorganisationen (Unternehmungen, Verbände, Parteien) hat die Entscheidungsvorbereitung und die Organisationstätigkeit auf Gruppen verlagert. Es wirken Spezialisten verschiedener Vorbildung, verschiedenster Organisationserfahrung und verschiedener Aufgabenbereiche unter gemeinsamen Zielen in wechselnder Verbindung zusammen. Die auf der Hand liegenden sachlichen Vorteile arbeitsteiliger Zusammenarbeit werden jedoch häufig durch ungeplante gruppendynamische Effekte aufs Spiel gesetzt. Zum Zweck einer verbesserten Kooperation werden daher Management-Kurse durchgeführt, die den Umgang mit gruppendynamischen Prozessen lehren sollen.
Untersuchungen, die zum „industrial unrest"[23] also zu einer „überhöhten" Fluktuation, Neigung zu spontanen Streiks, zum „Bremsen" (d.h. zu Verabredungen über bewußte Leistungszurückhaltung) und zu anderen Erscheinungsformen der Unzufriedenheit am Arbeitsplatz durchgeführt wurden, erbrachten als Ergebnis, daß für die Steuerung der Arbeitsleistung „informellen Gruppen" eine überragende Bedeutung zukam. Es wurde sichtbar, daß auch „Identitätskrisen" im Sinne einer regressiven Verarbeitung von Erfahrungen am Arbeitsplatz eine bisher nicht beachtete Rolle spielten. Diese als Hawthorne-experiments[24] weltweit bekannt gewordenen Untersuchungen lösten eine über Jahrzehnte anhaltende Betriebspolitik aus, die die „informelle Gruppe" ins Zentrum der Arbeitsorganisation stellte. Das Interesse, das diese Betriebspolitik auch gerade unter Praktikern gefunden hat, beruhte si-

---

[22] Schulenberg, W.: Zur didaktischen Dimension der Medizin, a.a.O.

[23] Baldamus, W.: Der gerechte Lohn, a.a.O. Zimmermann, W.: Fehlzeiten und industrieller Konflikt, a.a.O.
[24] Roethlisberger, F.J., and Dickson, W.G.: Management and the worker, a.a.O.

cher auf der Erwartung, ohne Veränderungen der Lohnstruktur, des Statusaufbaus und der Entscheidungsbefugnisse die in der Arbeitsorganisation liegenden Rentabilitätsreserven erschließen zu können. Hierauf weisen Etikettierungen wie „human or emotional engineering" oder „Erschließung innerbetrieblicher Arbeitsreserven" oder „Integration in den Betrieb" hin.

Die Kritik[25] an einer einseitigen und kurzschlüssigen Interpretation der Hawthorne-Studie hat sich daher nur allmählich durchsetzen können. Nachprüfungen zeigten, daß die Prognostizierbarkeit des Arbeitsverhaltens aus dem Studium von Kleingruppen gering ist. Aus Untersuchungen spontaner Streiks geht hervor, daß solche Aktionen weder durch kleingruppenhafte Sozialbeziehungen noch durch massenpsychologische Hypothesen zureichend erklärt werden können. Die spontanen Streiks haben weitverzweigte Sozialbeziehungen hinter sich. Sie aktivieren ein Netzwerk von bereits bestehenden Beziehungen, das sich auch nicht mit der gewerkschaftlichen Organisation deckt. Sie sind also weder so spontan, wie ihr Name es besagt, noch so zentral gesteuert, wie es die „Weltanschauung" mancher Beobachter haben möchte. Neben den Einflüssen der primären Sozialisation, die zweifellos auch in kleinen Arbeitsgruppen nachgewiesen werden können, wirken gesellschaftspolitische Orientierungen auf die Interpretation von Arbeitssituationen und auf das Arbeitsverhalten ein. „Gesellschaftsbilder", „gewerkschaftliche Orientierungen", aber auch die Einschätzung der jeweiligen Äquivalenz von „Arbeitsmühe" – als Ausdruck für den naturalen Arbeitsaufwand – und Reallohn müssen beachtet werden. Sie werden zum Teil in den informellen Gruppen konkretisiert. Für die Prognostizierbarkeit des Arbeitsverhaltens der Industriearbeiter und Angestellten kommt ihnen zweifellos eine größere Bedeutung zu, als den informellen Gruppen selbst[26].

Unter soziologischer Perspektive wird Sozialisation auch als Erlernen sozialer Rollen verstanden. Für die Theorie der sozialen Gruppe ergibt sich aus diesem Ansatz eine Konsequenz, die R.K. Merton als *Theorem des Bezugsgruppenverhaltens* ausgearbeitet hat. In seiner Studie zur Sozialisation der Medizinstudenten definiert er:[27] „Der Terminus Sozialisation bezeichnet die Prozesse, durch welche Personen sich selektiv die Werte und Einstellungen, die Interessen, die Fertigkeiten und das Wissen, kurz gesagt, die Kultur aneignen, die in den Gruppen verbreitet ist, denen sie angehören oder in denen sie eine Zugehörigkeit erstreben. Sozialisation bezieht sich auf das Erlernen sozialer Rollen." Für das Verhalten von Individuen sind daher nicht allein die Regeln bedeutsam, die in den jeweiligen Mitgliedschaftsgruppen für verschiedene Verhaltensbereiche definiert werden, z.B. berufliche Standards, gesellig-gesellschaftliche Standards, Standards des politischen Verhaltens usf., sondern auch die Verhaltensorientierungen, die in *Nichtmitgliedschaftsgruppen* gelten, zu denen eine Beziehung positiver Identifizierung besteht, die für die in Rede stehenden Individuen eine „Bezugsgruppe" darstellen.

Die Theorie der Bezugsgruppe überschreitet deutlich das Konzept der kleinen Gruppen. Mitgliedschafts- und Bezugsgruppen werden durch die soziologische Analyse festgelegt. Als Bedingung der Zurechnung zu einer Gruppe reicht ein Merkmal aus, das mit soziologischen Erhebungsmethoden hinreichend eindeutig erfaßt und dem ein verhaltenswirksamer Einfluß beigelegt werden kann. Merton nennt drei Möglichkeiten der Bestimmung von Mitglied-

---

[25] Baritz, L.: The servants of power, a.a.O.

[26] Popitz, H., Bahrdt, H.P., Jüres, E.A., Kesting, H.: Das Gesellschaftsbild des Arbeiters, a.a.O. Braun, S. u. Fuhrmann, J.: Angestelltenmentalität, a.a.O.

[27] Merton, R.K., *et al.*: The student-physician, a.a.O.

schaftsgruppen[28]: auf eine gewisse Dauer berechnete und normativ verfestigte Form der Interaktion sowie Selbst- und Fremddefinition. Er gesteht diesen Merkmalen jedoch eine Variabilität nach wechselnden Situationen und sich wandelnden Bedingungen zu. Die Überschaubarkeit und die Gestaltung des Gruppenzusammenhanges durch Interaktion, wie es für die kleine Gruppe wesentliches Merkmal ist, entfällt bereits für die Mitgliedschaftsgruppen als ausschließliche Bedingung, sie gilt umso weniger für Bezugsgruppen. *Bezugsgruppen sind vornehmlich Sekundärgruppen.* „Das Ziel der Bezugsgruppen-Theorie ist es, die Bestimmungsgründe und Konsequenzen von Prozessen der Bewertung und Selbsteinschätzung zu systematisieren, in denen ein Individuum die Werte oder Standards anderer Individuen und Gruppen vergleichend als Bezugsrahmen heranzieht" (S. 234).

---

[28] Merton, R.K.: Contributions to the theory of reference group behavior, a.a.O., S. 231.

Fortschritte in der Weiterentwicklung der verschiedenen Ansätze zu einer Theorie der Gruppe (psychoanalytische, sozialpsychologische und soziologische Ansätze) werden in einer gegenseitigen Annäherung der vorliegenden sozialwissenschaftlichen Konzepte zu suchen sein. Die Theorie der kleinen Gruppe wird neben dem tiefenpsychologischen Aspekt der Identitätsbildung und -bewahrung die soziologischen Aspekte berücksichtigen müssen: die Gesellschaftsbilder, die unterschiedliche kollektive Erfahrungen aus der sozialen Lage, vor allem aus den Arbeitsverhältnissen repräsentieren, und die Bezugsgruppen, die die Selbsteinschätzung beeinflussen. Von den Bezugsgruppen ergibt sich unmittelbar ein Zugang zur sozialen Schichtung, die in der Dimension des Sozialprestige auf vergleichenden Bewertungen und Selbsteinschätzungen beruht. Die „Gesellschaftsbilder" enthalten – jedenfalls so, wie sie bisher untersucht worden sind – einen starken Bezug zur Klassentheorie.

F. Literatur

1. Verzeichnis der zitierten Arbeiten

A

Achinger, H.: Soziologie und Sozialreform. In: Soziologie und moderne Gesellschaft. Verhandlungen des 14. Deutschen Soziologentages Stuttgart 1959, S. 39–52. Stuttgart: Enke

Achinger, H.: Sozialpolitik als Gesellschaftspolitik, 2. Aufl. Schriften des Deutschen Vereins für Öffentliche und Private Fürsorge, Nr. 249. Köln u. Berlin 1971

Ackerknecht, H.: Therapie von den Primitiven bis zum 20. Jahrhundert. Stuttgart: Enke 1970

Ackerknecht, H.: Medicine and ethnology. Selected essays. Bern-Stuttgart-Wien: Huber 1971

Adorno, Th.W.: Soziologie und empirische Forschung. In: Ziegler, K. (Hrsg.), Wesen und Wirklichkeit des Menschen. Festschrift für Plessner, H., S. 245–260. Göttingen: Vandenhoeck & Ruprecht 1957

Adorno, Th.W.: Der Positivismusstreit in der deutschen Soziologie. Soziologische Texte, 3. Aufl., Bd. 58. Neuwied: Luchterhand 1971

Albrecht, G.: Soziologie der geographischen Mobilität. Stuttgart: Enke 1972

Arbeitsgruppe Bielefelder Soziologen (Hrsg.): Alltagswissen, Interaktion und gesellschaftliche Wirklichkeit. Bd. 1: Symbolischer Interaktionismus und Ethnomethodologie. Bd. 2: Ethnotheorie und Ethnographie des Sprechens. Reader Sozialwissenschaft. Reinbek b. Hamburg: Rowohlt 1973

Argument, Das: Kritik der bürgerlichen Medizin. Berlin 12, Nr. 60 (1970)

Artelt, W. u. Rüegg, W. (Hrsg.): Der Arzt und der Kranke in der Gesellschaft des 19. Jahrhunderts. Vorträge eines Symposions v. 1.–3. April 1963 in Frankfurt/Main. Stuttgart: Enke 1967

Autoren-Kollektiv: hrsg. von Schwarz, W. und Bär, A.H. Gesundheitswesen und Ökonomie, Berlin-Ost, 1970

B

Bahrdt, H.P.: Zur Frage des Menschenbildes in der Soziologie. In: Europ. Arch. Soziologie 2, 1–17 (1961)

Bahrdt, H.P.: Industriebürokratie, 2. Aufl. Stuttgart: Enke 1972

Bahrdt, H.P., Kern, H., Osterland, M., Schumann, M.: Zwischen Drehbank und Computer. Industriearbeit im Wandel der Technik. Reinbek b. Hamburg: Rowohlt 1970

Baldamus, W.: Der gerechte Lohn. Berlin: Duncker & Humblot 1960

Baldamus, W.: Zum Problem der „verhaltensgebundenen" Arbeitsunfälle. In: Arbeitsmed. Sozialmed. Arbeitshyg. 7, 346–351 (1972)

Baritz, L.: The servants of power. Middletown 1960

Bauer, E., Kohlhausen, K., Lekon, E.: Soziale Sicherung und sozialmedizinische Dienste – dargestellt am Beispiel des Vertrauensärztlichen Dienstes. Bonn-Bad Godesberg: Asgaard 1974

Bericht der Bundesregierung über die Erfahrungen mit der Einführung von Maßnahmen zur Früherkennung von Krankheiten. Deutscher Bundestag, Drucksache 7/454

Bericht der Sozialenquete-Kommission siehe „Sozialenquete"

Bernays, M.: Auslese und Anpassung der Arbeiterschaft der geschlossenen Großindustrie. In: Schriften des Vereins für Sozialpolitik, Bd. 133. Leipzig 1910

Bernsdorf, W.: Art. „Gruppe". In: Ders. (Hrsg.), Wörterbuch der Soziologie. Stuttgart: Enke 1969

Bernstein, E.: Die Voraussetzungen des Sozialismus und die Aufgaben der Sozialdemokratie (1899), hrsgeg. von Günther Hillmann, Reinbek b. Hamburg: Rowohlt 1969

Blumer, H.: Symbolic interactionism. Perspective and method. Siehe Arbeitsgruppe Bielefelder Soziologen (Hrsg.), Bd. 1, a.a.O., S. 80–146

Bochnik, Donike, Pittrich: Numerus clausus in der Medizin. Frankfurt (Main): Akademische Verlagsanstalt 1974

Bolte, K.M., Kappe, D., Neidhardt, F.: Struktur und Wandel der Gesellschaft. Reihe B der Beiträge zur Sozialkunde: Soziale Schichtung. Opladen: Leske 1966

Braun, R.N.: Lehrbuch der ärztlichen Allgemeinpraxis. München-Berlin-Wien: Urban & Schwarzenberg 1970

Braun, S.: Zur Soziologie der Angestellten. Frankfurt (Main): Europäische Verlagsanstalt 1964

Braun, S., Fuhrmann, J.: Angestelltenmentalität. Soziologische Texte, Bd. 63. Neuwied: Luchterhand 1970

Brocher, T.: Gruppendynamik und Erwachsenenbildung. Braunschweig: Westermann 1967

Brunner, O.: Adeliges Landleben und Europäischer Geist. Salzburg: Müller 1949

Bundesfachverband der Heilmittelindustrie (Hrsg.): Die Selbstmedikation. Ein vernachlässigtes Gebiet der Gesundheitspolitik. Heft 9 der Schriftenreihe des Bundesfachverbandes der Heilmittelindustrie, Köln 1970

Bundesminister, Der, für Arbeit und Sozialordnung (Hrsg.): Übersicht über die Soziale Sicherung, 1. Aufl. 1956

Bundesminister, Der, für Arbeit und Sozialordnung: Sozialbericht 1973

Bundesminister, Der, für Jugend, Familie und Gesundheit: Gesundheitsbericht. Stuttgart: W. Kohlhammer 1971

Bundesregierung, Die: Bericht über die Erfahrungen mit der Einführung von Maßnahmen... Siehe „Bericht der"

Bundesverbände der Ortskrankenkassen und der Betriebskrankenkassen: Grundsätze und Forderungen zum Vertragsrecht der Krankenkassen, v. April 1974

C

Cicourel, A.: Basic and normativ rules in the negotiation of status and role. Siehe Arbeitsgruppe Bielefelder Soziologen (Hrsg.), Bd. 1,a.a.O. S. 147–188

D

Dahrendorf, R.: Soziale Klassen und Klassenkonflikt in der industriellen Gesellschaft. Stuttgart: Enke 1957

Dahrendorf, R.: Homo sociologicus. Ein Versuch zur Geschichte, Bedeutung und Kritik der Kategorie der sozialen Rolle, 10. Aufl. Opladen: Westdeutscher Verlag 1971

Delius, L.: Zur psychologischen Situation des Arztes gegenüber dem Heilmittel und seinem Hersteller. In: Med. Klin. 65, 2176-2178 (1970)

Deppe, H.U.: Medizinsoziologische Bemerkungen zur Ökologie und Epidemiologie am Beispiel von schizophrenen Erkrankten. In: Das Argument, a.a.O., S. 129–141

Deutsche Akademie für ärztliche Fortbildung: Das Gesundheitswesen der DDR, 1.–7. Jg. 1965–1972, Berlin-Ost

Deutsche Gesellschaft für Ernährung: Ernährungsbericht 1972. Frankfurt (Main) 1973

Dijksterhuis, E.J.: Die Mechanisierung des Weltbildes. Berlin-Göttingen-Heidelberg: Springer 1956

Dünschede, H.B.: Tropenmedizinische Forschung bei Bayer. Düsseldorfer Arbeiten zur Geschichte der Medizin II, Düsseldorf 1971

E

Eggstein, M.: Bewertung von Felduntersuchungen mit internmedizinischen Maßstäben. In: Arbeitsmed. Sozialmed. Präventivmed. 8, 10–15: (1973)

Egner, E.: Hauswirtschaft und Lebenshaltung. Berlin: Duncker & Humblot 1974

Elias, N.: Über den Prozeß der Zivilisation. Bd. 1: Wandlungen des Verhaltens in den weltlichen Oberschichten des Abendlandes. Bd. 2: Wandlungen der Gesellschaft. Entwurf zu einer Theorie der Zivilisation. Basel 1939, 2. Aufl. Bern: Francke 1969

Emnid-Institut Bielefeld: Arzt, Arzneimittel und Krankenversicherung aus der Sicht der Bevölkerung. März 1974

Engler, H.: Planungsprobleme im Gesundheitswesen. Zürich: Polygraphischer Verlag AG. 1970

Enke, H.: Die sozialmedizinische Forschung in der BRD und ihre gesundheitspolitischen Möglichkeiten. In: Blohmke, Maria (Hrsg.), Gesundheitspolitik und sozialmedizinische Forschung. Schriftenreihe Arbeitsmedizin, Sozialmedizin, Arbeitshygiene, Bd. 45, S. 23–33. Stuttgart: Gentner 1972

Eulner, H.H.: Das Spezialistentum in der ärztlichen Praxis im 19. Jahrhundert. In: Studien zur Medizingeschichte des 19. Jahrhunderts, Bd. 1, Artelt und Rüegg (Hrsg.), a.a.O., S. 17–34

F

Ferber, Ch. von, Kisker, K.P.: Interdisziplinarität ein Kernproblem der Sozialmedizin – der Beitrag der Medizinsoziologie und der Sozialpsychiatrie. In: Handbuch der Sozialmedizin, Bd. 1, S. 26–44

Ferber, L. von: Die Diagnose des praktischen Arztes im Spiegel der Patientenangaben. Schriftenreihe Arbeitsmedizin, Sozialmedizin, Arbeitshygiene, Bd. 43. Stuttgart: Gentner 1971

Ferber, L. von: Die Bedeutung des Sozialdialekts für Arzt und Patient. In: Fortschr. Med. 92, 127–128 u. 151 (1974)

Ferber, L.von: Die Sprachsoziologie als eine Forschungsmethode in der Medizinsoziologie. In: Handbuch der Sozialmedizin, Bd. 1, a.a.O. S. 315–326

Field, M.G.: The concept of the "Health System" at the macrosociological level. In: Soc. Sci. Med. 7, 763–785 (1973)

Fourastié, J.: Die große Hoffnung des zwanzigsten Jahrhunderts, 2. Aufl. Köln: Bund-Verlag 1969

Freeman, H.E., Levine, L., Reeder, L.G. (ed.): Handbook of medical sociology. Englewood Cliffs, N.Y.: Prentice-Hall 1963

Freidson, E.: Profession of medicine. New York: Dodd, Mead & Co. 1970

Friedmann, G.: Der Mensch in der mechanisierten Produktion. Köln: Bund Verlag 1952

G

Gadourek, I.: Riskante gewoonten. Groningen 1963

Gadourek, I. Absences and well-being of workers. Assen 1965

Geiger, T.: Die soziale Schichtung des deutschen Volkes. Soziographischer Versuch auf statistischer Grundlage. Stuttgart: Enke 1932

Gerhardt, U.: Rollenanalyse als kritische Soziologie. Neuwied: Luchterhand 1971

Gesundheitswesen der DDR, Das: s. Deutsche Akademie für ärztliche Fortbildung

Grotjahn, A.: Soziale Pathologie. Berlin 1923

Grundsätze und Forderungen zum Vertragsrecht der Krankenkassen v. 9. April 1974: s. unter Bundesverbände der Ortskrankenkassen und Betriebskrankenkassen, a.a.O.

H

Habermas, J.: Zur Logik der Sozialwissenschaften. Tübingen: Mohr 1967. Philosophische Rundschau Beiheft 5

Habermas, J.: Technik und Wissenschaft als „Ideologie", 2. Aufl. Frankfurt (Main): Suhrkamp 1969

Habermas, J., Luhmann, N.: Theorie der Gesellschaft oder Sozialtechnologie. Theorie-Diskussion. Frankfurt: Suhrkamp 1971

Häussler, S.: Allgemeinmedizin in Gegenwart und Zukunft. Stuttgart: Gentner 1969

Häussler, S.: Die ärztliche Versorgung in der ersten Linie. In: Handbuch der Sozialmedizin, Bd. III, a.a.O. (im Erscheinen)

Haferkamp, H.: Kriminalität ist normal. Zur gesellschaftlichen Produktion abweichenden Verhaltens. Stuttgart: Enke 1972

Handbuch der Sozialmedizin, 3 Bde., hrsgeg. von Blohmke, Maria, von Ferber, Chr., Kisker, K.P. u. Schaefer, H. Stuttgart: Enke 1975/76

Hartmann, F.: Krankheitsgeschichte und Krankengeschichte. Naturhistorische und personale Krankheitsauffassung. In: Marburger Sitzungsber. **87**, H. 2, 17–32 (1966)

Hartmann, F.: Öffentliches Gespräch „Diagnose als Problem ärztlichen Erkennens und Handelns". In: Kongreßbericht 77. Tagung der Nordwestdeutschen Gesellschaft für Innere Medizin. Lübeck: Hansisches Verlagskontor (o.J.)

Hartmann, F.: Begriff und Funktion der Diagnose. In: Münch. med. Wschr. **114**, 117–126 (1972)

Hartmann, F.: Ärztliche Anthropologie. Bremen: Schünemann-Universitätsverlag 1973

Haug, F.: Kritik der Rollentheorie. Frankfurt (Main): Fischer 1972

Henning, F.W.: Die Industrialisierung in Deutschland 1800–1914. UTB 145. Paderborn: Schöningh 1973

Hentig, H. von: Die Wiederherstellung der Politik. Stuttgart: Klett-Kösel 1973

Hermes, G.: Die geistige Gestalt des marxistischen Arbeiters und die Arbeiterbildungsfrage. Tübingen 1926

Hesse, H.A.: Berufe im Wandel, 2. Aufl. Stuttgart: Enke 1972

Hesse, H.A.: Curriculare Bildungsplanung und Beruf. Stuttgart: W. Kohlhammer, o.J. (1974)

Hill, R.: Gegenwärtige Entwicklungen der Familientheorie und ihre konzeptionellen Probleme. In: Kölner Z. Soziol. u. Sozialpsychol. **22**. Opladen: Westdeutscher Verlag 1970, Sonderheft Soziologie der Familie, S. 68–93

Hoffmann, W.G.: Das Wachstum der deutschen Wirtschaft seit der Mitte des 19. Jahrhunderts. Berlin-Heidelberg-New York 1965

Hofmann, W.: Die Arbeitsverfassung der Sowjetunion. Berlin: Duncker & Humblot 1956

Hofmann, W. (Hrsg.): Sozialökonomische Studientexte, Bd. 1, Berlin: Duncker & Humblot 1964; Bd. 2, Berlin: Duncker & Humblot 1965; Bd. 3, Berlin: Duncker & Humblot 1971

Hofstätter, P.R.: Gruppendynamik. Kritik der Massenpsychologie. Hamburg: Rowohlt 1971

Holland, W.W.: St. Thomas's health survey in Lambeth. Report I–V, als Manuskript vervielfältigt

Holtmeier, H.J.: Volksseuche Fettsucht. In: Dtsch. Ärztebl. **1973**, 2512

Homans, G.E.: Theorie der sozialen Gruppe. Köln/Opladen: Westdeutscher Verlag 1960

J

Jahn, E.: Integriertes System der medizinischen Versorgung. Ein Modell. Wirtschafts- und Sozialwissenschaftliche Mitteilungen, hrsgeg. vom Wirtschafts- und Sozialwissenschaftlichen Institut des DGB 1974

Jahn, E., Jahn, H.J., Krasemann, E.O., Mudra, W., Rosenberg, P., Rudolph, F., Thiemeyer, T.: Die Gesundheitssicherung in der Bundesrepublik Deutschland. Analyse und Vorschläge zur Reform, 2. Aufl. Köln: Bund-Verlag 1971

Jores, A.: Der Pensionierungstod. Untersuchungen an Hamburger Beamten. In: Med. Klin. **54**, 1158–1164 (1959)

K

Kastner, F.: Die allgemeinen Ursachen für das ständige Anwachsen der Arzneimittelkosten. Bericht an die Internationale Vereinigung für Soziale Sicherheit zur XVII. Generalversammlung in Köln. In: Ortskrankenkasse **52**, 646–650 (1970)

Kastner, F.: Probleme der Arzneikostenentwicklung. Pharma-Dialog Nr. 4, hrsgeg. vom Bundesverband der Pharmazeutischen Industrie, Frankfurt (Main) o.J. (Sept. 1971)

Kastner, F.: Weiterentwicklung des Kassenarztrechts. In: Ortskrankenkasse **56**, 446–456 (1974)

Katschnig, H.: Epidemiologie der Neurosen und psychosomatischen Syndrome. In: Handbuch der Sozialmedizin, Bd. II. a.a.O. (im Erscheinen)

Kaufmann, F.X.: Sicherheit als soziologisches und sozialpolitisches Problem. Stuttgart: Enke 1970

Kaufmann, R., Häfeli, M.: System und Planung im Gesundheitswesen. In: Neue Zürcher Ztg. **194**, Mittagsausgabe, 345, 18.12.73, S. 15ff.

Kilian, H.: Kritische Theorie der Medizin. Ein Ver-

such zur Einführung in die medizinische Unheil-
kunde. In: Das Argument **12**, Nr. 60, 89/90 (1970)

Kisker, K.P.: Klinische und gemeinschaftsnahe psychiatrische Behandlungszentren heute und morgen. In: Nervenarzt **35**, 233–237 (1964)

Kisker, K.P.: Die Armut, Die Verrücktheit und wir.
In: Nervenarzt **38**, 38ff. (1967)

Kisker, K.P.: Dialogik der Verrücktheit. Ein Versuch
an den Grenzen der Anthropologie. Den Haag:
Martinus Nijhoff 1970

Kisker, K.P.: Medizin in der Kritik. Stuttgart: Enke
1971

Kisker, K.P., Amsel-Kairanou, A., Spazier, D.:
Psychiatrie ohne Bett. Über eine zweijährige poli-
klinische Arbeit der Heidelberger Klinik. In: Nervenarzt **38**, 10–15 (1967)

Kisker, K.P., Strötzel, L.: Soziologisch-psychologi-
sche Voraussetzungen und methodische Probleme
einer psychiatrischen Familienforschung. In:
Fortschr. Neurol. Psychiat. **29**, 478–499 (1961)

Kleining, G.: Struktur- und Prestigemobilität in der
Bundesrepublik Deutschland. In: Kölner Z. Soziol. u. Sozialpsychol. **22**, 1–33 (1971)

Kleining, G., Moore, H.: Soziale Selbsteinstufung
(SSE). Ein Instrument zur Messung sozialer
Schichten. In: Kölner Z. Soziol. u. Sozialpsychol.
20, 502–522 (1968)

Knabe, H.: Die Bedeutung der Soziologie für die
Tätigkeit des praktischen Arztes auf dem Lande
und die Schlußfolgerungen für die Ausbildung und
Fortbildung. In: Ludz, P.Ch. (Hrsg.), Soziologie
und Marxismus in der DDR, Bd. II, S. 219–229.
Neuwied u. Berlin 1972

König, R.: Handbuch der Empirischen Sozialforschung. 2 Bde. Stuttgart: Enke 1962/1969

König, R.: Soziologie der Familie. In: ders. (Hrsg.),
Handbuch der Empirischen Sozialforschung,
Bd. II, a.a.O. S. 172–305

Kornhauser, A.: Mental health of the industrial worker. A Detroit study. New York-London-Sidney
1965

Krappmann, L.: Soziologische Dimensionen der
Identität. 3. Aufl. Stuttgart (Klett) 1973

Krelle, W., Schunck, J., Siebke, J.: Überbetriebliche
Ertragsbeteiligung der Arbeitnehmer. Mit einer
Untersuchung über die Vermögensstruktur der
Bundesrepublik Deutschland. 2 Bde. Tübingen:
Mohr 1968

Krockow, Ch. Graf von: Soziologie des Friedens.
Drei Abhandlungen zur Problematik des Ost-
West-Konflikts. Gütersloh: Bertelsmann 1962

Krüger, J.: Wissenschaftliche Beratung und sozialpolitische Praxis. Die Relevanz wissenschaftlicher
Politikberatung für die Reformversuche um die
Gesetzliche Krankenversicherung. Stuttgart: Enke
1975

Kuhn, H.: Soziologie der Apotheker. Stuttgart 1963

Kuhn, Th.S.: The structure of scientific revolutions.
Chicago 1962 (dtsch. 1967)

Kuntz, K.M.: Zur Soziologie der Akademiker. Stuttgart: Enke 1973

L

Laing, B.R., Esterson, A.: Sanity, madness and the
family. Vol. I. Families of Schizophrenics. London: Tavistock 1964

Langner, T.S., Michael, St.T.: Life stress and mental
health. The Midtown Manhattan study. Vol. II.
New York-Toronto-Ontario 1963

Lassalle, F.: Arbeiter-Programm. Über den besonderen Zusammenhang der gegenwärtigen Geschichtsperiode mit der Idee des Arbeiterstandes
1862. Hrsgeg. von Skalweit, A., Sozialökonomische Texte, H. 9, S. 15–52. Frankfurt (Main):
Vittorio Klostermann 1948

Lassalle, F.: Offenes Antwortschreiben an das Cen-
tral-Comité zur Berufung eines Allgemeinen
Deutschen Arbeiter-Congresses zu Leipzig 1863.
In: Sozialökonomische Texte, hrsgeg. von Skal-
weit, A., H. 9, S. 53–84. Frankfurt (Main): Vittorio
Klostermann 1948

Levenstein, A.: Aus der Tiefe. Beiträge zur Seelen-
analyse moderner Arbeiter, Berlin 1909

Levenstein, A.: Die Arbeiterfrage. München 1912

Liefmann-Keil, E.: Ökonomische Theorie der Sozialpolitik. Berlin-Göttingen-Heidelberg: Springer
1961

Liefmann-Keil, E.: Der Arzneimittelmarkt im Rahmen der Weiterentwicklung der Gesetzlichen
Krankenversicherung. Gutachten für das Bundesministerium für Arbeit und Sozialordnung (unver-
öffentlichtes Manuskript) 1973

Liefmann-Keil, E.: Die Beziehung zwischen Medizin
und Wirtschaftswissenschaft. In: Handbuch der
Sozialmedizin, a.a.O., Bd. I, S. 326–340

Littrow, C. von: Die Stellung des Deutschen Ärztetages zur Kurpfuscherfrage in Deutschland von
1869–1908. In: Wiss. Z. Humboldt-Univ. Berlin,
math.-nat. R. **19**, 4, 433–446 (1970)

Löw, C.: Merck, H.E.: Darmstadt 1951

Ludwig, W. (Hrsg.) Autoren-Kollektiv: Grundriß
der Gesundheitserziehung. Berlin: VEB-Verlag
Volk und Gesundheit 1973

Ludz, P.Ch.: Parteielite im Wandel. Funktionsauf-
bau, Sozialstruktur und Ideologie der SED-Partei-
führung. Eine empirisch-systematische Untersuchung, 3. Aufl. Köln u. Opladen: Westdeutscher
Verlag 1970

Ludz, P.Ch. (Hrsg.): Soziologie und Marxismus in
der DDR, 2 Bde. Soziologische Texte, Bd. 70/71,
Bd. 2, Kap. V, Medizinsoziologie, S. 189–229.
Neuwied: Luchterhand 1972

Lüth, P.: Niederlassung und Praxis. Stuttgart:
Thieme 1969

Lüth, P.: Sprechende und stumme Medizin.
Frankfurt-New York: Herder & Herder 1974

Luhmann, N.: Sinn als Grundbegriff der Soziologie.
In: Habermas, J. u. Luhmann, N., Theorie der
Gesellschaft oder Sozialtechnologie – Was leistet
die Systemforschung? S. 25–100. Frankfurt: Suhrkamp 1971

Luhmann, N.: Politische Planung. In: ders. Politische Planung. Aufsätze zur Soziologie von Politik und Verwaltung. Opladen: Westdeutscher Verlag 1971

M

Mackenroth, G.: Bevölkerungslehre. In: Gehlen, A., Schelsky, H., Soziologie, Ein Lehr- und Handbuch zur modernen Gesellschaftskunde 7. Aufl. S. 46–92 Düsseldorf-Köln: Diederichs 1968

Materialien zum Bericht zur Lage der Nation 1974. Deutscher Bundestag, Drucksache 7/2423

McCord, W. and J.: Origins of alcoholism. Stanford 1960

McIver, R.M.: Social causation. Boston-New York: Ginn & Co. 1942

Medizinisch-pharmazeutische Studiengesellschaft: Zur Arzneimitteldiskussion. Frankfurt (Main) 1969

Medizinisch-pharmazeutische Studiengesellschaft Vorstellungen zur Weiterentwicklung des Gesundheitswesens. Modelle, Programme und Kommentare. Frankfurt (Main) 1974

Merton, R.K.: Social theory and social structure, 3. Aufl. Glencoe Ill.: Free Press 1957

Merton, R.K.: Social structure and anomie. Continuities in the theory of social structure and anomie. In: Ders. Social theory and social structure, a.a.O., S. 131–160 u. S. 161–194

Merton, R.K.: The self-fulfilling prophecy. (The Thomas theorem.) In: Social theory and social structure, a.a.O., S. 421–436

Merton, R.K.: Contributions to the theory of reference group behavior. Continuities in the theory of reference groups and social structure. In: ders. Social theory and social structure, a.a.O. S. 225–280 u. S. 281–386

Merton, R.K.: Continuities in the theory of reference groups and social structure: Role-sets, status-sets and status-sequence. In: ders. Social theory and social structure, a.a.O. S. 368–384

Merton, R.K.: The student-physician. Havard Un. Press 1957

Mieth, W.: Ein Beitrag zur Theorie der Lohnstruktur. Göttinger Wirtschafts- und Sozialwissenschaftliche Studien, Bd. 6. Göttingen: Otto-Schwartz 1967

Mikat, B.: Das Gesundheitswesen der DDR im Jahre 1972. Berichte des Osteuropa-Instituts an der FU Berlin, H. 100, Reihe Medizin, hrsgeg. von Heinz Müller-Dietz, Berlin 1974

Mills, C., Wright: The sociological imagination. Deutsch: Kritik der soziologischen Denkweise. Soziologische Texte, Bd. 8. Neuwied: Luchterhand 1963

Möhr, M., Pose, G., Birnstiel, F.: Tendenzen der Ernährungssituation in der DDR. In: Ernährungsforschung **14**, 345–355 (1969)

Möller, H.: Die kleinbürgerliche Familie im 18. Jahrhundert. (Schriften zur Volksforschung, Bd. 3.) Berlin: De Gruyter 1969

Mosse, M., Tugendreich, G.: Krankheit und Soziale Lage. München: J.F. Lehmann 1913

Myers, J.K., Roberts, B.H.: Family and class dynamics in mental illness. New York: Wiley 1959

Myers, J.K., Lee, L.B.: A decade later: a follow-up of social class and mental illness. New York-London-Sydney: John Wiley & sons, inc. 1968

O

Oevermann, U.: Sprache und soziale Herkunft. Ein Beitrag zur Analyse schichtenspezifischer Sozialisationsprozesse und ihre Bedeutung für den Schulerfolg. Frankfurt (Main): Suhrkamp 1972

Offe, C.: Tauschverhältnis und politische Steuerung. Zur Aktualität des Legitimitätsproblems. In: ders. Strukturprobleme des kapitalistischen Staates, 2. Aufl. Frankfurt (Main): Suhrkamp 1973

Office of Health Economics: Ohne Rezept – Without prescription. In: Die Selbstmedikation. Ein vernachlässigtes Gebiet der Gesundheitspolitik. Heft 9 der Schriftenreihe des Bundesfachverbandes der Heilmittelindustrie, a.a.O., S. 17–38

Ossowski, St.: Die Klassenstruktur im sozialen Bewußtsein. Soziologische Texte, Bd. 11, Neuwied: Luchterhand 1962

P

Peisert, H.: Soziale Lage und Bildungschancen in Deutschland. München: Piper 1967

Penrose, E.T.: The theory of the growth of the firm, 4. Aufl. Oxford: Blackwell 1968

Pflanz, M.: Der Entschluß, zum Arzt zu gehen. In: Hippokrates **35**, 894–897 (1964)

Pflanz, M.: Selbstmedikation. In: Münch. med. Wschr. **111**, 282–297 (1969)

Pflanz, M.: Epidemiologie und Präventivmedizin. In: Dtsch. Ärztebl. H. 7, 467–474 (1971)

Pflanz, M.: Social structure and health: Methodological and substantial problems without solutions. Paper to be read at the International Conference on Medical Sociology at Jablonna/Warsaw, Poland, Aug. 20.–25.1973

Pflanz, M., Pinding, M., Armbruster, A.K.W., Török, M.: Medizinsoziologische Untersuchung über Gesundheitsverhalten. In: Med. Klin. **61**, 391–396 (1966)

Plessner, H.: Untersuchungen zur Lage der deutschen Hochschullehrer, Bd. III, Die Entwicklung des Lehrkörpers der deutschen Universitäten und Hochschulen 1864–1954. Göttingen: Vandenhoeck & Ruprecht 1956

Plessner, H.: Die verspätete Nation. Stuttgart: W. Kohlhammer 1959

Plessner, H.: Soziale Rolle und menschliche Natur. In: Erkenntnis und Verantwortung. Festschrift für Theodor Litt, S. 105–115. Düsseldorf: Schwann 1960

Podlech, A.: Datenschutz im Bereich der öffentlichen Verwaltung. Datenverarbeitung im Recht. Beiheft 1. Berlin: J. Schweitzer 1973

Pöhler, W.: Information und Verwaltung. Stuttgart: Enke 1969

Politische Ökonomie des Sozialismus und ihre Anwendung in der DDR. Berlin-Ost:Dietz 1969

Popitz, H.: Soziale Normen. In: Europ. Arch. Soziologie 2, 185–198 (1961)

Popitz, H.: Der Begriff der sozialen Rolle als Element der soziologischen Theorie. Tübingen: Mohr-Siebeck 1967

Popitz, H., Bahrdt, H.P., Jüres, E.A., Kesting, H.: Das Gesellschaftsbild des Arbeiters, 2. Aufl. Tübingen: Mohr-Siebeck 1965

R

Reinhardt, F.W.: Landeskrankenhaus und karitative Anstalt – Unterschiede im „Krankengut" zweier psychiatrischer Krankenhäuser im Raum Düsseldorf. In: Kölner Z. Soziol. u. Sozialpsychol. **25**, 299–318 (1973)

Richter, H.E.: Eltern, Kind und Neurosen. Stuttgart: Ernst Klett 1963

Richter, H.E.: Die Gruppe. Hoffnung auf einen neuen Weg, sich selbst und andere zu befreien. Psychoanalyse in Kooperation mit Gruppeninitiativen. Reinbek b. Hamburg: Rowohlt 1972

Riehl, W.H.: Die deutsche Arbeit. Stuttgart: Cotta 1862

Riehl, W.H.: Die Naturgeschichte des deutschen Volkes, hrsgeg. von Naumann, H., u. Haller, R. Leipzig: Reclam o.J.

Riesman, D.: Die einsame Masse. Reinbek b. Hamburg: Rowohlt 1963

Roethlisberger, F.J., Dickson, W.J.: Management and the worker, 9. Aufl. Cambridge Mass.: Harvard Un. Press 1950

Röttger, W.A.: Mütter, Emanzipation und Kinder. Göttingen: Vandenhoeck & Ruprecht 1971

Rosenbladt, B. von: Tagesläufe und Tätigkeitssysteme. In: Soziale Welt **20**, 49–79 (1969)

Rostow, W., Whitman, W.: Stadien wirtschaftlichen Wachstums. Göttingen: Vandenhoeck & Ruprecht 1960

Rüther, W.: Soziale Determinanten der „Produktion und Weiterverarbeitung" von LKH-Patienten und ihre sozialen Folgen. In: Kölner Z. Soziol. u. Sozialpsychol. **25**, 286–298 (1973)

Runde, P.: Die soziale Situation der psychisch Behinderten. München: Goldmann 1971

Runde, P.: Sozialpsychiatrische Untersuchungen am Arbeitsplatz. In: Arbeitsmed. Sozialmed. Arbeitshyg. **7**, 7–12 (1972)

Ryan, Th.A.: Work and effort. New York 1947

S

Salzmann, B.: Fortbildung und Diffusion von Wissen. Dargestellt am Beruf des Arztes. Diss. phil. Fakultät für Geistes- und Staatswissenschaften der TU Hannover 1970 (als Manuskript vervielfältigt)

Schelsky, H.: Die Bedeutung des Schichtungsbegriffs für die Analyse der gegenwärtigen deutschen Gesellschaft (1953). In: Auf der Suche nach der Wirklichkeit, a.a.O., S. 331–336

Schelsky, H.: Auf der Suche nach der Wirklichkeit. Gesammelte Aufsätze. Düsseldorf: Diedrichs 1965

Schelsky, H.: Zur soziologischen Theorie der Institution. In: ders. (Hrsg.), Zur Theorie der Institution, S. 9–26 Düsseldorf 1970

Schenda, R.: Volksmedizin – was ist das heute? In: Z. Volkskunde II, 189–210 (1973) Stuttgart: Kohlhammer

Schenda, R.: Das Verhalten der Patienten im Schnittpunkt professionalisierter und naiver Gesundheitsversorgung. Historische Entwicklung und aktuelle Problematik. In: Handbuch der Sozialmedizin, Bd. III, a.a.O. (im Erscheinen)

Scheuch, E.: Soziologie der Freizeit. In: König, R., Handbuch der empirischen Sozialforschung. Bd. 2, a.a.O., S. 735–833

Schmidt, A.: Gleiche Gesundheitschancen für alle. Das gesundheitspolitische Programm des DGB. In: Neue Gesellschaft **20**, 863–867 (1973)

Schmucker, H.: Die langfristigen Strukturwandlungen des Verbrauchs der privaten Haushalte in ihrer Interdependenz mit den übrigen Bereichen einer wachsenden Wirtschaft. In: Strukturwandlungen einer wachsenden Wirtschaft, Bd. 1. Schriften des Vereins für Sozialpolitik, S. 106–183 Berlin: Duncker & Humblot 1964

Schulenberg, W.: Zur didaktischen Dimension der Medizin. In: Dux, G., Luckmann, Th., Sachlichkeit. Festschrift für Helmuth Plessner, S. 347–352 Opladen: Westdeutscher Verlag 1974

Schumpeter, J.A.: Theorie der wirtschaftlichen Entwicklung. Leipzig: Duncker & Humblot 1912

Schumpeter, J.A.: Konjunkturzyklen. 2 Bde. Göttingen: Vandenhoeck & Ruprecht 1961

Shanas, E., Townsend, P. (Hrsg.): Old people in three industrial societies. New York 1968

Sherif, M.: The psychology of social norms. New York: Harper & Row 1966

Siberski, E.: Untergrund und offene Gesellschaft. Stuttgart: Enke 1967

Siebke, J.: Die Vermögensbildung der privaten Haushalte in der Bundesrepublik Deutschland. Forschungsbericht für das Bundesministerium für Arbeit und Sozialordnung, Bonn, Mai 1971

Silbergleit, H.: Grundzüge der Krankheits- und Todesursachenstatistik. In: Mosse, M., u. Tugendreich, G., a.a.O., S. 24–41

Simmel, G.: Philosophie des Geldes, 4. Aufl. München u. Leipzig: Duncker & Humblot 1922

Smelser, Neil, J.: Social change in the industrial revolution. London: Routledge & Kegan Paul 1959

Sozialenquete: Soziale Sicherung in der Bundesrepublik Deutschland. Bericht der Sozialenquete-Kommission: Bogs, W., Achinger, H., Meinhold, H., Neundörfer, L., Schreiber, W. Stuttgart, o.J. 1966

Springer, W.: Kriminalitätstheorien und ihr Realitätsgehalt. Stuttgart: Enke 1973

Srole, L., Langner, S., Michael, S.T., Opler, M.K., Rennie, T.A.C.: Mental health in the metropolis.

The Midtown Manhattan study. New York: McGraw-Hill 1962

Sternstein, H.P. von: Die soziologische Dimension des subjektiven Krankheitsgefühls. Materialien aus der empirischen Sozialforschung, H. 6, Dortmund 1969 (Sozialforschungsstelle der Universität Münster)

Stössel, J.P.: Psychopharmaca – die verordnete Anpassung. München: Piper 1973

Stössel, J.P.: Alle Macht den Ärzten? In: Merkur 27, 1118–1133 (1973)

Sturm, E.: Einführung in die Allgemeinpraxis. Erlangen 1969

T

Tenbruck, F.H.: Zur deutschen Rezeption der Rollenanalyse. In: Kölner Z. Soziol. u. Sozialpsychol. 1–40 (1961)

Tennstedt, F.: Berufsunfähigkeit im Sozialrecht. Frankfurt (Main): Europäische Verlagsanstalt 1972

Tennstedt, F.: Geschichte und Gliederung der Krankenversicherung einschließlich der sozialmedizinisch bedeutsamen Regelung der Rentenversicherung und Unfallversicherung. In: Handbuch der Sozialmedizin, Bd. III, a.a.O. (im Erscheinen)

Teuteberg, H.J., Wiegelmann, G.: Der Wandel der Nahrungsgewohnheiten unter dem Einfluß der Industrialisierung. Göttingen: Vandenhoek & Ruprecht 1972

Thimm, W. (Hrsg.): Soziologie der Behinderten. Karlsruhe: Schindele 1972

Töns, H.: Sicherstellungshilfen der Kassenärztlichen Vereinigung. In: Ortskrankenkasse 56, 336–340 (1974)

U

Uexküll, T. von: Funktionelle Syndrome in psychosomatischer Sicht. In: Klin. d. Gegenwart 9 (ohne Jahresangabe)

V

Varain, H.J.: Freie Gewerkschaften, Sozialdemokratie und Staat. Die Politik der Generalkommission unter der Führung Legiens, C. (1890–1920). Düsseldorf: Droste 1956

Veblen, T.B.: Theorie der feinen Leute. München: Dtsch. Taschenbuch-Verlag 1971

Verhandlungen des Rates für Planung und Koordinierung der medizinischen Wissenschaft beim Ministerium für Gesundheitswesen der DDR, Bd. 5: Zu Problemen des Gesundheitsschutzes beim umfassenden Aufbau des Sozialismus und ihren Konsequenzen. Berlin-Ost 1966

Verhandlungen des Rates für Planung und Koordinierung der medizinischen Wissenschaft beim Ministerium für Gesundheitswesen der DDR, Bd. 6: Nationales Symposion: Sozialismus, wissenschaftlich-technische Revolution und Medizin. Berlin-Ost 1969

W

Weber, A.: Das Berufsschicksal der Industriearbeiter. Arch. Sozialwiss. u. Sozialpolitik 34, 377–405 (1912) (Tübingen)

Weber, M.: Die „Objektivität" sozialwissenschaftlicher und sozialpolitischer Erkenntnis (1904). In: Ders. Gesammelte Aufsätze zur Wissenschaftslehre, a.a.O. S. 146–214

Weber, M.: Wirtschaft und Gesellschaft, 4. Aufl. Tübingen: Mohr-Siebeck 1956

Weber, M.: Gesammelte Aufsätze zur Wissenschaftslehre, 3. Aufl. Tübingen: Mohr 1968

Winch, R.F.: Theoretische Ansätze in der Untersuchung der Familie. In: Kölner Z. Soziol. u. Sozialpsychol. 22, (1970), Sonderheft Soziologie der Familie, S. 20–31

Winter, K.: Zum System-Aspekt des Gesundheitswesens. In: ders. (Hrsg.), Arzt und Gesellschaft. Z. ärztl. Fortbild., Beih. 1, 27–34 (1970)

Z

Zimmermann, W.: Fehlzeiten und industrieller Konflikt. Stuttgart: Enke 1970

2. Ergänzende und weiterführende Literatur

A

Albrecht, G., Daheim, H.J., Sack, F.: Soziologie. Sprache, Bezug zur Praxis, Verhältnis zu anderen Wissenschaften. René König zum 65. Geburtstag. Opladen: Westdeutscher Verlag 1973

B

Bahrdt, H.P.: Wege zur Soziologie. Mit einem bibliographischen Schlußkapitel „Wege in die soziologische Literatur". München: Nymphenburger Verlagsanstalt 1966

Berger, P.L.: Einladung zur Soziologie. Eine humanistische Perspektive. Olten u. Freiburg 1969

Berger, P.L., Luckmann, Th.: Die gesellschaftliche Konstruktion der Wirklichkeit. Eine Theorie der Wissenssoziologie. Frankfurt (Main): S. Fischer 1969

C

Coe, M.: Sociology of medicine. London: McGraw-Hill 1970

Coser, L.: Theorie sozialer Konflikte. Soziologische Texte, Bd. 30. Neuwied: Luchterhand 1965

D

Delius, L. u. Fahrenberg, J.: Psychovegetative Syndrome. Stuttgart 1966

Dörner, K.: Bürger und Irre. Zur Sozialgeschichte und Wissenschaftssoziologie der Psychiatrie. Frankfurt (Main): Europäische Verlagsanstalt 1969

Dreitzel, H.P.: Die gesellschaftlichen Leiden und das Leiden an der Gesellschaft. Vorstudien zu einer Pathologie des Rollenverhaltens. Stuttgart: Enke 1968

E

Engelhardt, K., Wirth, A., Kindermann, L.: Kranke im Krankenhaus. Grenzen und Ergänzungsbedürftigkeit naturwissenschaftlich-technischer Medizin. Stuttgart: Enke 1973

Erikson, E.H.: Kindheit und Gesellschaft. Stuttgart 1961

F

Friedrichs, J.: Methoden empirischer Sozialforschung. Reinbek b. Hamburg: Rowohlt 1973

Fromm, E., Horkheimer, M., Mayer, H., Marcuse, H.: Studien über Autorität und Familie. Paris: Félix Alcar 1936

Fuchs, W., Klima, R., Lautmann, R., Rammstedt, O., Wienold, H. (Hrsg.): Lexikon zur Soziologie. Köln u. Opladen: Westdeutscher Verlag 1973

G

Goffman, E.: Wir alle spielen Theater. München: Piper 1969

H

Hartmann, H. (Hrsg): Moderne amerikanische Soziologie. Neuere Beiträge zur soziologischen Theorie. Stuttgart: Enke 1967

Hill, R., Aldous, J.: International bibliography of research in marriage and the family 1900–1964, 2. Aufl.: University of Minesota Press 1969

Hollingshead A.B., Redlich, F.C.: Social class and mental illness. New York: Wiley 1958

J

Jonas, F.: Geschichte der Soziologie, 4 Bde. Reinbek b. Hamburg: Rowohlt 1968–69

K

Kiss, G.: Einführung in die Soziologischen Theorien. Vergleichende Analyse soziologischer Hauptrichtungen. 2 Bde. Köln u. Opladen: Westdeutscher Verlag 1972/73

König, R. (Hrsg.): Soziologie. Fischer-Lexikon. Frankfurt (Main): Fischer, Neuausgabe 1967

König, R., Tönnesmann, M. (Hrsg.): Probleme der Medizinsoziologie. Sonderheft 3 der Kölner Z. Soziol. u. Sozialpsychol., 4. Aufl. Köln u. Opladen 1970

Kosa, J. (Hrsg.): Poverty and health. A sociological analysis. Cambridge Harvard Univ. Press 1969

Kriz, J.: Statistik in den Sozialwissenschaften. Reinbek b. Hamburg: Rowohlt 1973

L

Lensky, G.E.: Power and privilege: A theory of social stratification. New York: McGraw-Hill 1966

Lewin, K.: Feldtheorien in den Sozialwissenschaften. Stuttgart: Huber 1963

M

Matthes, J.: Einführung in das Studium der Soziologie. Reinbek b. Hamburg: Rowohlt 1973

McKinley, D.G.: Social class and family life. London: Collier-Macmillan Ltd. 1964

Moreno, G.L.: Die Grundlagen der Soziometrie. Köln u. Opladen: Westdeutscher Verlag 1967

P

Parsons, Talcott and Bales, R.F.: Family socialization and interaction process. New York: The Free Press; London: Collier-Macmillan 1955

Pflanz, M.: Sozialer Wandel und Krankheit. Stuttgart: Enke 1962

Pflanz, M.: Allgemeine Epidemiologie. Stuttgart: Georg Thieme 1973

Pflanz, M.: Medizinsoziologie. In: König, R., Handbuch der empirischen Sozialforschung, Bd. II, S. 1123–1156. Stuttgart: Enke 1969

Plessner, H.: Philosophische Anthropologie. Frankfurt (Main): S. Fischer 1970

R

Reid, D.D.: Epidemiologische Methoden in der Psychiatrischen Forschung. Stuttgart: Thieme 1966

Ridder, P.: Die Patientenkarriere. Von der Krankheitsgeschichte zur Krankengeschichte. Stuttgart: Enke 1974

Rohde, J.J.: Soziologie des Krankenhauses. Zur Einführung in die Soziologie der Medizin. 2. Aufl. Stuttgart: Enke 1974

S

Siegrist, J.: Lehrbuch der medizinischen Soziologie. München-Berlin-Wien: Urban & Schwarzenberg 1974

Schaefer, H., Blohmke, M.: Sozialmedizin. Einführung in die Ergebnisse und Probleme der Medizin-Soziologie und Sozialmedizin. Stuttgart: Thieme 1972

Scheuch, E.K., Daheim, H.J.: Sozialprestige und Soziale Schichtung. In: Kölner Z. Soziol. u. Sozialpsychol. **20**, Sonderheft 5, 65–103 (1968) Köln u. Opladen: Westdeutscher Verlag

Schipperges, H.: Utopien der Medizin. Geschichte und Kritik der ärztlichen Ideologie des 19. Jahrhunderts. Salzburg 1968

Schumann, K.F.: Zeichen der Unfreiheit. Eine Theorie sozialer Sanktionen und ihrer Messung. Freiburg: Rombach 1968

T

Topitsch, E. (Hrsg.): Logik der Sozialwissenschaften. Neue wissenschaftliche Bibliothek, Bd. 6. Berlin-Köln: Kiepenheuer & Witsch 1965

3. Fachzeitschriften

Kölner Zeitschrift für Soziologie und Sozialpsychologie. Neue Folge der Kölner Vierteljahreshefte für Soziologie. Köln-Opladen seit 1948

Soziale Welt. Zeitschrift für Wissenschaft und Praxis des sozialen Lebens. Dortmund seit 1948

Zeitschrift für Soziologie. Stuttgart seit 1972

Europäisches Archiv für Soziologie. Paris seit 1960

Sozialpsychiatrie – Social Psychiatry – Psychiatrie sociale. Heidelberg seit 1966

Das öffentliche Gesundheitswesen. Monatsschrift für Präventivmedizin und Rehabilitation, für Sozialhygiene und öffentlichen Gesundheitsdienst. Stuttgart seit 1934 (mit Unterbrechung während der Kriegs- und Nachkriegszeit)

Arbeit und Leistung. Zeitschrift für angewandte Arbeits- und Personalwissenschaft. Köln seit 1947

Arbeitsmedizin, Sozialmedizin (Arbeitshygiene), Präventivmedizin. Stuttgart seit 1966

Wirtschaft und Statistik seit 1949

The American Journal of Sociology. Chicago seit 1895

American Sociological Review. New York seit 1951

The British Journal of Sociology. London seit 1949

Revue Francaise de Sociologie. Paris seit 1960

Social Science and Medicine. Oxford seit 1967

G. Nachwort

Eine Einführung in die Soziologie für Mediziner sollte vorweg ihre Entscheidungen gegenüber wenigstens zwei Problemen begründen:
– Wie hält es der Soziologe mit dem Gegenstandskatalog „Medizinische Soziologie", einem Katalog, durch den anerkanntes Wissen als „Basiswissen" festgeschrieben wird?
– Wie hält es der Soziologe mit den gegensätzlichen theoretischen Richtungen seiner eigenen Disziplin?
Beide Fragen hängen miteinander zusammen. Die Schwierigkeit, aus den Sozialwissenschaften ein Basiswissen herauszulösen, betrifft nur zum Teil die Kriterien einer überzeugenden Auswahl, weit stärker wird sie von einem den Sozialwissenschaften eigentümlichen Erkenntnisprinzip verursacht. Sozialwissenschaftler denken in übergreifenden Zusammenhängen. Sozialwissenschaftliche Gegenstände stehen in einem Kontext, aus dem sie sich nur unter Verkürzung um wesentliche Aussagen herauslösen lassen. Für die übergreifenden gesellschaftlichen Zusammenhänge, aus denen heraus die sozialwissenschaftlichen Gegenstände erkannt werden, weil erst der Kontext ihnen Bedeutung verleiht, gibt es keine widerspruchsfreien oder zwingenden in sich abgeschlossenen Theorien. Der Notwendigkeit, sozialwissenschaftliche Gegenstände auf übergreifende Zusammenhänge zu beziehen, um zu gehaltvollen Aussagen zu gelangen, kommt die Theoriebildung der Sozialwissenschaften nicht entgegen. Um diese Schwierigkeit, die bei der Zusammenstellung und bei der einführenden Darstellung eines Gegenstandskataloges „Medizinische Soziologie" auftreten, sollte wissen, wer sich auf die Soziologie einläßt.

Wissens- oder Gegenstandskataloge sind im Bereich der Naturwissenschaften unproblematisch, wenn erst einmal Klarheit über die Kriterien der didaktischen Auswahl getroffen ist. Denn die Naturwissenschaften haben es mit isolierbaren, deutungs*unabhängigen* Gegenständen zu tun. Die Messung des Blutdrucks z.B. kann von ihrer verfahrenstechnischen Seite beschrieben, aus ihren physikalischen Grundlagen heraus erklärt und die pathogenen Folgen bestimmter Blutdruckwerte können auf physiologische Prozesse zurückgeführt werden. Naturwissenschaftliche Fakten und Zusammenhänge können in elementaren Modellen dargestellt werden. Sie lassen sich im Kontext einzelner Wissenschaften isolieren (Verfahrenstechnik, Physik, Physiologie) und die Elemente eines solchen Basiswissens können wir nach dem didaktischen Baukastenprinzip zusammenfügen. Das didaktische Prinzip der Darstellung entspricht weitgehend der wissenschaftlichen Methode der Naturwissenschaften, die auf Modelle hin abstrahiert und nach Spezialgebieten isoliert. Man hat diese Methode daher auch treffend als systemisolierende Abstraktion bezeichnet.

Damit ist – verkürzt gesagt – folgendes gemeint[1]. Die naturwissenschaftliche Methode strebt nach einer Vereinfachung der zu erklärenden Zusammenhänge, indem sie die Wirklichkeit in Modellen abbildet, die mit der naiven Naturbetrachtung der Laien nichts gemein haben. Sie abstrahiert

[1] 1–8 siehe Anmerkungen am Schluß des Nachwortes.

von der Naturansicht, die jeder Mensch erwirbt, bevor er sich auf die naturwissenschaftlichen Erkenntnisse einläßt. Zugleich aber vermitteln die Naturwissenschaften auch kein Gesamtbild von „der Natur", sondern sie arbeiten spezielle methoden- und gegenstandsgebundene Perspektiven aus, die in weitgehender Unabhängigkeit voneinander gehalten werden können. Die naturwissenschaftliche Methode denkt in physikalischen, chemischen, physikochemischen, physiologischen, physiologisch-chemischen usf. Perspektiven. Jede dieser Perspektiven ist systematisch jede für sich in weitgehender Unabhängigkeit entwickelt worden. Sie isolieren ein Erklärungssystem zum Zweck der wissenschaftlichen Arbeitserleichterung.

Bei einer weitgehenden Entsprechung von wissenschaftlicher Methode und didaktischem Prinzip sind Gegenstandskataloge hilfreich, ja, unentbehrlich. Denn sie erleichtern dem Studenten den Durchblick und die Unterscheidung von Wichtigem und Unwichtigem im weiten Gebiet der Naturwissenschaften. Das Auswahlkriterium bei der Erstellung eines solchen Wissens- oder Gegenstandskataloges sollte allerdings die Vorbereitung auf wichtige Berufssituationen sein.

Ein Gegenstandskatalog „Medizinische Soziologie" kann eine vergleichbare Entsprechung von didaktischem Baukastenprinzip und wissenschaftlicher Methode nicht voraussetzen. Der Gegenstandskatalog „Medizinische Soziologie", wie ihn die Studienreform für Mediziner fordert, muß einen pragmatischen Kompromiß zwischen der didaktischen Zielsetzung und dem Wissenschaftsaufbau der Sozialwissenschaften suchen, die sich nicht in isolierbare Teileelemente, Modelle, Daten und Fakten, auflösen lassen.

Die Sozialwissenschaften können anders als die Naturwissenschaften die primäre Weltansicht der Laien nicht einfach in die Klammer setzen und die Gesellschaft in Erklärungsmodellen nach dem Prinzip wissenschaftlicher Arbeitsteilung neu konstruieren. Sie müssen die gesellschaftliche Primärerfahrung, die jeder sozialwissenschaftlich-methodischen Bearbeitung vorausgeht, ernst nehmen. Bevor wir uns auf die wissenschaftlichen Werkzeuge der Sozialwissenschaften einlassen, haben wir alle ein Wissen über unsere gesellschaftliche Umwelt erworben, ein „Basiswissen", auf das wir unser Urteil stützen, von dem aus wir uns entscheiden und handeln. Dieses Laienwissen, das im Alltag, in politischen Situationen und in geschichtlichen Zusammenhängen wirksam ist, bildet den Gegenstand sozialwissenschaftlicher Bearbeitung, von dem sich die Modellbildung und das konstruktive theoretische Denken nicht allzu weit entfernen können.

Zugleich aber besitzt die Vorstellung eines gesellschaftlich-geschichtlichen Zusammenhanges, für den wir Begriffe wie „die Gesellschaft" oder „der Geschichts- oder Gesellschaftsprozeß" bilden, für die Sozialwissenschaften nicht lediglich die Funktion eines theoretischen Grenzwertes, wie das mit dem Begriff „der Natur" oder „des Menschen" für die Naturwissenschaften der Fall ist. Begriffe wie „die Gesellschaft" oder „der Gesellschaftsprozeß" stehen unter dem Anspruch, die gesellschaftlich-geschichtliche Welt planvollen und verantwortbaren Absichten zu unterwerfen. Die Vorstellung einer blinden, übermächtigen Determination des Gesellschaftsprozesses, die weder menschliche Freiheit noch Verantwortung zuläßt, oder der Gedanke eines chaotischen, nicht beeinflußbaren Ablaufs gesellschaftlich-geschichtlicher Ereignisse sind unvereinbar mit den Sozialwissenschaften als Wissenschaft. Daher kommt der Einheit der Sozialwissenschaften auch eine gesellschaftspolitische, ja, geschichtliche Bedeutung zu. Der Unabhängigkeit einzelwissenschaftlicher Perspektiven, also der wirtschaftswissenschaftlichen, der soziologischen, der politwissenschaftlichen, der sozialpsychologischen usf. Betrachtungsweise, sind von daher Grenzen gezogen. Die spezialwissenschaftliche Arbeitsteilung als Arbeitserleichterung bedarf stets einer Rückbeziehung auf übergreifende Vorstellungen vom Gesamtprozeß. Die sozialwissenschaftlichen Gegenstände der Einzelwissenschaften stehen stets in einem Kontext, sie sind in diesem Sinne deutungs*abhängig*[2].

Wissenskataloge über die deutungsabhängigen Gegenstände der Sozialwissenschaften enthalten zwangsläufig eine gefährliche Vereinfachung. Dem Zwang zur didaktischen Beschränkung folgend, verselbständigen sie sozialhistorische oder statistische Fakten als Basiswissen und verkürzen sie um die gesellschaftlichen Zusammenhänge, aus denen heraus sie allein verstanden werden können. Denn der Erkenntniszusammenhang der Sozialwissenschaften folgt nicht einem additiven Aufbau von Einzelelementen, der sich didaktisch als Baukastenprinzip abbilden ließe. Vielmehr müssen selbst bei der Behandlung isolierter Teilprobleme die übergreifenden gesellschaftlichen Zusammenhänge beachtet werden. Um diese Schwierigkeit an einem Beispiel zu verdeutlichen.

Die Bevölkerungsbewegung läßt sich in den statistischen Werten für die Sterblichkeit nach Altersklassen, für die Geburtenraten und für die zugehörigen Familienstandsbeziehungen sehr einfach und eingängig darstellen. Die Bevölkerungsweise, in der sich die Zusammenhänge unter den statistischen Zählbegriffen zusammenfassend ablesen lassen, stellt mit Recht ein Basiswissen für die Studenten dar, die sich auf Berufe im Gesundheitswesen vorbereiten. Jedoch ist mit der Darstellung der Bevölkerungsweise nur eine Vorbereitung für die soziologische Analyse getroffen. Denn die statistischen Werte für eine Gesamtbevölkerung verbergen die Unterschiede, die wir für soziologisch wichtige Teilgruppen hinsichtlich Sterblichkeit, Geburtenhäufigkeit und Familienstruktur feststellen. Welche Unterschiede bestehen zwischen den sozialen Schichten, zwischen Angehörigen verschiedener Nationalitäten, zwischen Angehörigen verschiedener Konfessionen, zwischen Bewohnern von Regionen unterschiedlicher Wirtschaftskraft und Bevölkerungsverdichtung? Und weiter, worauf sind diese Unterschiede zurückzuführen? Welche Veränderungen für die Gesamtentwicklung sind gerade in Kenntnis der Unterschiede zu erwarten, die für die bevölkerungsstatistischen Kennziffern hinsichtlich der gesellschaftlichen Teilgruppen bestehen, die die Bevölkerung bilden? Oder anders gesagt: Die Bevölkerung und ihre statistischen Eigenschaften, die die Bevölkerungslehre konstruiert, um Aussagen über die Bevölkerungsbewegung zu machen, sehen von den soziologisch bedeutsamen Merkmalen ab. Und weiter, die soziologisch bedeutsamen Merkmale wie ethnische Gruppe, Schichtung, Lebenslage etc. stehen nicht für sich, sondern müssen wiederum aus Gesellschaftstheorien interpretiert werden.

Unserem Beispiel kommt eine allgemeinere Bedeutung zu. Denn die meisten sozialwissenschaftlichen Gegenstände besitzen einen sozialgeschichtlichen oder statistischen Aspekt, der neben seiner methodisch einwandfreien Erfassung keine weiteren Probleme aufwirft, weil er für sich genommen *bedeutungsarm* ist. Auch gibt es soziologische Grundbegriffe wie soziale Klasse, soziale Schicht, Gruppe, Rolle, die zwar eine terminologische Festlegung erlauben, aber in durchaus gegensätzlichen theoretischen Aussagen verwendet werden können.

Daher vermitteln die bedeutungsarmen statistischen Daten und die sozialhistorischen Gegebenheiten sowie die soziologischen Grundbegriffe nur in einem eingeschränkten Sinne ein Basiswissen. Theoretische Aussagen müssen mit den historischen Gegebenheiten und den statistischen Mengen widerspruchsfrei zur Deckung gebracht werden können. Sie begrenzen daher die Reichweite möglicher theoretischer Aussagen. Im weiteren müssen sich theoretische Aussagen auch auf den terminologischen Gebrauch soziologischer Begriffe einlassen. Aber abgesehen von diesen methodischen Beschränkungen durch die bedeutungsarmen Aspekte sozialwissenschaftlicher Gegenstände folgt die soziologische Theoriekonstruktion weiteren Prinzipien, die auf den Gehalt soziologischer Aussagen einen wesentlich größeren Einfluß ausüben.

Die Prinzipien der Konstruktion soziologischer Theorien stehen nicht in einem harmonisch einander ergänzenden Verhältnis, auch können sie nicht aus einer übergreifenden Theorie, einer Metatheorie, abgeleitet werden, sondern sie sind durchaus gegensätzlicher Natur und führen zu einander widersprechenden Aussagen. Für die theoretische Erklärung gesellschaftlicher Vorgänge besitzt es z.B. erhebliche Konsequenzen, ob ein vom Individuum ausgehender handlungstheoretischer Ansatz Begriffe wie Staat oder Betrieb als gedankliche Konstruktionen ohne Wirklichkeitsgehalt ausgibt, oder ob ein institutionentheoretischer Ansatz ihre Wirklichkeit behauptet, den Institutionen eine Eigenproduktivität zuschreibt, also gerade die faktische Wirksamkeit gesellschaftlicher Kollektive für gegeben und wichtig hält.

Für den wohl bedeutendsten Begründer der Soziologie als Wissenschaft, Max Weber, kann nur das „Handeln einzelner Menschen" die Theoriebildung leiten, „da diese allein für uns verständliche Träger von sinnhaft orientiertem Handeln sind." Für die Soziologie können Kollektivgebilde wie „Staat", „Familie" oder „Aktiengesellschaft" niemals als „‚handelnde‘ Kollektivpersönlichkeiten" aufgefaßt werden. Sie sind „Vorstellungen ... in den Köpfen realer Menschen"[3]. Aus einer solchen Entscheidung hinsichtlich der grundlegenden Prinzipien der Theoriekonstruktion eröffnet sich für die soziologische Bearbeitung der geschichtlich-gesellschaftlichen Welt eine ganz andere Perspektive als aus dem Vorschlag von Arnold Gehlen, einem engagierten Verfechter einer „Institutionenlehre". Für ihn steht es außer Zweifel: „Alles gesellschaftliche Handeln wird nur durch Institutionen hindurch effektiv, auf Dauer gestellt, normierbar, quasi-automatisch und voraussehbar." Die Institutionen entlasten den einzelnen von der Aufgabe, alles selber entscheiden zu müssen. Gehlen hält die von ihm „allen Institutionen" zugeschriebene „wesenseigene Entlastungsfuntion von der subjektiven Motivation und von dauernden Improvisationen fallweise zu vertretender Entschlüsse" für „eine der großartigsten Kulturleistungen"[4].

Max Weber führt die Bedeutung der kollektiven geschichtlichgesellschaftlichen Erscheinungen darauf zurück, daß einzelne Menschen der historisch-gesellschaftlichen Wirklichkeit durch ihr Handeln einen Sinn beilegen. Damit macht er die soziologisch wichtige Entstehung von Bedeutungen zu einem im Prinzip empirisch überprüfbaren Akt von Personen. Den Vorstellungen, die wir uns von den Kollektivgebilden machen und die als solche selbstverständlich auch unser Handeln bestimmen, wird durch diesen Ansatz die Wirkung genommen, die ihnen zu demagogischen Zwecken jederzeit beigelegt werden kann und wird. Unsere Vorstellungen von Staat, Familie, Betrieb, Kirche, Recht usf. werden entmystifiziert, indem ihre tatsächliche Geltung nicht schlicht geglaubt wird, sondern jederzeit mit den Erkenntniswerkzeugen der Soziologie überprüft werden kann. Gegenüber Max Webers Drängen auf eine Offenlegung der tatsächlichen Geltung von Kollektivvorstellungen verzichtet Gehlens Institutionenlehre auf eine Rechtfertigung unserer Kollektivvorstellungen vor einer Instanz wissenschaftlich methodisch geschärfter Wirklichkeitserfassung. Ja, er teilt den Institutionen eine bevorzugte gesellschaftliche Geltung vor dem Handeln der einzelnen Menschen zu. Der Prozeß der Sinnzuschreibung, über den die geschichtlich-gesellschaftlichen Erscheinungen ihre Bedeutung für uns erlangen, verläuft bei Gehlen in einer umgekehrten Richtung. Die gesellschaftlichen Institutionen verleihen unserem Handeln seinen Sinn, den wir nur dadurch verfehlen können, daß wir unserer individuellen subjektiven Einbildung folgen. Für unser Verständnis von Gesellschaft können wir die Konsequenzen solcher gegensätzlicher Konstruktionsprinzipien soziologischer Theorien nicht vernachlässigen, mögen solche Fragen zunächst anscheinend nur esoterisches Interesse beanspruchen.

Eine Entscheidung zwischen diesen und anderen theoretischen Erklärungsweisen läßt sich nicht wissenschaftlich zwingend begründen. Vermutlich ist dies von der Sache her auch nicht zu erwarten, da der Gesellschaftsprozeß, als ganzer betrachtet, über Freiheitsgrade verfügt und dieser Freiheitsspielraum von unterschiedlichen Personen, die den verschiedensten Handlungsmotiven folgen, genutzt wird. Ähnliches gilt z.B. auch für die wichtige Frage, ob es gesamtgesellschaftliche Ablaufgesetzlichkeiten, etwa eine „Gattungsgeschichte der Menschheit" gibt, die durch die Entwicklung der Produktivkräfte bestimmt wird. In diesem Sinne hält etwa Jürgen Habermas die „Grundannahmen des historischen Materialismus", so wie sie Karl Marx entwickelt hat, für unvereinbar mit den Erscheinungsformen von Wissenschaft und Technik, wie sie in den entwikkelten Industrieländern derzeit bestehen. Er schlägt eine Neuformulierung der Grundannahmen des historischen Materialismus vor[5].

Diese Überlegungen zusammenfassend können wir das unlösbare Problem eines Gegenstandskataloges „Medizinische Soziologie" wie folgt bezeichnen. Unter der Voraussetzung, daß die didaktische Auswahl der Gegenstände überprüfbar ist[6], stellen die Gegenstände der Sozialwissenschaften anders als die der Naturwissenschaften nur in einem eingeschränkten Sinne ein „Basiswissen" dar. Sie geben einen gegenständlichen und grundbegrifflichen Bezugsrahmen vor, der durch die soziologisch-theoretische Erklärung ausgefüllt werden muß, wobei einander widersprechende Erklärungen nicht auszuschließen sind, ja, der Widerspruch ist in den Konstruktionsprinzipien soziologischer Theoriebildung von Haus aus angelegt und möglicherweise ein Zeichen der Freiheit gegenüber gesellschaftlicher Fremdbestimmung. In diesem Sinne hat Helmuth Plessner[7] die Soziologie ein „Werkzeug der Freiheit" genannt.

Der Einführung in die Soziologie, die ich hier vorlege, liegt folgendes Darstellungsprinzip zugrunde. Es hätte den Rahmen einer solchen Einführung in die Soziologie durchaus gesprengt, die mitgeteilten Fakten und Grundbegriffe wieder in gegensätzliche theoretische Erklärungen hineinzustellen und für die Theorien ihre einander widersprechenden Konstruktionsprinzipien offenzulegen und zu erläutern. Ein solches Vorgehen hätte vom Umfang, aber auch vom Anspruch her eine Einführung überfordert. Stattdessen habe ich mich bemüht, das mitgeteilte „Basiswissen" in doppelter Hinsicht zu problematisieren. Einmal wird seine Tragfähigkeit für die Medizin diskutiert. Zum anderen werden die Tatsachen unter theoretischen Prinzipien, der soziogenetischen Methode (Norbert Elias) und der Systemtheorie (Parsons, Smelser), geordnet. Schließlich wird die Eigenart des theoretischen Zugriffs der Medizinsoziologie in Abhebung von anderen konkurrierenden Ansätzen erläutert (S. 64ff.). Damit – so hoffe ich – wird für die Darstellung dreierlei erreicht.

1. Die soziogenetische Methode öffnet den Blick für die Zufälligkeit und Einmaligkeit historischer Prozesse. Auch die gegenwärtige Organisationsform des Gesundheitswesens hat sich in einem historischen Prozeß aus dem absichtslosen Zusammenwirken verschiedener Kräfte entwickelt. Ebenso ist die derzeitige Sozialstruktur aus dem Blickwinkel der soziogenetischen Methode als das ungewollte Ergebnis sich im historischen Ablauf verstärkender Tendenzen anzusehen. Damit macht eine soziogenetische Ableitung den Blick frei für alternative Organisationsformen und fördert den Anspruch, die gesellschaftliche Organisation sinnvollen Absichten zu unterwerfen.

2. Der systemtheoretische Zugriff nimmt den Anspruch beim Wort, den sozialstaatliche Versorgungssysteme erheben, nämlich eine zielgerechte Zuordnung ihrer Ele-

mente vorzunehmen. Entgegen einem verbreiteten Vorurteil, daß die soziologische Systemtheorie die Schwellen zur Reform erhöhe, das Bestehende stärke und technokratische Tendenzen fördere, zeigt ihre Verwendung hier das Gegenteil. Die soziologische Systemtheorie deckt die entscheidende Schwäche unseres derzeitigen Gesundheitswesens auf, dem zureichende Koordinierungsinstrumente fehlen. Eine systemtheoretische Analyse der Familie arbeitet die Folgen der arbeitsteiligen Spezialisierung der Gesamtgesellschaft für die Familie heraus und macht damit an einem medizinsoziologisch wichtigen Gegenstand die ungelösten Probleme des sozialen Wandels im Industrialisierungsprozeß deutlich.

3. Ich habe mich bemüht, den wissenschaftlichen Standort der Medizinsoziologie in Abhebung von konkurrierenden Ansätzen zu entwickeln, um mißverständlichen Identifizierungen, die eine Zusammenarbeit von Medizinern und Soziologen häufig belasten, entgegenzuwirken. So möchte ich dem Mißverständnis entgegenwirken: die Entscheidung zwischen alternativen Prinzipien der Theoriekonstruktion könne eine Nutzenabwägung unter ideologischen Deutungsmustern sein.

Sicherlich kommt den Konstruktionsprinzipien soziologischer Theoriebildung auch ein politischer Stellenwert, eine politische Funktion, zu. Denn in dem Maße, wie wir gesellschaftliche Fakten – also die soziologischen Gegenstände, die wir eingangs als „Basiswissen" bezeichnet haben – in theoretische Erklärungen hineinstellen, werden sie auch gedeutet. Denn eine soziologisch-theoretische Erklärung selbst einfacher, zunächst isoliert betrachteter gesellschaftlicher Tatsachen rückt sie in eine gesamtgesellschaftliche Perspektive, indem sie Beziehungen zu anderen gesellschaftlichen Erscheinungen herstellt, ihnen einen Stellenwert zuteilt, bestimmte Bedeutungsaspekte hervorhebt und andere in den Hintergrund drängt. Die soziologisch-theoretische Erklärung erweitert den Sinnzusammenhang, der unter verschiedenen gesellschaftlichen Sachverhalten besteht, und verleiht dem Vordergründig-Faktischen einen Bedeutungsgehalt. Doch wäre es ein verkürztes und mißverständliches Bild des soziologischen Forschens, in den theoretischen Erklärungen nur die wissenschaftliche Verkleidung politischer Meinungen zu sehen. Der Pluralismus der Prinzipien in der soziologischen Theoriekonstruktion – in der ideologischen Diskussion mit Vorliebe als „bürgerliche Soziologie" abgewertet – beruht auf einem grundlegenden Vorverständnis der geschichtlich-gesellschaftlichen Erscheinungen. Der Pluralismus versteht nämlich die geschichtlich-gesellschaftlichen Tatsachen nicht als Ausdruck eines historisch unabwendbaren Verlaufes oder als Erscheinungsform einer ökonomisch-technischen Wesensgesetzlichkeit. So kann es z.B. in einem pluralistischen Konzept keine notwendige Entwicklung in eine sozialistische Gesellschaft geben. Der Pluralismus erkennt vielmehr die Tatsache an, daß es einander widersprechende und gleichwohl sinnvolle Prinzipien soziologischer Theoriebildung gibt. Diesen Widerspruch nimmt er als Zeichen einer noch unabgeschlossenen Theoriebildung in der Soziologie, einer im Vergleich zu den Naturwissenschaften noch jungen Wissenschaft. Dieser Widerspruch ist aber auch ein charakteristisches Merkmal der historisch-gesellschaftlichen Existenz des Menschen. Denn erst die sinnverleihende Tätigkeit der geschichtlich handelnden Menschen verleiht der zukunftsoffenen, unabgeschlossenen, ja, gestaltlosen gesellschaftlichen Wirklichkeit eine erkennbare Gestalt.

Der Pluralismus geht nicht davon aus, daß über die Zukunft bereits hinterrücks durch die gesellschaftlichen Produktivkräfte verfügt ist, die auf Zeit in historischen Produktionsverhältnissen gebändigt sind. Auch ist ihm der Gedanke fremd, daß das gesellschaftlich-politische Handeln der Gegenwart insgeheim einer verhüllten List der Vernunft unterworfen wäre. Vielmehr ist der Pluralismus die adäquate theoretische Basis der Analyse eines Gesellschaftsprozesses, der Freiheitsgrade in der politischen Gestaltung besitzt.

Unser Bewußtsein wird durch die Wissenschaften geprägt. Die Alternativen gesellschaftlicher Gestaltung werden nur insoweit wahrgenommen, als sie von den Zeit- und Gesellschaftsdiagnosen der Sozialwissenschaften dargestellt werden. Es kommt daher dem Erkenntnisstand und dem wissenschaftspolitischen Selbstverständnis der Sozial- bzw. Gesellschaftswissenschaften eine wichtige Bedeutung zu. Das Überwiegen ökonomischer Betrachtungsweisen in vielen derzeitigen Analysen zur gesellschaftlichen Situation, speziell auch zum Gesundheitswesen, geht zweifellos auch aus dem zeitlich früheren Ausbau und aus einer bevorzugten Förderung der Wirtschaftswissenschaften hervor. Das Aufzeigen und Entwickeln von Alternativen politischer Gestaltung macht daher eine wichtige Aufgabe der Sozialwissenschaften aus. Die Soziologie erfüllt diese Aufgabe schlecht, wenn sie den politischen Gestaltungshorizont durch eigene dogmatische Vorgaben willkürlich beschränkt.

Von einem pluralistischen Standpunkt aus gewinnt die Entwicklung von verschiedenen Richtungen der Theoriekonstruktion, wie der Systemtheorie, dem Symbolischen Interaktionismus, der strukturell-funktionalen Theorie, der Philosophischen Anthropologie etc. einen spezifischen wissenschaftspolitischen Sinn. Sie dient einer soziologieinternen Arbeitsteilung als Orientierungshilfe, um bestimmte theoretische Positionen prägnanter herausarbeiten zu können, ihren methodologischen Status präziser zu bestimmen, ihre praktischen Konsequenzen differenzierter aufzuzeigen und ihre Anwendungsbereiche erkennbar abzustecken. Die verschiedenen theoretischen Positionen stellen Instrumente für die wissenschaftsinterne Verständigung dar, sie erleichtern die Kommunikation und die Abstimmung in einem spezialistisch organisierten Forschungsprozeß. Wissenschaftssoziologisch betrachtet sind sie „Paradigmen", keine „Weltanschauungen" oder „Gesellschaftsbilder".

Sie sind Entwürfe für die Strukturierung eines wissenschaftlichen Arbeitsgebietes in der Phase seiner Erschließung. Jede dieser wissenschaftstheoretischen Positionen gibt unterschiedliche Aspekte auf das gesellschaftliche Phänomen frei.

Die Orientierung an einem theoretischen Entwurf erfüllt eine vorläufige (heuristische) Aufgabe, unter verschiedenen Prinzipien der Theoriekonstruktion zu überprüfbaren Aussagen zu gelangen, und sollte nicht bereits mit dem Ergebnis des Forschungsprozesses selbst verwechselt werden. Hierzu verleitet eine Versuchung, die in der arbeitsteiligen wissenschaftlichen Spezialisierung naheliegt. Die schulebildenden Prinzipien der Theoriekonstruktion wirken im Studium und in der Forschung auch motivierend. Sie müssen als Instrumente der Einführung in eine Wissenschaft ernst genommen werden, ja, nur in dem Ausmaß, wie sie für die *individuelle* Übernahme wissenschaftlichen Fragens tatsächlich ernst genommen werden, führen sie in die Soziologie ein und treiben den Forschungsprozeß weiter. Involvement und detachment, Engagement und Distanziertheit, wie Norbert Elias[8] treffend den Doppelaspekt wissenschaftlicher Forschung bezeichnet hat, liegen hier ungeschieden beieinander. Wer sich auf die Soziologie einläßt, muß in dem hier beschriebenen Sinne mit ihrer Unabgeschlossenheit und ihrer Widersprüchlichkeit als einem heuristischen Werkzeug der Gesellschaftsanalyse rechnen.

Anmerkungen

1. Vergl. hierzu Dijksterhuis, Eduard J. Die Mechanisierung des Weltbildes, a.a.O.

Hartmann, Fritz, Krankheitsgeschichte und Krankengeschichte. Naturhistorische und personale Krankheitsauffassung, a.a.O.

2. Weber, Max, Die „Objektivität" sozialwissenschaftlicher und sozialpolitischer Erkenntnis, a.a.O.

Habermas, Jürgen, Zur Logik der Sozialwissenschaften, a.a.O.

Beck, Ulrich, Objektivität und Normativität. Die Theorie-Praxis-Debatte in der modernen deutschen und amerikanischen Soziologie. Reinbek b. Hamburg: Rowohlt 1974.

3. Weber, Max, Wirtschaft und Gesellschaft, a.a.O. S. 6/7.

4. Gehlen, Arnold, Urmensch und Spätkultur. 3. Aufl., S. 52/53. Frankfurt/Main: Athenaion 1975.

5. Habermas, Jürgen, Technik und Wissenschaft als „Ideologie", a.a.O., S. 92.

6. Diesem Anspruch genügt der gegenwärtig gültige Gegenstandskatalog zweifellos nicht.

7. Plessner, Helmuth, Der Weg der Soziologie in Deutschland. In: ders. Diesseits der Utopie, S. 54. Düsseldorf/Köln: Diederichs 1966.

8. Elias, Norbert, Problems of involvement and detachment. In: British Journal of Sociology. **VII**, 226–255 (1956).

H. Sachverzeichnis

A

Anomietheorie 127f.
Arbeitsorganisation der Medizin 25, 31
Arbeitsteilung, berufliche 2
—, der Ärzte 8, 16, 18, 31
—, — — und Einheit des Berufes 13
—, gesellschaftliche 37
—, marktwirtschaftliche 8
— und Medizin 6f.
—, Nutzen der˙ 60f.
Arbeitsunfähigkeit, ärztliche Beurteilung der 43, 131f.
Arzneimittel, Inlandsverbrauch 29
Arzneimittelforschung 28f.
Arzneimittelsynthese 27
Arzneimittelschatz primitiver Völker 56
Arzt, Kontrolleur der Arbeitsfreude 131f.
Arzt-Patientenbeziehung 76
—, sozialpolitische Ordnung der 47
Ausbildung der Ärzte 1
— —, einheitliche, praxisbezogene 16, 31
— —, sozialwissenschaftliche 6, 8

B

Bedingungen, komplementäre des Gesundheitsverhaltens 140
Bedürfnisgerechtigkeit der Verteilung 161
Bedürfnisse, Ausdifferenzierung der 62
—, Individualisierung der 61f.
—, Sättigungsgrenzen der 151, 153
Behandlungsbedürftigkeit 3, 9, 10, 71
—, psychiatrische 4
Beruf, ärztlicher s.a. Arbeitsteilung berufliche
—, —, Organisation des 16f.
—, —, Selbstbestimmung des 13
— als Indikator des Sozialprestige 118
Bevölkerungsweise, Wandel der 146f.
Bezugsgruppen 192f.
—, Theorie der 195f.
Bezugssysteme, divergierende 88f., 136

D

Dienstleistungsgesellschaft 151, 154
Diversifikation als Prinzip der Großindustrie 27
— und oligopolistische Konkurrenz 32

E

Einkommensumverteilung 121, 160
Einkommensverteilung 104f., 116f., 152, 160
—, Stabilität der 117
Erwerbsbevölkerung, Wandel der 150f.
Erwerbsquoten, alters- und geschlechtsspezifische 107f.

F

Fachärzte 18
Familie als Basis der Laienmedizin 143
—, Desorganisation der 177
—, funktionale Spezialisierung der 158f.
—, gesamtgesellschaftliche Funktionen der 163
—, kleinbürgerliche 146f., 156f.
— als Kleingruppe 145, 162, 166, 168, 172f.
—, soziale Zeit der 176
—, sozialer Raum der 175
—, als soziales System 162
—, soziologischer Begriff der 172
—, strukturelle Wandlungen der 162f.
—, Wandlungen der 145
—, Zeitbudget der 162f.
Familienforschung, sozialwissenschaftliche 144, 145
—, Integration der 182f.
Familienhaushalt siehe Haushalt
Familienplanung 147f.
Familienpolitik 166f.
Familienstand und Erwerbstätigkeit der Frauen 107f.
Familienzyklus 173f.
Forschung, medizinische, Konzentration 25f., 31
Früherkennung von Krankheiten s. Krankheitsfrüherkennung

G

Gemeinschaftshandeln der Wissenschaftler 22f.
Gesellschaft, s. auch System soziales
—, zentrale Steuerung der 60f.
Gesellschaftsbegriff, magischer 58f., 62f.
—, geschichtlicher 58f.
Gesellschaftsorganisation, grundlegende Prinzipien der 58f.

Gesundheit als gesellschaftliches Zielkriterium 6,
  7
Gesundheitsbedürfnisse 33f., 36f., 84, 86f.
—, Ausdifferenzierung von 91
— als Gegenstand erfahrungswissenschaftlicher
  Forschung 86
—, latente 94
Gesundheitsbericht 73, 134
Gesundheitsbudget 1, 12, 34f., 64
Gesundheitserziehung, das moralische Vorurteil in
  der 133f.
— sozialistische in der DDR 134f.
Gesundheitsökonomie 64f.
Gesundheitsplanung 3, 7, 8, 93f.
—, sozialstaatliche 9f.
—, Systemplanung im Gesundheitswesen 70f.
Gesundheitspolitik 7, 49f.
— und soziale Frage 100f.
Gesundheitsrisiken, zivilisationsbedingte 4f., 77,
  97, 135
Gesundheitssystem 49f.
—, Abhängigkeit vom Gesellschaftssystem 80
—, Begriff des 73
—, Definition des 92
—, Integration des 53f.
—, Ökonomisierung des 68
—, Planung des 64, 70f.
—, Selbststeuerung des 91
— als soziales System
—, sozialistisches 81f.
—, zentrale Leitung und Lenkung des 82
—, Ziele des 81
Gesundheitsverhalten 92f.
Gesundheitsvorsorge 1, 97
Gesundheitswesen s. Gesundheitssystem
Gliederung, gesellschaftliche der Bevölkerung 37f.
Grenzen, gesellschaftliche der Medizin 1f.
Großtechnik, Verwertungsbedürfnisse der 28

H

Handeln, soziales 52
—, —, bedürfnisorientierte Kontrolle des 60f.
—, —, Erfolgskriterien des 59f.
—, —, gesellschaftliche Kontrolle des 60f.
—, —, individueller Aspekt des 165
—, —, Klassifikation von 59f.
—, —, Kontrolle durch Beobachtung und Erfahrung 57, 59
—, —, wertrationales 58f.
—, —, zweckrationales 58f.
Handlungsketten, Verlängerung der 158f.
Handlungssystem s. System, soziales
Haushalt, Begriff des 144, 172
— und Familie 142f.
— und Kinderzahl 146f.
—, Primärerfahrung des 160
Haushaltsstruktur und Bevölkerungsentwicklung
  45
—, Wandel der 44, 144f.

Haushaltstypen 144f., 155, 172f.
— und ärztliche Behandlung 40
— und Selbstbehandlung 37
Herrschaftsverbände 180

I

Inanspruchnahme des Arztes 1, 10, 95f.
— —, Schwellen der 9
Industrialisierung der medizinischen Forschung
  26f.
Industrialisierungsprozeß, Modelle des 155
— und sozialer Wandel 144f.
— und Wandel der Erwerbsstruktur 150f.
Industrie, pharmazeutische 26f.
Institutionalisierung der Medizin 20f., 32
—, Umschlagen in Eigendynamik 28f.
—, ungeplante Wirkungen der 30f.
Interaktionismus, symbolischer 181, 190f.

K

Kindersterblichkeit 146f.
Klassen, soziale 100f.
—, —, Klassenlage und Klassentheorie 107f.
—, — Ordnungsansprüche von 180
—, — Wirtschaftsklassen 37, 41
Klassenanalyse der Gesellschaft 80
Klassenkonflikt 122
Klassenstruktur im Gesundheitswesen 75, 110
Kleinfamilie s. Familie
Kleingruppe 192
—, Begriff der 192
—, Dynamik in der 193f.
—, — Forschung 194f.
—, informelle 194
Konflikte, gesellschaftliche 88f.
—, — im Arbeitsverhältnis 132
—, — und Krankheit 104
—, —, Verwissenschaftlichung der 91
Kostensteigerung im Gesundheitswesen, Ursachen
  der 71
Krankenversicherung, soziale 4, 35, 36
—, —, Eigeninteresse der 44
—, —, Weiterentwicklung der 49
Krankheiten und Familiendynamik 143
—, gesellschaftliche Entstehung von 76f., 89, 106,
  125
— und soziale Lage 102f.
— soziale Rolle der 57f.
— Umgang mit der 62
Krankheitsempfinden, subjektives 71
Krankheitsfrüherkennung 1, 4f., 70, 97
—, Kosten/Nutzenanalyse der 70
Krankheitsverständnis, naturhistorisches 24f.
—, personales 24f.
Kulturanthropologie, medizinisch bedeutsame Er-
  gebnisse der 55f.
Kurpfuscherfrage 15f.

L

Laienmedizin   2, 7, 95f., 100, 143
Leistungskonkurrenz, offene und soziale Schichtung   128f.
Lernen, soziales   8, 33f., 160
—, verordnetes   44f.
Lernprozesse in Kleingruppen   193f.

M

Mechanisierung des Weltbildes   20f.
Medizin, aristokratische   8, 9f., 15
—, sozialstaatliche   7f., 9f.
—, Vertrauenskrise der   14f.
Medizinsoziologie   7, 23, 24, 31, 64, 79
—, erkenntnisleitende Absichten der   64
— und Klassen- bzw. Schichtungstheorie   123f.
—, konkurrierende theoretische Konzepte zur   64f.
—, marxistische   83
—, Prinzipien der   84f.
—, Programm der   86f.
Methode, soziogenetische   2, 8, 10
Midtown-Manhattan Studie   4, 125
Mikrozensus, Befragung über Krankheiten und Unfälle   94f.

N

Naturheilverfahren   14f., 23
Normen, soziale   179f.
—, — Geltung von   180
—, — Interpretation von   181
—, — Legitimationsgründe von   181
—, —, Verwirklichungsdefizit der   179f.
Normenkonflikt   179f.

O

Ökonomie, politische des Gesundheitswesens   64, 73f.

P

Paradigma als Grundbegriff der Wissenschaftssoziologie   22f.
—, naturwissenschaftliches   22f., 26f., 32
—, Reduktionsleistung des   21
—, ungeplante Wirkungen des   30f.
Personen, berufstätige im Gesundheitswesen   10f.
Plastizität, soziokulturelle des Menschen   179
Prävention   2, 45, 69
— s. auch Krankheitsfrüherkennung, Gesundheitsvorsorge
Prestigeverteilung   104f., 116f.
Produktionsweise, industrielle   8, 27f., 31

Professionalisierung der Ärzte   8f., 32
— —, Bedingungen der   13f.
— —, Sozialgeschichte der   15f.
— — und Sozialversicherung   42f.
— —, Soziogenese der   19f.

R

Realeinkommen, Steigerung des   33, 35
Rehabilitation   49f.
Rolle, soziale   46f., 187f.
—, — analytisches Modell der   187f.
—, — anthropologische Kategorie   187f.
—, — der Patienten   188
—, — — Erwartungen   188
—, —, Selbst- und Fremddeutung der   190f.
Rollendifferenzierung   165

S

Schichten, soziale   100f., 116f.
—, — Definition der   120f.
—, — Mittelschichten   110f., 120
—, — Ordnungsansprüche von   180f.
—, — und Selbstbehandlung   38
Selbstbehandlung   3, 9
—, Aufhebung der   37f.
Selbsteinstufung, soziale   120
Selbsthilfe der Laien   2
Selbstmedikation   1, 3, 30
— der landwirtschaftlichen Bevölkerung   40
Sinn, als Grundbegriff der Soziologie   52, 56, 161
Sozialbudget   67f., 122
Sozialforschung, empirische   30, 84
— und Gesundheitspolitik   49f.
—, medizinische   33, 81
—, medizinische und Medizinsoziologie   84f.
Sozialgüterverteilung   121f., 160
Sozialisation, primäre   162f.
—, —, als reflexiver Prozeß   182
—, sekundäre   46f., 165
—, — als Erlernen sozialer Rollen   195
Sozialisationsdefizit   163f., 167, 176f.
Sozialprestige
— s. Prestigeverteilung
Sozialpsychiatrie   3f.
— und Familienforschung   185
— und Klassenanalyse   79
Sozialstaat   154
— und Individualisierung von Existenzbedürfnissen   174f.
— und Klassen- bzw. Schichtungstheorie   121f.
Sozialstatus, Differenzierung des   110
—, Diskontinuität des   109
—, erworbener   109, 174
—, zugeschriebener   109, 174
Sozialstruktur   1
—, Homogenisierung der   44
— und Medizin   55f.

Sozialversicherung 17, 29, 30, 35
— und Arzt-Patientenbeziehung 43f.
— und Ausbreitung der medizinischen Therapie
    41f.
—, Beiträge zur 65f.
— und Professionalisierung der Ärzte 42f.
Soziologie, marxistische 64, 81f.
Steuerung, Selbststeuerung gesellschaftlicher Sy-
    steme 64
—, zentrale der Gesellschaft 60f.
Subsistenzbasis, Wandel der 150f.
System, soziales
—, —, Ausdifferenzierung von 61f.
—, —, Autonomie von Teilsystemen 61
—, —, Eigenwirkungen von 89
—, —, Familie als 161f.
—, —, Grenzen von 74
—, —, Planung von 73
—, —, soziale Kontrolle der 62
—, —, Theorie der 51f., 161f.
—, —, Wirtschaft als 158
Systemvergleich im Gesundheitswesen Bundesrepu-
    blik/DDR 76f.

U

Ungleichheit, gesellschaftliche 100f.
— und Gesundheit 103

V

Verhalten, abweichendes 127, 163, 177
—, Theorien des 181f.
Verheiratetenquote, altersspezifische 148f.
Vermögenskonzentration in der Bundesrepublik
    115f.
Versorgung, ärztliche 1, 9f., 49f., 71
—, kassenärztliche 5, 9
—, —, Basis der 15
—, — als Gegenstand der Forschung 32
— stationäre 10f., 49f., 71

W

Wandel, sozialer 144f.
Werturteilsstreit 89
Wirtschaftssystem, gesamtgesellschaftliche Ausdif-
    ferenzierung des 158f.
Wohnsituation 137f.

Z

Zeitbudget der Familie 162f.

Springer
Heidelberger
Taschenbücher

Basistexte/Medizin

H.-G. Boenninghaus: **Hals-Nasen-Ohrenheilkunde**
f. Medizinstud. 3. Aufl. 1974. (Bd. 76) DM 18,80

F. Anschütz: **Die körperliche Untersuchung**
Unter Mitarbeit von H. Marx, B. Strahringer
1973. (Bd. 94) DM 16,80

Grundriß der Neurophysiologie. Herausgeber:
R. F. Schmidt. 3. Aufl. 1974. (Bd. 96) DM 18.80

A. A. Bühlmann, E. R. Froesch: **Pathophysiologie**
2. Aufl. 1974. (Bd. 101) DM 16,80

Kursus: Radiologie und Strahlenschutz
Redaktion: J. Becker, H. M. Kuhn, W. Wenz,
E. Willich. 1972. (Bd. 112) DM 16,80

A. Greither: **Dermatologie und Venerologie**
Eine Propädeutik und Systematik. 1972. (Bd. 113)
DM 16,80

O. Hallen: **Klinische Neurologie.** Unter Mitarbeit
von P. Marx, B. Neundörfer. 1973. (Bd. 118)
DM 19,80

K.-H. Bäßler, W. Fekl, K. Lang: **Grundbegriffe
der Ernährungslehre.** 2. Aufl. 1975. (Bd. 119)
DM 18,80

W. Piper: **Innere Medizin.** 1974. (Bd. 122) DM 19,80

Grundriß der Sinnesphysiologie. Herausgeber:
R. F. Schmidt. 1973. (Bd. 136) DM 18,80

W. G. Forssmann, C. Heym: **Grundriß der Neuro-
anatomie.** 2. Aufl. 1975. (Bd. 139) DM 18,80

Unfallchirurgie. Von C. Burri et al. 1974. (Bd. 145)
DM 16,80

Medizinische Psychologie. Herausgeber:
M. von Kerekjarto. 1974. (Bd. 149) DM 19,80

W. Buselmaier: **Biologie für Mediziner.** Begleittext
zum Gegenstandskatalog. 1974. (Bd. 154) DM 16,80

Allgemeine Pathologie. Nach der Vorlesung von
W. Doerr. Begleittext zum Gegenstandskatalog
Von U. Bleyl, G. Döhnert, W.-W. Höpker,
W. Hofmann. 1975. (Bd. 163) DM 19,80

Biomathematik für Mediziner. Begleittext zum
Gegenstandskatalog. 1975. (Bd. 164) DM 16,80

E. Fischer-Homberger: **Geschichte der Medizin**
1975. (Bd. 165) In Vorbereitung

E. Habermann, H. Löffler: **Spezielle Pharmakologie**
als Basis der Arzneitherapie. 1975. (Bd. 166)
DM 19,80

H.-H. Wellhöner: **Allgemeine und Systematische
Pharmakologie und Toxikologie.** Begleittext zum
Gegenstandskatalog. 1975. (Bd. 169)
In Vorbereitung

Preisänderungen vorbehalten

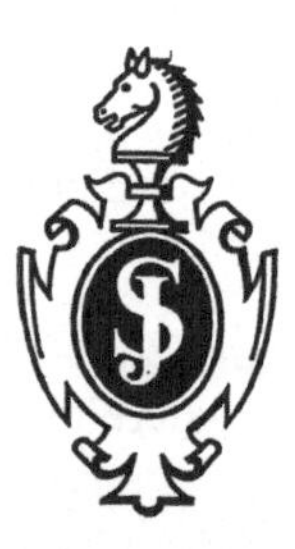

Springer-Verlag
Berlin
Heidelberg
New York